新编临床护理研究

主编 姜芹 孙艳侠 姜冰青 王秋红 王芬 张艳华

天津出版传媒集团

天津科学技术出版社

图书在版编目（CIP）数据

新编临床护理研究 / 姜芹等主编. -- 天津 ： 天津
科学技术出版社，2023.7
　ISBN 978-7-5742-1379-1

Ⅰ．①新… Ⅱ．①姜… Ⅲ．①护理学－研究 Ⅳ.
①R47

中国国家版本馆CIP数据核字(2023)第121219号

新编临床护理研究
XINBIAN LINCHUANG HULI YANJIU
责任编辑：梁　旭

出　　　版：<u>天津出版传媒集团</u>
　　　　　　天津科学技术出版社
地　　　址：天津市和平区西康路35号
邮　　　编：300051
电　　　话：（022）23332369（编辑部）
网　　　址：www.tjkjcbs.com.cn
发　　　行：新华书店经销
印　　　刷：天津印艺通制版印刷股份有限公司

开本 787×1092　1/16　印张 24.5　字数 507 000
2023年7月第1版第1次印刷
定价：70.00元

编委会名单

主　编

姜　芹　枣庄市立医院
孙艳侠　枣庄市立医院
姜冰青　枣庄市妇幼保健院
王秋红　枣庄市精神卫生中心
王　芬　枣庄市立医院
张艳华　枣庄市立医院

副主编

卢永丽　山东国欣颐养集团枣庄中心医院
邵东方　山东国欣颐养集团枣庄中心医院
李　晴　枣庄市立医院
孟　静　枣庄市立医院
苗义芹　枣庄市峄城区人民医院
何宜臻　枣庄市妇幼保健院
孙丽丽　山东国欣颐养集团枣庄中心医院
宫亚文　山东国欣颐养集团枣庄中心医院
沈　萌　山东国欣颐养集团枣庄中心医院
韩　雪　山东国欣颐养集团枣庄中心医院
李　夏　山东国欣颐养集团枣庄中心医院
井姗姗　山东国欣颐养集团枣庄中心医院
吕亭亭　山东国欣颐养集团枣庄中心医院
徐　媛　山东国欣颐养集团枣庄中心医院

目 录

第一章 消化系统疾病护理

第一节 上消化道出血

上消化道出血是指屈氏韧带以上的消化道，包括食管、胃、十二指肠、胰腺、胆道或胃空肠吻合术后的空肠等病变引起的出血。

上消化道大量出血是指在数小时内失血量超过 1000mL（或循环血容量的20%），主要表现为呕血和/或黑便，常伴有急性周围循环衰竭。

【病因及发病机制】

病因以消化性溃疡、食管胃底静脉曲张、急性胃黏膜病变及胃癌等出血为常见，此外还可由邻近组织或全身性疾病引起。

【临床表现】

1.呕血与黑便　是上消化道出血的特征性表现。

2.失血性周围循环衰竭　头晕、心悸、出汗、脉细速、血压下降、皮肤湿冷、精神烦躁不安或意识不清。

3.氮质血症　24~48 小时达高峰，3~4 天后降至正常。

4.血象变化　出血 24 小时内网织红细胞逐渐降至正常，白细胞计数可暂时增高，出血停止后 2~3 天恢复正常，出血伴脾功能亢进者白细胞计数不增高。

5.发热　24 小时出现发热，不超过 38.5℃，持续 3~5 天。

【辅助检查】

1.化验检查　血象、肝肾功能测定有助于对出血量及有无活动性出血的估计。

2.内镜检查　为上消化道出血病因诊断的首选检查措施，一般在上消化道出血后24~48 小时内进行急诊内镜检查。

3.X 线钡餐造影检查　应在出血已经停止及病情基本稳定数天后进行。

4.选择性动脉造影　适用于内镜检查无阳性发现或不适宜作内镜检查者，此法安全有效，多可明确诊断。

【护理措施】

1.休息与体位　大量出血者应绝对卧床休息，协助病人取舒适体位或平卧位，可将下肢略抬高，以保证脑部供血。呕血时将头偏向一侧，避免误吸，保证呼吸道通畅。

2.心理护理　及时消除血迹，陪伴病人，使病人有安全感；向病人及家属解释各项检查、治疗的目的，以减轻其恐惧心理。

3.饮食护理　急性大出血病人、留置三腔二囊管病人均应禁食；少量出血无呕吐，无明显活动性出血者，可给予清淡无刺激性、温凉的流质饮食；出血停止后改为营养丰富、易消化、无刺激半流质饮食，逐渐改为正常饮食。

4.密切观察病情　①每30分钟测量生命体征一次，注意观察颜色及肢端温度变化；②观察呕血与黑便的量、次数及性状，评估出血量；③准确记录出入量，必要时留置尿管，每4小时测量尿量一次；④如出现血压下降、脉细速、面色苍白、出冷汗、皮肤湿冷等，提示机体微循环血流灌注不足，应立即报告医生，及时处理。

5.三腔气囊管的护理　①向病人解释操作的过程及目的、配合方法等，以减轻病人的恐惧心理；②仔细检查三腔气囊管是否通畅、有无漏气，然后抽尽囊内气体备用，协助医生进行插管，尽量减少病人不适感；③放置三腔气囊管24小时后放气数分钟再注气加压，以免食管胃底黏膜受压过久，而致黏膜糜烂、缺血、坏死；④止血目的，或压力过高压迫组织一起坏死；⑤出血停止后，放出囊内气体，继续观察24小时，无再出血可考虑拔管。拔管前口服液体石蜡20~30mL，抽尽囊内气体，以缓慢轻巧的动作拔管。

【健康教育】
1.指导病人识别本病的诱因及病因，以减少自发出血的危险。
2.合理饮食：应定时进餐，避免过饥、过饱；避免粗糙食物；避免刺激性食物，如浓茶、辣椒、咖啡等；避免食用过冷、过热食物。
3.教育病人禁酒、戒烟。
4.避免服用某些损害胃黏膜的药物：如阿司匹林、消炎痛、激素类药物等。
5.合理安排日常生活，避免劳累、精神紧张，保持乐观情绪。
6.坚持遵医嘱服药治疗溃疡病或肝病。
7.定期复查，如果发现呕血、黑便时及时到医院就诊。

第二节　消化性溃疡

【概念】
指胃肠道黏膜被胃消化液消化而造成的溃疡，可发生于食管下段、胃、十二指肠、胃空肠吻合术后，但以胃及十二指球部最为多见，故分别称为"胃溃疡"和"十二指肠溃疡"。

【病因】
病因迄今尚未阐明，一般认为与下列因素有关：①胃酸和胃蛋白分泌过多。②

幽门螺旋杆菌感染。③胃运动功能障碍。④十二指肠内容物反流。⑤精神遗传因素。⑥其他因素，如吸烟、服用阿司匹林等药物。

【临床表现】

本病具有慢性过程、周期性发作与节律性疼痛三大特点。临床表现有：

1.腹痛 胃溃疡疼痛常在进食后 1/2~1 小时出现，持续 1~2 小时后逐渐缓解，下次进食后复发。其典型节律为进食—疼痛—缓解。十二指肠溃疡病人疼痛发生在胃处于空虚状态。疼痛节律为疼痛—进食—缓解。

2.胃肠道症状 反酸、嗳气、恶心、呕吐等。

3.全身症状 可有失眠、多汗、脉缓等自主神经功能失调表现即营养不良、消瘦和贫血。

4.并发症 出血、穿孔、幽门梗阻、癌变。

【辅助检查】

1.大便潜血试验 阳性提示溃疡有活动。

2.胃液分析 胃溃疡病人胃液分泌正常，十二指肠病人胃液分泌增加。

3.X 线钡餐检查 直接征象可见龛影。

4.胃镜检查 可直接观察溃疡部位、溃疡大小、性质，并可取活体组织作病理检查。

5.C13 呼气试验 可发现有无幽门螺杆菌感染。

【护理要点】

1.疼痛护理 了解疼痛特点。如有典型节律，可按其特点指导缓解疼痛的方法。如十二指肠溃疡系空腹痛或午夜痛，指导病人准备抑制酸性食物，在疼痛前进食或服用抗酸药物，防止疼痛发生，也可采用局部热敷或针灸止痛。

2.饮食调理 指导病人进食营养丰富、易消化的食物，避免粗糙、酸辣等刺激性食物，定时进餐，少量多餐。

3.休息 对溃疡有活动、大便潜血试验阳性病人，嘱其卧床休息，一般溃疡病人要求避免过度疲劳，注意劳逸结合。

4.指导病人戒烟、戒酒。

5.观察病情变化 观察腹痛的部位与成都，大便形状。对突发性腹部剧痛，应注意有无穿孔并发症，大便呈柏油样或呕血，说明有消化道出血，均应及时报告主管医师。

第三节 原发性肝癌

【概念】

指肝细胞或肝内胆管细胞发生的癌肿，简称"肝癌"，是比较常见的一种恶性肿瘤，其发病率世界各地不同，美洲发病率较低，亚洲和非洲发病率较高，我国为高发期，仅次于胃癌和食管癌。值得注意的是，原发性肝癌发病率在世界各地上有上升趋势。本病可发生于任何年龄，以40-49岁为多，男女之比为2:1-5:1。

【病因】

原发性肝癌的病因和发病机制尚未明确。从目前研究进展看，可能与以下因素有关：

1.病毒性肝炎　发性肝癌患者中约1/3患过慢性肝炎。流行病调查提示乙型肝炎病毒（HBV）与肝癌有关。近年发现，丙型肝炎病毒感染与肝癌的发病亦密切相关。目前，已型和丙型肝炎病毒作为肝癌的直接病因尚未证实，但肯定是促癌因素。

2.肝硬化　发性肝癌合并肝硬化的发生率约占原发性肝癌的50%-90%，病理检查多为大结节性肝硬化。一般认为，癌变的可能发生在肝细胞再生的过程中。近年研究表明，丙型病毒性肝炎进展成肝硬化的比例并不低于乙型病毒性肝炎。

3.长期酗酒　长期酗酒与肝癌的发生密切相关。一般认为，仅次于HBV，特别无HBV感染的人群中占重要地位。酗酒除可改变免疫系统应答功能外，还能诱导微粒细体酶化和影响DNA的代谢和修复，这些都是肝癌发生的重要因素。

4.食物中的致癌物质　某些地区饮水中的亚硝酸盐含量较高，可能与肝癌发病率相关。进来还发现，黄曲霉素产生的黄曲霉素在肝内代谢的产物对肝脏有严重损害，大剂量可因急性肝炎损害而死亡，小剂量则诱发肝癌。某些食品如玉米、花生发霉后，很可能有黄曲霉素污染。流行病学调查发现，食物易被黄曲霉素污染的区域，肝癌的发病率高，说明黄曲霉素与肝癌的发生有关。

【辅助检查】

1.酶学检查　γ-谷氨酰胺转肽酶及其同工酶在肝癌时明显升高。

2.甲胎蛋白的检测　肝癌早期诊断的重要方法之一，对肝癌的普查、诊断、判断、疗效预测、复发等有重要意义。

3.B型超市显像　可显示直径2cm以上的肿瘤，对早期定位诊断有较大的价值。

4.CT诊断　是肝癌较常用的检查方法，阳性率达90%，为目前诊断小肝癌和小肝癌的最佳方法。

5.其他　X线肝血管造影、放射性核素扫描、磁共振成像、肝穿刺活检、剖腹探查。

【护理要点】

1.休息　创造舒适安静的修养环境，晚期伴有腹水黄疸者应卧床休息，以减少机体消耗。病情稳定的患者可进行适当活动，以增强机体抵抗力。

2.营养　鼓励患者进食高蛋白高维生素饮食。进食少者给予支持疗法，如静脉补液，必要时给予白蛋白等。患者伴有肝功能衰竭和肝性脑病倾向时，蛋白质的摄入量应减少，甚至暂禁蛋白质饮食。

3.加强基础护理　如口腔卫生、皮肤护理等，以预防并发症的发生。

4.病情监测　注意观察肿瘤治疗的疗效及病情的进展，如肝区疼痛，肝脏大小的变化，黄疸发热和腹水呕吐、恶心是否存在及其变化；有无转移的症状和体征，如咳嗽、咯血、锁骨上淋巴结肿大等，尤其注意有无肝性脑病食管静脉曲张、破裂出血、癌结节破裂引起的急腹症出血性休克等；随时了解患者情绪、家属态度及需求，及时制订护理计划。

5.肝动脉栓塞后护理　肝动脉栓塞术后由于肝动脉供血量突然减少，可产生栓塞后综合征，即出现腹痛、发热、恶心、呕吐及血浆白蛋白降低、各种酶升高、肝功能异常等改变，应给予以下护理。

（1）饮食　术后禁食 2~3 天，可减轻恶心呕吐，同时避免因食物消化吸收过程消耗门静脉含氧量，故进食初期进流质食物并少食、多餐。

（2）栓塞后综合征护理　如腹痛于 48 小时内根据需要按医嘱注射哌替啶安依痛以缓解疼痛。发热与栓塞有关，术后观察体温变化。中等度发热不需要特殊处理；持续高热应与主管医生联系进行对症处理。

（3）预防肺部感染　注意防寒保暖，鼓励患者深呼吸、排痰。必要时吸氧以提高血氧分压。

（4）密切观察病情变化　如发现肝性脑病前驱症状，应及时处理。

（5）注意补充葡萄糖和蛋白质　栓塞术 1 周后，因肝缺血影响肝糖原贮存和蛋白质的合成。如血浆白蛋白少于 25g/L，应静脉输入白蛋白，适量补充葡萄糖液，并维持水电解质平衡，准确记录出入量、出汗、呕吐物、尿量和尿比重，以作为补液的依据。

6.加强心理护理　应关心和鼓励患者，调动其内在的康复潜力，增强机体免疫力，对完成疗程和提高疗效极为重要。

第四节　胃癌

胃癌是最常见的胃部恶性肿瘤，在我国是常见的癌肿之一，占消化系统癌肿的第一位。多发于胃窦部，其次为胃小弯、贲门部。

【病因和发病机制】

病因和发病机制不完全清楚，但可以肯定是外界环境因素与内在机体因素相互作用的结果。外源性因素主要有环境与饮食因素、吸烟、饮酒及幽门螺杆菌感染等；内源性因素包括遗传和一些癌前病变。

【临床表现】

胃癌可分为早期胃癌和进展期胃癌。

1.早期胃癌　大多数无任何症状及体征，部分类似慢性胃炎及溃疡病表现。

2.进展期胃癌

（1）上腹痛：最早出现的症状，开始表现为上腹部不适、胀满，而后出现疼痛。

（2）食欲减退。

（3）恶心、呕吐。

（4）呕血与黑便：呕吐物多呈咖啡色，黑便较少见，但粪便隐血试验多呈持续阳性。

（5）其他症状：腹胀、腹泻、便秘、低热等。

（6）体征：上腹部可触及肿块，有压痛，癌肿转移时可出现相应脏器受累体征。

3.并发症 大出血、幽门或贲门梗阻及胃穿孔等。

【辅助检查】

1.血常规 可有血红蛋白降低、血沉增快。

2.粪便隐血试验 常呈持续阳性。

3.X线钡餐检查 气钡双重对比造影对胃癌的诊断很有帮助。

4.胃镜检查 胃镜检查结合黏膜活检，是目前最可靠的诊断手段。

【护理措施】

1.休息 早期胃癌经过治疗后可从事一些轻工作，中晚期病人需卧床休息，避免体力消耗。

2.饮食 尽量给予适合病人口味的高热量、高蛋白、易消化的食物，少量多餐，化疗病人常有食欲减退、恶心、呕吐，应多鼓励病人进食，必要时给予静脉营养。

3.疼痛的护理 多关心病人，提供减轻疼痛的非药物治疗方法，如让病人放松肌肉、深呼吸、听音乐、看书报。疼痛剧烈时，遵医嘱给予止痛剂，并观察效果。

4.化疗的护理 严密观察药物引起的局部及全身反应，保护好血管，避免药液外漏引起局部皮肤及血管损害，一旦发生药液外漏，立即给予50%硫酸镁湿敷或利多卡因局部封闭，或热敷理疗等。

5.心理护理 给予病人心理支持，提供治疗及检查的信息，及时回答病人及家属提出的各种疑问，鼓励病人树立战胜疾病的信心。

6.病情观察 加强病情观察，预防感染及其他并发症的发生。

【健康教育】

1.指导病人注意饮食卫生，多食富含维生素C的新鲜蔬菜、水果；少吃腌制、熏制、油煎及含盐高的食物，不食霉变食物；避免刺激性食物，防止暴饮暴食。

2.教育病人防治与胃癌有关的疾病，如胃溃疡、萎缩性胃炎等。

3.嘱病人定期来院复查，及时发现异常征兆。

第五节　肝硬化腹水

由一种或多种病因所引起的，以肝组织弥漫性纤维化、假小叶和再生结节形成为特征的慢性肝病。临床上以肝功能损害和门静脉高压为主要表现，晚期常出现消化道出血、肝性脑病、继发感染等严重并发症。肝硬化是我国常见疾病和主要死亡病因之一。

【病因】

病毒性肝炎、酒精中毒、胆汁淤积、循环障碍、工业毒物或药物、代谢障碍、营养障碍、免疫障碍等。

【临床表现】

1.全身症状　消瘦乏力，精神不振，严重者衰弱而卧床不起，皮肤干枯，面色黝黯无光泽，可有不规则低热、夜盲及浮肿。

2.消化道症状　食欲不振，进食后常感上腹饱胀不适、恶心或呕吐。

3.出血倾向及贫血。

4.内分泌紊乱，出现蜘蛛痣、肝掌。

5.门静脉高压症

①脾大，常伴有红细胞、白细胞及血小板减少，此综合征称为"脾功能亢进"。

②侧支循环的建立和开放食管和胃底静脉曲张；腹壁静脉曲张；痔静脉扩张，形成痔核；腹水，腹水是肝硬化最突出的临床表现，腹水出现前常有腹胀。大量腹水使腹部膨隆，状如蛙腹。

【辅助检查】

肝功能试验、免疫功能检查、腹水检查、影像学检查、内镜检查、肝穿刺活组织检查、腹腔镜检查以明确诊断。

【护理要点】

1.详细记录生命体征及出入量，每日空腹测体重、腹围，限制液体量及钠盐的摄入。根据医嘱用药，包括提高血浆胶体渗透压、降低门脉压力及利尿剂等药物，并观察药物疗效及副作用。

2.保持舒适卧位，注意皮肤护理，指导病人根据病情适当休息，以促进疾病恢复，把病人出现呼吸、脉搏加快、疲乏作为限制活动的指征。

3.关心体贴病人，给予可以减轻焦虑的语言性、非语言性安慰，创造良好的修养环境，稳定起情绪，分散病人注意力，介绍增加舒适、松弛的方法。把治疗疾病的信息及时反馈给病人，帮助病人解决后顾之忧，协调病人之间的关系。

4.鼓励病人进食易消化吸收的高营养食品，并少量多餐，提供令人愉快的进餐环境，避免不良刺激，以增加机体抵抗力。保持口腔卫生，必要时静脉输液补充营养。

5.保持空气新鲜，定期进行空气消毒，观察体温变化，保持良好的个人卫生习惯，合理有效地应用抗生素。

（姜芹　卢永丽　苗义芹）

第二章　循环系统疾病的护理

第一节　冠状动脉粥样硬化性心脏病

冠状动脉粥样硬化性心脏病，简称"冠心病"，是指冠状动脉粥样硬化使管腔阻塞导致心肌缺血缺氧而引起的心脏病。

高脂血症、高血压病、糖尿病、吸烟等被认为是冠心病主要的危险因素，此外还与年龄、性别、肥胖、体力活动少、遗传、饮食不当等有关。

临床上分为以下五型；隐匿型冠心病、心绞痛型冠心病、心肌梗死型冠心病、心力衰竭和心律失常型冠心病、猝死型冠心病。

一、心绞痛

是指冠状动脉供血不足导致心肌急剧的、暂时的缺血、缺氧所引起的临床综合征。

【病因及发病机制】

1.病因　冠状动脉粥样硬化所致的冠脉管腔狭窄或痉挛。

2.发病机制　由于冠状动脉粥样硬化导致管腔狭窄或部分分支闭塞，当心脏负荷突然增加，不能满足心肌的需血量，心肌缺血缺氧产生的代谢产物，刺激心脏内传入性交感神经末梢而产生心绞痛。

【临床表现】

1.诱因　体力劳动、情绪激动、饱食、寒冷、吸烟、心动过速等。

2.部位　胸骨后或心前区，常放射至左肩、左臂内侧或至颈、咽、背部、上腹部、肩胛部。

3.性质　疼痛表现为压榨性、紧缩性或烧灼感。

4.持续时间　经休息或含服硝酸甘油后 1~5 分钟内缓解。

【辅助检查】

1.心电图　心绞痛发作时，可有 ST 段压低>0.1mV，T 波低平或倒置等心肌缺血性改变。

2.冠状动脉造影　具有确诊价值，可显示冠状动脉狭窄性病变的部位、范围及程度。

【护理措施】

1.心理护理：耐心向病人解释病情，使病人保持情绪稳定，积极配合治疗。

2.心绞痛发作时，立即让病人安静坐下或半卧位，舌下含服硝酸甘油或消心痛，有条件者给予氧气吸入（2~4L/min）。

3.饮食：给予低热量、低脂肪、低胆固醇、适量蛋白质、丰富维生素、清淡易消化、少刺激性的食物，不饮浓茶和咖啡，戒烟酒。

4.病情观察：观察心绞痛的部位、性质、有无放射、疼痛程度、持续时间、缓解方式、询问发生前有无诱甲存在。

5.使用硝酸甘油的护理：给予病人舌下含服硝酸甘油，或嘱病人轻轻嚼碎后继续含服，服药3~5分钟后疼痛仍不缓解，可加服一片；对于静脉点滴硝酸甘油者，应注意速度宜慢，以免造成低血压，并嘱病人及家属不可擅自调节低速。如出现头晕、头胀、面红、心悸等症状，应让病人平卧。

6.避免诱因：告诉病人过度劳累、情绪激动、饱餐、寒冷是引起心绞痛发作的常见诱因，应注意避免。

【健康教育】

1.指导病人缓解期长期使用抗心绞痛的药物，外出时需随身携带硝酸甘油以应急。

2.向病人及家火速介绍冠心病的知识，控制和避免诱发因素，以控制病情，减少复发。

3.教会病人及家属识别病情变化的表现即紧急自救措施。

4.防治冠状动脉粥样硬化的危险因素是控制冠心病进展的中国要方面，指导病人摄入低热量、低脂、低盐饮食，戒烟，积极治疗高血压病、糖尿病、高脂血症。

5.合理安排运动锻炼，保持经常的、适度的体力劳动或进行步行、轻便体操等锻炼，以提高耐受力，促进侧支循环建立，减少心绞痛发作。

6.积极控制危险因素，避免诱因；必要时，在体力活动前含服硝酸甘油预防发作，活动期间注意休息。

7.定期门诊复诊，遵医嘱用药，防止病情进展。

二、心肌梗死

是指冠状动脉血供急剧减少或中断，使相应心肌严重而持久地缺血导致心肌坏死。

【病因及发病机制】

1.病因　冠状动脉粥样硬化造成管腔严重狭窄和心肌供血不足，而侧支循环未充分建立。

2.发病机制

（1）管腔内血栓形成，使冠状动脉完全闭塞。

（2）休克、脱水、出血或严重心律失常使心排血量骤降、冠状动脉灌流量锐减。

（3）过度劳累、情绪激动使心肌耗氧量猛增、冠脉供血明显不足。

【临床表现】

1.先兆表现　半数以上病人发作前数日或数周有初发心绞痛或原发心绞痛加重，表现在发作频繁、程度加重、持续时间延长、硝酸甘油疗效差、诱发因素不明显等。

2.主要症状

（1）疼痛：是最早出现和最突出的症状，持久胸骨后疼痛、持续时间较长，可达数小时或数天，经休息和口含硝酸甘油无效。

（2）全身症状：发热、心动过速、血沉增快等。

（3）胃肠道症状：疼痛剧烈时常伴有恶心、呕吐和上腹胀痛。

（4）心律失常：极常见，多发生在起病一周内，尤以 24 小时内最多见。

（5）心力衰竭：主要为急性左心衰竭，其发生率可为 32%~48%。

（6）休克：主要为心源性休克，多发生于起病数小时至一周内。

【辅助检查】

1.心电图检查　心电图的特征性改变是宽而深的 Q 波（反映心肌坏死），ST 段明显抬高弓背向上（反映心肌损伤）及 T 波倒置。

2.实验室检查　血清磷酸肌酸激酶及其同工酶（CPK、CPKMB）、天门冬酸氨基转移酶（AST）、乳酸脱氢酶（LDH）均升高。

3.超声心动图　有助于了解心室壁活动和左心室功能。

4.放射性核素检查　可显示心肌梗死的部位和范围。

【护理措施】

1.安置病人于冠心病监护病房，连续监测心电图、血压、呼吸 5-7 日，密切观察心率、心律、心功能及血液动力学变化，询问病人有无心悸、胸闷、胸痛、气短、乏力、头晕等不适。

2.病室保持安静、舒适，限制探视，保证病人充足的休息和睡眠时间，防止任何不良刺激。

3.卧位，据病情安置病人于半卧位或平卧位，第 1~3 日绝对卧床休息，第 4~6 日可在床上活动肢体，无合并症者可在床上坐起逐渐过渡到坐在床边或椅子上，每次 20 分钟，每日 3~5 次。

4.饮食：给予低钠、低脂、低胆固醇、无刺激、易消化的饮食，少量多餐、避免进食过快、过饱而加重心脏负荷，第 1 周给流质饮食，第 2 周改为半流质，第 3 周可吃软饭，禁烟酒。

5.监护并解除疼痛：安置病人绝对卧床休息、吸氧、遵医嘱给予吗啡、杜冷丁、扩容、升压及血管扩张药物。

6.心理护理：多陪伴、安慰病人，预期保持良好的沟通，以减少心理压力。

7.预防便秘：嘱病人勿用力排便，必要时给予缓泻剂，病人排便时注意观察，以防止意外发生。

【健康教育】

1.调整生活方式，缓解压力，减少刺激。

2.合理饮食：低热量、低脂肪、低胆固醇；少量多餐，多食富含纤维素和果胶的食物。

3.避免危险因素，如戒烟酒。

4.适度的体力活动。

5.避免饱餐；防止便秘。

6.坚持服药、定期复查。

第二节　高血压病

【概念】高血压指收缩压和舒张压升高的一组临床症候群，常引起心、脑、肾等脏器的并发症，严重危害人们的身体健康。

【诊断标准】

成人收缩压≥140mmHg 或舒张压≥90mmHg 即为高血压。诊断高血压时，须多次、不同时间测量血压，至少要连续两次舒张压的平均值≥90mmHg，才能确诊为高血压病。

【高血压的分级及危险的分层】

1.1 期高血压　血压升高，超过高血压的诊断标准，但是心脏、脑、肾脏等器官无损害。

2.2 期高血压　血压升高，超过高血压诊断标准，并伴有 X 线、心电图检查示左心室肥厚；生化检查尿蛋白或血肌酐轻度升高，眼底动脉局部痉挛、狭窄。

3.3 期高血压　血压持续升高，并有高血压脑病或脑溢血、脑梗死、心力衰竭、肾功能衰竭、眼底出血或渗出、视乳头水肿。

【护理要点】

1.病情观察　密切监测血压的变化，需在固定条件下测量血压（定时间、定部位、定血压表），测量前后缀需静坐或静卧 30 分钟。发现患者血压急剧升高，同时出现头痛、呕吐等症状时，立即报告主管医师，并让患者卧床、吸氧。如患者抽搐、躁动，则应有专人看护。

2.心理护理　创造舒适、安静的修养环境，保持病人情绪稳定，对患抑郁症者应针对其心理特点进行心理疏导。

3.健康指导 指导病人自测血压，调整饮食及生活习惯，避免情绪激动；保持大便通畅，切忌用力；指导病人遵医嘱用药，切勿擅自停药加药，并定期复查。

第三节 心力衰竭

【概念】

心衰指在静脉回流正常情况下，由于原发的心排血量减少，不能满足组织代谢需要的一种综合征。临床上以肺循环和（或）体循环淤血以及组织血液灌注不足为主要特征。

【分型】

临床上，按心衰发展的速度分为急性和慢性两种；按心衰发生的部位分为左心、右心和全心衰竭；按有无临床症状分为无症状性和充血性心衰；按心衰的性质分为收缩性或舒张性心衰。

【临床表现】

慢性左心衰竭以肺淤血及心排血量降低为主。主要症状有呼吸困难、咳嗽、咯血、乏力、少尿及肾功能损害症状，主要体征有肺部湿啰音、心脏体征等。慢性右心衰竭以体循环淤血表现为主，主要症状有消化道症状，主要体征有水肿、颈静脉征、肝大、心脏体征。全心衰竭左右心衰的临床表现同时存在，因为有右心衰存在可使肺淤血症状减轻。急性左心衰竭的临床表现主要为肺水肿，突发严重呼吸困难，呼吸频率可达 30~40 次/分端坐呼吸，有窒息感，面色青灰，发绀，大汗，烦躁，同时频繁咳嗽，咳出粉红色泡沫样痰；体征有心率增快、舒张期奔马律、两肺对称性不满湿啰音和哮鸣音，严重出现心源性休克及猝死。

【治疗】

1.减轻心脏负荷 休息，控制钠盐摄入，应用利尿剂及血管扩张剂。

2.加强心肌收缩力 应用洋地黄类药物、非洋地黄类正性肌力药。

3.防治各种诱发心衰的因素。

4.治疗原有心脏病。

【护理要点】

1.休息 根据性功能受损程度而定。心功能 I 级应适当休息，保证睡眠，劳逸结合；心功能 II 级，应增加休息，但能起床活动；心功能 III 级，限制活动，增加卧床休息时间；心功能 IV 级，绝对卧床休息，原则上以不出现症状为限。

2.饮食 限制盐的摄入，强调低盐饮食。以高维生素、低热量、多维生素、易消化为宜，少量多餐。

3.注意早期心衰临床表现　如发现，应及时与医师联系。一旦发生急性肺水肿征兆，应立即准备配合抢救。

4.定时测量心率、血压、呼吸　应用血管扩张剂需 15~30 分钟测血压 1 次。随时调整药物浓度和滴速，严格控制补液速度。

5.观察并准确记录 24 小时出入液量。

6.急性肺水肿的抢救配合及护理

（1）体位　采取坐位，两腿下垂，以减少静脉回流。

（2）吸氧　高流量鼻管吸氧，可吸入 20%-30%酒精湿化的氧气，以降低肺内泡沫的表面张力，使泡沫破裂，有利于改善肺泡通气。吸入时间不宜过长，以免酒精中毒。

（3）镇静　吗啡 5-10mg 静脉缓注，可使患者镇静，还具有小血管舒张的功能，减轻心脏的负荷。

（4）及早准确使用强心、利尿剂血管扩张剂。

（5）药物观察　使用洋地黄类药物之前先数心率，如<60 次/分，则暂停给药。注意观察哟无发生胃肠道、神经系统、心脏三大毒性反应。

第四节　心律失常

心律失常是指心脏冲动的频率、节律、起源部位、传导速度与激动次序的异常。

【病因及发病机制】

1.生理性原因　精神紧张、过度劳累、过量吸烟、饮酒、饮咖啡、剧烈运动及高度应激状态等。

2.病理性原因　各种器质性心脏病，电解质与酸碱平衡紊乱，药物过量或中毒，各种感染、高热、缺氧、低温及心导管检查或心脏手术的直接刺激，其他疾病如甲亢、嗜铬细胞瘤等。

3.发病机制　在上述某种原因的影响下，使窦房结的自律性降低，或窦性激动下传受阻，以致潜在起搏点起而代之，兴奋心房或心室即产生被动性异位心律。倘若某一潜在起搏点的自律性异常增高，其频率超过窦性心律而暂时控制心脏，则形成主动性异位心律。

【分类】

按照心律失常的发生原理，可将其分为冲动形成异常和冲动传导异常两大类。

1.冲动形成异常

（1）窦性心律失常：窦性心动过速，窦性心动过缓，窦性心律不齐，窦性停搏。

（2）异位心律失常：①被动性异位心律：如逸搏心律；②主动性异位心律：过早搏动、阵发性心动过速、心房扑动、心房颤动、心室扑动、心室颤动。

2.冲动传导异常 ①传导阻滞：窦房传导阻滞、房室传导阻滞、房内传导阻滞、室内传导阻滞；②房室内传导途径异常：预激综合征。

【临床表现】

1.过早搏动 偶发早搏一般不引起症状，病人仅有漏跳感；频发的早搏可使病人由心悸、乏力感，听诊时可闻心律不齐。若每个一个正常心脏搏动后出现一个早搏，称二联律；每个二个正常心脏搏动后出现一个早搏或每个正常心脏搏动后连续出现两个早搏称三联律。

2.阵发性心动过速

（1）室上性阵发性心动过速：突然发作，儿科持续数秒或数日，心率可突然增至150~250次/分，病人感觉心悸，可同时出现乏力、头晕、胸闷、心绞痛、晕厥等。

（2）室性阵发性心动过速：多见于器质性心脏病的病人，临床症状较重，症状包括低血压、晕厥、心绞痛、听诊心律不规则，第一心音强度经常变化。

3.心房扑动、心房颤动 房颤的发生率远较房扑为高，房颤症状的轻重及对血液动力学的影响取决于房颤心室率的快慢。心室率越接近正常，症状越轻；心室率过快，病人可出现心悸、胸闷、心绞痛等症状。

房颤的典型临床体征有三项：心律完全不规则，第一心音强弱不等，脉率少于心率（脉搏短绌）。

4.心室扑动心室颤动 一旦发生，很快便引起晕厥，随之出现意识丧失、抽搐、呼吸停止甚至死亡。血压、脉搏无法测出，听诊心音消失。

5.房室传导阻滞 分为三度房室传导阻滞。

第一度房室传导阻滞常无症状；第二度 I 型病人常有心悸及心搏脱落感；II 型病人可出现乏力、心悸、胸闷、头晕等症状；第三度房室传导阻滞病人若心室率缓慢可出现心功能不全及脑缺血症状；若心室率<20次/分，可出现阿—斯综合征。

6.预激综合征 本身不引起症状，但可并发室上性心动过速、心房扑动或颤动，若房颤时心室率过快可导致充血性心力衰竭甚至死亡。

【心电图特点】

1.过早搏动

（1）房性早搏：P 波提前出现，P–R 间期>0.12 秒，但其后的 QRS 波群一般形态无变化。

（2）交界性早搏：逆行 P 波，早搏后有完全或不完全代偿间歇。

（3）室性早搏：提前发生的 QRS 波群、形态宽大畸形，T 波方向与主波方向相反，前无 P 波，后有完全性代偿间歇。

2.阵发性心动过速

（1）室上性阵发性心动过速：心率150~250次/分，节律规则，QRS波群大多正常，P波不易分辨。

（2）室性阵发性心动过速，3个或3个以上连续而迅速的室性早搏，QRS-T波特征同室性早搏，心率100-250次/分，常有房室分离，心室率大于心房率。

3.扑动与颤动

（1）心房扑动：P波消失，代之以F波，频率为250~350次/分；F波长与QRS波群形成某种固定比例，如2:1或4:1.

（2）心房颤动：P波消失，代之以F波，大小不等，形态各异，频率为350~600次/分，QRS波群间距绝对不规则。

（3）心室扑动：无正常QRS-T波群，代之以连续快速而相对规律的大振幅波动，频率达200~250次/分。

（4）心室颤动：QRS-T波群完全消失，出现波形、振幅，频率均极不规则的波动。

4.房室传导阻滞

（1）第一度房室传导阻滞：P-R间期>0.20秒，无QRS波群脱落。

（2）第二度房室传导阻滞：

I型：P-R间期逐渐延长，直至QRS波群脱落，脱落后P-R间期又趋缩短，之后又渐延长，周而复始。

II型：P-R间期恒定，部分P波后无QRS波群。

（3）第三度房室传导阻滞：心房与心室活动各自独立，互不相关，心房率快于心室率。

5.预激综合征P-R间期<0.12秒，ST-T呈继发性改变，某些导联的QRS波群时间延长>0.12秒，且起始部分粗钝。

【护理措施】

1.根据病情合理安排别人的休息与体位。

（1）对无器质性心脏病的心律失常病人，鼓励其正常工作和生活，注意劳逸结合，避免过度疲劳。

（2）心律失常发作导致胸闷、心悸、头晕时，嘱病人取高枕卧位、半卧位或其他数十体位，尽量避免左侧卧位。

（3）频发早搏、阵发性室性心动过速或第二度II型、第三度房室传导阻滞的病人应绝对卧床休息，协助做好生活护理，减少和避免任何不良刺激，饮食不宜过饱，保持大便通畅。

2.对室上性阵发性心动过速者可试用兴奋迷走神经的方法终止其发作 方法有：用压舌板刺激腭垂；深吸气后屏气、再用力做呼气动作；颈动脉按摩；压迫眼球。

3.心理护理 病人有概率、烦躁和恐惧情绪，应向病人解释焦虑可矫正心脏负荷，诱发或加重心律失常，解除病人思想顾虑，帮助其树立战胜疾病的信心。

4.氧气吸入 对版友气促、发绀等缺氧症状病人，氧流量为2~4L/min。

5.观察病情

（1）定时测量生命体征，注意心率和心律的变化。

（2）严重心律失常者入监护室进行心电监测。

（3）注意病人的神志、皮肤颜色及温度、尿量等有无改变。

（4）心律失常病人突然出现心前区疼痛、心悸、头昏、晕厥、气促、乏力等症状提示发生猝死先兆，应嘱病人立即停止活动，安置病人于半卧位，给予吸氧，密切观察生命体征的变化，进行心电监护。

6.用药护理

（1）抗心律失常药物静脉注射时应缓慢，以防血压过低。

（2）奎尼丁对心脏毒性较严重，给药前应测量心率、心律、血压、呼吸，观察意识状态及有无头晕、耳鸣、恶心、皮疹、昏厥、抽搐等不良反应。

（3）胺碘酮长期服用可影响甲状腺功能，应注意观察有无甲状腺功能紊乱及胃肠道反应、皮疹等。

（4）利多卡因有抑制中枢的作用，剂量过大或静脉注射过快可引起传导阻滞、低血压、震颤、抽搐，甚至呼吸抑制的心跳停搏。

7.心脏电复律后护理　心电监护 3~12 小时，绝对卧床休息 1~2 日，保持大便通畅，严密观察心律、心率、呼吸、血压、意识、面色及肢体活动情况。

【健康教育】

（1）向病人及家属讲解心律失常的常见病因、诱因及防治知识。

（2）指导病人保持情绪稳定，分散注意力，不要过分注意心悸的感受。

（3）坚持原发病的防治，避免和消除各种诱发因素。

（4）教给病人及其家属测量脉搏的方法，以利于自我监测病情。

（5）戒烟，避免摄入刺激性食物，如咖啡、浓茶、可乐、烈性酒等。

（6）适当休息与活动。

（7）帮助病人认识服药的重要性。

（8）定期复查，及早发现病情变化。

第五节　急性心肌梗死

【概念】

在冠状动脉病变的基础上，发生冠状动脉血供急剧减少或中断，使相应的心肌严重而持久的急性缺血所致。

【临床表现】

（1）疼痛　最早、最突出的症状，性质与心绞痛相似，但程度要为剧烈，时间可长达数小时甚至 1~2 天，休息和含服硝酸甘油无效，常伴有出汗、烦躁等。少数病人无疼痛或疼痛部位不典型（上腹痛、下颌、颈部或背部等）。

（2）心源性休克　面色苍白、皮肤湿冷、脉搏细速、血压下降、尿量减少。

（3）心律失常　多发生在心肌梗死后1~2周内，以24小时内发生率最高，也最危险，是心梗急性期死亡的主要原因之一。前壁梗死者易发生室性早搏和心房扑动、颤动等；下壁梗死者易发生房室传导阻滞。

（4）胃肠道症状　恶心、呕吐、上腹胀痛。

（5）心力衰竭　呼吸困难、紫绀、烦躁，严重者出现肺水肿。

（6）全身症状　发热，体温一般在38cC左右，持续1周左右；心动过速，白细胞增高，血沉增快。

（7）体征　心浊音界增大，心率增快，第一心音减弱，可出现奔马律，各种心律失常，还可出现休克、心力衰竭等体征。

【护理要点】

1.严密观察胸痛、心率、节律、血压、心电图ST段的变化，及早发现并处理各种心律失常，积极治疗心源性休克和心力衰竭；根据医嘱镇静止痛，观察尿量及血电解质酸-碱平衡、心肌酶谱等。

2.对抗凝溶栓治疗的病人，注意观察有无出血情况，如血尿、黑便等。

3.心理护理　消除恐惧、悲观情绪，鼓励其战胜疾病。

4.休息　绝对卧床休息3~5天，无并发症时5天后可在床上活动肢体，逐渐至床边活动、室内活动。环境安静、清洁、舒适。限制亲友探视，防止情绪激动。饮食第一周给予半量流质或半流质饮食；对心衰者应限制钠盐，急性期后可恢复冠心病饮食，不宜过饱，并保持大便通畅。

5.备好抢救药品及物品　抢救药品、物品包括除颤器、起搏器、按压板等。

6.特护　需行PTCA术者做好相应的护理。

（姜芹 孙丽丽 宫亚文 沈萌）

第三章　呼吸系统疾病的护理

第一节　支气管哮喘

支气管哮喘是以嗜酸性粒细胞、肥大细胞反应为主的气道变应性炎症和气道高反应性为特征的疾病。

【病因及发病机制】

1.病因　过敏、遗传、感染因素，环境、气候因素及某些药物神经、精神因素，剧烈运动等。

2.发病机制　目前认为哮喘发病与气道的变应性炎症有关，包括速发型及迟发型哮喘反应，在哮喘发病中起重要作用的有组胺、乙酰胆碱、白三烯、血小板激活因子及前列腺素等，使支气管平滑肌痉挛、气道黏膜水肿、腺体分泌增多，引起支气管广泛狭窄与阻塞及哮喘发作。气道的变应性炎症直接损伤气道上皮，神经末梢暴露，进一步加重黏膜水肿，腺体分泌和支气管平滑肌痉挛，使哮喘反复发作难以缓解。

【临床表现】

1.症状和体征　哮喘发作前有干咳、打喷嚏、流泪等先兆，典型表现为发作性呼吸困难、咳嗽和哮鸣三症状并存，为呼气性呼吸困难，多在夜间或清晨发作和加重，发作缓解后可无任何症状及体征，但常反复发作，严重者可出现紫绀、大汗、奇脉和颈静脉怒张等体征。中、重度病人发作时呈端坐位。

临床上将哮喘分为外源性、内源性和混合性三型。

2.哮喘持续状态　指哮喘发作严重、持续 24 小时以上，经用一般平喘药治疗不缓解者，病人表现极度呼吸困难、张口呼吸、紫绀明显。大量出汗，甚至出现呼吸循环衰竭。

3.并发症　自发性气胸、肺不张、肺炎、慢支、肺气肿及肺源性心脏病等。

【辅助检查】

1.血常规检查　嗜酸性粒细胞常升高，并发感染时白细胞可增多。

2.X 线检查　发作期两肺透明度增加，呈过度充气状态。

3.血气分析　中、重度哮喘发作有低氧血症，严重病人由 $PaCO_2$ 升高。

4.过敏原检测　血清 IgE 在外源性哮喘时增高，外源性哮喘病人过敏原批复试验呈阳性反应。

【护理措施】

（1）改善环境，保持居住环境干净、无尘无烟，不放置花草，保持适宜温度、湿度。

（2）给予营养丰富、高维生素饮食，忌食易引起过敏的食物；多饮水，保持大便通畅。

（3）协助病人排痰：教会病人有效咳嗽，协助病人定期翻身、拍背、促进痰液排出，遵医嘱给予祛痰药物。

（4）协助病人取舒适体位（半卧位、坐位）。

（5）氧气吸入：2~4L/min，呼吸困难明显者给1~2L/min鼻导管持续吸氧，吸氧时注意湿化，避免引起气道干燥痉挛。

（6）防治并发症，严密观察呼吸困难的程度及生命体征情况，及时发现呼吸衰竭及自发性气胸等并发症。及时采取抢救措施。

（7）遵医嘱使用支气管解痉剂及抗炎药物，注意观察药物的不良反应。

【健康教育】

（1）避免接触过敏原，避免进食能诱发哮喘的食物，如牛奶、鱼虾、鸡蛋等；避免吸入刺激性物质，如灰尘、烟雾、油烟等；避免接触油漆、染料等化学物质。

（2）预防呼吸道感染：冬天外出戴口罩，避免冷空气刺激及受凉。

（3）劝告吸烟者戒烟。

（4）哮喘发作时及时就医治疗。

（5）发作季节前3个月开始遵医嘱注射哮喘菌苗及使用色甘酸二钠。

第二节　呼吸衰竭

【概念】

呼吸衰竭是指由于各种原因油漆的肺通气或肺换气功能的严重障碍，使机体在静息状态下亦不能维持有效的气体交换，导致缺氧伴或（不伴）二氧化碳潴留，从而产生一系列的生理改变和相应的临床表现的一种综合征。

【分型】

按病程分为急性和慢性呼吸衰竭；按病理生理和血气分为 I 型和 II 型呼吸衰竭。$PaO_2<60mmHg$，$PaCO_2$：正常或低于正常，为 I 型呼吸衰竭；$PaO_2<60mmHg$，同时伴有 $PaCO_2>50mmHg$，为 II 型呼吸衰竭。使用血气分析结果判断呼吸衰竭时应注意，PaO_2 值随年龄的增长而下降，不同年龄按 $PaO_2=102-0.33\times$年龄来计算。

【病因】

呼吸衰竭可因呼吸道病变、肺组织病变、神经系统病变、胸廓活动障碍等引起。

【症状】

常表现为呼吸困难、紫绀、精神神经症状、周围血管扩张、心动过速、血压升高、球结膜水肿等。严重者可引起消化道出血、酸碱平衡失调、电解质紊乱、肺动脉高压及右心功能不全。

【护理要点】

1.心理护理　呼吸衰竭患者多为老年人，病情反复发作，治疗费用较高，使用呼吸机治疗又使病人产生焦虑恐惧与隔离感，故护理人员应以娴熟的技术、和蔼的态度、中肯的语言加强病人的心理支持，使其树立战胜疾病的信心，积极配合治疗。

2.休息　卧床休息为主，可采取半卧位以改善呼吸困难，侧卧、平卧交替以减少皮肤压力性溃疡的发生；症状允许时可行散步等活动。

3.饮食　急慢性呼吸衰竭患者多存在营养障碍，特别是应用呼吸机后进食受限，营养障碍更明显，从而加重呼吸机疲劳，导致呼吸泵衰竭，因此，应及时评估患者的营养状态，合理补充营养，给予易消化、不致肠胀气、含丰富蛋白质、维生素及碳水化合物的食物；不能进食者应留置胃管定时注入流质饮食，必要时静脉营养支持。

4.病情观察

（1）观察神志、体温、脉搏、呼吸、血压变化。

（2）注意有无窒息、感染、酸碱平衡紊乱等并发症发生，一旦发现及时配合医生进行处理。

（3）对烦躁不安、夜间失眠的病人，禁用麻醉剂，慎用镇静剂，防止引起呼吸抑制严重后果。

（4）长期应用广谱抗生素，应观察有无二重感染。

（5）使用呼吸兴奋剂时，注意通气过度及副反应的发生；若出现恶心、呕吐、烦躁、颜面潮红、肌肉颤动等现象，提示药物过量，应及时减量或停药。

5.合理氧疗　建立通畅的气道，包括清除气道分泌物，应用支气管舒张剂，气管插管或气管切开术给氧吸入。必要时行机械辅助通气。

（1）机械辅助呼吸的护理　熟悉各种呼吸机的性能和特点，观察机械部件运转情况。如遇故障，及时排除，确保病人安全；检查呼吸机各连接处是否紧密，防止漏气和脱落。密切观察病人用机后情况，根据病情和血气分析检测结果调整呼吸机参数；防治机械通气治疗的并发症。如通气不足，可加重二氧化碳潴留，病人出现血压上升、心率加快、出汗、烦躁、外周表浅静脉充盈；如通气过度致二氧化碳排出过多，可出现血压骤降、心律失常及谵妄、昏迷等呼吸性中毒症状，应立即复查动脉血气，及时报告主管医生进行处理。

（2）气管切开术后护理 严密观察切口周围有无渗血，保持气管套管外周清洁，用生理盐水清洁伤口，周围皮肤用 75% 乙醇消毒，4~6 小时更换无菌纱布垫一次，气管内套管应每 4~6 小时取出，用毛刷清洁干净，煮沸消毒后放回。外套管定时用酒精棉签擦拭，外口保持清洁无干痂，套管气囊内适量充气，以机械通气时阻止气体漏出即可。为避免长时间压迫气道黏膜导致糜烂，气囊应 2~3 小时放气一次，每次 5~10 分钟。

（3）气管插管患者的护理 注意保持气管插管通畅，妥善固定插管，避免翻身时脱落，在入口处做标记，以便于发现导管移位；通过观察胸部起伏是否对称和听诊来判断插管深度；用生理盐水棉签擦洗口腔，每日 3~4 次，以保持口鼻腔清洁，口鼻干燥者涂润滑油，适量滴注生理盐水，保持气道湿化，刺激患者咳嗽，防止黏稠分泌物结痂。

第三节　急性呼吸窘迫综合征

【概念】

急性呼吸窘迫综合征（ARDS）多发生于原心肺功能正常的患者，由于肺外或肺内的严重疾病引起肺毛细血管炎症性损伤，通透性增加，继发急性高通透性肺水肿和进行性缺氧性呼吸衰竭（1 型）。

【病因】

ARDS 病因尚无阐明，与之相关的疾病（危险因素）包括严重休克、严重感染严重创伤、DIC、吸入刺激性气体或胃内容物、溺水、急性胰腺炎、氧中毒等。

【症状体征】

主要表现为突发性进行性呼吸窘迫、气促、发绀，常伴有烦躁、焦虑、出汗等。其呼吸窘迫的特点是呼吸深快、用力，伴明显的发绀，且不能用通常的吸氧疗法改善，早期体征无异常，或仅闻双肺少量细湿啰音；后期多可闻及水泡音，可有管状呼吸音。

【护理要点】

1.病人采取半卧位或平卧位，松开衣领及裤带。

2.维持呼吸道通畅，吸痰，准备气管插管或气管切开。

3.氧疗是纠正缺氧，为刻不容缓的重要措施。鼻塞和面罩吸氧多难奏效。机械通气是纠正缺氧的主要措施。

4.迅速建立静脉通道，加强液体管理，原则上应以最低的有效血管内容量维持有效的循环功能，以免加重肺水肿。

5.准备抢救物品，熟练掌握呼吸机的性能和使用方法。

6.定时抽血，做血气生化分析，进行临床检测。

7.严密观察病人生命体征，避免高浓度、长时间给氧。

8.积极治疗原发病，尽早除去导致 ABDS 的原发病或诱因，是 ARDS 治疗的首要措施。特别强调对感染的控制、休克的纠正等。

第四节　原发性肺癌

【概念】

肺癌是一种严重威胁人们身体健康和生命的疾病。在许多国家中男性肺癌为各癌肿死因的首位。肺癌全称"原发性支气管肺癌"，肿瘤细胞源于支气管黏膜或腺体，常有区域性淋巴结转移和血行播散。

【病因】

发病与吸烟、职业致癌因子的吸入、空气污染、电离辐射、饮食营养、遗传有关。

【分类】

组织学分为鳞癌、小细胞癌、腺癌、大细胞癌四大类型；按部位分为中央型和周围型。

【临床表现】

以咳嗽、咯血、发热、胸痛最常见。纤支镜取活检标本诊断阳性率较高，其他如 X 线胸片、CT 等也有较高的诊断价值。

【护理要点】

1.评估及控制疼痛。

2.维持气道通畅。

3.维持水电解质及营养平衡。

4.介入化疗的护理

（1）病人心理　大多数初次做介入化疗的病人对该项治疗了解较少，应认真耐心地解释该技术的相关注意事项，可轻已做过的患者现身说教，接触患者思想顾虑，使其积极配合。

（2）术前常规做造影剂及抗生素过敏试验、查血常规、出凝血时间、肝肾功能、胸片或 CT，患者双侧腹股沟备皮，检查前 4 小时禁食。

（3）绝对卧床 24 小时　拔管后局部加压包扎，穿刺侧肢体制动，沙袋压迫 6~12 小时，大小便均在床上。

（4）穿刺处伤口情况　护士应加强巡视，注意观察敷料有无渗血渗液情况。

（5）下肢循环情况　注意观察病人肢体的感觉和运动功能，脚背动脉搏动情况，保持敷料清洁、干燥。

（6）并发症　如疼痛，造影剂或化疗药物的副作用，脊髓损伤。一旦发生并发症，应报告主管医生积极处理。

第五节　肺结核

肺结核是结核分枝杆菌引起的慢性呼吸道传染病，是最常见的一种结核病。

【病因和发病机制】

主要通过呼吸道传播，排菌的肺结核病人是主要的传染源，病人在咳嗽、打喷嚏时排出的结核菌悬浮在飞沫中，被健康人吸入后可引起结核感染；其次是通过消化道传播，极少数通过皮肤、泌尿生殖系统传播。

感染结核菌后绝大多数人因免疫机制健全而不发病称为结核感染，少数人患结核病。结核分枝杆菌在体内可经淋巴管、支气管、血行或直接蔓延播散，引起其他部位的结核病变。

【临床表现】

1.临床类型　肺结核分为 5 型：Ⅰ型肺结核（原发型肺结核）、Ⅱ型肺结核（血行播散型肺结核）、Ⅲ型肺结核（浸润型肺结核）、Ⅳ型肺结核（慢性纤维空洞肺结核）、Ⅴ型肺结核（结核性胸膜炎）。

2.症状　多数病人起病缓慢，常有低热、盗汗、乏力、食欲不振、体重下降等，呼吸系统症状为咳嗽、咯血、胸痛及呼吸困难。

3.体征　可无阳性体征或仅在肩胛区闻及湿啰音。当肺部病变发生广泛纤维化或胸膜增厚粘连时，可见患侧胸廓下陷、肋间隙变窄、气管移向患侧及叩诊浊音等。

4.并发症　自发性气胸、脓气胸、支气管扩张、肺心病。

【辅助检查】

1.痰结核菌检查　痰中找到结核菌是确认肺结核最特异的方法。

2.X 线检查　是肺结核的必备检查，因病变性质不同可有不同的 X 线表现。

3.结核菌素试验　常用旧结核菌素（OT）来测定人体是否受过结核菌感染。

4.血液检查　血常规多无异常，重症者出现贫血、血沉加快等。

【护理措施】

1.补充营养，促进身心恢复

（1）饮食：指导病人选用高热量、富含维生素、高蛋白饮食，如牛奶、豆浆、鸡蛋、鱼、瘦肉、蔬菜、水果等，以增强机体抵抗力，促进病灶愈合。

（2）休息：依据病情安排病人休息，活动性肺结核增加洗洗时间，有高热等明显中毒症状及咯血者应卧床休息。

（3）心理护理：主动向病人讲解疾病的知识及治疗的效果，给予心理安慰与支持，使病人保持情绪稳定，树立战胜疾病的信心。

2.咯血护理　安置病人取患侧卧位，防止病灶向对侧扩散。一旦出现窒息先兆，应将病人置于头低足高45°的俯卧位，轻拍背部、头偏向一侧，及时清除积血，高浓度氧气吸入。

3.按医嘱正确给予抗结核药物治疗　注意观察药物副作用，告知病人所用抗结核药可能出现的不良反应，以便及时发现及时处理。

4.预防传染。

（1）控制传染源的传播。

（2）消毒隔离，切断传染途径。

（3）开放性肺结核病人应进行呼吸道隔离。

（4）接种卡介苗，使人体产生对结核菌的特异性免疫力。

5.督导化疗　向病人及家属解释化疗的意义，阴道病人坚持全程化疗。

6.症状护理　如高热、盗汗病人的护理，胸腔穿刺的护理。盗汗者可用温毛巾擦干身体和更换环汗湿的衣被；胸腔穿刺抽液过程中密切观察病人病情变化，根据具体情况做相应处理。

【健康教育】

（1）肺结核活动期病人注意休息、戒烟及维持良好营养。

（2）指导病人做好消毒、隔离，防止传播。

（3）向病人及家属讲解肺结核相关知识，指导坚持化疗的作用及意义。

（4）指导病人合理安排休息及活动，避免劳累，合理饮食，促进康复。

（5）教育病人定期复查，彻底治愈肺结核。

第六节　纤维支气管镜检查

20世纪60年代，可曲性纤维光束支气管镜的问世，是内镜史上的一次革命。近年来，又相继推出了电子支气管镜。支气管镜检查在支气管、肺疾病和肺癌肺结核肺间质纤维化诊断中的价值是人们所熟知的。10余年来，又增加了在呼吸系统疾病治疗中的作用，尤其对需气管插管建立人工气道、气道异物及气管、支气管内有分泌物潴留、阻塞者的治疗有其独到之处。

【护理要点】

1.术前护理

（1）心理护理　详细介绍纤支镜检查的重要性及操作过程，并请已做过该项检查的患者现身说法，消除患者心理障碍。

（2）器械准备　检查纤支镜性能，毛刷有无断裂，活检钳是否锋利，开关是否灵活，并备齐氧气、吸痰器及抢救物品，活检留取标本瓶、载玻片等。

（3）环境　预约室与操作室分开。操作室安静、清洁、空气流通、光线暗淡，以利于操作者窥视。每日紫外线消毒，桌面、地面用消毒液擦拭。

（4）每月做内镜、消毒液细菌学监测一次，并进行分析评价。

2.患者准备

（1）术前三天禁食辛辣食物，备好近期 X 光片和 CT 片，做心电图、肺功能检查，并查凝血酶原时间，以确定有无凝血机制障碍，询问患者有无冠心病、高血压等病史。术前晚 22 时至当日晨禁食禁水；术前 30 分钟肌注阿托品 0.5mg，安定 5-10mg。不能配合的患儿，轻麻醉科医师协助全麻下进行操作。

（2）术前 10 分钟给患者行喉部麻醉，有假牙者取下假牙，给氯麻液、麻黄碱滴鼻液 2mL 滴鼻，嘱患者尽量张大嘴，发"啊"音，以 1%的卡因 5mL 左右对准咽喉部行局部喷雾麻醉，重复 3 次。若个别患者咳嗽、恶心明显，可加强一次。

（3）患者取仰卧位，头略后仰，清洁双侧鼻腔，解开颈部衣扣，年老体弱或有缺氧者，可给予氧气吸入。告诉患者全身放松，不可紧张。纤支镜通过声门时，有咳嗽、憋气现象，切勿做吞咽动作，只需深呼吸即可缓解。

3.术中配合

（1）在患侧肺的对侧鼻腔将纤支镜轻轻插入，过声门时应安慰患者，减轻紧张感，过声门后予以 2%利多卡因 5mL 行局部麻醉，继续向下检查。

（2）需活检组织时应严格禁忌证，同时建设呼吸动度，并严禁咳嗽，以免损伤血管、引起大出血。活检后若出血过多，应局部注入 0.1%肾上腺素，并严密观察患者呼吸、脉搏。若发现异常，应立即停止检查，并采取相应的措施。

4.术后护理

（1）患者拔管后　根据具体情况，可卧床休息 5~10 分钟或给予静脉补液。护理人员还应将下列情况告诉患者，即纤维支气管镜术后可能并发咽痛、声嘶等不适；活检者可能出现痰中带血，无须特别治疗，卧床休息即可。术后禁食 2 小时。

（2）行活检术者　术后一个注意观察咯血量大小，若出血量较多时给予相应的止血对症处理。注意观察体温变化，低热者应卧床休息，适当饮水；高热者应给予物理降温或药物降温，必要时给予抗感染等处理。

第七节　胸腔镜检查

胸腔镜手术的历史已有 80 余年，胸腔镜技术完成了从传统到现代的转变，目前已发展成为一种专门的学科——现代胸腔镜外科。高精度光学技术、高清晰度摄显像系统，高技术内镜手术器械和先进的麻醉剂监护水平，是现代胸腔镜外科的基石。胸腔镜检查成为可用于各种胸部疾病诊断和治疗，不受手术时间限制的一种专门手术科学。

【护理要点】

1.术前护理 由于病人对此检查了解少，易产生紧张恐惧心理，术前详细介绍手术的必要性及可能出现的不适感，解除患者顾虑，增强检查及治疗信心。常规检查心肺功能、肝肾功、凝血机制、血糖，若心肺功能严重障碍，有传染性疾病或年龄小于6个月者，视为禁忌症。指导患者进行有效呼吸和用力咳嗽的方法。术前戒烟，使用支气管扩张剂及抗生素，有效控制分泌物。术前30分钟给予镇静剂及抑制腺体分泌剂。器械准备。齐全的监护设备、胸腔镜及配套设备，开胸包等，并调试镜面的亮度及清晰度。仔细阅读胸片、CT片，了解病变位置，以利检查手术顺利进行。

2.术中配合 根据检查和治疗的不同目的分别施行局麻或全麻术。若行全麻术，注意观察麻醉的深浅度呼吸机参数及心电监护仪的各项指数。术中注意观察有无大出血、肺漏气等现象发生，并及时给予对症处理。

3.术后护理 患者回病房严密观察神志、生命体征，取平卧位检查各种引流管的连接及通畅情况。观察记录胸腔引流液性质、量及气体情况，保持引流管通畅，一般术后48小时内拔管，注意观察有无咯血及气胸发生。鼓励患者术后尽早活动，指导病人深呼吸，鼓励、训练咳嗽咳痰的方法，防止术后并发症。术后给予充分止痛，保持伤口敷料干燥，无渗液、出血现象。

（姜芹 王秋红 孟静 韩雪 李夏）

第四章 血液系统疾病的护理

第一节 再生障碍性贫血

【概念】

再生障碍性贫血（简称再障）是一组由于化学、物理、生物因素及不明原因引起的骨髓造血概念衰竭，以致造血干细胞损伤、外周血全血细胞减少为特征的疾病。临床主要表现为贫血、出血和感染，一般无肝脾淋巴结肿大。根据症状发生的急慢、贫血的严重程度，分为急性再障及慢性再障贫血。

【临床表现】

1.急性再生障碍性贫血 往往起病急，进展迅速。贫血进行性加重，伴明显的乏力、头晕及心悸等。出血部位广泛，除皮肤、黏膜外，还常有深部出血，如便血、血尿、子宫出血或颅内出血，危及生命。皮肤感染、肺部感染多见，严重者可发生败血症，病情险恶，一般常用的对症治疗不易奏效。

2.慢性再生障碍性贫血 病情进展较缓慢。贫血往往是首发和主要表现。出血较轻，以皮肤、黏膜为主。除妇女易有子宫出血外，很少有内脏出血。感染以呼吸道多见，合并严重感染者少。

【实验室检查】

1.血象 全血细胞减少，急性型较明显，贫血为正常细胞正常色素型。网织红细胞计数降低明显。白细胞计数大多减少，主要是中性粒细胞减少，急性型常在 $0.5×10^9$/L，慢性型>$0.5×10^9$/L，血小板减少，出血时间延长。

2.骨髓象 骨髓穿刺物中骨髓颗粒很少，脂肪滴增多。大多数患者多部位 涂片呈现增生不良，粒系及红系细胞减少，淋巴细胞、浆细胞、组织嗜碱细胞相对增多。巨核细胞很难找到或缺如。

【护理要点】

1.一般护理 重症患者及急性病例均应卧床休息，慢性型轻度或中度配型病例可下床活动。饮食可进行高热量、高维生素、高蛋白、易消化食物。有消化道出血者暂时忌食或给予流质饮食。血小板明显低下者应避免便秘，适当给予通便药物，保持大便通畅，以免诱发颅内出血。

2.病情观察　急性型再障症状重、预后差，应特别注意有无感染及出血倾向。皮肤、口腔、肛门等处须重点观察有无潜在感染灶。头痛往往是颅内出血先兆，须严密观察其发展趋势，是否伴随恶心、呕吐及神志改变，注意四肢活动情况，并及时报告经治医生加以处理。女患者应注意观察月经来潮情况，保持会阴清洁。慢性再障病情进展相对缓慢而平稳，但也应警惕有无转为急性型倾向。

3.感染及出血

（1）预防感染　急性再障常因粒细胞缺乏及机体免疫力降低，极易引起各种细菌、病毒、真菌感染。呼吸道、消化道、泌尿道、口腔、肛门及皮肤等是最易感染的部位应采取下列护理措施：①病室需保持清洁，定期紫外线消毒，限制探视人员，防止交叉感染；出现粒细胞缺乏时，有条件者进入层流无菌室行保护性隔离。②注意保持皮肤洁净，防止因毛囊皮脂腺管发生阻塞引起脓肿；肌注或静脉穿刺处应严格消毒。③注意口腔卫生，进食后必须漱口，减少口腔细菌繁殖感染的机会；必要时定期进行口腔护理。④每次便后用1:5000高锰酸钾溶液坐浴，有痔疮、肛裂或肛周感染者给予局部湿热药敷；女性患者于月经期更应做好会阴部卫生处理。

（2）出血的护理　由于血小板减少，毛细血管脆性增加，以及感染发热，可出现各种出血症状，应做好相应的护理：①皮肤黏膜应避免搔抓、碰撞、挤压等动作，行动须小心尽可能避免注射用药，静脉注射时压脉带不得过紧，肌注或静脉穿刺后用消毒棉球压迫止血应可靠。②鼻出血量少时可用1%麻黄素棉签塞鼻及局部冷敷；出血严重时，可用凡士林纱条填塞；不要用手指挖鼻痂，每日3次滴复方薄荷油防止鼻腔黏膜干燥。③牙龈出血时用冷开水漱口，或1%麻黄素或1:1000肾上腺素棉片贴敷渗血牙龈，或用止血海绵贴敷，亦可用三七粉或云南白药局部涂敷；饮食宜少渣温凉，不要用牙签剔牙。④胃肠道出血表现为黑便或呕血时，应立即报告经治医生，同时准备各种消化道出血的应急处理，并密切观察血检查。⑤眼底出血可突然视物模糊，须安静休息，勿精神紧张，加强生活照顾；平时不要用力揉擦眼球，勿用眼过度。⑥颅内出血应时刻警惕并采取相应的防护措施，患者须安静休息，保持睡眠安稳，避免情绪激动，防止头部受伤。感染高热时进行头部冰敷降温处理，勿用乙醇擦浴；一旦发生颅内出血征象时，应立即报告经治医生，并做好各项应急处理准备，密切观察病情变化。

4.用药护理

（1）雄激素肌肉注射时，应采取深部注射方法，以免造成硬结块，必要时可用金黄散或喜疗妥外敷并密切观察局部感染倾向，及时采取抗菌治疗。

（2）肌肉或静脉注射处，均匀注意严格消毒及加强压迫止血，以免感染及出血。输血和输液时须减慢低速，防止在原有贫血基础上加重心脏负担而诱发心力衰竭；在已有贫血性心脏病存在时更须密切观察心力衰竭征象并及时加以处理。

（3）在应用抗胸腺细胞球蛋白等药物治疗过程中须注意过吗现象并注意及时处理。

（4）高热应用退热药物时，剂量宜偏小，以免降温幅度大、出汗多而导致虚脱，并避免使用影响造血功能的药物。

（5）排便不畅使用开塞露或灌肠通便是，应注意润滑、无损伤肛门皮肤，以免增加感染机会。

5.心理护理

再生障碍性贫血属血压系统良性难治性疾病范畴，医护人员应给患者以信任感及安全感，做好必要的思想及病情解释工作，争取家属的理解和支持，使患者及其家属能主动配合治疗。

第二节　白细胞减少症和粒细胞缺乏症

【概念】

外周血白细胞持续低于正常值（成人 $4\times10^9/L$）时，称为"白细胞减少症"。白细胞减少症主要由于中性粒细胞减少所致。当中性粒细胞绝对值低于 $2\times10^9/L$ 时，称为"粒细胞减少症"；低于 $0.5\times10^9/L$ 时，称为"粒细胞缺乏症"。粒细胞缺乏症常伴有严重的感染。

【病因和发病机理】

1.粒细胞生成障碍　化学毒物、电离辐射、细胞毒药物可以直接损失造血干细胞或干扰粒细胞的增生周期，其损失作用与剂量有关。由于粒细胞更新较快，故粒细胞减少常先于红细胞和血小板而出现。某些药物仅使易感患者的粒细胞减少，与剂量大小无关。如抗甲状腺药物、保泰松和部分抗糖尿病药物等。营养缺乏也可以使骨髓正常造血受抑制而以亲粒细胞减少，如维生素 B12，和叶酸缺乏勇气的巨幼细胞性贫血、严重感染、恶性肿瘤骨髓转移、白血病和病毒性肝炎等。

2.粒细胞破坏和消耗过多　与免疫有关的疾病；免疫性粒细胞减少症；其他疾病所致，如脾亢时大量粒细胞被脾滞留或恶性组织细胞病时，组织细胞异常增生，大量粒细胞被吞噬破坏等。

3.粒细胞分布紊乱　大量粒细胞转移至边缘池，而循环池的粒细胞减少，称为"转移性或假性粒细胞减少"。常见于变态反应性疾病、内毒素血症等。

4.释放障碍　粒细胞不能从骨髓向血内释放。

【临床表现】

1.粒细胞缺乏症　大多由药物或化学毒物通过免疫反应引起。其病多急骤，可突然畏寒、发热、周身不适；2–3 天后临床上缓解，仅有极度疲乏感，易被忽视；6–7 天后粒细胞已极度低下，出现严重感染，再度骤然发热，咽部疼痛、红肿、溃疡和坏死，颌下及颈部淋巴结肿大，可出现急性咽峡炎。此外，口腔、鼻腔、食管、肠道、肛门、阴道等处黏膜可出现坏死性溃疡；严重的肺部感染、败血症、脓毒血症等问问导致患者死亡。

2.白细胞减少症　起病缓慢，少数患者可无症状，检查血象时才被发现。多数患者可由头晕、食欲减退及低热等表现。有的患者可反复感染口腔炎、上呼吸道感染、支气管炎、肺炎、中耳炎或皮肤感染等，但有的患者却无反复感染表现。

【辅助检查】

1.白细胞减少症　外周血白细胞计数<4.0×10⁹/L。粒细胞减少时，外周血中性粒细胞绝对值<2.0×10⁹/L，淋巴细胞相对增多，红细胞及血小板大致正常，骨髓象呈幼粒细胞不少而成熟粒细胞减少的"成熟障碍"表现，或呈代偿性增生改变。

2.粒细胞缺乏症　外周血中性粒细胞绝对值低于 0.5×10⁹/L，甚至消失。淋巴细胞相对增多，红细胞及血小板一般正常，骨髓中各阶段的粒细胞几乎消失。

【护理要点】

1.一般护理　绝对卧床休息，进高蛋白饮食，加强消毒及无菌操作的管理，有条件者应住层流病房，如五层流设备也应设单人房间，对患者进行保护性隔离。如能有效地控制感染，使其骨髓有恢复的机会，一般 2~4 周白细胞可以恢复正常。有感染的患者，应常规进行血液、尿液、粪便及感染局部泌物的培养。口腔是最容易感染的部位，易导致黏膜肿胀和溃疡，患者常因局部疼痛影响进食和营养的摄入，故应加强对口腔的护理，给予温凉流质或半流质饮食。

2.心理护理　由于粒细胞缺乏症发病急、病情重、进展变化快，患者可能对自己的病情不理解而没有心理准备，往往产生对疾病的恐惧、不安。因此，应向患者解释疾病的性质，说明只要患者能积极配合治疗，短时间内大部分患者都能获得治愈，解除其思想负担，使患者积极配合治疗。

第三节　弥散性血管内凝血

【概念】

弥散性血管内凝血（DIC）是一种发生在许多疾病的发展过程中，在某些诱发因素的作用下激活凝血系统，在微循环内发生过分的 PLT 凝集和纤维蛋白沉积或血液凝固，导致全身微血栓形成，出现消耗性低凝血状态和继发性纤溶亢进引起的一组严重出血性综合征。

【病因】

严重的细菌感染、恶性肿瘤、创伤性手术及产科意外等引起的血管内皮广泛损伤及组织损伤，均可引起 DIC。

【临床表现】

根据发病的缓急及微血栓形成的速度不同，可将 DIC 分为急性型、亚急性型和慢性型。根据 DIC 的病理生理过程，临床可分为 3 期：早期为高凝期，中期为消耗性低凝血期，晚期为继发性纤溶亢进期，各期无明显界限。各型的共同特点是出血、栓塞、微循环障碍、溶血。

【辅助检查】

1.消耗性凝血障碍指标 PLT 计数呈进行性下降，纤维蛋白原减少，凝血酶原时间和凝血活酶时间延长。

2.纤溶亢进指标 纤维蛋白原降解产物增多，血浆鱼精蛋白副凝试验（3P 试验）阳性，D-二聚体阳性。

【护理要点】

1.病情观察 充分认识 DIC 的危险性。应定时测生命体征，注意观察意识状态、皮肤黏膜出血的范围，如已有内脏出血，要及时纪录出血量，并具体脑出血。

2.药物治疗观察 肝素是常用抗凝剂，肝素用力过大有引起全身大出血的危险，以及引起发热过敏、PLT 减少等不良反应，应严格掌握用药量和时间，密切观察出血有无减轻及加重，定时抽血查凝血时间，以调整肝素用量。

3.心理护理 加强与患者及其家属的沟通，解除其恐惧心理，介绍积极治疗原发病的重要性，使其配合治疗，树立战胜疾病的信心。

第四节　特发性血小板减少性紫癜

【概念】

ITP 又称"自身免疫性血小板减少性紫癜"，是最常见的一种血小板减少性疾病，其特点是血小板寿命缩短，骨髓巨核细胞增多，血小板更新率加速，80%~90%病人的血清或血小板表面有 IgG 抗体。

【病因】

尚未完全明了。可能与免疫因素、脾脏因素、毛细血管壁缺陷等有关，80%的急性 1TP 病人在发病前 1~3 周有上呼吸道感染史，如风疹、水痘、传染性单核细胞增多症，或活病毒疫苗注射等。

【临床表现】

1.急性型 多见于儿童。起病急骤，畏寒，发热，有广泛的皮肤黏膜出血，可形成大片瘀斑或血肿，常见于四肢，以下肢更多，口腔黏膜下可见血疱。重症患者可有眼底出血，但颅内出血少见。

2.慢性型 起病缓慢，出血症状轻，表现为反复发作的皮肤淤点、淤斑、鼻出血、牙龈出血，可伴轻度贫血和轻度脾脏肿大。女性病人有月经过多。

【辅助检查】

1.血象 血细胞计数减少程度不一，急性型常低于 $20 \times 10^9/L$，慢性型多在 $50 \times 10^9/L$ 左右，失血多者可出现贫血，血小板平均体积偏大，但功能一般正常。

2.骨髓象骨髓巨核细胞正常或增多，血小板的巨核细胞减少，急性型病人更明显。

【护理要点】

1.休息　尽量卧床休息，避免过分活动，对 PLT 极低（$<20\times10^9$/L）或有严重贫血者，应绝对卧床休息。特别要保护头部，避免碰撞，饮食不可过热、过硬，以防止口腔及消化道黏膜损伤、出血。

2.密切观察　观察出血倾向，观察皮肤黏膜有无新的出血点，有无血尿和黑便。咳嗽、呕吐、用力排便均可诱发颅内出血，故有此症状应及时处理；有视物模糊者应警惕眼底出血；对已有出血症状者应按出血给予必要的护理。

3.药物治疗的护理　应了解所用药物的副作用，严密观察以便及时处理。特别是糖皮质激素的不良反应较多，如库欣综合征、糖尿病、高血压、易感染等，应定期检测血压、血糖、血 RT 等，做到早发现早处理，以保证疗效。

（姜芹　王芬　井姗姗）

第五章　内分泌代谢性疾病护理

第一节　甲状腺机能亢进症

【概念】

甲状腺机能亢进症（简称"甲亢"），是由多种病因导致甲状腺功能增强，分泌甲状腺激素（TU）过多所致的临床综合征。

【病因】

（1）免疫因素　长效甲状腺刺激素（LATS）的作用与TSH的作用相似，它是针对甲状腺的自身抗体，与甲状腺亚细胞结合，兴奋甲状腺滤泡上皮，分泌甲状腺素而引起甲亢。

（2）遗传因素　临床上常见家族性Graves病，且发现与特点HLA的遗传易感性有关。

（3）其他因素　如功能亢进性结节性甲状腺肿或腺瘤、垂体瘤、亚急性甲状腺炎、桥本氏甲状腺炎、碘甲亢、异位内分泌肿瘤等都有可能致甲状腺功能亢进。

【临床表现】

为怕热、多汗、多食、易饥 、心慌、易怒、体重下降，常有神经过敏、失眠紧张、易激动、多猜疑，有时可出现幻觉、抑郁、舌–手细颤等。重者可致不同程度的甲状腺肿大、突眼、甲亢性心脏病等。

【辅助检查】

基础代谢率（BMI）与甲亢水平呈平行性增长；甲状腺激素测定，T3、T4、rT4、FT4、均升高。TSH降低；甲状腺抗体检查多数为阳性；放射性碘试验（RAIU）甲状腺摄131I率升高；甲状腺放射性扫描、甲状腺B超检查可了解甲状腺的大小、形态、性质、单结节、多结节。

【护理要点】

1.心理护理　甲状腺激素分泌过多，可致神经兴奋性增高，精神过敏、易怒、急躁、多虑等。因此，应避免各种不良精神刺激，保持病室安静，减少探视，尊重和理解病人，多与其交谈，鼓励其参加正常的社交活动，树立战胜疾病的信心。对举止怪异、有自杀倾向者应密切观察其精神状态，以防发生意外。

2.适当休息 合并感染及甲亢性心脏病者应卧床休息。对精神过度紧张、不安、失眠者可给予安定类镇静剂。

3.给予高蛋白、高维生素、高热量、易消化低碘饮食，以补充能量 如低碘、清淡的蔬菜、水果机营养丰富的蛋类、瘦肉、鱼等。避免暴饮暴食，注意饮食卫生，鼓励病人多饮水，每日 2000~3000mL，以补偿因大量出汗、腹泻造成的水分丢失（心脏病患者除外）。忌饮酒、吸烟、咖啡、浓茶等刺激性饮料。

4.浸润性突眼的病人应保护眼睛，戴深色眼镜，防止强光及灰尘刺激。眼睑不能闭合的，可覆盖纱布或眼罩，睡前涂抗生素眼膏，防止角膜炎、结膜炎的发生。取高枕卧位，限制钠盐摄入，以减轻水肿。用 5%甲基纤维素或 0.5%氢化可的松眼药水滴眼，以减轻局部刺激症状。严重病例可行上、下眼睑缝合，保护角膜，防止角膜溃疡而导致失眠。

5.服用抗甲状腺药物治疗时，密切观察其副作用，如粒细胞减少和肝功能损药疹，严重时可导致粒细胞缺乏症，须立即停药，并定期复查肝功能，以防药物性肝病发生。

6.病情观察

（1）注意观察病人情绪、心率、体重及有无甲亢危象若病人出现高热（39℃以上）、心率快（>120 次/分）、心房纤颤、焦虑、烦躁不安、恶心、呕吐、腹泻，甚至可发生休克、嗜睡、昏迷，应立即报告医师，遵医嘱应用抢救药物及对症护理。

（2）应用放射性 131I 治疗时，严密观察副作用。注意有无甲亢危象、放射性甲状腺炎及甲状腺机能减退的发生。病人用过的餐具、吃剩的食物及衣物、排泄物等要特殊处理，以防放射性物质泄漏。

第二节　肾上腺皮质机能减退症

【概念】

原发性慢性肾上腺皮质概念减退症又称阿狄森（Addison）病，由于自身免疫、结核、真菌感染或肿瘤等原因破坏双侧肾上腺的绝大部分，引起肾上腺皮质激素分泌不足所致。

【病因】

（1）肾上腺结核 因肾上腺干酪样坏死而发病。现随结核被控制而减少。

（2）特发性肾上腺萎缩 目前本病组成及的病因，其发生与免疫反应使双侧肾皮质破坏有关。

（3）其他病因 恶性肿瘤转移，淋巴瘤、白血病浸润，真菌感染，使用肾上腺酶系抑制药物，手术、放射治疗，获得性免疫缺陷综合征（AIDS）等致双侧肾上腺破坏而引起本病。

【临床表现】

主要表现为乏力、精神萎靡、嗜睡，食欲不振、恶心、呕吐、消瘦，皮肤和黏膜色素沉着，皮肤呈棕褐色，黏膜呈蓝黑色，心音低钝、低血压、毛发稀疏等。

【辅助检查】

血常规可见正细胞、正色素性贫血，中性粒细胞减少，嗜酸性粒细胞、淋巴细胞增多。血清电解质，可见低血钠、高血钾。血糖及糖耐量试验，可见空腹低血糖、糖耐量试验呈低平曲线。尿中类固醇测定，24 小时尿 17-羟类固醇、17-酮类固醇降低。血尿皮质醇测定，24 小时尿游离皮质醇及血浆总皮质醇降低。促肾上腺皮质激素试验，可帮助诊断或鉴别诊断。

【护理要点】

1.对症明显者，嘱其绝对卧床休息。

2.给予高碳水化合物、高蛋白、高维生素、多多钠盐（每日至少 8~10g）、低磷饮食，同时多饮水。

3.注意饮食和个人卫生，减少和控制感染。

4.避免感染、创伤、手术、过劳、大量出汗、呕吐、腹泻或突然中断治疗等因素，以防危象发生。

5.患者多需终身激素替代治疗。应观察哟无头痛、血压升高、水肿、精神兴奋、失眠等，及时报告医师调整药物剂量。

6.病情观察严密观察血压、心率、体重及精神状态、体力情况等。若高热、失水、血压下降、心率快、嗜睡、精神失常等肾上腺危象时，应专人护理并积极配合医师抢救。

第三节　糖尿病

【概念】

糖尿病是一种全身慢性代谢性疾病，由于胰岛素分泌相对或绝对不足而引起的内分泌代谢综合征。临床上以糖、蛋白质、脂肪代谢紊乱，葡萄糖耐量降低、血糖增高和糖尿为特征。按病人对外源胰岛素需要的程度不同分为 1 型糖尿病（胰岛素依赖型）和 2 型糖尿病（非胰岛素依赖型）。

【病因】

（1）I 型糖尿病的病因

①遗传因素　大约有 10%的糖尿病病人由家族遗传史。

②组织相容性抗原（HLA）人类白细胞抗原（HLA）位于第 6 对染色体短臂，是一组密切连锁的基因群，1 型糖尿病的遗传易感因子与 HLA 密切相关。

③环境因素　病毒感染、药片及化学制剂、自身免疫因素在 1 型糖尿病发生过程中均起一定的作用。

（2）2 型糖尿病的病因

①遗传因素　2 型糖尿病比 1 型糖尿病有着更强的遗传性。

②环境因素　不合理的饮食及生活方式和肥胖与 2 型糖尿病的发病有显著关系。

③胰岛素抵抗　2 型糖尿病发病的主要诱因是肥胖。肥胖者因胰岛素受体数目减少和亲和力下降，导致胰岛素抵抗。肥胖使胰岛 β 细胞长期超负荷，导致胰岛素分泌功能下降，一旦胰岛 β 细胞分泌的胰岛素不足以弥补胰岛素抵抗，即可发生糖尿病。

【临床表现】

多饮、多食、多尿、疲乏及消瘦等。严重时可发生酮症酸中毒，并可并发心脑血管、肾脏、视网膜及神经的慢性病变。

【辅助检查】

尿糖和酮体测定。尿糖测定代表在一定时间内尿糖流失的数量。通常，糖尿病病人血糖越高，则尿糖越多。尿酮体测定是迄今为止发现早期酮症的最简便的方法。血糖测定，血糖升高是诊断糖尿病的主要依据。口服葡萄糖耐量试验（OGTT），胰岛素释放试验，了解胰岛 β 细胞的储备功能。血清 C 肽测定，胰岛 β 细胞每分泌一分子胰岛素的同时也分泌一分子的 C 肽。血清 C 肽测定，也能了解胰岛 β 细胞储备功能；糖化血红蛋白（GHb）测定，可反映测定前 4~8 周平均血糖水平，既可作为糖尿病控制指标，又可用作轻症糖尿病的诊断。尿微量白蛋白（UMA）测定，是早期诊断糖尿病肾病最敏感的指标，不仅能预测肾病的发展，而且与增生性视网膜病变及大血管病变有密切关系。

【护理要点】

1.糖尿病为慢性难治性疾病，病人由于身心及精神压力大，导致情绪低落、焦虑、抑郁等，往往对治疗失去信心。故护士应对病人及其家属进行耐心宣教，让其了解糖尿病的有关知识及影响血糖变化的因素，了解饮食、运动和治疗的关系，保持乐观的心态，配合治疗。

2.饮食治疗是一项重要的基础治疗措施。用简易公式计算出理性体重（kg）二身高（cm）-105，然后计算出每日所需总热量。碳水化合物占饮食总热量的 50%~60%；蛋白质占总热量的 10%~20%，即成人每日每公斤理性体重 0.8-1.2g，儿童、孕妇、慢性消耗性疾病、营养不良者可增至 1.5~2.0g，伴有糖尿病肾病而肾功能正常者应限制在 0.8g，脂肪约占总热量的 30%；纤维素每日应>40g。每日三餐分配为 1/5、2/5、2/5，或三餐各占 1/3，或 1/7、2/7、2/7、2/7。以谷类、豆类、粗粮、绿叶蔬菜及含糖成分低的水果如黄瓜、冬瓜、苦瓜等为宜，不宜饮酒，少吃或不吃动物内脏、蛋黄、煎炸食品，忌食用葡萄糖、蜜糖及其制品（冰淇淋、蛋糕、饼干等）。

3.每日用无刺激性肥皂洗澡，保持皮肤清洁。用软毛刷刷牙，若牙龈萎缩或有炎症时，及时做口腔护理。每日用温水洗脚，经常按摩下肢及足部，以促进血液循环。

4.鼓励病人适当运动，如散步、打太极拳、慢跑等。对老年病人活动前要进行心电图、肝肾功能检查。避免空腹活动时间过长，一般餐后 1~1.5 小时活动为宜。

5.胰岛素治疗的病人一般采用皮下注射，注射部位应选择上臂、大腿前部及外侧、臀部、腰部以上、腹部（脐周 5cm，腰带部位除外），其中以腹部吸收最快。胰岛素应冷藏储存，以 2-8℃为宜，避免结冰和过热，室温下最多保持 30 天，注意有效期，避免剧烈振动。注射前 10 分钟从冰箱内取出置于室温下，抽取剂量要准确。注意更换注射部位，注射同一部位应间隔 1~2 周，以免皮下出血硬结。短效胰岛素应在餐前 30 分钟皮下注射，鱼精蛋白锌胰岛素应在早餐前 1 小时皮下注射，若长、短效胰岛素混合使用时，宜先抽取短效胰岛素，再抽取长效胰岛素，充分混合后再注射。注意观察有无低血糖反应。

6.病情观察

（1）注意观察低血糖反应对老年人、肝硬化、肾功能衰竭的病人，因其降糖药物及胰岛素在体内代谢变慢，尤应注意低血糖症状，病人由饥饿感、头晕、乏力、出冷汗、心悸、面色苍白，严重者意识模糊，甚至昏迷。一旦发现以上表现，应立即查血糖，给予糖水 ihuo 含糖饮料（如糖果、饼干、果汁等），按医嘱静脉推注 50%葡萄糖 40-60mL。同时安慰体贴病人，减轻其紧张恐惧心理。

（2）注意观察有无酮症酸中毒，如病人表现多饮、多尿、多食加重，继续发展可出现严重乏力、极度口渴、食欲不振、恶心、呕吐、呼吸深快，呼出气体有烂苹果味，晚期严重脱水、尿量减少、皮肤弹性差、心率加快、头痛、嗜睡、意识模糊，甚至昏迷。此时应立即报告医师处理，迅速建立静脉通路，确保胰岛素及输液量准确、及时，并严密观察神志、呼吸、血压、心率及尿量变化情况，详细记录出入量。每 2 小时监测血糖变化并注意有无电解质紊乱情况。

（3）应用胰岛素泵治疗时，注意观察注射部位有无红、肿、化脓、疼痛，输注管道有无打结，管道有无脱落。如输注导管内有血时，立即更换注射部位。输注导管一般 2~5 天更换 1 次。

第四节　尿崩症

【概念】

尿崩症是指某人尿量大于 30mL/kg，尿渗透压小于 300mOsm/kgH2O，或尿比重小于 1.010 的一种综合征。

【病因】

（1）中枢性尿崩症　由于下丘脑-垂体后叶产生的抗利尿激素（AVP）的大细胞

神经元遭受严重破坏，AVP 产生不足或缺乏而引起。

（2）肾性尿崩症 由于肾脏集合管对 AVP 不敏感或无反应而致。

（3）原发性烦渴症 因多饮而引起多尿，并无肾脏和 AVP 的分泌调节异常，多数病人有明显的心理疾患，又称精神性多饮、多尿。

（4）妊娠尿崩症 由于妊娠期 AVP 降解酶导致 AVP 破坏过快而引起。

【临床表现】

主要表现为多尿、烦渴及多饮。病人喜食冷饮。尿崩症病人白昼及夜间的尿量均增加。久病者可出现皮肤干燥、汗液及唾液减少，食欲减退，便秘，消瘦，还可出现焦虑、失眠。

【辅助检查】

尿量及血尿渗透压、禁水加压试验、高渗盐水试验、抗利尿激素（AVP）测定可协助诊断。

【护理要点】

1.做好心理护理 尿崩症病人往往有焦虑、失眠、情绪低弱，应鼓励病人提高战士疾病的信心，保持良好的情绪，积极配合治疗。

2.积极配合医疗做好相关检查 寻找病因，以期达到早诊断、早治疗，减轻病人痛苦。

3.休息 由于病人尿量及次数增多，严重影响病人正常睡眠，尽量安排单人房间，保持病房安静以利于病人休息。

4.注意观察 做禁水加压试验过程中，病人会出现极度口渴、烦躁、燥热，有的病人中途放弃试验，此时应鼓励病人坚持完成试验，并严密观察病人体重、血压、尿量、尿比重。如出现血压降低，甚至昏迷等危象应立即停止试验，并给予相应的处理。尿崩症病人还要观察出入量情况，注意有无水中毒表现。

（姜 芹 王秋红 王芬 张艳华）

第六章　神经系统疾病护理

第一节　急性脑血管疾病

急性脑血管疾病是一组由于局部脑血管病变或全身血液循环紊乱所致的脑组织供血障碍性疾病，又称"中风"。起病急，死亡率高，是中老年人常见病之一。根据病变性质可分出血性脑血管病和缺血性脑血管病两大类。

【病因及发病机制】

1.出血性脑血管病　包括脑出血、蛛网膜下腔出血。高血压病和脑动脉硬化是最常见病因。血压长期增高–脑血管壁损伤，当血压突然急骤增高时–血管破裂–形成血肿–脑组织受压迫，破坏脑组织，继发脑水肿，导致颅内压增高。

2.缺血性脑血管病　包括短暂性脑缺血发作、脑血栓形成、脑梗死，常因脑动脉硬化、颈动脉硬化或狭窄、椎基底动脉狭窄或血液流变学异常而致。

【临床表现】

（一）出血性脑血管病

1.脑出血

（1）内囊出血：最多见，先有进行性加重的头痛、头晕、呕吐，迅速出现意识障碍，可伴有抽搐或大小便失禁，可同时伴有上消化道出血。

（2）桥脑出血：较少见，轻者仅有头痛、呕吐；重者表现为出血灶侧周围性面瘫，对侧肢体中枢性瘫痪的交叉瘫。

（3）小脑出血：少见，常以眩晕、头痛和频繁呕吐起病，病人不能站立，行走不稳，共济失调；轻者可有眼球震颤和共济失调等。

2.蛛网膜下腔出血　意识障碍较轻且短暂，最具特征性的体征为脑膜刺激征阳性。

（二）缺血性脑血管病

1.短暂性脑缺血发作　突然发病，症状一般维持数分钟至数十分钟，24小时内消失，不留神经功能后遗症。但常反复发作，表现为对侧偏身感觉障碍，同侧单眼失明，对侧单眼无力或单瘫、偏瘫。

2.脑血栓形成　起病较缓，先有头痛、眩晕、肢体麻木或短暂脑缺血发作等前驱症状，常于水面中或安静休息时发病，次晨起床时发现半身肢体瘫痪，无意识障碍。

3.脑栓塞　起病急骤，在数秒或数分钟内症状发作到最高峰，意识障碍较轻，恢复较快。

【辅助检查】

1.出血性脑血管病

（1）脑脊液检查：多呈血性、压力升高。

（2）CT 和 MRI 检查：呈高密度出血影，可在早期准确显示出脑出血灶的部位、范围。

2.缺血性脑血管病

（1）脑脊液检查：正常。

（2）脑 CT：在 24~48 小时后可见低密度梗塞区。

【护理】

（一）出血性脑血管病

（1）急性期应绝对卧床休息，特别是发病后 24~48 小时内避免搬动。蛛网膜下腔出血的病人应绝对卧床休息 4~6 周，病人取侧卧位，头部抬高 15~30C，以利颅内血液回流，减轻脑水肿。

（2）急性脑出血病人在发病 24~48 小时内禁食。

（3）保持大便通畅，防止用力排便而导致颅内压增高，必要时按医嘱给予缓泻剂，禁止大量不保留灌肠。

（4）急性期应每 30 分钟测血压 1 次，注意瞳孔改变，密切观察病人有无脑疝的先兆症状。

（5）绝对卧床休息的病人应每 2 小时翻身一次，以免局部皮肤受压出现褥疮，翻身后保持肢体于功能位置。尿失禁病人应及时留置尿管，勤换床单和尿布。

（6）急性期应保持肢体于功能位置；病情稳定后瘫痪肢体应做关节按摩及被动运动，以免肢体废用；康复期继续功能训练。

（7）脑疝的预防及护理：密切观察病人有无脑疝的先兆，一旦发现脑疝的先兆，应立即与医师联系，同时给予氧气吸入，迅速建立静脉通路，快速静脉滴注 20%甘露醇 250mL，以控制脑水肿，降低颅内压。头部放置冰袋或冰帽，以提高组织对缺氧的耐受性，防止加重脑水肿。

2.缺血性脑血管病

（1）心理护理：嘱病人保持情绪稳定，加强与病人之间的交流，鼓励病人自强，树立战胜疾病和恢复生活自理的信心，消除悲哀情绪。

（2）注意观察病情变化，防止脑部血流量减少，头部禁用冰袋或冷敷，以免血管收缩。

（3）保持呼吸道通畅，注意防止肺部感染。

（4）急性期绝对卧床休息，取平卧位，以保证较多血液供给脑组织，避免搬动。

（5）促进瘫痪肢体功能恢复：康复期进行功能训练，康复训练时应做到计划切实可行，循序渐进，活动量由小到大，时间由短到长，做到主动与被动运动、向上与向下运动相结合。

（二）健康教育

（1）向病人及家属介绍疾病的基本知识，积极治疗原发病，避免诱发因素，防止再出血或再梗死。

（2）指导病人勿精神紧张，情绪激动，用力排便及过度劳累等；指导病人自我控制情绪，保持乐观心态，保持血压平稳。

（3）教会病人家属测量血压的方法，每日定时测量血压，发现血压异常及时就诊。

（4）保持适当的体力活动，促进心脑血管功能。

（5）饮食宜清淡，摄取低盐、低胆固醇食物，避免刺激性食物及饱餐，多吃新鲜蔬菜和水果，戒烟酒，降低血脂并减肥。

（6）指导病人及家属有关护理事项及康复、锻炼的知识。

（7）定期复查，一旦出现前驱症状，应及时就诊，及早处理。

第二节　格林巴利综合症

【概念】

指以周围神经和神经根的脱髓鞘及小血管周围淋巴细胞及巨噬细胞的炎性反应为病理特点的自身免疫病。

【病因】

尚不清楚。患者病前多有非特异性病毒感染或疫苗接种史。最常见是空肠弯曲菌，此外还有巨细胞病毒、ZD 病毒、肺炎支原体、乙肝病毒、免疫缺陷病毒。

【临床表现】

多为急性或亚急性起病，出现四肢对称性迟缓性瘫痪及呼吸肌麻痹、腱反射减低或消失。发病时多有肢体感觉异常，感觉缺失较少见，呈有手套袜子样分布。有的患者以脑神经麻痹为首发症状，双侧面瘫最常见。自主神经症状常见皮肤潮红、出汗增多、手足肿胀等。

【护理要点】

1.保持呼吸道通畅，及时翻身拍背吸痰，雾化吸入，使呼吸道分泌物及时排出。

2.给予营养丰富的饮食，不能吞咽者及早鼻饲。尿潴留者可做下腹部按摩，无效时导尿，便秘者给予缓泻剂。

3.气管切开后，应严格消毒切口周围皮肤，及时换药，预防感染。

4.每两小时翻身一次，按摩局部骨隆突受压处，防止褥疮发生。

5.密切观察患者呼吸频率、节律和深度。如发现呼吸费力，呼吸浅慢，咳嗽无力及病人憋气、烦躁、出汗和发绀等缺氧症状时，及时做好气管切开准备。入院后进行心电监护和血压监测。

第三节　重症肌无力

【概念】

是乙酰胆碱受体抗体介导的、细胞免疫依赖的及补体参与的一种神经-肌肉接头处传递障碍的自身免疫性疾病，病变主要累及神经-肌肉接头突触后膜上乙酸胆碱受体。

【病因】

血清中乙酰胆碱受体抗体增多，致乙酰胆碱受体数目减少，突触后膜传递障碍而导致肌无力。大部分肌无力患者，伴有胸腺异常。10%~15%合并胸腺瘤，70%患有胸腺增生或淋巴滤泡增生。

【临床表现】

主要临床特征是受累肌肉呈病态疲劳，连续收缩后发生严重无力甚至瘫痪，经短期休息后可好转，症状多于下午或傍晚劳累后加重，早晨和休息后减轻，呈较规律的晨轻幕重波动性变化，可累及眼肌、面肌、咽肌等，表现面肌皱纹减少，表情动作困难，闭眼和示齿无力，连续咀嚼困难使进食中断，以及构音障碍、饮水呛咳、吞咽困难等。呼吸机、膈肌受累可出现咳嗽无力、呼吸困难，重症常因呼吸肌麻痹或继发吸入性肺炎而死亡。

【辅助检查】

全身型重症肌无力患者肌肉乙酰胆碱受体抗体检测阳性率85%~90%，高滴度乙酰胆碱受体抗体支持重症肌无力的诊断。疲劳试验、新斯的明试验机滕喜龙试验也有助于诊断。

【护理要点】

1.耐心做好患者的思想工作，使其树立战胜疾病的信心，积极配合治疗。

2.嘱给予高蛋白、富含维生素的食物，以提高机体免疫力。咀嚼无力者，可口服吡啶斯的明后进食；严重者可给予鼻饲流质饮食。

3.密切观察有无缺氧、呼吸肌无力切开，准备好气管切开包、呼吸机等以备急用。

4.出现肌无力危象，可遵医嘱给予新斯的明肌注或吡啶斯的明口服；重症呼吸肌无力应配合医生行气管插管或气管切开，行呼吸机辅助呼吸。

5.气管切开性呼吸机辅助可能者，应保持呼吸道通畅，及时吸痰，注意呼吸道湿化，气管切开处每日换药一次。如有渗液浸湿则及时更换纱布，防止套管脱出，并注意切口有无渗血，周围有无皮下气肿等，保持呼吸机运转正常。

6.肢体活动无力者应2小时翻身一次，并对受累肢体的肌肉行被动和主动按摩，防止肌肉挛缩及褥疮。

第四节　癫痫

【概念】

癫痫是一组由大脑神经元异常放电引起的短暂中枢神经系统功能失常为特征的慢性脑部疾病，具有突然发生、反复发作的特点。

【病因】

根据发病原因可分为两类：一类为原发性癫痫，无导致脑部症状的结构变化或代谢异常，而与遗传因素有较密切的关系；一类为继发性癫痫，它作为一种临床表现，一般与脑肿瘤、颅内感染、脑外伤、代谢异常及脑的先天畸形有关。另外，过度疲劳、发烧、手术、缺氧血症、碱中毒、低钙血症、低血糖、焦虑等均可诱发癫痫发作。

【临床表现】

可分为大发作和小发作。大发作表现为突然意识丧失，跌倒在地，双目上翻，瞳孔散大，对光反射消失，口唇青紫，头后仰，全身肌肉强直收缩，上肢屈曲、下肢伸直，身体呈弓形，呼吸停止，有的伴有尖叫；小发作的特点是，短暂的意识丧失，表现为愣神，突然静止不动，双眼发直等。

【辅助检查】

1.脑电图　除病史、神经系统检查外，脑电图检查被认为是迄今为止最常用的检查方法，常能帮助定位定性。

2.影像学检查。

3.血液化学检查　如血糖、血钙、血镁、药物成分等。

4.尿液检查　主要针对一些遗传代谢性疾病。

（姜芹　姜冰青　王芬　张艳华）

第七章　老年病人护理

衰老是一个逐渐演变的过程，很难在成长和衰老之间划出截然的界限。中华医学会老年医学学会建议将 60 岁以上称为老年期，90 岁以上为长寿期，100 岁以上为百岁老人。

第一节　老年人生理特点

衰老是一个复杂的过程，也是生命过程中的一种必然现象和客观规律。但是衰老有很大的个体差异性。在外观皮肤、牙齿缺失、头发脱落或变白、老视、白内障、听力、体力、记忆力、各脏器萎缩、组织学改变、动脉硬化及实质细胞的改变等方面，不同个体有不同程度的差别。这些可能受遗传、环境等各种因素的影响。但衰老有共同的特点，即发生老年性退行性改变，并由于这种改变导致老年人生理功能上的变化。老年人生理变化的特点主要表现在以下几个方面：

1.脏器储备功能降低。正常体内各脏器都有相当大的储备能力，在一般情况下，各个脏器只需有一部分，甚至一小部分投入工作就能满足身体需要。例如，肺和肾在一侧切除后，肝、胃部分切除后，剩余脏器仍可满足机体正常需要；心脏可以担负相当程度的体力劳动和剧烈运动。这都说明人体有很强的储备能力。进入老年期，人的脏器功能减退首先表现在储备功能的降低。在平稳、安静的状态下，这种储备功能减退的情况可能表现不明显，但在体力劳动量增大或在手术、感染、中毒等情况下，储备功能减退的状况则会突出显露出来。

2.对外环境改变的适应及反应能力减退。老年人对外环境改变的适应能力较差，如在气压、气温、湿度等气象环境明显改变时，易出现无力、胸闷、气短、呼吸困难、失眠、情绪抑郁等症状。初到一个陌生的环境，生活也不易习惯。老年人对外环境的改变作出反应时，花费时间长，常常在实施相应措施时为时已晚，如当老年人自己感到寒冷时，体内实际上已经受寒了，所以严寒和酷热的季节，老年人患病者较多。

3.对内环境各种刺激的反应调节能力缓慢并减退。这种反应缓慢叫作"延迟反应"。例如，血糖除受饮食影响外，在体内主要受胰岛素和肾上腺素的制约。当血糖超过正常高限，胰岛素即分泌，使血糖下降；当血糖低于正常低限时，肾上腺素即分泌使其升高。老年人可能出现血糖调整的延迟反应。即当血糖超过正常上限较多以后才开始有胰岛素分泌增多，而当血糖恢复正常时胰岛素分泌也不适时停止，所以会出现反应性低血糖现象。

4.对感染的防御能力减退。皮肤是人体对外界的第一道防御屏障。表皮的角质、皮脂和皮下脂肪，能减弱外来的冲击、压迫和摩擦等。皮脂分解后产生的脂肪酸具有杀菌作用。真皮中柔韧的结缔组织可以抵抗撕裂性损伤。由于皮肤的老年性改变，皮肤对外防御功能随之降低，对外界刺激反应的敏感性相应减弱，细菌也就容易入侵。加上产生抗体的免疫组织发生萎缩，对外源性抗原产生抗体的能力降低，白细胞增高和活化反应过程不敏捷，即体内第二道防御屏障免疫系统功能降低，对抗感染的反应能力亦较差。因此，老年人在许多慢性病基础上易并发感染，机体修复能力差，疾病恢复期延长。

与脏器的退行性改变同时存在的有，中枢神经系统退行性改变造成的精神老化。老年人会出现一些行为、情绪或性格方面的改变，这种变化为衰老性人格改变，特别是丧偶等严重感情创伤能加速精神老化。

第二节　老年人心理特点

人的心理状态是内外界因素综合影响的结果。老年人有长期的生活经验积累，容易形成一些固定不变的思维模式和行为习惯。同时，老年期也有其共同的心理变化特色。

1.自尊及自卑老年人由于长期丰富的生活经验和工作技能，在家庭中和社会上，特别是在自己的工作岗位上曾多受到人们的尊重。离开工作岗位后，地位的变迁，容易感到自己成为可有可无的角色；在家庭中，由支撑家庭的角色转变为被照顾对象，因而发生心理上的落差，即失落感，从自尊滑向自卑的心态。

2.孤独感　由于退休，与社会的联系减少，获得各种信息的机会减少，会感到无聊；同龄亲友的相继死亡，特别是丧偶等精神刺激，更增加了孤独和伤感情绪。心理老化对衰老的影响在某种程度上比生理老化更重要，心理老化往往会促使生理衰老现象迅速加快。

同时，感觉功能的老年性改变，视力、听力的明显减退，使老年人对语言和其他信息的理解力下降，特别对较复杂、快速的语言和图像的理解力衰退更为明显，这加重了老年人与周围环境接触的障碍，易引起抑郁、淡漠和孤独等复杂的心理反应。

3.对疾病和死亡的忧虑　随着年龄增长、体力下降、疾病的加重，老年人容易产生一种"垂暮感"。一方面表现为缺乏信心，不肯与医护人员配合积极治疗，一方面又向往着健康长寿，对衰老死亡存在忧虑和恐惧感。这种内心矛盾情绪很容易受客观环境的影响，如果引导得力，会有效地增强生活的信心；如果受到冷遇，情绪就会消沉。医护人员的一言一行，都会对老年病人的情绪发生很大的影响。

第三节 老年病人基本护理要点

一、安全护理

1.避免意外事件的发生

(1) 老年病人的床铺不宜太软，软床不易翻身和移动体位。应避免老年人移动身体时失去重心而造成坠床，必要时应加床档。如果没有专用设备可在床两侧备置有靠背的木椅，使老年人便于手扶靠背移动体位，同时起到床档的作用。

(2) 老年人血管运动中枢功能减低，腿脚欠灵活，因此，在活动时，如由卧位一坐位一站位一行走等体位改变时，嘱咐老年人动作要缓慢，每一动作后可暂停片刻，防止眩晕和不稳定；在睡醒后不宜立即起床，应先在床上活动一下手足，使血压稍升高些。特别是在夜间睡前服安眠剂者，醒后应短时睁眼静卧，对周围环境或灯光有一适应的过程，然后再改变体位。

(3) 老年人肾脏浓缩功能减退，男性老年人亦常因前列腺肥大造成膀胱残留尿量增多，使夜尿次数增加，有时夜间排尿间隔和白天几乎一样，同时从出现尿意到排尿时间也缩短。因此，有条件者可把便器置于床边伸手可及之处。如仍需去厕所，则应保证过道通畅，减少障碍物，避免碰撞摔倒。

2.老年人用药剂量要准确 老年人肾血流量减低，药物清除缓慢，而药物剂量通常是以青年、中年人为对象测试出常规剂量，因此老年人用药剂量及间隔时间应根据具体情况做相应的调整。有人认为，一般情况下60~80岁老人用药剂量可为成人的3/5~4/5，80岁以上老人用药剂量为成人量的1/2。护士应仔细观察老年病人用药反应，以保持最佳疗效而避免毒副作用。例如，洋地黄类药物在出现可疑中毒征象时应向医生报告，必要时测定血药浓度。氨酰心安等药物只需服用半片或1/4片，在分装时应保证剂量准确。

二、饮食护理

老年病人的饮食应保证足够的营养，强调定时定量，照顾到老年人的生活习惯和消化能力。饮食上应注意粗细粮搭配、干稀搭配、生熟搭配，要多吃蔬菜和水果。新鲜的蔬菜、水果中不但富含各种维生素，而且含有丰富的无机盐及纤维素。对于老年人，获得足够的维生素C尤为重要，它能调节脂肪代谢，减少血液中的脂类物质，促进胆固醇转化并通过胆汁排出体外，降低血中胆固醇含量，有助于防止动脉硬化。70年代以来，科学家们发现，维生素C能抑制亚硝胺的生成，破坏癌细胞增生时所需的某些酶的活性，抑制癌细胞增殖；纤维素可以增加粪便的固体成分，促进肠蠕动，增加消化液的分泌，缩短内容物在肠道内停留的时间，使水分不容易被完全吸收，粪便易于排出。

绝大多数的蔬菜、瓜果、豆类属于碱性食品，大部分的肉、蛋、米、面食品属于酸性食品。一般情况下，食入酸性食品易超过机体所需数量，致血液偏酸。为维持酸碱平衡，机体需要较多钙质。因此，老年人必须多吃蔬菜和水果，注意酸性食物和碱性食物的搭配，保持生理上的酸碱平衡。

有消化不良或咀嚼功能差的老年人，应进食软、烂、碎、糊状食物。1日3餐的量可酌情减少，在三餐之间增加2次辅餐点心。病情较重者或不思进食时，可给予流质饮食，少量多餐，每2~3小时1次，每次量为200mL~300mL，选择营养价值高的食物。但流质食物供给的热能及营养成分相对不足，只宜作为过渡应用。

应重视老年病人水的摄取。在正常情况下，肾脏血流量约为心排出量的1/5，新陈代谢产生的非挥发性废物主要靠肾脏排出。若以30岁时的肾血流量为100%，则60岁时肾血流量将减至70%，100岁时将减至40%左右。老年病人由于动脉硬化造成肾动脉管腔狭窄可致肾血流量减少。肾血流量减少后，首先表现肾脏的浓缩功能减退，以致重新回吸收率降低，尿量增加，这实际上消耗了体内的水分。因此，老年病人要预防发生缺水状态。由于老年病人感觉较迟钝，对体内缺水自我感觉不灵敏，体内缺水时不易感到口渴，即使感到口干也往往认为是"津液不足"，而想方设法采取药物治疗。有些行动不便的老年病人为避免麻烦而有意减少饮水量，尤其是夜间更因怕影响睡眠而不敢喝水。由于耗水量大而饮水不足，易导致血液浓缩，使血液黏稠度升高、循环阻力增加，这也是引发心脑血管并发症的诱因。因此，要特别注意调节老年病人适时、适量饮水，每天饮水总量2000mL左右，以饮用白开水或茶水为主，也可适量饮一些其他饮料，分多次饮用，每次不超过300mL。清晨及午睡后饮1杯温开水十分有益，可清理已排空的胃肠道，利于当天食物的消化和吸收，亦有利于排便、排尿。高龄老年病人、行动不便或记忆不佳者，可制订"饮水计划"，以醒目的图表形式标明在什么时间应饮水多少，贴在室内，随时提起注意。

夜间不宜禁水。饮水量可根据老年病人生活习惯、就寝时间及实际夜尿情况考虑。有的老年病人习惯于临睡前喝杯牛奶以消除夜间饥饿感，有利睡眠，故不应取消。考虑到夜间饮水过多影响休息，可在临睡前准备1杯水，用保温杯更好，夜间起床排尿后适量饮水100mL~150mL，一般不会增加夜尿次数，且对防止凌晨血液过分黏稠很有好处。

三、皮肤护理

老年人皮肤组织萎缩，弹性较差，皮脂腺及汗腺分泌少，皮肤干燥、多皱褶，同时也变薄，对冷、热、痛、触压等的感觉功能降低，皮肤损伤后修复能力差，血液循环不良易发生压迫损伤。若因病不能随意移动体位，同一部位长时间受压很易引起皮肤受损。肌肉和脂肪组织耐受循环障碍的能力比皮肤弱，因此往往局部受压过久在皮肤出现变化之前，肌肉及脂肪组织已陷于坏死状态，发生融解并向皮肤表面破溃。临床上常能遇到受压部位皮肤破损后很快就出现溃疡。因此，对长期卧床的老年病人应注意以下几点：

1.保持皮肤清洁，增进皮肤血液循环。每日用热水擦背2次，每周擦澡1~2次。夏天出汗多，要随时用热水擦洗。尽量少用粉剂，在潮湿情况下粉剂常会结成块，增加皮肤的摩擦。

2.定时协助更换体位，防止局部皮肤受压过久。每隔 2~3 小时更换 1 次卧位，同时用 50%酒精按摩受压部位，手法为固定旋转按摩 3~5 分钟。

3.对大便失禁或腹泻的老年病人，每次排便后均要用软纸擦净并用温水清洗会阴及肛门处。如肛门周围皮肤有红肿破溃，可用紫草油外涂，效果较好。紫草油配制方法是：紫草 100g 切碎放入玻璃器皿中，加植物油（香油或花生油）200g，浸泡 72 小时后即可使用。使用次数根据肛门周围红肿轻重、范围大小而定。一般红肿范围在（4cm~7cm）×（2cm~3cm）无破损及渗出液者，可 2~3 小时涂 1 次。红肿面积较大，虽无破溃但已有渗出液者，每 1~2 小时涂 1 次。以上处理均需按时进行，夜间也不可中断。

四、排尿排便护理

保持尿便通畅，特别是保持排便通畅，是老年人日常生活中的一个重要问题。常有老年人由于当天没有排出粪便，而直接影响到一天的生活安排和情绪。

老年人容易发生排便困难的原因主要有以下几点：

1.食物过于精细 牙齿缺失、牙周病或义齿等原因使咀嚼能力减弱，不愿意多食富含粗纤维的食物，食物过于精细，食物残渣减少，使结肠、直肠壁承受的膨胀压力降低，致便意刺激不明显。

2.自身感觉减退 每天在一定的时间内，通常是清晨或饭后，结肠发生几次大蠕动，这种蠕动的信号往往未被察觉。

3.腹肌肌力减弱 大多数老年人腹部肌群收缩力较弱，且常伴有慢性支气管炎、肺气肿等症，因气短，排便时屏气能力较差。

4.饮水量不足 饮水量少可致食物残渣内水分含量少，粪便干燥，结肠黏液分泌也有所减少，使粪便润滑性低，不易排出。由于排便困难，食物残渣在大肠内停留过久，使之更加干燥形成硬块，更不易排出。解决排便困难的方法，首先是多食含粗纤维的食物及适当增多饮水量，养成定时排便习惯，注意把握结肠大蠕动的时机。即使感觉不到这种大蠕动的出现，晨起或早饭后定时如厕效果也较好。同时，可应用腹部自我按摩方法，于清晨及睡前排尿后取仰卧位以手掌沿升结肠、横结肠、降结肠走向，自右下腹向上至右上腹，再横行至左上腹再向下至左下腹，沿耻骨上转至右下腹按摩腹部。每转 1 圈为 1 次，同时做肛门收缩动作。活动量可根据体质及具体情况酌定。可由 10 次开始，移动速度及轻重以自觉舒适为宜。还可采取服用缓泻药或甘油栓塞肛等辅助措施通便。如上述方法仍不能解决排便问题，可选用以下措施：

（1）开塞露通便：自觉粪便堆积于肛门口难以排出时，可用开塞露 1 个剪开后挤出少量液体以润滑管口，然后塞入肛门用力挤压，将液体全部挤入肛门直肠内，保留片刻。如自觉腹胀，且便秘已有数日，可将开塞露 3 枚打开后用灌肠器连接肛管按保留灌肠的方法缓慢灌入直肠，然后俯卧 10 分钟。

（2）变换卧位清水灌肠：方法同灌肠法，不同之处在于采用边灌边更换卧位的方法，这样可减轻灌肠时的腹痛，避免结肠突然扩张引起虚脱，且能将溶液全部灌入。具体操作法为先采取左侧卧位灌入 100mL 液体后，取平卧位，继续灌入 100mL，右侧卧位灌入 200mL，最后又左侧卧位灌入 100mL，保留数分钟后再排便。

（3）尿便失禁：有些老年病人存在排便失禁的情况，且往往流出时自己没感觉，有时一有便意即马上要排便，不能控制。除针对病因治疗外，每次便后应用软纸擦净并洗净。两侧臀部可用软纸隔开，使流出的粪水立即被纸吸入，减少污染皮肤的机会。应注意有些大便失禁时流出稀便的情况，往往是由于干结的粪块堵塞上段结肠所致，是肠壁受到刺激引起的假性腹泻，可应用小剂量灌肠法排出硬粪块，流便现象则可能停止。

对意识清楚的老年病人，应按其排尿习惯在晨起、饭前、睡前嘱其排尿，耐心训练其按时自然排尿，并从精神上给予鼓励和体贴。在应用利尿剂、脱水剂或进食含水量多的饮食后，应及时提醒病人排尿。睡眠中也可以按时唤醒病人排尿。虽然不一定每次均能排尿，但只要持之以恒，养成条件反射，就能促进膀胱功能恢复，使控制排尿的神经功能障碍得到改善。

对尿失禁的老年男性病人，可制作各类简易储尿袋使用。

五、口腔护理

老年人的口腔组织随着年龄的增长发生解剖结构和生理功能的变化。最明显的是牙齿和牙齿周围支持组织的退行性改变。由于长期咀嚼、磨损，牙齿袷面和牙颈部露出牙本质。外露的牙本质产生过敏，冷、热、甜、酸等的刺激可引起酸痛。磨损严重时可达到牙髓。牙髓暴露即可引起疼痛，口腔内的细菌也可进入牙髓组织，发生感染而引起牙髓炎。

由于老年人牙周膜稍薄，牙龈和牙槽萎缩，常使牙根暴露。牙间隙也因龈乳头萎缩而增大，造成食物残渣的嵌塞集聚。又由于口腔黏膜上皮的角化加重，唾液分泌量减少，冲刷自洁作用减弱，唾液黏稠。尤其是习惯张口呼吸者口腔更易干燥，为细菌生长提供有利条件。

常见的老年口腔疾病有：牙周脓肿、牙槽脓肿及化脓性腮腺炎。当身体劳累、紧张或其他原因造成抵抗力下降时容易发生口腔疾病，也是各种疾病的并发症之一。因此，要强调口腔清洁，坚持早晚刷牙、饭后漱口，使食物残渣冲洗出来。每月更换牙刷。有义齿者，刷牙、漱口时应取下清洗，以免挂带食物。牙齿稍有不适，晚睡前刷牙、漱口后可用适合的漱口液，如 0.15%洗必泰液稀释 10 倍后含漱，至少 3 次，或根据口腔 pH 值有针对性地选择漱口液。不能自行刷牙、漱口者要坚持定时做口腔清洁，每日多次。

第四节　老年常见疾病护理

一、内科常见疾病护理

（一）肺炎

呼吸系统疾病对老年人的健康是严重的威胁。老年人不仅易患多种原发性呼吸道疾病，而且呼吸道疾病也是老年人其他疾病的常见并发症，其中肺炎的患病率最高。

1.老年人多有不同程度的老年性肺气肿，肺泡周围的弹力纤维由于退行性改变使肺泡回缩功能下降，残气量增加，影响呼吸功能。

2.上呼吸道黏膜萎缩干燥，不利于净化尘埃和吸附细菌。有张口呼吸习惯的老年人，在湿度不够的环境中，更易使上呼吸道黏膜干燥。

3.咽喉的神经反射功能减退，使人在吸入刺激性气体时的保护性反射减弱；使人在进食吞咽过程中易误吸入气管而发生呛咳；在平时特别在深睡中也易将口腔或鼻腔分泌物吸入气管。如果老年人原有牙周病、咽喉炎、腭扁桃体炎或副鼻窦炎等，这些病灶内的致病菌误吸后更易成为肺部感染的诱因。

4.肋软骨钙化、脊椎关节增生、骨质疏松症、呼吸肌收缩力减弱、驼背及其他原因所致胸廓畸形等疾病，均可造成呼吸过程中胸廓活动幅度受限、咳嗽无力、排痰困难。同时，反复的慢性支气管感染致呼吸道黏膜损伤，纤毛运动不良，使有害分泌物离开肺泡进入小支气管后，也难以借助纤毛运动排向大气管而咳出。

老年人肺炎的护理如下：

1.在应用抗生素药物之前，按医嘱留取痰标本进行细菌培养及药物敏感试验，这对指导治疗和估计预后均有意义。

2.教会病人咳出气管深部的痰液，即咳前先做深呼吸4~5次，然后上身稍向前弯，双手按腹部，张口咳嗽至少2次。第1次咳嗽使贴在气管壁的痰液松动；第2次咳嗽即易于咳出痰液，痰吐出后休息片刻再进行第2轮咳痰。

3.协助排出痰液。卧床时间较长的体弱老年病人，肺底部及后背部血液循环较差，分泌物容易淤积，故应经常协助变换体位。每次变换体位后用两手手掌交替叩击病人背部，以机械性的震动改善局部血液循环，使粘附于气管壁的痰液移动而易于咳出。叩击时肩、肘、腕放松，手背隆起，手掌心与病人背部之间保留空隙以增强压力向深部传导。叩击要有节奏，按支气管解剖位置自边缘向中间，自下向上，边叩击边鼓励病人咳嗽。注意不宜叩击脊柱及肾区。

顺位引流也是一种排痰的方法。这种方法对体位的要求较高，有时需头低脚高位，有时需俯卧位或腰部垫高等。且历时较久，使一些老年病人难以耐受。某些体位易致颅内血管充血或使呼吸活动受限，甚至诱发心肌缺血、心律失常。因此，在具体操作上应从老年病人全身情况出发慎重考虑。

实施顺位引流时，首先要熟悉肺叶的解剖形态，根据正侧位胸片明确炎症所在部位，确定适当的引流体位。可应用叩背、雾化吸入等方法使痰液松动、黏稠度减低，借重力作用流向大气管，易于咳出。体位引流排痰应空腹进行，如午睡后或晚上睡觉前。进食后体位引流易发生恶心、呕吐或胃饱满不适。

对不能自行咳出痰液的老年病人，要随时观察，注意咽喉部有无痰鸣，有痰液时应及时吸出。

4.注意观察痰液颜色、黏稠度及痰量，以指导治疗、估计预后。

5.严密观察有无紫绀、鼻翼翕动及三凹征（吸气时出现胸骨上窝、锁骨上窝及肋间隙下陷，是吸气性呼吸困难的常见体征），注意呼吸的频率、深浅、规律性，有无双吸气、呼吸暂停等现象，并作详细记录。老年重症病人病情变化快，常可出现呼吸情况的突变而失去抢救机会。

6.保证足够而适量的液体摄入。能自行吞咽的老年病人可随时给予少量多次饮水；吞咽不利者适时采用鼻饲管进食，避免食物误入气管导致吸入性肺炎而加重病情。

7.注意保暖。寒冷的刺激不利于康复，可使周围血管收缩、心排血阻力增大、心肌耗氧量增加，致心血管系统负荷增大。

（二）老年人高血压

老年人高血压绝大多数为原发性，其基本原因是动脉硬化。大动脉硬化导致血管弹性减弱，心脏收缩期大量血液涌入大动脉时，动脉不能随之膨大。小动脉硬化导致动脉总内径减小，血流的阻力增加，使全身各器官得到的血液减少。为了克服增高的血流阻力以改善器官的供血情况，只有提高血压。提高血压又必然会增加心肌的工作量导致心肌肥厚，肥厚心肌的供血也增多。而老年人冠状动脉所能提供的血液是有限的，致使心肌缺血，心收缩力降低。老年人高血压大体有4种类型。

1.单纯收缩压升高　主要是由于大中型动脉弹性降低，心脏收缩时大量血液涌入动脉而动脉不能相应膨胀所致。

2.收缩压、舒张压均升高　不单是大中型动脉弹性降低，小动脉也有痉挛、狭窄、硬化等病变，加重了心脏排血的阻力，引起心肌肥厚、劳损等。

3.收缩压高，舒张压低　一方面有动脉硬化，另一方面又有老年性主动脉瓣退行性改变，主动脉瓣关闭不全，以致已进入动脉的血液一部分又返流回心脏。

4.收缩压不高，舒张压高　这是因周围血管阻力过高使心脏负担过重，长期如此致心脏功能减退。

老年人高血压的护理如下：

1.保持血压稳定，防止血压过度波动。尽可能保持心情舒畅，保证睡眠。注意掌握生活规律，适当活动，避免焦虑、紧张和兴奋等。

2.宜进清淡饮食，避免进食过咸和过于油腻的食物，肥胖和血脂过高的老年人更应注意。

3.服用降压药注意事项

（1）服药初要勤测血压，避免血压过分降低。

（2）防止体位性低血压。在改变体位时由于血管调节能力较差，不能很灵敏地适应较快速的体位改变，以致发生血液分布不均，引起一时性脑缺血，出现头昏、眼前发黑，甚至会摔倒。观察中应注意，测量不同体位的血压（如平卧及站立）时，如立位血压明显降低（收缩压下降超过2.6kPa），就应警惕体位性低血压。

（3）观察降压药疗效，询问病人的自我感觉，有无头晕、头痛、胸闷、憋气，观察其精神状态，以评估最佳血压值。

（三）老年人心肌梗死

心肌梗死病死率随病人年龄的增大而增高。其原因之一是基础状况较差，同时病人存在不同程度的脑、肾、肺等病变，机体储备量有限。老年人在心肌梗死后容易出现心衰、休克及各种严重心律失常等并发症，使病情复杂化。

老年人心肌梗死的护理如下：

1.老年人心肌梗死更应注意全身状况的观察，包括精神情绪状况，语言表达是否正确，发音是否清楚，有无气短、面色苍白、紫绀、不同于平常的乏力，能否安静平卧等。

2.注意心脏监测指标。在停止监测或无监测条件时，应密切观察脉搏及心律是否规则，必要时进行心肺听诊，注意有无肺部啰音，观察有无颈静脉怒张、四肢末端温度及肤色有无异常。

3.老年人心肌梗死的恢复过程可能较慢，由于卧床时间长，各种并发症较多。尤其要警惕下肢静脉血栓的形成，以及因血栓脱落而引起的肺动脉栓塞或肺梗死；少数病人在重度动脉粥样硬化或心房颤动的基础上，可能发生心房内或大动脉内血栓，并可因血栓脱落造成脑、肾或其他周围动脉栓塞；因肺部淤血、排痰困难致肺部感染，并发症也常发生。此外，长期卧床也可导致食欲不振、消化不良、排便困难及情绪低落。因此，护理工作应严格执行医嘱，密切观察病情，在巡视时特别注意病人下肢深静脉部位有无原因不明的肿胀及压痛点，注意尽可能不用下肢静脉穿刺输液；在病情允许范围内，按时给予更换体位、叩击背部、肢体按摩及被动活动，以改善血液循环。

4.懂得代谢当量（一个代谢当量相当于每公斤体重每分钟耗氧 3.5mL，约等于空腹静卧"基础状态"时的耗氧量）的意义和各种程度活动与代谢当量的换算关系，以便适当掌握活动量，避免因安排不当引起病情反复和发生意外。

（四）老年人糖尿病

糖尿病是老年人的常见病之一。老年糖尿病多为Ⅱ型，即非胰岛素依赖型。此型亦可出现各种并发症，特别是它作为心脑血管病的一种危险因素，对老年病人可造成致命的威胁。老年糖尿病的护理如下：

1.饮食调控 这是治疗护理糖尿病的基本措施，对老年非胰岛素依赖型病人意义更为重要。病人饮食总热能、各种营养成分的含量及分配由医生制订，护士应耐心向病人解释饮食调控对纠正糖代谢障碍、防止病情发展、减少并发症和改善预后的积极意义，鼓励病人自觉遵守饮食制度。同时，注意观察病人在服用降糖药物过程中是否有低血糖反应或其他不耐受现象。为使病人逐渐适应饮食计划，可采用逐步到位的方法，或适当选用高容量、低热能的粗纤维食物，以减轻病人的饥饿感。并注意补充优质蛋白质、维生素、必需的微量元素及钙质，以增强免疫功能，防止营养不良、骨质疏松及贫血，做到全面兼顾。除此之外，还应鼓励病人坚持适当的体力活动，特别对肥胖病人，通过适当的饮食控制和体力活动恢复理想的体重，对控制糖尿病，纠正高血压、高血脂和减轻心、脑并发症都具有重要作用。

2.皮肤、黏膜护理 糖尿病病人的黏膜和皮肤护理应受到特别重视。高血糖本身对细菌是一种良好的生长繁殖环境，皮肤和黏膜稍有受压、破损，极易发生感染。

一旦被感染，治疗难度大。因此，应注意保持口腔及皮肤清洁，发生牙周炎、皮肤瘙痒或外阴瘙痒，均应及时向医生报告，以采取积极的治疗措施。

由于老年病人末梢循环状况轻差，特别是下肢处于身体低部位，常因静脉回流不畅而淤血，因淋巴回流障碍而水肿。此外，老年人常有鸡眼、脚垫、皮肤角化等，这在一般情况下并不重要，而糖尿病病人却很容易因鞋袜稍紧挤压足趾引起压伤或自己修趾甲和角化的皮肤而造成皮肤破损、糜烂、感染等难治的严重情况。因此，护士应向病人讲清保护双足的意义，对生活能自理的病人，安排每晚睡前以温水泡足，肥皂清洗，认真按摩擦拭，及时修剪趾甲，去除角化层，发现肢体异常情况要及时告知医护人员。

对生活不能自理的病人，护理人员应将双足的护理纳入工作计划中。定期用温水洗泡、按摩，并检查皮肤有无起泡、破损、淤血、肿胀，注意皮肤温度及颜色，及早发现各种可疑迹象。

3.胰岛素药物注射的护理平时口服降糖药的老年病人，在某些急性应激状况下，如急性感染、手术、重症心脑并发症及糖尿病酮症等情况，都需应用胰岛素。应用胰岛素应注意以下几点：

（1）胰岛素应置于2℃~15C温度下保存，须防冻结。使用前注意检查有效期并应在室温下放置10~20分钟，胰岛素温度过低注入体内会影响吸收，且对皮下组织也有刺激。

（2）用药剂量要准确。抽取药液前需查明每毫升含胰岛素单位数，按医嘱检查有无误。抽药时防止产生泡沫，以免用药剂量不准确。如要求两种胰岛素混合注射，应先抽吸短效胰岛素。

（3）注射时间宜在饭前20~30分钟，注射后应观察病人进餐情况，如进食减少，应警惕低血糖发生。

（4）可在上臂外侧、腹部、大腿内外侧注射。各注射点相隔2cm以上。对每日需数次注射者应划一表格，有计划地依次使用注射部位，避免短时间内重复于同一部位而引起胰岛素吸收不良。

（5）在急性应激情况下暂时加用胰岛素者，随着病情稳定，病人糖代谢可逐渐恢复平日状态，故应仔细观察有无胰岛素所致低血糖反应，并向医生报告。

（五）脑血管疾病

脑血管疾病分为出血性及缺血性两大类。两类在急性期间治疗措施各有不同，护理上也各有特点，但急性期的观察护理，后遗症及恢复期的功能锻炼则基本相同。

老年人脑血管病的护理如下：

1.急性期护理

（1）安静卧床休息，以减少脑耗氧量。保持环境安静，适当避光以减少刺激。有高热者，室温不宜过高。

（2）氧气吸人。脑血管病病人一般都有不同程度的脑缺氧，其缺氧程度虽没有表现皮肤紫绀，但足以使脑组织受损。氧流量以2L~4L/分钟为宜，开始可持续给氧，以后视病情间断给氧。

（3）发病当天需禁食。通过静脉输液维持营养，以后视病情而定。部分病人可能发生应激性胃黏膜损伤、急性溃疡或出血。

（4）观察病情。急性期病情变化较大，特别是发病的最初3日，可能发生急剧的变化。开始时需每小时、半小时或更短时间观察1次。如经过连续观察有较多征象证明病情稳定，可遵医嘱酌情延长观察的间隔时间。

病情观察包括以下内容：①意识：意识的改变往往能提示病情的轻重。定时呼唤病人，注意能否回答简单的问题，有无自发的动作，是否由清醒转入嗜睡或由嗜睡转为清醒。观察昏迷是由深转浅还是由浅入深。注意昏迷时间的长短及其间有无清醒期。②眼球位置和瞳孔：眼球的位置是否居中，有无凝视、偏视、眼球分离等异常情况。一侧眼球向外或向内偏视均提示该侧为病变侧；双侧眼球均向外斜视说明病变在脑干；一侧眼球向上，另一侧向下常见于颅后窝病变，称为垂直性凝视麻痹；两眼同向一侧偏视，向左偏视称为向右凝视麻痹，向右偏视称为向左凝视麻痹。瞳孔是否等大等圆，对光反应是否存在、敏感或迟钝。瞳孔一大一小提示有颅内压增高、脑疝的可能；两侧瞳孔缩小呈针尖样，为脑桥出血的特征。③体温：体温高有可能为中枢性高热或为感染性高热。中枢性高热的特点为无感染的证据，不伴有寒战，躯干温度虽高但四肢则可不高，缺乏汗液分泌。体温低四肢厥冷，有发生休克的可能。④脉搏：注意脉搏的速率、节律、强弱及紧张度。脉强，提示血压可能升高；脉细弱提示可能有循环衰竭现象；脉缓提示可能有颅内压增高的趋势。⑤呼吸：观察呼吸的速率、是否规则和深浅程度。并注意有无鼾音、叹息样呼吸及潮式呼吸等。呼吸变快，可能为感染，常见的是肺炎；其次在脑桥、中脑受损时，可出现中枢性过度呼吸，呼吸可快至70~80次/分。呼吸变慢，可能为颅内压升高征象，颅内压升高可导致脑疝，发生突然呼吸停止。呼吸不规则提示病情严重。⑥血压：血压可以反应颅内情况及血管运动中枢的情况。急性颅内压增高常引起血压增高，其特点是收缩压明显增高，而舒张压不增高或增高不明显。血压增高的机制可能是由于延脑受压缺血引起血管舒缩中枢的缩血管调节使血压增高，以改善延脑的缺血及缺氧。因此，及时观察血压的变化使之维持在适当水平。⑦抽搐：观察抽搐情况对分析病因和定位均有重要意义。观察要点为：抽搐的状态，抽搐从哪一部位开始，持续多久，有无反复，其间间隔多久，有无大小便失禁及唇舌咬破现象。⑧肢体瘫痪情况：观察何部位何时出现瘫痪，是反复发作还是进行性发作。反复发作是指瘫痪短期内能自行缓解，继而又再次出现瘫痪；进行性发作瘫痪程度及范围呈逐渐加重的趋势。

（5）及早预防可能发生的并发症。包括：①预防口腔疾病：注意口腔卫生，如能自行刷牙漱口者，坚持早晚刷牙、饭后漱口，测定口腔中pH值，以便选择适宜的漱口液，注意口腔内瘫痪侧颊黏膜的清洁。不能自行刷牙漱口者按时清洁口腔，1日4次以上。②防止肢体畸形：合适的体位可以预防挛缩、足下垂等因瘫痪而引起的畸形。瘫痪肢体应保持在功能位置，上肢略屈肘，用一枕使其保持外展，同时抬高手腕部以预防手部水肿，有强握反射者应于患侧手掌中置一柔软毛巾，使其手指分开；下肢用 L 形脚架或固定脚板使足保持背屈位和身体成直角，以预防跟腱缩短和足下垂强直。平卧时，可用支被架抬高足部被子，消除被子对足背的压力，减少造成足下垂的因素。侧卧时，将下面的腿伸直，上面的腿屈曲以防下肢挛缩，足底用硬物扶托。③预防褥疮：在病情稳定后要经常变换体位，左右侧卧及平卧，以分散体重对局部的压迫，使抵抗力低的皮肤承受的压力减少到最低程度。一般每 2 小时翻动 1 次，夜间可适当延长时间。血压低时，可减少翻动次数，且动作要轻柔，翻动时切忌推或拉拽，要先抬起，后挪动病人身体，以免因摩擦而损伤皮肤。翻动前用 50%酒精在褥疮好发部位作顺时针方向环形按摩 3~5 分钟，并叩击背部。吸净或擦净口腔内分泌物，防止体位改变后痰液倒流。翻动后仔细观察受压部位有无褥疮迹象，并再次用 50%酒精按摩、叩击背部，注意体位的舒适，抻平衣裤。床单被褥应保持干燥、平整，没有碎屑及皱褶，有接缝的床单应使接缝处避开易受压点。

加强皮肤护理，出汗和皮肤不洁会增加皮肤的磨擦性。夏季每天及时用热水清洗，并擦干。局部皮肤若有污染应随时清洗以减少刺激。发现受压处皮肤发红，应去除压力，增加酒精按摩的次数并缩短再次受压的时间。经过处理后如肤色恢复正常，也不应认为损害已不存在，应警惕再次出现皮肤发红。对去除压力后红色不消退，甚至可摸到硬块者，应以酒精按摩，用 60W 普通白炽灯距皮肤约 30cm~45cm 处照射，手试有温热感，照射 15~20 分钟，每日 2 次。同时，应相应缩短或避免该处皮肤的受压时间。

发现皮肤有水疱形成，应用注射器按无菌操作要求抽出水疱中的液体，并以棉签驱尽疱中液体。以照明灯照射使其干燥，再以新鲜生鸡蛋内膜覆盖后照射 15~20 分钟，每日 2 次。鸡蛋膜如脱落需更换。水疱部位应避免再受压。

预防肺炎（详见本节"肺炎"的护理）。

（6）准确记录病情变化，观察结果，液体出入量，药物名称、剂量、给药途径及时间等。

（7）特殊护理。对出血性脑血管疾病病人，发病后 24~48 小时内尽量不搬动，以免发生再度出血。抬高床头 10°~15°，采取头高脚低卧位，利于头部静脉回流，有助于降低颅内压。在改变体位时要注意保护头部，转头时要轻、稳、慢，避免猛烈急剧的动作，更不可使头部受到震动。

对缺血性脑血管疾病病人，根据病情及当时血压情况，可分别采取头低位、去枕或用一薄枕。防止血压过低或睡眠过深。在觉醒时如发现病人意识迟钝、说话不清、手足不灵，都提示病情有变化。

2.恢复期护理

（1）饮食营养：病情稳定后，有吞咽困难者，可采用鼻饲饮食维持营养。一般食用混合奶，如混合奶达不到要求的热能，或不能被接受时，可用粉碎机将调整配好的食物粉碎，制成稀糊状，通过鼻饲管缓慢灌入。每次灌食前要抽吸胃液以观察胃内残留量及其性质，了解消化情况及

胃内有无出血等。如抽出较多上次灌入的食物，则灌入量应酌情减少，以免胃

扩张而引起呕吐；如抽出物有出血情况，所灌的食物温度应稍低，量也要适当减少。

食物灌入的温度应接近正常体温的温度，以利于消化酶的作用发挥得最好。灌入的流速应接近于病人自己进食的速度，应用蠕动泵进食能控制速度。蠕动泵是较好的鼻饲器械。

灌食时最好采取右侧卧位或平卧位，因左侧卧位不利于胃蠕动及促使食物下行。灌食后1小时内尽量不搬动病人，以防呕吐，其他各项护理工作均宜在灌食前进行。

应用鼻饲管的病人更应注意口腔清洁。由于没有咀嚼动作，唾液分泌将减少，唾液黏稠，往往在咳嗽时口腔内残留一部分痰液，致细菌繁殖而发生口腔疾病，故每日应清洁口腔至少5次。

（2）功能锻炼：功能锻炼是一项重要治疗护理工作，应在急性期过后尽早开始，包括肢体运动、吞咽、语言等方面的功能锻炼。

肢体运动方面的锻炼：首先进行卧床时被动肢体活动。教会病人自己用健侧协助患侧进行功能锻炼。如将健侧腿置于患侧腘窝下，然后沿着患侧小腿往下滑至踝关节处，用健腿带动患腿作上下抬腿及屈膝等活动。以健侧手拉着患侧作抬臂及屈肘活动。逐渐增加活动的幅度及次数。床尾系上带子，以健侧上肢拉住带子协助抬起上身。此外，瘫痪侧要定时进行被动活动，包括大小关节屈伸、旋转、内收、外展及肌肉按摩等活动。其次是锻炼坐起及站立。首先抬高床头从30°开始，每次15~30分钟，渐延长抬高的时间和增大角度。如无不适，可在他人协助下试坐于床边，两腿下垂，足下垫一小凳，主要是锻炼脊椎和髋关节的肌肉及韧带功能。坐于床边如无不适可试行站立，由几秒钟逐渐延长至数分钟。并教会病人先将身体重量置于健侧，然后试图将体重逐渐地部分地向患侧转移。协助者应站在病人患侧进行扶持和保护。锻炼站立是锻炼下肢的肌张力及肌肉的协调作用。再次是锻炼行走，这是一个非常费力的过程，病人要努力在步行的各个阶段使体重平均分配在各种位置上，以保持体位平衡。大脑要高度集中地指挥瘫痪侧肢体的挪动。起初应两人搀扶，边走边向病人下达行走、抬左右腿的指令，走几步坐下休息一会儿。行走时提醒病人抬起头向前看，注意行走姿势、速度及安全。脚后跟要抬起，瘫痪的手臂用三角巾悬挂于胸前，以免造成患侧肩关节下垂及手指肿胀。

吞咽功能的锻炼：每次更换胃管前可用少量易吞咽的滑润糊状物试吞。观察病人吞咽动作有无进步，必要时带着胃管也可试吞。

语言功能的训练：首先分析失语的类型，类型不同，训练的侧重点也有所不同。如命名性失语，主要为遗忘症。在对病人进行护理时有意识地反复说出有关事物的名称，并在用具上贴出相应的字条以强化记忆。给病人看图片，令其说出名称。运动性失语主要是构音困难，训练用喉部发"啊"音或模仿用嘴吹火柴诱导发音。训练时应着重讲解口形，分析发音要领，多做示范。语言训练中，要发挥成年人的有利条件。根据病人不同职业、文化程度，选择原来最熟悉的事物作为语言训练的开始用语。这些词汇在他们的脑中印象最深，经过训练恢复的机会多。语言训

练是需要持之以恒、长期坚持的艰苦工作。应不厌其烦地、耐心地从单

方面示范性地与病人说话，逐渐进展到能有简单的对话。鼓励病人与家人、邻居、朋友进行正常交谈，要接触社会，促使病人多听、多说，促进思维能力和发音能力更快恢复。训练中要了解病人原有的方言，不能勉强地要求发标准音。

功能锻炼中，大关节活动的恢复往往比小关节容易些；下肢活动的恢复比上肢容易。手指活动和语言的恢复更困难些。这些人类特有的功能，是相关肌群高度协调和大脑思维活动发展到最高层次的产物，此种功能受到损害后恢复过程很缓慢，且不易完全恢复。

在功能恢复过程中，往往开始锻炼进步幅度大，以后会逐渐减小。要鼓励病人坚持不懈。因为每种功能锻炼的效果都可能对其他功能的恢复起积极作用。在每次训练时，要时刻考虑到不影响病人的自尊心。不允许用任何语言，甚至细微的表情使病人感到被嘲笑，或者使病人感到护理人员对他们失去信心、耐心。

二、老年病人手术前后护理

以往对适于手术治疗的疾病，常因病人年老而尽可能采取保守疗法。对心、肺、肾等生理功能已有所减退的老年人，手术本身是一种打击，术后的并发症又可增加病死率。近年来，由于医学科学的发展，医疗技术设备的改善，对老年疾病进行手术治疗的手段随之增多，手术类型也由中等以下手术上升为大型手术。尽管如此，对老年病人的手术治疗仍应十分慎重。术前要进行全面的检查，制定手术方案，研究麻醉的选用、手术中采用的各种监测技术设备、意外情况的处理及缩短手术时间等事项。同时，加强术前、术后护理，预防并发症的发生，对老年病人的手术成功具有关键性意义。

1.术前准备

（1）为消除老年病人对手术的顾虑，首先向病人解释手术的必要性，术后的效果；其次让病人了解并配合做好各项术前准备工作，每项操作都要向病人讲明必要性，让其了解各项术前措施都是为了保证手术顺利进行，并争取最佳的疗效。

（2）做好心、肾、肺功能检查，以对老年病人主要器官的状况及储备功能有充分的了解。

（3）积极治疗伴发病和尽可能改善器官功能，以期能较好地耐受手术。

（4）重视营养和水、电解质的平衡，补充蛋白质。

（5）有吸烟习惯者，术前2周应禁止吸烟，每日应作深呼吸运动锻炼。鼓励练习术后咳嗽、排痰方法，必要时用雾化吸入使呼吸道引流通畅。

2.术后护理　除注意观察生命体征、排便、手术切口、加强营养及早期离床活动外，老年病人术后护理应强调以下几点：

（1）加强口腔清洁。对术后禁食者，应随时用清水协助漱口，早晚用漱口液漱口。

（2）术后第1日即可进行热水擦背，其后每日2次。让病人作深呼吸长吹气，变换体位，叩击背部，每2~3小时1次。必要时辅以超声雾化吸入，每日1~2次。

雾化吸入过程中，鼓励病人咳嗽（护士双手按压手术切口，减轻因咳嗽震动切口引起的疼痛）、排痰，预防肺炎、肺不张的发生。

（3）预防术后血栓栓塞。术后机体往往出现反应性高凝状态，这对避免出血、促进伤口愈合有积极作用。但高凝本身对心脑血管疾病是一种危险因素，甚至可诱发术后心肌梗死、脑血栓形成及血栓脱落造成栓塞等。特别对糖尿病、高血脂等已有高凝基础的病人，术后高凝血反应及卧床休息可致循环缓慢，更增加了血栓栓塞的危险。

静脉血栓形成多见于下肢，特别是左侧。从解剖上看，左髂静脉上段，前有右髂动脉，后有坚硬的脊柱，平卧伸腿时此段静脉前后均受压，使血流受阻而淤滞，这是引起左股静脉血栓的最主要原因。手术因素也增加了血栓形成的倾向。因此，应指导病人及早在床上进行屈腿活动及屈膝侧卧，使右髂动脉抬高，减轻对左髂静脉前面的压力，避免此段血流淤滞，预防静脉血栓形成。

（4）静脉补液的护理。注意水、电解质平衡和营养物质的补充，对促进术后恢复和防止并发症有重要意义。静脉输液要适当控制速度和总量，既要避免因静脉输液过速、过多而引起心功能不全或肺水肿，又要避免因严重脱水引起血流灌注不足。尿量和脉率是了解输液速度的基本指标。手术当日要了解术中输液量及尿量的情况，在心、肾功能正常的情况下若每小时尿量少于50mL，则可能存在输液量不足；如果每小时尿量超过100mL，则提示输液量偏多。脉率增快，一般提示输液过快，有引起心衰、肺水肿的可能。但个别病人也可因输液量不足，致心排出量减低而引起心率增快。应根据输液量及滴速，结合病人全身情况具体分析。

在完全靠静脉输液作为摄入营养的手段时，一方面要注意各类液体的搭配，另一方面要注意全日的液体量，应在晚10时左右全部输入，以保证病人的睡眠和休息。例如，第1瓶可选择葡萄糖含量较高的液体输入，以提高血糖，减轻病人饥饿感。对血管有刺激的溶液（如氯化钾），不宜放在最后输入。为保护静脉及避免引起刺激性疼痛，最后输入的液体宜为不含刺激性药物的等渗溶液。

三、老年妇女阴道常见病护理

女性阴道上皮层由于雌激素的影响而增厚，阴道上皮细胞内富含糖原，经寄生在阴道内的乳酸杆菌分解产生乳酸而使阴道内保持一定的酸度，以抑制致病菌的生长和繁殖。老年妇女绝经后卵巢功能衰退，雌激素降低，致使阴道上皮层变薄，上皮细胞的糖原减少，不能供乳酸杆菌产生更多的乳酸，使阴道内偏向碱性，失去了自净作用。局部抵抗力降低易引起炎症。常见的为老年性阴道炎和外阴瘙痒症。

（一）老年性阴道炎

临床表现为阴道分泌物增多，呈黄水状。严重时分泌物呈脓性，有时伴有臭味。病人有时感外阴灼热和隐痛，小腹下坠及盆腔不适。如炎症累及外阴和尿道 IZI 周围，可有尿频、尿痛等症状。

老年性阴道炎病人的护理如下：

首先要注意外阴卫生，并应积极治疗。治疗原则是增加阴道抵抗力及抑制细菌的生长。可用乳酸或硼酸稀释液每日洗外阴。有条件者可用1%乳酸溶液冲洗阴道，以改变阴道酸碱性，增加阴道黏膜抵抗力。冲洗后阴道内可适当使用抗生素，同时在医生指导下应用雌激素。

（二）外阴瘙痒症

引起外阴瘙痒的原因很多，局部的原因有滴虫、真菌感染、外阴炎、外阴局部皮肤营养障碍、湿疹、局部不良刺激、外阴白斑及外阴溃疡等。全身的原因有糖尿病、白血病、梗阻性黄疸、内分泌失调和药物过敏等。瘙痒的部位主要在外阴部，严重时可波及肛门及双大腿内侧，多在夜间加重。

外阴瘙痒病人的护理如下：

1.从预防入手

（1）保持外阴清洁干燥，每晚用温水清洗外阴部，不宜用肥皂，并用专用毛巾擦干，毛巾要保持清洁。

（2）勤换内裤，选用宽松、柔软的棉布内裤，内裤洗净后最好在阳光下晒干。

（3）便后用干净的卫生纸擦净外阴，以免污物刺激外阴皮肤。

2.积极治疗原发病重视外阴瘙痒症状，如通过一般措施外阴瘙痒仍不好转，应及时请妇科医生查明原因。

（姜芹 王秋红）

第八章 肿瘤病人护理

第一节 化疗病人护理

1.化疗药物的毒性大，使用时间长，在化疗过程中要不断鼓励病人耐心坚持完成疗程。

2.注意预防感染，认真做好口腔及皮肤护理。

3.保护静脉.由于联合化疗中药物品种多，刺激性强，疗程长，必须注意保护患者的血管，一般从远端开始注射，两臂静脉轮换注射，不宜选择最细的静脉，以防药液外渗造成静脉炎、静脉周围炎或局部组织坏死。静脉穿刺要求一针见血，在推注药物过程中仍要反复抽试回血，掌握推药的速度，拔针后局部用干棉球加压。在注射刺激性强的药物时，注射化疗药物前后应用 j%葡萄糖溶液静脉滴注，确保无药液渗出。药液现配现用，如在滴注过程中发现有药液外渗，应立即拔出针头，更换注射部位。药液外渗部位可进行冷敷、0.5%普鲁卡因局部封闭或金黄散外敷。

4.减轻不良反应，鼓励病人多饮水，保证每日排尿 1500mL 以上，以稀释尿液中药物浓度，防止高尿酸血症。有恶心、呕吐时，饮食宜清淡，少食多餐，可服用助消化药或止吐药。

5.观察药物不良反应，熟悉化疗药物的作用和副作用。注意有无脱发、口腔溃疡、血细胞减少，以及心肌毒性反应所致的心率变化、心律失常等。

第二节 支气管肺癌护理

支气管肺癌起源于支气管黏膜或腺体，常有区域性淋巴转移和血行转移。近年来，世界各国肺癌的发病率和死亡率急剧上升。在我国，肺癌在男性中占常见恶性肿瘤的第四位，在女性中占第五位，个别大城市肺癌死亡率已跃居各种恶性肿瘤死亡的首位。

（一）一般护理

1.高热量、高蛋白、丰富维生素饮食。

2.病人一般有恐惧绝望心理.对治疗失去信心，因此要特别关心病人，帮助其树立信心。

（二）病情观察

对中晚期病人需仔细观察，以了解是否有远处转移，凡有胸痛腰痛明显者提示有肋骨、胸膜或脊柱转移；如有头痛伴恶心呕吐、神志不清甚至偏瘫者，表明有颅内转移；若出现上腹胀痛肝脏进行性肿大伴黄疸者，提示肝转移。

（三）对症护理

1.对化疗病人要定期查血象，白细胞低于 $3 \times 10^9/L \sim 3.5 \times 10^9/L$ 应暂停化疗给予升白细胞药物，注意观察有无口腔炎、恶心呕吐等胃肠道反应，定期查肝、肾功能。

2.呼吸困难者，取半卧位氧气吸入，如有胸腔积液应协助医生做好胸穿。

3.声音嘶哑者，应少说话或行超声雾化以减轻不适。

4.咯血时嘱病人不要紧张，不要屏气，轻轻将血咯出，并注意卧床休息，侧卧位，保持呼吸道通畅，防止窒息。

5.上腔静脉压迫患者，输液时选择下肢静脉，抬高头颈部，利于静脉回流。

（四）出院指导

1.加强营养，进行免疫治疗，增强体质。

2.定期门诊复查。

3.宣传吸烟对人体危害，提倡不吸烟或戒烟。

第三节　胃癌护理

胃癌是常见的消化道癌肿之一。其发病率和死亡率与国家、种族及地区有很大的关系。日本、智利、俄罗斯和冰岛为高发国家，美国、澳大利亚、西欧国家发病率较低。在我国以西北地区发病率最高，华东、中南、西南区最低。全国平均年死亡率为 16/10 万人口，常发生在 40 岁~60 岁之间.男女之比约 2:1~3:1。

（一）一般护理

1.对早期轻症病人，应注意劳逸结合，中晚期应卧床休息以减轻体力消耗。

2.给予高蛋白、高碳水化合物、丰富维生素、温软易消化食物，忌过硬带刺食物摄入，如因化疗反应引起病人食欲差、厌食时，应尽量烹饪一些适合胃口、多样化膳食。可少量多餐，忌辛辣及烟酒。伴幽门梗阻时，较轻者应流质饮食，梗阻严重时应禁食。必要时静脉营养。

3.预防感染和并发症。应做好口腔护理、皮肤护理。保持床单平整清洁，长期卧床者应定时翻身，预防褥疮。

（二）病情观察

1.注意有无呕吐及咽下困难。

2.观察呕吐物的性状及大便颜色、量，了解有无消化道出血。

3.观察有无黄疸、腹水等癌肿转移的体征。

（三）对症护理

1.疼痛的处理：疼痛是晚期病人的严重问题，应尽力解决因疼痛造成的痛苦。首先在精神上给予支持，以减轻心理压力，转移注意力，以减轻疼痛的感受强度，疼痛剧烈时可以按医嘱给予止痛剂，如强痛定、吗啡等。口服止痛药时应按时按量，不可随意减量或停用。

2.加强支持治疗，提高病人体质，使之能更好地耐受化疗或手术。多用静脉高能量营养。

3.化疗病人应注意胃肠道反应，给予止吐、镇静剂，定期查血象、肝肾功能。若白细胞低于 $1×10^9/L$，应做好保护性隔离，并注意保护血管、防止渗漏。

（四）健康指导

1.养成良好的生活、饮食习惯。多食新鲜蔬菜、肉类，勿吃腌制品、油煎炸食物、发霉食物。

2.有胃炎等其他胃部疾病应及时治疗，门诊定期检查。

第四节　肝癌护理

肝癌是指自肝细胞或肝内胆管细胞发生的癌肿，为我国常见恶性肿瘤之一，其死亡率在消化系统恶性肿瘤中列第三位，仅次于胃癌和食道癌。在世界各地肝癌的发病率虽有所不同，但均居上升趋势。本病可发生于任何年龄，以 40 岁~49 岁为最多，男女之比为 2:1~5:1。

（一）一般护理

1.注意休息，伴有腹水和黄疸者要卧床休息。

2.尽量鼓励病人进食，注意烹饪。调节口味，禁止饮酒，给予高蛋白富含维生素的食物。不要过多限制脂肪摄入，肝昏迷应限制高蛋白摄入量，有腹水时血控制食盐摄入量。

（二）病情观察

观察肝区疼痛、腹胀、恶心呕吐、腹泻、厌食等变化，监测 T、P、R、BP 变化，了解意识状态，有无呕血、便血及出血倾向，尿量多少，黄疸加深的程度。

（三）对症护理

1.如患者突然腹痛伴有腹膜刺激症与休克，多为肝癌结节破裂。一旦确诊应绝对卧床，给予输血及大量止血药物。

2.消化道出血者应按消化道出血护理。

3.继发感染者要注意口腔及皮肤护理。

4.呼吸困难者取半卧位。

（四）健康指导

1.HBsAg 阳性者应积极治疗，定期检查 AFP。

2.禁酒，保持生活有规律。

（王芬苗义芹）

第九章 康复护理技术

第一节 康复护理学的慨念及作用

康复护理学是一门旨在研究伤病者与伤残者身体、精神康复的护理理论、知识、技能的科学。为了康复目的，研究有关功能障碍的护理预防方法、评定和处理（协助治疗、训练的护理措施），是护理学的第四方面，与预防、保健和临床护理共同组成全面护理。

康复护理与临床护理因护理的对象和目的不同，故采用的护理模式也不同。临床护理采用的是"替代护理"，而康复护理则更注重于"自我护理"，注重于改善功能，变患者被动为主动。自我护理是指在患者病情允许的情况下，通过护理人员的引导、鼓励、帮助和训练，帮助患者发挥其身体残余功能和潜在功能，以替代丧失的部分能力，使患者最终能部分或全部照顾自己，为患者重返社会积极创造条件。

护理人员是康复工作的主要成员之一，由于护理人员 24h 连续给患者提供护理服务，扮演了一个协调、联络的角色，帮助残障、疾病患者解决精神、生理、心理、社会、职业、经济等各方面的问题和困难。康复护理学的发展将使护理人员不仅是一个护理者，而且应是康复的促进者、教育者、组织者、咨询辅导者和信息提供者。康复护理的实践将使人们越来越深刻地认识到临床护理中早期介入康复知识技能是实现残疾预防和康复的主要措施。这不仅对患者个人，而且对患者家属及社会均具有积极意义。康复护理学在整个护理学体系中占有十分重要的位置。尤其是在人类物质文明、精神文明建设中，随着生活、文化、经济、技术的提高，人们对生活质量的要求也相应提高。康复护理学的"提高功能，全面康复，重返社会"的三大指导原则，正是符合社会的康复护理学的这种要求。

（一）康复护理学定义

康复护理学是一门旨在研究伤病者与伤残者身体、精神康复的护理理论、知识、技能的科学。为了康复目的，研究有关功能障碍的护理预防方法、评定和处理（协助治疗、训练的护理措施），是护理学的第四方面，与预防、保健和临床护理共同组成全面护理。

（二）康复护理定义

康复护理是根据总的康复医疗计划，围绕全面康复（躯体的、精神的、社会的和职业的）目标，通过护理工作，对患者进行常规护理和各种专门康复操作及功能训练，如变更体位和姿势，开展医疗体育、预防关节挛缩变形，预防压疮，日常生活训练，步行训练，膀胱护理，肠道护理等。以减少后遗症.防止并发症.调动患者以最佳状态配合治疗，促进功能尽早恢复。与康复医师等其他康复专业人员的紧密配合，以帮助残疾者或患者达到康复或减轻残疾、预防继发性残疾的目的。

（三）康复护理与一般护理区别

1.相同点：

（1）基础护理 康复护理首先应完成生活上的护理和有关基础医疗措施，即完成基础护理的内容。

（2）执行医嘱 准确执行康复医嘱，这是完成康复医疗计划的保证。

（3）观察病情 严密观察患者病情和残疾的动态化以及康复医疗的效果，及时向康复医生反映。

2.区别点：

（1）护理对象 康复医疗主要对象是残疾者和慢性病人，他们存在着各种动能障碍，这给护理工作提出了特殊的任务。要为患者多方面服务，尊重患者的人格，不论其残疾程度如何，均应一视同仁不能有任何歧视或厌恶。

（2）护理目的 康复护理首先要完成与一般护理相同的目的，即使患者减轻病痛和促进健康。此外还要预防残疾，减轻残疾程度，最大限度地恢复其生活和活动能力，使病人早日回归社会。

（3）护理内容（又称护理模式，包括护理手法、方法、心理护理）除一般护理内容外尚有：

①观察患者的残疾情况以及康复训练过程中残疾程度的变化.并认真做好记录，向有关人员报告.康复训练是综合性的,如药物、理疗、针灸、运动按摩或推拿等。护士要与各有关人员保持良好的人际关系，洞察和了解情况，提供信息，在综合治疗过程中起到协调作用，以便使整个康复过程得到统一。

②预防继发性残疾和并发证。如偏瘫患者应预防挛缩畸形的发生。因为挛缩可阻碍康复计划的进展。所以在护理时，要矫正患者姿势，亦可利用力学辅助器等。

③学习和掌握各有关功能训练技术，配合康复医师及其他康复技术人员对残疾者进行功能评价和功能训练。根据患者的不同性质和需要，不断学习，不断实践。例如偏瘫、语言障碍者，除语言治疗师集中训练外，护理人员应该利用每一个机会与患者交谈，使语言训练在病房中继续进行，使患者受到更大的裨益。

④训练患者进行"自我护理"（指病人自己参与某种活动，并在其中发挥主动性、创造性，使更完善、更理想的达到目标）。一般护理通常是照顾病人，为病人进行日常生活料理。如喂饭、洗漱、更衣、移动等等称之为"替代护理"。康复护理的原则是在病情允许条件下，训练患者进行自理，即"自我护理"。对残疾者及其家属要进行必要的康复知识的宣传，通过耐心地引导，鼓励和帮助，使他们掌握"自我护理"的技巧，从而部分地或全部地做到生活自理。以便适应新生活，重返社会。如右手废用后，训练其以左手吃饭、写字等。

⑤心理护理：残疾人和慢性病患者有其特殊的、复杂的心理活动，甚至精神、心理障碍和行为异常。康复医护人员应理解患者、同情患者，时刻掌握康复对象的

心理动态，及时地、耐心地、做好心理护理工作。不允许有任何讥笑、讽刺的言行。

（4）病房管理：康复病房不但是治疗疾病之场所，也是进行某些功能训练的地方。对设施和环境的要求与一般病房略有区别。

①各种设施以适应残疾者的需要为准.如门、窗把手、洗漱设备等均应低于一般高度,以适应乘坐轮椅患者的需要;病床与轮椅高度相等;厕所内设置保护装置、扶手等。

②病房安静、舒适固然重要，但不能鼓励患者多卧床。在可能条件下鼓励患者多活动。如步行训练简单的小手工艺品的制作、音乐疗法等。

③适当放宽陪伴、探视条件，便于家属掌握训练技术，出院后可由家属按计划进行功能训练。

总之：康复护理与临床护理因护理的对象和目的不同，故采用的护理模式也不同。临床护理采用的是"替代护理"，而康复护理则更注重于"自我护理"，注重于改善功能，变患者被动为主动。自我护理是指在患者病情允许的情况下，通过护理人员的引导、鼓励、帮助和训练，帮助患者发挥其身体残余功能和潜在功能，以替代丧失的部分能力，使患者最终能部分或全部照顾自己，为患者重返社会积极创造条件。

护理人员是康复工作的主要成员之一，由于护理人员 24h 连续给患者提供护理服务，扮演了一个协调、联络的角色，帮助残障、疾病患者解决精神、生理、心理、社会、职业、经济等各方面的问题和困难。康复护理学的发展将使护理人员不仅是一个护理者，而且应是康复的促进者、教育者、组织者、咨询辅导者和信息提供者。康复护理的实践将使人们越来越深刻地认识到临床护理中早期介入康复知识技能是实现残疾预防和康复的主要措施。这不仅对患者个人，而且对患者家属及社会均具有积极意义。康复护理学在整个护理学体系中占有十分重要的位置。尤其是在人类物质文明、精神文明建设中，随着生活、文化、经济、技术的提高，人们对生活质量的要求也相应提高。康复护理学的"提高功能，全面康复，重返社会"的三大指导原则，正是符合社会的康复护理学的这种要求。

（四）康复护理的主要任务是：

（1）对康复对象功能障碍情况进行详细的初期、中期和后期的评估，制定全面康复护理计划（住院期间和回到家庭、社区后）。

（2）为康复对象提供直接护理，保证康复医疗、护理计划完成。

（3）通过护理，预防残疾和并发症的发生，为患者创造舒适安全的住院环境。

（4）指导康复对象进行恢复日常生活活动能力和职业能力的再训练。

（5）对康复对象及其家属进行必要的康复知识宣教和训练。

第二节　康复护理的目的、对象与特点

（一）康复护理的目的

1.减轻痛苦，促进康复。

2.使患者尽量减少继发性功能障碍，使残余的功能和能力得到维持和强化，最大程度的恢复生活能力。

3.提高生存质量，重返家庭，回归社会。

（二）康复护理的原则

1.功能训练应预防在先，早期进行并贯穿于护理的始终。

2.康复护理要与日常生活活动相结合，注重实用性，以达到患者的生活自理。

3.重视心理康复 残疾人往往有孤独感、自卑感、敏感、抑郁等情绪反应。在实施心理工作时应采取相应的措施，帮助他们克服自卑感，避免周围环境（包括家庭）对他们的不正确的评价和不恰当的比较，引导他们接受现实，认识现有的肢体功能，尽量发挥残余能力，积极运用补偿心理和补偿行为，鼓励自尊、自信、自强、自立，并进行功能训练，尽量发挥残存功能，使其具备回归社会的能力，更好地融入社会。

4.侧重于"自我护理"和提倡协作精神 良好的协作关系是取得最大康复疗效的关键。

（三）康复护理的对象

康复护理的主要对象是残疾者（肢体残疾、视觉障碍、听觉障碍、语言障碍、智力残疾、精神残疾、多重残疾及其他残疾)、有某种功能障碍而影响正常生活、学习、工作的慢性病者和老年病者，以及疾病恢复期患者。

（四）康复护理的内容

除一般基础护理和专科护理内容外，康复护理尚有以下特殊的内容：

1.预防继发性残疾和并发症如偏瘫患者应预防压疮、肌肉萎缩、关节挛缩畸形的发生。主要措施有：

（1）变换体位和姿势。

（2）预防压疮：压疮一旦发生，严重时甚至引起全身败血症而危及生命。故预防压疮目前已被国外康复护理界认为是最重要的康复护理内容之一。

（3）预防关节挛缩变形：在护理时，除对患者进

行各个关节各轴位的全范围被动运动外，还要注意保持主要关节的合适体位，随时发现

和矫正患者不良姿势，以预防挛缩畸形的发生。

（4）体疗运动：协助康复师对残疾者或患者进行体疗运动，加强各大小关节活动锻

炼。在训练过程中对患者进行心理疏导，帮助克服恐惧心理和疼痛顾虑。

2、帮助他们恢复日常生活活动的能力，护理人员有责任采用各种措施，包括：

（1）日常生活活动能力训练（ADL）。

（2）步行训练：包括训练平稳站立、动作移位（如从床上到椅子或轮椅上）、指导使用轮椅或持拐杖、手杖步行、指导残疾者使用假肢和矫形支具等。

（3）膀胱护理：训练尿潴留或尿失禁的瘫痪患者排尿，是康复护理的重要内容。

（4）肠道护理：指导便秘者建立合理的食谱，增加粗纤维食物，多饮水，训练建立有规则的排便功能，尽量保持大便通畅，必要时可口服缓泻剂、通便剂或灌肠等；有腹泻者，每次便后用软纸轻擦，用温水清洗，肛门周围涂油膏，以保护局部的皮肤；对结肠造口术的患者，要教会他们自己进行冲洗处理，正确清洁造口和使用假肛袋等。

3.观察患者的病情并作好记录康复护士要与各有关人员保持良好的人际关系，详细观察病情及康复训练过程中残疾程度的变化：包括失去的和残存的功能及功能重建手术后的情况，洞察和了解情况，认真做好记录，提供信息，向有关人员报告。在综合治疗过程中起到协调作用，有利于康复治疗实施。

4.学习和掌握各有关功能训练技术配合康复医师及其他康复技术人员对残疾者进行功能评价和功能训练。根据患者的不同性质和需要，不断学习，不断实践。并定期参加康复治疗组的初期、中期、后期评定会。

5.心理护理残疾人和慢性病患者有其特殊的、复杂的心理活动，甚至精神、心理障碍和行为异常。康复医护人员应及时地、耐心地、做好心理护理工作。使其重新认识自我价值，激励其重新安排生活的勇气，以最佳的心态配合治疗和进行积极主动的康复训练，从而保证康复计划的顺利实施。

6.不同时期康复护理的重点康复护理是以功能障碍为核心，帮助解决功能维持、重组、代偿、替代、适应和能力重建的有关问题，在伤、病、残的各个不同阶段，工作重点各有不同：

①急性期和早期：应仔细观察残疾情况（性质、程度、范围、影响），及时发现潜在的问题，预防感染、压疮、挛缩、畸形、萎缩；

②功能恢复期：着重于潜在能力的激发；残余功能的保持和强化；日常生活活动能力的再训练；康复辅助用具的使用指导等。训练患者进行"自我护理"又称自护（selfcare）.指病人自己参与某种活动，并在其中发挥主动性、创造性，使其更完善、更理想地达到目标。康复护理的原则是在病情允许条件下，训练患者进行自理，即"自我护理"。对残疾者及其家属要进行必要的康复知识的宣传，使他们掌握"自我护理"的技巧，从而部分地或全部地做到生活自理。以便适应新生活，重返社会。

7.管理康复病房

接受康复治疗和进行某些功能训练的对象多为病、伤、残者，为了便利其日常生活，在病房的设施和环境的要求上，应与一般病房有所差别。

（1）无障碍设施：即以坡道设施或电梯替代阶梯，以方便使用轮椅者的活动。

（2）各种设施以适应病残者的需要为准：如门把手、电灯开关、水龙头、洗面池等的高度均碰低于一般常规高度，以供坐轮椅者之需；病室、厕所的房门应以轨道推拉式门为宜，以方便偏瘫、截瘫或视力障碍者进出；在厕所、楼道中应设有扶手，以便于康复对象的行走、起立、入厕等训练的扶助。

（3）病房布置要安静、整清、舒适、安全。

（4）适当放宽陪伴、探视条件，便于家人学习掌握训练技能，以便出院后由家人按计划对患者进行康复训练。

8.出院后的继续康复护理残疾者或患者经康复机构治疗出院时，往往带着不同程度的机能障碍，故返家后的康复护理工作并未因此而终止，接下来的护理活动主要是如何帮助他们真正成为家庭、职业单位或社区的一员，帮助他们重新适应环境。可进行必要的自我生活护理和有关疾病康复知识的卫生宣教，也可采用家访护理方式进行，由此提高和巩固患者日常生活活动能力。同时，回家后的康复计划需要家庭成员的参与和指导，因此必须向家属讲授有关的康复护理的知识和技能，以便患者得到家庭的长期辅助。

（五）、康复护理的特点

康复护理是康复医学的基本内容之一，对康复对象进行的除基础护理以外的功能促进护理。预防继发性残疾，减轻残疾的影响，使患者达到最大限度的康复和重返社会。随着康复医学向临床的不断渗透，以及整体护理模式普及，康复护理将成为各种老年病、慢性病的常规护理内容。

1.变被动护理为自我主动护理

康复护理的对象常有较严重的功能障碍，这就决定了他们对他人、辅助用具、环境和社会有较大的依赖性，常常是被动地接受他人的照顾和护理，其结果是严重地妨碍了患者的独立，同时也增加了其经济负担。因此，康复护理应在病情允许的条件下，训练患者进行自我护理。重点是做好残存功能的强化训练，日常生活活动能力的训练和使用辅助用具的训练。同时还应对患者及家人进行必要的康复知识宣传，通过引导、鼓励和帮助，使他们掌握自我护理的技巧，从而由被动地接受他人的护理变为自己照料自己的自我护理。以便适应新生，重返家庭和社会。

2.康复护理的长期性和延伸性

康复护理的长期性是指对患者进行康复护理的时间要持续数日、数年、甚至终生。这是由康复患者功能障碍的持续时间往往较长，甚至伴随终生所决定的；康复护理的延伸性是指对患者的康复护理工作从住院期间一直延续到患者回归家庭或社会后甚至终生。这是由康复护理的长期性所决定的。因此，不仅要关心患者在住院期间的康复护理，而且还要关心患者出院后回到家庭或社会后的康复护理。

3.康复护理是多种康复治疗在病房的延续

康复患者常常需要接受各种各样的康复治疗，其中大多数的治疗需在相应的治疗室进行，但时间毕竟短暂，这就涉及到回到病房后的继续治疗问题，如一些较为简单的治疗方式：使用轮椅、持拐步行；利用交流画板和言语困难的患者交流；简单的支持性心理疗法的应用，以及一些功能恢复训练等。此外，作业疗法中的日常生活活动能力训练，本身就是康复护理的内容之一，同样需要在病房中进行训练，所以说，康复护理是多种康复治疗在病房的延续。

4.功能评估贯穿护理过程的始终

功能评估即围绕康复医疗总体计划，可分为初期、中期、后期三个阶段进行。患者入院后，对其进行初期评定，并制定出完整的康复护理计划；治疗中期对患者再次进行阶段性功能评估和修改其康复护理计划；出院前，对患者进行最后的功能评估及研究制定出其出院后的康复护理计划。

第三节　物理疗法及护理

物理疗法（physicaltherapv，PT）是指运用运动疗法或将自然界及人工制造的各种物理因子作用于人体，以治疗和预防疾病的方法。

用于康复治疗的物理疗法主要分为两类：一类是物理因子疗法，包括自然界的物理因子（如日光、温泉、气候、环境等）和人工制造的物理因子（如电疗、光疗、磁疗、超声疗法、水疗以及传导热疗法等）；另一类是运动疗法，包括肌力练习、关节活动度练习、耐力练习、呼吸练习、协调性练习、平衡练习以及有氧训练、牵引等。其主要治疗目的是减轻疼痛；改善血液循环；预防与纠正功能障碍；恢复或提高肌力、耐力、关节活动度、平衡能力与协调能力；提高代谢能力，增强心肺功能等。

一、运动疗法

运动疗法是运动在医学中的应用，是以运动学、生物力学和神经发育学为基础，以改善躯体、生理、心理和精神的功能障碍为主要目标，以作用力和反作用力为主要因子的治疗方法。

常用运动疗法有：关节活动度训练、肌力增强训练、协调性训练、平衡训练、呼吸训练、体位转换训练、步行训练、医疗体操、易化技术等，分别简述如下。

（一）关节活动度训练

关节活动度即关节所能达到的活动范围。肌肉无随意收缩、在外力作用下达到的关节活动范围是被动关节活动度；由肌肉随意收缩产生的关节活动范围是主动关节活动度。

治疗时根据对病人的 ROM 评价结果决定是否做主动活动或被动活动，治疗中病人应置于正确体位；提供必要的稳定与支撑；每次每个关节做平滑而有节律的活动 5~10 次，或酌情重复；活动可按运动平面进行（额状面、矢状面、水平面），也可按复合平面或功能模式进行。

1.持续被动活动（continuouspassivemotion，CPM）即被动活动在设计好的活动度内、在一定时间内不间断地进行。

本疗法在术后可立即用于患肢，术后当天可根据情况在 20o~30o 内活动，以后可视病情改善程度每日或每次训练时对活动度进行调整，逐步增大活动范围。

2.主动关节活动度训练主动关节活动度是由肌肉随意收缩产生的关节活动范围，通常与肌力训练同时进行。

3.关节松动技术（jointmobilization）是指治疗者在关节活动允许范围内完成的一种针对性很强的手法操作技术，具体应用时常选择关节的生理运动和附属运动作为治疗手段：

关节松动技术类似于我国传统医学中的手法治疗（推拿术或按摩术），其操作时的手法分为4级。

Ⅰ级：治疗者在关节活动的起始端，小范围、节律性地来回推动关节。

Ⅱ级：治疗者在关节活动允许范围内，大范围、节律性地来回推动关节，但不接触关节活动的起始端和终末端。

Ⅲ级：治疗者在关节活动允许范围内，大范围、节律性地来回推动关节，每次均接触到关节活动的终末端，并能感觉到关节周围软组织的紧张。

Ⅳ级：治疗者在关节活动的终末端，小范围，节律性地来回推动关节，每次均接触.到关节活动的终末端，并能感觉到关节周围软组织的紧张。

上述4级手法中，Ⅰ、Ⅱ级用于治疗因疼痛引起的关节活动受限；111级用于治疗关节疼痛并伴有僵硬；Ⅳ级用.于治疗关节因周围组织粘连、挛缩而引起的关节活动受限。手法分级范围随着关节可动范围的大小而变化，当关节活动范围减少时，分级范围相应减小，当治疗后关节活动范围改善时，分级范围也相应增大。

4.软组织牵伸技术牵伸是指拉长挛缩或短缩软组织A–B关节活动允许范围的治疗方法，其目的主要为改善或重新获得关节周围软组织。可以把牵伸分为三种。

①手法牵伸；

②机械装置被动牵伸；

③自我牵伸。

注意事项：

①牵伸前先评估患者；

②患者尽量保持在舒适、放松的体位；

③牵伸力量的方向应与肌肉紧张或挛缩的方向相反；

④避免过度牵伸长时间制动或不活动的组织、肿胀的组织或肌力较弱的肌肉；

⑤当挛缩或缩短的组织具有维持关节的稳定性或使肌肉保持一定力量、增加功能活动的作用时，牵伸应慎重。

5.关节活动度训练护理要点

①活动前后观察病人的一般情况，注意重要体征、皮温、颜色、关节活动度的变化，有无疼痛等；

②运动出现疼痛时，酌情调整运动范围并记录治疗效果，改进训练方法；

③实施关节松动技术及软组织牵伸技术前，应向病人进行宣教，特别是关节松动技术实施中，可能会加重疼痛，实施后也会有一过性疼痛加重的现象，此时，酌情给予止痛药物，或给予局部物理治疗以缓解疼痛；

④熟悉每一种疗法的适应证与禁忌证；

⑤帮助患者做好治疗部位的准备，如局部创面的处理，矫形器、假肢的处置。

（二）肌力增强训练

肌力是指肌肉收缩时能产生的最大力，为增加肌力，肌肉收缩时必须负重或抗阻，故肌力增强训练方法也称为抗阻训练方法。根据所训练肌肉现有的肌力水平，所给的负荷阻力应略高于现有的能力，即所谓超负荷原则。

1.肌力训练的类型

①等张性训练；

②等长性训练；

③等速性训练也称为等动性训练；

各种训练方法之间的作用可相互影响，如向心性训练也可改善离心性功能，反之亦然。肌力训练也可中度改善耐力。训练部位有交叉作用，一侧肢体进行肌力训练，对侧未训练的肢体的肌力也有相应提高。故在患肢不允许做肌力训练时，应对健肢进行训练。

2.肌力训练护理要点

①肌力训练应从助力活动、主动活动、抗阻活动逐步进行。当肌力在二级以下时，一般选择助力性活动，当肌力达到三级时，让患肢独立完成全范围关节活动。肌力达到四级时，按渐进抗阻原则进行肌力训练。

②肌力训练后应观察病人全身心血管反应以及局部有否不适，如有酸痛情况时，可给予热敷或按摩等，以助消除训练后的局部疲劳。如疼痛显著，应及时联系治疗师，调整次日训练量。

（三）协调性训练

是以发展神经肌肉协调能力为目的的练习，常用于神经系统和运动系统疾病的患者。

协调训练的方法要适合病人现有功能水平，训练顺序是：先易后难、先卧位、坐位再立位；先单个肢体、一侧肢体（多先做健侧或残疾较轻的一侧），再双侧肢体同时运动；先做双侧对称性运动，再做不对称性运动；先缓慢，后快速；先睁眼做，再闭眼做。上肢着重训练动作的准确性、节奏性与反应的速度，下肢着重训练正确的步态。

协调训练护理要点：

①可指导患者利用一些生活动作来辅助强化协调动作，例如可采用作业疗法、竞赛等趣味性方法进行训练；

②操练时切忌过分用力，以避免兴奋扩散，因为兴奋扩散往往会加重不协调。

（四）平衡训练

平衡训练指改善人体平衡功能的训练，训练内容主要包括静态平衡（即在安静坐或立位状态下能以单侧及双侧负重而保持平衡）及动态平衡（包括自动动态、他动动态平衡以及动作中平衡）。自动动态平衡指患者自己取坐或立位时，自己改变重心的平衡功能，他动动态平衡指患者在外力破坏其平衡的作用下，仍能恢复平衡。

平衡训练护理要点：

①训练时要求患者放松、消除紧张及恐惧心理；

②训练必须由易到难，注意保护，并逐步减少保护；

③训练时所取的体位应由最稳定的体位，逐渐过渡到最不稳定的体位。身体的重心由低到高，由注意保持平衡到不注意也能保持平衡，由睁眼训练保持平衡过渡

到闭眼的平衡训练。

（五）呼吸训练

呼吸训练是运动疗法的基本治疗方法之一，常用于呼吸系统疾患、心肺手术后及脊髓损伤（T5以上损伤者）。呼吸体操还用于体弱患者早期康复时练习；呼吸肌强化训练为呼吸训练的内容之一。对于只能取卧位的患者，由治疗师用手法揉提、按摩肋间肌；对于可以起坐的患者，进行缓慢起坐练习和侧方起坐练习以加强腹肌。除膈肌、肋间肌和腹肌外，呼吸运动增强时胸肌、腰背肌都参与呼吸运动，故进行肌肉牵张法牵张和锻炼躯干肌也很重要。可取坐位，以前屈辅助呼气，以后伸辅助吸气；也可取立位，双手持体操棒，双足开立，上举时吸气，放下时呼气；双手斜上举体操棒，向右侧屈时吸气，向左侧屈时呼气，双手持体操棒向后转体时吸气，转回原位时呼气。

呼吸训练护理要点：

①注意不可在饭后或空腹时练；

②避免过深呼吸，以防引起一过性的呼吸停止；

③胸式呼吸和胸式分节呼吸训练适用于胸腹部手术的术前和术后，有助于胸肌肌力的恢复和残存肺的强化；

④心肺手术者，应于术前1周开始预备训练。

（六）体位转换训练

体位转换训练包括卧位的翻身训练（仰卧位与侧卧位的相互转换）、由卧位到坐位的转换及由坐位到立位的转换。先由治疗师辅助患者练，然后患者自己练，均应按照转动头—转动上半身—转动下半身的顺序进行训练。

仰卧位—侧卧位的翻身训练：治疗师辅助下仰卧位—侧卧位的翻身训练：患者仰卧，治疗师跪或坐于患者要转向的一侧。先转动患者的头部，使其面向治疗师，再转动其上肢及上半身，然后转动其下半身及下肢。再帮助患者转向另一侧。

独立的仰卧位—侧卧位翻身训练：患者先将头转向要翻的一侧，再将对侧的上下肢跨到要翻的一侧，然后转身翻过去。

体位转换训练护理要点：

①每次训练时仅给予最小辅助，并依次减少辅助量，最终使患者独立翻身；

②向患者分步解释动作顺序及要求，以获得患者主动配合。

（七）步行训练

步行训练的对象为因伤病损害而造成步行障碍者。

1.步行训练前必须的训练和准备①关节活动范围（ROM）训练；②健侧及上肢的肌力的维持和增强；③耐力训练；④平衡及协调训练；⑤下肢承重练习；⑥合理选用辅助用具：包括矫形器、助行器、拐杖、手杖和轮椅等。

2.步行基本动作训练步行的基本动作训练通常利用平行杠、拐杖、手杖在训练室中进行。其顺序为：平行杠内步行——平行杠内持杖步行——杠外持杖步行——弃杖步行——应用性步行（复杂步训练）。

3.步行训练护理要点

①提供必要保护，以免跌倒；

②掌握训练时机，不可急于求成；如偏瘫病人在平衡、负重、下肢分离动作训练未完成时不可过早进入步行训练，以免造成误用综合征；

③凡病人能完成的动作，应鼓励患者自己完成，不要辅助过多，以免影响以后的康复训练进程。

（八）医疗体操

医疗体操是运动疗法的一种形式，是针对一些伤病的发病机制、病理、症状、功能障碍以及患者的全身情况，所编制的专门性体操训练。其适应证十分广泛，每套体操分为三部分：以 3~5min 轻量的预备活动开始，然后过渡到有若干操节、持续 10~30min 的基本活动，最后逐渐减小活动量，以整理活动结束。每个操节要规定活动方式和重复次数，每日练习 1~2 次。并经过 3~7d 试验，确定每次的运动强度和时间、频次与疗程，运动量循序渐增，因人而异。

医疗体操护理要点：

①注意实施治疗时血压应平稳；

②治疗后无过度疲劳感，如仅有治疗后疲劳感，不伴其他异常时，可给予热水浴，以配合治疗。

（九）易化技术（facilitationtechniques）

根据神经生理与神经发育的规律，应用促进或抑制方法改善脑病损者功能障碍的系列康复技术，又称神经生理疗法、神经发育疗法、促进技术或促通技术。主要适用于偏瘫、脑瘫及神经精神发育迟缓者等。目前，康复医疗中较常用的易化技术有：Brunnstrom 法、Bobath 法、Rood 法及神经肌肉本体促进法（简称 PNF）等。

应用易化技术时应注意遵循下述原则：

①基本动作的练习应按照运动发育的顺序进行，强调运用人类正常运动模式反复训练患者；

②由躯体近端向远端训练，多种感觉刺激（躯体的、语言的、听觉及视觉的）并用；

③以日常生活的功能性动作为主进行训练。

易化技术护理要点：

①由于感觉对运动的重要性，训练中一定要患者主动注意训练的过程，更好地体验到运动觉和视觉的反馈信息，有助于动作的完成和改进；

②强调重复学习的重要性，要求患者尽可能在日常动作中反复练习；

③有顺序地组合其他方法；

④在动作进行过程中和完成后给予患者适当鼓励。

（十）运动处方

选择适宜的运动方案，进行科学训练，才能发挥运动对人体的有益作用。运动处方与药物处方一样，根据个体病变性质、程度、体能等，将运动方式、持续时间、频度和进展速度以处方形式确定下来。

1.制订运动处方的原则：

①个体化；

②渐进性；

③持续性：运动训练产生的有益效应不是永久的，停止运动2周后，原有的效应便开始逐渐减退。

④可变性。

2.运动处方内容包括运动的方式、运动强度、运动持续时间、运动频度等项。

（1）运动的方式：有氧运动是以身体大肌肉群参与常分二类。第一类是运动强度不大、心率变化不大的运动，如步行、慢跑等；第二类是运动强度和心率变化大，而不易维持的活动，如舞蹈和游戏等。

（2）运动强度：因心率和运动强度之间呈线性关系，故运动强度常以心率来表示。适宜的运动心率称为目标心率或靶心率，靶心率的计算方法有卡翁南（Kavonen）公式：靶心率一（最大心率一安静心率）（0.6~0.8）+安静心率。（或采用简易公式，靶心率-170-年龄）。此外，还可采用代谢当量（METs）来表示运动强度，以METs值表示运动强度的范围为3~20METs之间。一般认为60%~70%最大功能（最大METs）是适量的运动强度。运动开始时规定的运动强度，应比其靶心率时的METs值低1METs，直到适应运动为止。

（3）运动时间：有持续和间歇运动之分，持续运动除准备活动和整理活动外，时间为15~60min，一般为20~30min。持续运动训练的优点是能较快改善心血管功能，时间长短与运动强度成反比。在运动的第一周应进行中等强度运动20~30min，二周后产生正常运动反应，运动时间逐渐延长到45min。间歇运动为运动和休息交替进行，但其合起来的运动时间至少不应低于规定的运动持续时间，运动与休息的时间比例为1:1。

（4）运动频度：取决于运动强度和每次运动持续的时间。根据需要和功能状态，每周3~7次。功能状况<3METs，每次运动5rain，每天运动几次；功能在3~5METs时，每天运动1~2次；功能在5~8METs时，每周至少运动3次。每日运动可产生较好的训练效应。

（5）运动的进展速度：分3阶段。

①开始阶段：应包括伸展体操和低强度的有氧运动，开始阶段的运动持续时间至少10~15min，然后逐渐增加，此阶段持续4~6周；

②改善阶段：与开始阶段不同，参加者可较快的进展。运动强度在2~3周内逐渐增加到60%~80%的最大功能水平；

③维持阶段：常在运动训练8个月后开始，在此阶段参加者的心肺功能达到满意水平，要求运动负荷保持不变和维持健康状态。应增加有兴趣的不同种类的活动。

二、其他物理因子治疗

物理疗法包括应用自然界或人工的物理因子（如电，光、声、磁、冷、热等）以及传统医学中的物理方法（如针灸、气功，太极拳等）作用于患病机体，引起机体内一系列生物学效应，达到消除病因，消除或减轻疼痛，恢复受破坏的生理平衡，增强机体防卫机能、代偿机能与组织的再生机能，使疾病得到康复。

在治疗时，应注意临床应用中要合理配伍。其基本分类：电疗法：包括直流电及药物离子导入疗法、低频电疗法、中频电疗法；高频电疗法：长波、中波、短波、超短波、微波、（分米波、厘米波、毫米波）；静电疗法；光疗法：包括红外线疗法、可见光疗法、紫外线疗法、激光疗法；超声波疗法：包括常规超声疗法、高强聚焦超声疗法、超声电疗等；冷疗与热疗，磁疗法，机械振动疗法等。现简述如下：

（一）直流电及药物离子导入疗法

直流电疗法系应用方向恒定不变的电流来治疗疾病。药物离子导入疗法系通过电流将药物导入机体来治疗疾病，所用电流以直流电为主，也可采用各种单向低频脉冲电流或经过整流的半波中频电流。

1.作用与用途

直流电药物离子导入疗法的主要特点是：

（1）兼有药物与直流电的双重作用。

（2）导入的是药物的有效成分，为组织和器官所吸收后可直接发挥药理作用。

（3）病灶局部浓度高，对表浅病灶的应用特别有利。

（4）药物离子在体内蓄积时间较长，发挥作用的时间亦较长。该疗法的缺点是导入的药量少，透入表浅。本疗法的治疗作用除电流作用外，取决于所用药物的药理特性。本疗法适应证很广泛，是直流电和导入药物适应证的相加。禁忌证主要有：急性湿疹、出血倾向疾病、恶液质、心衰、对直流电过敏者、高热、昏迷、局部有植入金属异物、安装心脏起搏器等。此外，局部皮肤有破损者慎用。

直流电疗法护理要点应保持皮肤完整，以免造成皮肤灼伤。正极下组织含水量减少，皮肤较为干燥，疗后局部可应用润肤剂，如有皮肤过敏，而治疗必须进行时，疗后局部加肤轻松软膏涂敷。

（二）低频电疗法（low fre quency electrotherapy）

应用频率1000Hz以下的脉冲电流作用于人体治疗疾病的方法。常用的低频电疗法有：经皮神经电刺激疗法（TENS）、神经肌肉电刺激疗法（neuromuscular electrical stimulation, NES）、功能性电刺激疗法（functional electrical stimulation，FES）。

1.用法与用途：

①兴奋神经肌肉组织；

②促进局部血液循环；

③镇痛，特别用于软组织损伤疼痛。TENS可用于各种疼痛。NES可用于肌痉挛疼痛等，神经失用症、各种原因所致的废用性肌萎缩、肌腱移植术后、姿势性肌肉软弱等。低频电疗法禁忌证有：出血倾向疾病、恶性肿瘤、局部金属植入物者、意识不清等。

2.低频电疗法护理要点

①疗前做好宣教，告知病人治疗中应有的感觉；

②帮助患者做好治疗部位的准备，如局部创面的处理，支具、托、假肢的处置；

③治疗部位如有创伤、或遇其他有创检查（局部穿刺、注射、封闭等）之后24小时内应停止该项治疗。

（三）中频电疗法（medium fre quency electrotherapy）

医用中频电流的范围为1000~100000Hz。医用中频电流有以下特点：

①无电解作用；

②可以克服机体组织电阻，作用较深；

③兴奋运动神经；

④增加治疗效应。目前临床上常用的中频电疗法有音频电疗法、干扰电疗法和正弦调制中频电疗法3种。

1.等幅中频正弦电流疗法常用频率为2000Hz，也称为"音频"电疗法（audio frequency current therapy）。

①镇痛作用；

②促进局部血液循环；

③分解粘连，软化瘢痕。

适应证：各类软组织扭挫伤疼痛、关节痛、神经痛等，瘢痕、肠粘连、注射后硬结等。禁忌证：急性炎症、出血性疾病、恶性肿瘤等。

2.干扰电疗法系同时使用两组频率相差0~100Hz的中频正弦电流，交叉地输入人体，在交叉处形成干扰场。治疗作用：

①改善周围血液循环；

②镇痛作用；

③对运动神经和骨骼肌的作用；

④对胃肠平滑肌的作用：可促进内脏平滑肌活动，提高其张力，改善内脏血液循环，调整支配内脏的植物神经。

适应证：各种软组织创伤性疼痛、肩周炎、肌痛、神经炎、皮神经卡压性疼痛。特别适于各种内脏疾患等症如：胃痉挛，尿路结石，肠功能紊乱，肠痉挛、胃下垂、习惯性便秘、术后尿潴留、胃肠功能紊乱等。禁忌证：急性炎症病灶、深静脉血栓形成、带起搏器者、孕妇下腹部、心脏部位、出血倾向者、结核病灶、恶性肿瘤等。

3.正弦调制中频电流疗法（sinusoid modulated middlefrequency electrotherapy）该疗法使用的是一种低频调制的中频电流，其载波频率为2000~8000Hz，载波波形有：正弦波与梯形波，调制频率为1.5~150Hz，调制中频电流疗法的主要特点有：兼具低、中频电疗的特点，减少人体的电阻，增大治疗用的电流量，增加电流的作用深度，不同波型和频率的变换交替出现，可以克服机体对电流的适应性。本疗法适应证及禁忌证同干扰电疗法。

4.三种中频电疗法止痛作用的比较即时止痛效果以正弦调制中频电疗最好，其次干扰电疗，再次音频电疗。音频与其他中频电疗比较，立即止痛作用稍差，但仍优于直流电和感应电的止痛作用。止痛持续时间，以干扰电疗和音频电疗较好，而干扰电疗持续时间最长。

5.中频电疗法护理要点同低频电疗法。

（四）高频电疗法（highfrequency electrotherapy）

在医学上把频率超过 100kHz 的交流电称为高频电流。

1.高频电流特点：

①对神经肌肉无兴奋作用；

②内生热作用；

③无电解作用；

④多种能量输出方式。

2.高频电的内源性温热的特点为：

①热的作用深；

②热的强度可达到很高；

③只要电流强度不变，热强度可保持恒定；

④通过高频输出的剂量调节可控制热量；

⑤通过频率与治疗技术的变化可选择性地作用于某些器官或组织，使其热量最大。此外，高频电流尚有热外效应，亦可引起一系列的生理功能以及病理变化。

3.作用与用途：

①止痛；

②消炎；

③解痉；

④高频电刀可治疗表浅癌肿。

在康复治疗中最常用的高频电疗法为短波疗法、超短波疗法、微波疗法。采用中、小剂量的高频电流可治疗各种特异或非特异性慢性、亚急性或急性炎症等。禁忌证：恶性肿瘤（中小剂量）、妊娠、有出血倾向、高热、急性化脓性炎症、心肺功能衰竭、装有心脏起搏器、体内有金属异物、颅内压增高、活动性肺结核等。妇女经期血量多时应暂停治疗。

4.高频电疗法护理要点：

①发热患者，当天体温超过38℃者，应停止治疗；

②女性患者经期，下腹部不宜进行高频电疗；

③治疗部位如有创伤、或遇其他有创检查（局部穿刺、注射、封闭等）之后24小时内不宜进行；

④治疗部位伤口有渗出者，应先处理伤口后，再行治疗；

⑤治疗中注意特殊部位的保护（如眼、生殖器、小儿骨骺端）。

（五）光疗法

利用日光或人工光线（红外线、可见光线、紫外线、激光）来作为防治疾病促进机体康复的重要方法。光疗包括红外线疗法、可见光疗法、紫外线疗法。

1.红外线疗法对机体的作用基础是热效应，应用红外线治疗疾病的方法称为红外线疗法。适用于各种慢性疼痛如：扭挫伤、腰肌劳损、周围神经损伤、冻伤、压疮、术后粘连、腱鞘炎、关节痛、风湿性肌炎、慢性胃肠炎等。禁忌证：恶性肿瘤、出血倾向、高热、重症动脉硬化患者、急性扭伤早期、活动性结核等。

红外线照射治疗护理要点：

①红外线照射眼睛可引起白内障和视网膜烧伤，故照射头面部或上胸部时应让患者戴深色防护眼镜或用棉花沾水敷贴于眼睑上；

②急性创伤24~48小时内局部不宜用红外线照射，以免加剧肿痛和渗血；

③下列情况照射时要适当拉开照射距离，以防烫伤：a.植皮术后；b.新鲜瘢痕处；c.感觉障碍者如老人、儿童、瘫痪患者。

2.紫外线疗法用紫外线进行治疗称紫外线疗法。紫外线又分成长波紫外线、中波紫外线、短波紫外线三段。治疗作用有杀菌作用、消炎作用、促进维生素D3的形成、镇痛作用、脱敏作用、促进组织再生、调节机体免疫功能、光致敏作用等。

紫外线疗法适用于风湿性疼痛的治疗，骨质疏松症疼痛的防治。急性神经痛、急性关节炎、皮肤、皮下急性化脓性感染、感染或愈合不良的伤口、佝偻病、软骨病、银屑病、白癜风、变态反应性疾病（如支气管哮喘、荨麻疹）等。禁忌证：恶性肿瘤、心肝肾功能衰竭、出血倾向、活动性肺结核、急性湿疹、红斑性狼疮、光过敏性疾病、应用光敏药物（除外光敏治疗）者。

紫外线照射疗法护理要点：

①照射时应注意保护病人及操作者的眼睛，以免发生电光性眼炎；

②严密遮盖非照射部位，以免超面积超量照射。

3.激光疗法激光是一种因受激光辐射而发出的光。激光是一种方向性强、亮度高、单色性好、相干性好的光。激光对机体的作用有四个方面：

①热效应；

②机械效应；

③光化学效应；

④电磁效应。光的治疗作用随其能量的大小而不同。非破坏性的低能量激光主要有抗炎、刺激组织生长、影响内分泌功能等作用。高能量破坏性的激光主要用作光刀以供外科切割，焊接或烧灼之用。

激光疗法护理要点：

①烧灼治疗后应保持局部干燥，避免局部摩擦，尽量使其自然脱痂；

②照射治疗时，不得直视光源。

（六）磁疗法（magnettherapy）

应用磁场作用于人体治疗疾病的方法称为磁疗法。

1.作用与用途具有较好的止痛作用，对中枢神经系统的抑制作用，以及抗渗出和促进吸收的双重作用。对慢性和急性炎症均有一定的消炎作用。对自主神经功能有调节作用，对早期高血压有降压作用。适用于软组织损伤、血肿、神经炎、神经痛、关节炎、神经衰弱、高血压、颈椎病、肩周炎、面肌抽搐、乳腺小叶增生、颞颌关节炎、支气管炎、哮喘、视网膜炎、痛经等。

禁忌证：高热、出血倾向、孕妇、心力衰竭、极度虚弱、皮肤溃疡等。

2.磁疗护理要点

①眼部磁疗时，应采用小剂量，时间不宜过长；

②密切观察磁疗副作用的出现。常见磁疗副作用有头晕、恶心、嗜睡、失眠、心慌、心跳、治疗区皮肤瘙痒、皮疹、疱疹等。副作用的发生率与磁场强度成正比，0.IT 以下的磁场很少发生副作用。发生副作用后，只要停止治疗，症状即可消失；

③对老年、体弱、急性病、头部病变者一般均以小剂量开始，逐渐加大剂量。

（七）超声波疗法（ultrasound therapy）

应用频率大于 20000Hz，不能引起正常人听觉反应的机械振动波，作用于人体以治疗疾病的方法。超声波的生物学作用有三种：机械作用、温热作用和化学作用。

1.作用与用途超声波治疗具有缓解肌痉挛、软化瘢痕、镇痛，以及加强组织代谢、提高细胞再生能力、促进骨痂生长、消炎的作用。适应证：瘢痕、注射后硬结、扭伤、关节周围炎、肌肉血肿、骨膜炎、肩周炎、腱鞘炎、类风湿性脊柱炎、坐骨神经痛等。禁忌证：急性化脓性炎症、严重心脏病、局部血液循环障碍、骨结核、椎弓切除后的脊髓部位、小儿骨骺部位、孕妇下腹部等禁用。头、眼、生殖器等部位慎用。常规剂量的超声波禁用于肿瘤。

2.超声波疗法护理要点：

①使病人了解治疗的正常感觉；

②观察治疗后反应，如有不良反应，应及时联系治疗师，调整治疗剂量；

③体温 38。C 以上者，应暂时停止治疗；

④治疗部位进行有创检查（局部穿刺、注射、封闭等）之后 24 小时内，停止治疗。

（八）温热疗法（conductiveheat therapy）

以各种热源为递质，将热直接传至机体达到治疗作用的方法，也称传导热疗法。应用的热源有石蜡、泥、砂、热空气等。

1.作用与用途：

①扩张血管、加强血液循环；

②加强组织代谢；

③降低感觉神经的兴奋性；

④降低骨骼肌、平滑肌和纤维结缔组织的张力；

⑤增强免疫功能。适用于扭伤、挫伤、劳损、瘢痕、粘连、外伤性滑囊炎、腱鞘炎、关节炎、关节强直、肌炎、神经炎和神经痛、冻疮、冻伤后遗症、营养性溃疡等。禁忌证：恶性肿瘤、活动性结核、出血性疾病、甲状腺功能亢进、心脏功能不全、急性传染病、感染性皮肤病、婴儿等。

2.温热疗法护理要：

①治疗前检查局部有否感觉障碍，如有，则温度不宜过热，以免发生烫伤；

②热空气治疗前应服适量盐开水，治疗后如出汗多，可多喝水；

③治疗完毕淋浴后应注意保暖，以防感冒；

④全身热疗时，可备有冷毛巾敷于头部。

（九）冷疗法（cryotherapy）

应用比人体温度低的物理因子刺激来达到治疗目的的方法。

1.作用与用途　作用有镇痛、止血、降低体温、破坏作用。适用于高热、中暑患者、脑损伤和脑缺氧、软组织损伤早期、鼻出血、神经性皮炎等。禁忌证：动脉血栓、雷诺病、系统性红斑狼疮、血管炎、动脉硬化、皮肤感觉障碍等。老年人、婴幼儿、恶病质者慎用。

2.冷疗护理要点：

①注意掌握治疗时间，观察局部情况，防止过冷引起组织冻伤；

②非治疗部位注意保暖，观察全身反应，如出现寒战，可在非治疗部位进行温热治疗或停止冷冻疗法；

③对冷过敏，局部瘙痒、红肿疼痛、荨麻疹、关节痛、血压下降、虚脱时应停止治疗。

（十）水疗法（hydrotherapy）

利用水的温度、静压、浮力及所含成分，以不同方式作用于人体来防治疾病和促进康复的方法。

1.临床应用　适用于脊髓不全损伤、脑血管意外偏瘫、肩—手综合征、肌营养不良、骨折后遗症、骨性关节炎、强直性脊柱炎、疲劳、类风湿性关节炎、肥胖、神经衰弱等的辅助治疗。过高或过低温度浸浴疗法的禁忌证有动脉硬化（特别是脑血管硬化）、心力衰竭、高血压等。

2、水疗护理要点：

①治疗中应随时观察患者的反应，如出现头晕、心悸、面色苍白、呼吸困难等应立即停止治疗，护理患者出浴，并进行必要的处理；

②进行全身浸浴或水下运动时，防止溺水；

③冷水浴时，温度由30℃逐渐降低，治疗时须进行摩擦或轻微运动。防止着凉，注意观察皮肤反应，出现发抖、口唇紫绀时，应停止治疗或调节水温；

④患者如有发热、全身不适或遇月经期等应暂停治疗，空腹和饱食后不宜进行汾疗。

⑤如有膀胱、直肠功能紊乱者.应排空大、小便方可入浴；

⑥进行温热水浴时如出汗较多可饮用盐汽水。

（十一）正负压疗法（vaccum compression therapy，VCT）

利用高于或低于大气压的压力作用于人体局部以促进血液循环的物理疗法。可单独或交替作用于治疗部位。

1.临床应用　适用于四肢动脉硬化、单纯性静脉曲张、雷诺病、外伤后血管痉挛、迟缓性瘫痪合并循环障碍（如肩—手综合征）、糖尿病性血管病变、多动脉炎、硬皮病、系统性红斑狼疮、类风湿性关节炎合并脉管炎、淋巴水肿（如乳腺癌术后）、冻伤、局部循环障碍引起的皮肤溃疡、褥疮、组织坏死等，还可预防术后下肢深静脉血栓形成。禁忌证：血栓形成和血管栓塞早期、动脉瘤（以防微血栓形成）、出血倾向、、近期外伤（以防出血和皮下气肿）、治疗部位的感染和恶性肿瘤、大面积坏疽（以防大量有毒物质进入血液）、血管手术后。

2.正负压疗法护理要点治疗中要注意观察全身情况和肢体反应，及时调整肢体套的压力。患者在治疗过程中如有局部疼痛、麻木等不适感应及时告诉治疗师，以便调整压力或停止治疗。

（十二）静电疗法（staticcurrent therapy）

利用静电场作用于人体进行预防和治疗疾病的方法，应用 30~50kV 的直流静电场进行全身性治疗，称高压直流静电疗法，应用低电位≤500V 进行治疗的静电疗法称为低压静电疗法。

1.临床应用静电全身治疗：适用于神经官能症、植物神经功能紊乱、脑震荡后遗症、更年期症候群、高血压病早期、低血压、贫血、支气管哮喘、过敏性鼻炎与久病体弱者。局部治疗：适用于植物神经功能紊乱、产后乳汁分泌不足、功能性子宫出血、慢性营养性溃疡、久治不愈的伤口、烧伤创面、局部皮肤感觉障碍。亦可用作空气离子导入疗法与暗示疗法。禁用于严重的脑血管疾病，心、肾、肺功能衰竭，恶性肿瘤，高热。此外，妇女妊娠与月经期不宜进行静电治疗。

2.静电治疗护理要点：

①患者不应佩戴或随身携带各种金属饰物或物品，如发卡、戒指、耳环、眼镜、手表、钥匙、皮带环等；

②患者要消除恐惧心理，治疗时保持安静，不要阅读书报或入睡；

③治疗中患者不要触摸任何能导电的物体，如病床、推车、金属桌椅、墙壁、水管等；

④治疗中应经常询问患者感觉，观察患者反应，如有头痛、头晕等不适感，应停止治疗。

（十三）生物反馈疗法（biofeedback therapy）

生物反馈疗法又称生物回授疗法，或称植物神经学习法，是在行为疗法的基础上发展起来的一种新型心理治疗技术。

1.作用与用途：

将正常属于无意识的生理活动置于意识控制之下，通过生物反馈训练建立新的行为模式，实现有意识地控制内脏活动和腺体的分泌。训练患者根据反馈信号，学习调节这些原本体内不随意的内脏功能及其他躯体功能、达到防治身心疾病的目的。适用于神经系统功能性病变与某些器质性病变所引起的局部肌肉痉挛、抽动、不全麻痹，如嚼肌痉挛、痉挛性斜颈、磨牙、面肌抽动与瘫痪、口吃、职业性肌痉挛、遗尿症、大便失禁等；焦虑症、恐怖症及与精神紧张有关的一些身心疾病；紧张性头痛、血管性头痛；高血压、原发性高血压、心律不齐；偏头痛；其他如雷诺氏病、消化性溃疡、哮喘病、性功能障碍、抑郁症、失眠等。

2.生物反馈治疗护理要点：

①疗前宣教，使患者明白，此疗法主要依靠自我训练来控制机体功能，且主要靠平时练习，仪器监测与反馈只是初期帮助自我训练的手段，而不是治疗的全过程；

②督促患者每天练习并持之以恒。

第四节 康复对象的心理护理技术

康复心理护理技术是运用心理学的理论与方法，针对康复对象的一系列心理问题、不良行为所采取的护理方法。目的是解决康复对象的心理问题，帮助他们更好的承认和适应病伤残所带来的各种功能障碍，挖掘潜能，重新回归社会。

一、康复对象的心理特点

由于各种原因所造成的身体不同残障，给患者带来的不仅是身体的诸多痛苦和不便，还会带来和引起各种社会问题和一系列心理问题，都将严重地影响他们回归社会。

1.自卑是自我否定信念，即个体对于自我及自我能力的评价或自我信念处于消极状态。

2.焦虑是个体对一种模糊的、非特异性的威胁做出反应时所经受的不适感或忧虑感。

3.抑郁是一种以持续的情感低落、思维迟缓和思维内容障碍及意志活动减少为主的情感障碍。

4.悲哀包括功能障碍性悲哀和预感性悲哀，前者是指个体对已存在或被觉察到的身体某部分丧失所引起的悲伤情绪延长或加重；后者是指个体对预期发生的身体某部分丧失—（疾患可能导致了形象变化）所引起的悲伤情绪反应。

5.绝望是个体对所期望的事或需要解决的问题，没有任何选择的机会或办法，而且无法用自己的能力去实现所产生的一种持续、主观的恶劣情绪。

二、康复对象的心理护理方法

1.心理咨询

2.开导与启发

3.因人施护

4.帮助患者建立心理防御机制

总之，对康复患者的心理护理，必须根据其心理特点，有针对性的进行；必须发扬人道主义精神，积极主动的关怀、体贴患者；对康复患者要耐心说服，真诚鼓励，使其接受治疗，坚持锻炼，唤起对生活的热爱，增强战胜疾病的信心，帮助其适应新的生活；主动对患者和其家庭作机体功能管理方法的指导，培养自护能力，以适应社会生活需要。

三、康复对象的心理护理措施

残障者不同于一般患者，他们在身体、心理和社会等各个方面都面临着严峻的考验，有其特殊的心理特征。因此，康复人员应运用康复心理学基本理论，根据不同的康复对象采取不同的护理措施。

（一）视力、听力、语言残障者的心理特征与护理措施

1.心理特征此类患者由于视、听、语言障碍，与人交流减少或困难，常会产生自卑、孤独、无能为力等心理特征。

2.护理措施

（1）指导患者正确的评价自我，从自卑的阴影中解脱出来，面向社会和未来。

（2）鼓励患者建立良好的人际关系：与他人交往时，要互相尊重，平等相处，敢于陈述自己的观点和维护自己的尊严。

（3）指导患者发展健康的生活形态，自主地选择生活方式，为自己创造幸福愉快的生活环境。

（4）指导亲属要尊重患者自己的决定和选择，避免替代患者做决定或包办患者自己能做的事情，对患者的进步，.及时给予表扬和鼓励。

（二）肢体残障者的心理特征与护理措施

1.心理特征

患者受伤致残后，常会产生震惊、否定、抑郁反应、对抗独立、承认适应等心理特征。

2.护理措施

掌握患者心理变化规律，根据心理变化的各个阶段，采取不同的护理措施。

（1）震惊阶段：

此时患者受到突然的打击，未来得及进行心理整合，不知后果，表现惊呆，反应迟钝。康复人员要保证患者安全，设法减少或清除引起震惊的有关因素，提供安静、舒适的环境，认同患者当前的应对方式，如允许踱步、喊叫、哭泣等。

（2）否定阶段：

当患者知道自己严重的伤情时，在残酷的现实面前仍感到这不是真的，是"梦"，表现为曲解病情，不打听后果。康复人员要与患者坦诚沟通，建立信任关系，在患者没有心理准备时不要急于强迫他提及问题或谈及所关心的事，认同患者的否认，既不揭穿患者这一防御机制，也不对他撒谎，谈话时要注意维持患者适当的希望，顺势利导，热情鼓励。

（3）抑郁反应阶段：

当患者了解到自己将会终生残疾这一残酷现实后，往往表现抑郁、悲观失望，甚至出现自杀的想法和行为。这时，要细致观察患者，给患者温暖，尽快解除患者的抑郁，同时加强防范措施，防止自杀发生。

（4）对抗独立阶段：

患者训练不积极，依赖性强，不愿意和缺乏勇气面对社会。这时，康复人员应鼓

励他们发挥独立的人格特征，克服依赖性，顺利完成各种训练任务，早日重返社会。

（5）承认适应阶段：

患者情绪开始趋向稳定，他们中的大部分在思考和谋求生活出路。这时康复人员可帮助他们分析每个人的优势和特长，探索谋生出路；同时协助患者从其他方面获得支持资源，如工作单位的领导和同事、支持团体等。

（三）精神残障者的心理特征与护理措施

1.心理特征

由于精神患者的异常行为常被人误解，受人歧视，常会产生心境不佳、情绪不稳、焦虑恐惧、疑心加重、孤独感和失助自怜等心理特征。

2.护理措施

（1）给予心理支持，帮助患者找到自身存在的价值，如工作能力、家庭责任感等。

（2）向患者宣传有关精神卫生保健知识，帮助他们找出疾病的.诱发因素，提高他们对精神疾病的抗病能力。

（3）教他们怎样正确处理好人际关系，正确对待生活中的种种挫折。

（4）向家属介绍精神病方面的家庭护理常识及注意事项，做好精神病康复预防的配合工作。

（四）老年患者心理特征及护理措施

1.心理特征

老年人随着年龄的增长，会因机体各系统生理功能的降低导致器质上、精神上的疾患，使其自立能力出现不同程度的降低，带来了自己在社会、家庭中角色和价值的变化，常会产生失落、孤独、无能为力等心理特征。

2.护理措施

（1）在积极治疗和护理器质性疾患的同时给予心理支持，无论老年人有无社会、经济地位，身体有无残障，都应当尊重其人格，不应当使心理受到伤害。要耐心倾听老人的诉说，不可表现厌烦情绪，对老人的健忘和唠叨要给予谅解等。

（2）促进人际交往，对有生活自理能力的老人，为其创造社会交往环境，开展社区活动，丰富生活内容，从而提高生活质量。

（3）关心老人，家庭和社会的关心是老年人心理保健的人际环境。人际环境不理想，老年人怎样努力也不可能满意自己的生活质量。因此应鼓励亲属、子女加强与老人的接触和情感交流，以消除其孤独感。

（4）鼓励发展情趣，鼓励老人选择适合自己的娱乐休闲活动，如绘画、作诗、养花、养鱼、下棋、打太极拳、练气功等，使老人保持心身健康，幸福地安度晚年。

第五节 体位与体位转移

一、体位转移的康复意义

体位一般指人的身体位置，应用在临床上通常指的是根据治疗、护理和康复的需要所采取并能保持的身体姿势和位置。临床上常用的各种卧位包括：仰卧位、侧卧位、半卧位、坐位、俯卧位、膝胸卧位、截石位、头低足高位、头高足低位等。康复治疗时。在选取不同卧位中还要特别针对疾病的特点，如脑卒中等上运动神经元损伤的患者，所采取对抗痉挛模式的体位，可有助于防止或减轻痉挛；烧伤后采取抗挛缩的功能体位可减轻因畸形而造成的日常生活活动障碍。

体位转移是指通过一定的方式改变身体的姿势或位置。定期的体位转移，可促进血液循环，预防因静止卧床而引起的坠积性肺炎、压疮、肌肉萎缩、关节挛缩和深静脉血栓等并发症发生，最大限度的保持各关节活动范围。另外，根据康复训练的要求，需要有体位转移的配合，才能实现康复训练目的，因此，体位转移对于保障康复和促进康复效果具有极其重要的意义。

二、体位转移的方式

根据体位转移完成过程中主动用力程度，可将体位转移分为主动体位转移、助动体位转移和被动体位转移三种。

1.主动体位转移

是指不需任何外力帮助，能够按照自己的意愿，或者为了配合治疗、护理及康复的要求，通过自己的能力随意转移并保持身体的姿势和位置。

2.助动体位转移

是指在外力协助下，通过患者主动努力而完成转变的动作并保持身体的姿势和位置。

3.被动体位转移

是指完全依赖外力搬动并利用支撑物保持身体的姿势和位置。外力通常由康复人员施行，也可由患者家属进行。支撑物可使用软枕、小棉被、浴巾和砂袋等。

三、体位转移的要求

1.任何的体位及转移都要以不影响临床救治为前提，同时防止病情的进一步发展及恶化。

2.在体位转移前，应向患者及家属说明体位转移的原因及意义，以取得积极配合。

3、在体位转移过程中，注意动作协调轻稳，不可强力拖拉，并尽可能鼓励患者发挥自身残存能力，同时给予必要的协助和指导。对插导尿管和使用各种引流管的患者。在体位转移时，应先固定好各种导管，以防脱落。

4.根据病情、康复治疗和护理的需要，选择应采取的体位及其转移的方式、方法和间隔时间，一般2小时一次。并在转移时应注意观察全身皮肤有无出血点，局部皮肤有无红斑、破溃及肢体血液循环是否良好等情况，发现异常要及时处理，并缩短间隔时间。

5.体位转移后，要确保患者舒适、安全和保持功能位。

四、体位转移的方法

翻身及变换体位看起来是简单动作，但却是非常有预防和治疗意义的活动。体位转移的方法很多，包括有翻身法、移向床头法、从卧位到坐位、从坐位到站位、以及从轮椅到床等转移方法。由于患者体重及病情不同，操作者可以采取一人协助转移法（适用于体重较轻、有一定移动能力的患者）或二人协助转移法（适用于体力极弱或肥胖等患者）。

（一）翻身法

1.一人协助患者翻身法

（1）患者仰卧，双手交叉相握于胸前上举或放于腹部，双膝屈曲，双足支撑于床面上。

（2）操作者站在病床一侧，先将患者两下肢移向近侧床缘，再移患者肩部，然后一手扶托肩部，一手扶托髋部，轻推患者向对侧呈侧卧位。如果在此卧位下进一步翻转，则可成为俯卧位。

（3）整理床铺，使患者舒适并维持功能位。

2.二人协助患者翻身法

（1）患者仰卧，双手放于腹部或置于身体两侧.

（2）操作者二人同站在患者将翻向的对侧床边，一操作者双手分别扶托患者颈肩部和腰部，另一操作者双手分别扶托患者臀部和腘窝部，二人动作一致的同时抬起患者使其转向对侧呈侧卧位.

（3）整理床铺，使患者舒适并维持功能位。

（二）移向床头法

1.一人协助患者移向床头法

（1）视病情将床头摇平，或放平床头支架，将枕头横立于床头，以保护患者避免碰伤。

（2）患者仰卧屈膝，双足支撑于床面上。

（3）操作者一手稳住患者双脚，一手在臀部提供上移的助力，协助患者移向床头。

（4）放回枕头，恢复床头原位或按需要抬高床头，整理床铺，使患者舒适并维持功能位。

2.二人协助患者移向床头法

（1）视病情将床头摇平，或放平床头支架，将枕头横立于床头，以保护患者避免碰伤。

（2）患者仰卧屈膝，双足支撑于床面上。

（3）操作者二人分别站在床的两侧，面向床头，二人同时一手扶托患者颈肩部，一手扶托患者臀部，动作一致的抬起患者移向床头。

（4）放回枕头，恢复床头原位或按需要抬高床头，整理床铺，使患者舒适，并维持功能位。

（三）仰卧位与坐位转换法

1.从仰卧位到平坐位

（1）患者仰卧位，双上肢置于身体两侧，肘关节屈曲支撑于床面上。

（2）操作者站于患者侧前方，以双手扶托患者双肩并向上牵拉,或一手置于患者后臂向上拖起。。

（3）指导患者利用双肘的支撑抬起上部躯干后，逐渐改用双手掌支撑身体而坐起。

（4）使患者保持坐位舒适。

2.从平坐位到仰卧位

（1）患者平坐位，从双手掌支撑于床面开始，逐渐改用双侧肘关节支撑身体，使身体缓慢向后倾倒。

（2）操作者用双手扶持患者双肩以保持倾倒速度，缓慢完成从平坐位到仰卧位的转换。

（3）使患者舒适，并保持功能位。

（四）从椅坐位到站立位

1.患者椅坐位，双足着地，力量较强的足在后，躯干前倾。

2.操作者面向患者站立，两足分开与肩同宽，用双膝夹紧患者双膝外侧以固定，双手扶托其双髋或拉住患者腰带，利用身体重心力量，用力帮助患者上抬。

3.患者双手置于操作者肩胛区，根据操作者的指令抬臀、伸腿完成站立。

（五）床—轮椅间转移法

1.从床到轮椅的转移

（1）检查轮椅装置是否完好。

（2）推轮椅到床旁与床呈 450 夹角，刹住车闸，竖起脚踏板。

（3）协助患者坐于床边，双足着地，躯干前倾。

（4）操作者面向患者站立，用双膝夹紧患者双膝外侧以固定，双手拉住患者腰部皮带或扶托其双髋。让患者双手搂抱操作者的颈部，并将头放在操作者靠近轮椅侧的肩上。操作者微后蹲，同时向前、向上拉患者，使患者完全离开床并站住。

（5）在患者站稳后，操作者以足为轴旋转躯干，使患者转向轮椅臀部正对轮椅正面，然后使患者慢慢弯腰，平稳坐至轮椅上。

（6）帮助患者调整位置，尽量向后坐，翻下脚踏板，将患者双脚放于脚踏板上。

2.从轮椅到床的转移

（1）当患者下轮椅返回病床时，将轮椅推至床旁与床呈 450 夹角，刹住车闸，竖起脚踏板。

（2）协助患者坐于轮椅边，双足着地，躯干前倾。

（3）操作者面向患者站立，用双膝夹紧患者双膝外侧以固定，双手拉住患者腰部皮带或扶托其双髋。让患者双手搂抱操作者的颈部，一并将头放在操作者靠近床侧的肩上。操作者微后蹲，同时向前、向上拉患者，使患者完全离开轮椅并站住。

（4）在患者站稳后，操作者以足为轴旋转躯干，使患者臀部正对床沿，然后使患者平稳坐在床上。

第六节　日常生活活动的自立及其康复护理

一、日常生活活动的内容

日常生活活动（activitiesofdailyliving，ADL）是指人在独立生活中反复进行的最必要的基本活动。即衣、食、住、行、个人卫生等。ADL 包括有如下内容：

进食：如使用筷子、勺等进食用具夹（舀）取食物和水，送至口中的一组动作。

排泄：如解系腰带、穿脱裤子、完成大小便及便后清洁、使用厕所（坐式、蹲式）或便器的一组动作。

个人卫生：如洗漱（洗脸、刷牙、洗澡）、修饰（梳头、剃须、修剪指、趾甲，女患者化妆等）等一组动作。

更衣：如穿脱内外衣裤、鞋袜、解系纽扣、拉链的使用、系松衣带等一组动作。

转移：如体位的移动、变换和保持，上下楼梯，使用轮椅、助行器、支具、假肢的转移和行走。

二、ADL 自立的意义

对于一定年龄的人来说，ADL 是很容易完成的简单动作，但是对于伤、病、残造成的功能障碍者而言，ADL 则成为他们难以完成的复杂动作，他们丧失了随意完成 ADL 的能力，完全或部分依赖于他人帮助，使生活的范围受限，生活质量降低。他们迫切渴望能够提高适当的运动和生活自立能力。因此，通过康复训练及其护理的实施，使患者尽可能的获得 ADL 自立能力，对提高生活质量及实现回归社会的目标具有重要的意义。

（1）日常生活活动能力的测定和分级：

日常生活活动能力的测定就是以科学的方法对残疾者的日常生活活动能力进行观察和评定。以便明确目前他们尚存的和失去的活动能力及障碍程度。以便确定康复目标，制定康复计划，同时这也是康复疗效的评估依据。

①测定内容应包括每天生活中的各种动作,主要有：

A.床上活动:在床上所有活动所需要的动作,如翻身、起坐、移动身体和坐姿平衡等。

B 轮椅上活动：使用轮椅所需要的全部动作，如上下轮椅的活动能力，对轮椅掌握的程度等。

C 自我护理活动：洗漱、洗澡、大小便自理情况，穿脱衣服、鞋袜能力、进餐活动。

D 其他手部活动：使用电灯、电话、钱币能力等。

E 行走：室内、室外行走能力，上下楼梯能力，辅助器的使用等。

F 乘坐公共汽车或其他交通工具情况。

②通过测试应该明确如下问题：

A 患者当前所具有的独立活动程度怎样，在哪些方面能够自理，哪些方面还需要帮助。

B 梳洗、进餐及使用交通工具的具体情况，如进餐所需时间和帮助的方式；步行距离、登台阶的能力、耐力等。

C 患者是否基本上依赖轮椅、扶拐或独立行走？熟练程度、耐力和速度。

D 是否需要专人帮助？需要帮助的程度。

E 患者的全面情况，包括职业的、心理的情况，以及为回归社会所需要的功能训练情况等。

此外尚有厨房和家务活动等。

③日常生活活动能力的分级方法很多，下面举出两种：

A 四级分类法：

1 级：自理（independent）：

患者能独立的完成日常生活中的各种活动，不需要他人语言指导和体力上的帮助。

2 级：需要监护（supervisionneeded）：

经他人语言指导或在旁监护，患者自己或以完成各项日常生活活动。

3 级：需要帮助（assestanceneeded）：

需要他人帮助才能完成各项日常生活活动。又可分为轻度、中等度、很大程度的帮助。

4 级：依赖（Depenednt）：

全部日常生活活动均需他人代做，患者自己完全不能自理。

这种分级方法简单、明确，不需特别评价、打分，就可说明患者的自理程度和需要什么样的帮助。但这种方法有些过于简单，以致不便用来做为评价康复疗效的依据。

（2）日常生活活动训练方法：

①首先将日常某些活动动作分解成简单的运动方式,从易到难,结合晨间护理,进行床边训练.

②为完成这一运动,要选择适当的方法

③要按实际生活情况进行训练,如拿筷子、端饭碗等.

④如果患者有肌力不足和缺少协调性时，可先做一些准备训练，如加强手指肌力的训练。

⑤在某些情况下，可应用自助具（为残疾者特制的辅助工具、器皿、家具、衣服等）做辅助。

三、ADL自立训练的康复护理

（一）进食

许多伤、病、残者由于功能障碍，部分或完全影响到饮食摄人的完成和营养供给。因此，应对其进行良好的饮食护理，使患者能以良好的状态参与康复训练。

1.提供良好的进食环境应创造一个整洁、安静、无不良视觉和气味影响的周围环境，尽量减少在进食过程中不急需的治疗和护理操作。去除干扰进食的因素，如疼痛、体位不舒适、心情不愉快等，以保证患者能够在最佳身心状态下愉快而放松的进食。

2.选择适宜的饮食种类，保障营养供给食物的选择要因人而异。应根据患者的疾病种类、咀嚼、吞咽能力以及每日康复运动强度等不同情况，调配各种各样、营养搭配合理、适合不同进食对象要求的食物。

3.必要的协助和自助器使用对于摄取饮食能力减弱或丧失者，根据上肢能力、口腔功能状态，给予一定的协助。如：调节餐桌的高度；食物及用具的位置应放在易拿取之处；碗、盘底部要垫以防滑垫或布类予以固定等。并为患者选择合适的进食自助器，如使用加长加粗的叉、勺；"C"形的杯子、带吸管的杯子、多功能 C 形夹及 ADL 套等。

（二）排泄

由于各种伤、病、残等原因，导致患者丧失了正常排尿、排便的自控、自理能力，给患者身心带来极大痛苦。因此，通过康复护理的指导和协助，对改善患者的排泄功能和提高生活质量具有重要作用。

1.心理护理排泄异常的患者常有烦恼、焦虑、窘迫等心理压力。因此，应及时给予心理安慰，解除患者的顾虑，避免不良情绪对排泄的影响，鼓励其树立信心，积极配合排泄功能的康复训练。

2.提供有利条件对于不能去厕所排泄的患者，为其提供利于排泄的条件，如提供便器、给予屏风遮挡，使患者能够在精神放松的状态下完成大小便。如果病情允许，尽可能协助患者采取其习惯姿势排泄。

3.皮肤护理保持局部皮肤清洁干燥，每日于便后清洗会阴、肛门。

4.保健指导指导患者养成定时排尿（便）的良好习惯，建立规律的排尿（便）反射。、如尿失禁的患者，指导其每日进行盆底肌锻炼；便秘患者指导其每日进行腹部按摩，促进肠蠕动，帮助排便等。

5.良好环境.保持室内空气清新，定期开窗通风。

（三）个人卫生

个人卫生是人的基本需要之一，由于伤、病、残导致功能障碍的患者，无法或失去了自我保持清洁的能力，最需要关心和帮助。对功能障碍者提供个人卫生的帮助，不仅能够促进患者身心健康，同时也为增进医患关系，了解病情创造了良好条件。

1.进行个人卫生的 ADL 训练前，要向患者解释目的和要求，争取理解与合作。

2.按照每日康复训练计划，督促患者积极完成训练内容，对于不能独立清洁的患者，每日应按时给予清洁护理，保持其口腔、头发及皮肤的清洁、舒适。

3.指导和督促患者将训练内容应用于 ADL 中，使患者达到熟练的目的。

4.随时观察患者血压、脉搏、体温等全身症状和病情变化，出现异常立即报告康复医师。

（四）更衣

穿脱衣物是 ADL 中的基本内容，对于不能完成穿脱衣物的患者，针对其残存功能给予康复指导和训练，不仅能够维护患者的尊严，增强心理上的独立感，更重要的是能够使他们重新建立起生活的自信心。

1.衣物穿脱动作要求患者应具备一定的坐位平衡和控制能力，以保持身体的稳定而有利于训练。

2.衣服的选择上要宽松，大小、厚薄适宜，以利于更衣训练中穿脱方便、穿着舒适。

3.衣物上的纽扣、拉链尽可能换为松紧带、尼龙搭扣，以便于患者操作。

4.训练时应从易到难，循序渐进。如先训练脱衣服，后训练穿衣服；先训练脱穿上衣，再训练脱穿裤子。偏瘫患者应先穿患肢，后穿健肢；先脱健肢，后脱患肢。

（五）步行训练

由于各种原因导致暂时或永久性步行功能障碍的患者来说，恢复独立步行能力是他们最大的愿望。即使仅能在他人扶持下或者使用助行器完成步行活动，他们的ADL和社会活动会感到方便和容易的多，生活质量也会随之明显提高。

1.当患者具备站位的三级平衡能力、重心转移能力、单腿支撑体重和单腿向前向后迈步能力时，应鼓励和协助患者积极参与步行训练。

2.做好患者步行训练前的心理准备工作，解除其紧张、恐惧等不良心理。

3.交待有关注意事项，如训练前排空大小便；衣服穿着宜宽松、柔软；鞋的大小要合适，不得穿皮鞋或拖鞋，以保证患者安全。

4.根据患者步行能力，选择训练方法，如室内、室外训练；平行杠内、杠外训练；平地、斜坡、上下台阶训练及使用助行器训练等；并给予一定协助。同时要正确掌握训练强度。避免患者过度疲劳。

5.配合治疗师监督、指导患者在平时步行中的步态和姿势，及时纠正其不正确的动作。

第七节　言语障碍、吞咽障碍的康复护理

（一）言语障碍的康复护理

1.康复护理原则早期介入、先易后难坚持不懈。很多脑血管意外的患者在2周内开始恢复，大部分在2~3个月内恢复较快，超过6个月恢复较慢，超过1年大部分病例一般不能再恢复。因此对言语障碍的患者来说，康复护理应在急性期已过，病情稳定时介入。尽管发病后3~6个月是失语症治疗恢复的最佳时间，但对发病1年以上的患者也不应轻易放弃治疗。护理时特别要注意患者训练后的反应，对患者全身状态不良或有意识障碍、重度痴呆、拒绝训练或缺乏训练动机及要求者均不宜进行言语训练。对训练中出现疲劳或注意力不集中者，则应令其休息；而经过一段时间的系统言语治疗后仍无进展者，应暂时终止治疗。一旦言语功能获得改善，大部分是不会逆转的。

2.内容和方法

（1）环境准备：环境对患者的情绪有极大的影响，因此康复护士应特别重视给患者提供和创造一个良好训练环境。训练室要具有隔音性，便于治疗师对患者发音正确与否的判断；训练时要限制无关人员的进出，以利于患者集中注意力进行训练；做到治疗环境清洁明亮；环境布置宜简洁整齐，适当摆放一些花草，给人以温馨和活力；刻意营造轻松的氛围，还可分成小组进行一些有趣的游戏，让大家在笑声中学习语言；在病室安排上，尽量不要将有言语障碍的患者放在一起，以使患者有更多的交流机会。

（2）形式灵活：训练方式主要有个别训练和集体训练，可根据患者的具体情况安排，但康复护士应了解训练内容，熟悉各种训练技术，重点是指导患者在日常生活活动中学习和运用各种交流技术，促进言语功能的恢复。

（3）时间合理：治疗时间宜安排在上午，每次训练不要超过 30~60 分钟，最好每日一次（至少每周不少于 3 次）。每次治疗可安排几种不同的训练方法。

（4）内容适宜：训练内容要适合患者的文化水平，生活情趣，能够引起患者的兴趣，先易后难，循序渐进。训练中所选择的内容应设计在成功率的 70%~90% 的水平上，于每次开始训练时即让患者感到有成功的希望，训练结束时能够保证完成；重视每一次与患者接触的时机，尽量与患者多交流。

（5）心理护理：由于引起言语障碍的原因不同，不同的患者会有不同的心理问题，但共同之处在于他们都丧失了人的交流功能，而变得丧失自尊心，极度的恐惧、烦躁等，因此做好心理护理，是使患者全面康复的重要保证。首先要尊重、理解患者，接待患者时态度要和蔼，语言要亲切，以消除患者的紧张心理，注意保护患者的自尊心；多鼓励患者以各种方式主动参与交流，以帮助患者建立康复的信心。

（二）吞咽障碍的康复护理

1.护理原则早期介入、强化刺激、循序渐进。

2.内容和方法

（1）体位选择：

根据患者身体状况选择既安全又有利于进食的体位。一般来说，只要病情允许，最好取坐位，头略前屈；如患者不能坐起，可取仰卧位将床头摇起+300，头部前屈，此种体位下进食，食物不易从口中漏出，又有利于食团向舌根运送，还可以减少向鼻腔逆流及误咽的危险。

（2）食物选择：

根据患者饮食特点及吞咽障碍的程度，选择患者喜爱的营养丰富易消化的食物，注意食物的色、香、味及温度。为防止食物误入气道，易于在口腔内移送和吞咽，所选食物应符合：

①柔软、密度与性状均一。

②不易松散有一定的粘度。

③能够变形，以利于顺利通过口腔和咽部。

④不易粘在黏膜上。因此，可将食物调成糊状或通过烹调时勾芡，使食物易于形成食团以便吞咽。

（3）食量选择：每次最适于吞咽的入口量，正常成人约 20mL。

（4）吞咽法选择：

①空吞咽与吞咽食物交替进行。

②侧方吞咽，即吞咽时头侧向健侧肩部，可防止食物残留在一侧梨状隐窝内，尤其适合偏瘫的患者。

③点头样吞咽，即吞咽时，配合头前屈、下颌内收如点头样的动作，可加强对气道的保护。利于食物进入食管。

第八节 压疮及其康复护理

一、压疮的原因

压疮是机体局部组织受压时间过长，血液循环障碍导致缺血、缺氧、营养不良而引起的组织损伤。引发压疮的原因有局部因素和全身因素两方面。

（一）局部因素

1.局部受压过久

2.局部受物理因素刺激

（1）潮湿：

（2）摩擦：

（二）全身因素

机体营养状况差、水肿、贫血、极度消瘦、恶病质以及患有糖尿病、截瘫、持久性植物状态等疾病的患者，由于局部组织血液及氧气供应差，承受压力能力低，容易发生压疮，而且产生压疮后的恢复能力也较差。

二、易发部位

主要好发予长期受压处的骨突出部位，其发生因体位不同而各异。如仰卧位时多发生在枕部、肩胛部、脊椎体隆突处、骶尾部、足跟部及肘部；侧卧位时多发生于耳廓、肩峰、髋部、膝关节内外侧及内外踝处；俯卧位时常发生于额部、下颌部、髂前上棘、膝前部及足趾；坐位时多发生于肩胛骨、坐骨、腘窝等处。

三、护理对策

压疮应以预防为主，做好患者及家庭成员对皮肤护理的基本知识教育。

（一）预防措施

主要体现以勤为主的原则，目的是随时去除引发压疮产生的各种原因。

1.勤变换体位交替使用病情允许的各种体位，以减少同一部位长时间受压。一般每 2 小时鼓励和协助患者翻身一次。长久坐姿的患者一般每 15~30 分钟要做一次 15 秒钟的抬臀减压动作。若皮肤出现红斑时应缩短间隔时间。建立床旁和轮椅旁记录卡，以记录改变体位的时间、体位、皮肤情况及操作者签名，并做好交接班工作。注意在协助变换体位时，避免直接拖拉患者而造成人为皮肤擦伤。变换体位后，可在身体空隙处垫软枕、海绵垫等软支撑物，以减少局部过于集中的压力。有条件时可选用各种类型的减压床垫褥，如海绵垫褥、气垫褥、水褥等特制的减压床垫，使支撑体重的面积宽大而均匀，避免局部某些点的固定受压。

2.勤护理皮肤

（1）经常检查皮肤，保持皮肤清洁，及时用温水擦洗皮肤上的粪、尿、汗及分泌物等，必要时于清洁后涂擦皮肤保护剂。

（2）及时更换潮湿、污染的衣服和床上用品。

（3）经常按摩受压部位，倒少许50%乙醇予手掌心，以手掌大、小鱼际肌部分紧贴皮肤，作压力均匀的环形按摩3~5分钟，以促进局部血液循环，增强皮肤抵抗力。

3.勤整理床铺

保持平整、清洁、干燥、无皱褶、无碎屑。

4.勤做支撑减压练习

对长期卧床或长期依靠轮椅生活的患者，教会练习用双手支撑床面或轮椅扶手做抬臀减压动作。对不能或无力用手支撑的患者，让其交替倾斜上身以带动两侧臀部，分别做抬臀离开床面或椅面的重量转移动作。

（1）根据患者身体、营养、活动状况及疾病种类，设计饮食摄取结构及热能。注意给足高蛋白、高热能、高维生素及微量元素。

（2）对于不能自行进食，或通过饮食不能达到营养要求者，可通过输液或鼻饲补充营养。

（二）护理措施

1.评估压疮发生原屋、部位、大小及程度，制订护理计划。

2.根据压疮轻重程度分4期。其护理措施如下：

第1期具有红斑，但皮肤完整。

第2期损害涉及皮肤表层或真皮层，、表现为皮损、水泡或浅层皮肤创面。

第3期损害涉及皮肤全层及其与皮下脂肪交界的组织，表现为较深皮肤创面。

第4期损害广泛涉及肌肉、骨骼或支持结缔组织（肌腱、关节、关节囊等）。

（1）红斑护理：对于第1期压疮主要通过增加翻身、按摩次数、调整矫形器和轮椅上坐姿等方法缓解局部压力；及时去除潮湿等诱发因素，保持局部清洁、干燥。

（2）水泡处理：水泡较小时，应防止其破裂、待吸收；水泡较大时，用无菌注射器按无菌技术抽吸，包扎，防感染。

（3）压疮创面处理：多处压疮或压疮面积过大可采用特制床垫解除受累部位受压，创面的处理上不主张使用抗生素，以免影响肉芽组织生长。根据情况可用生理盐水或双氧水溶液冲洗创面，然后用湿到半干的生理盐水敷料覆盖创面，每2-4小时更换敷料1次。湿润的创面不仅对组织损害小，而且有助于表皮在创面迅速生长，提高治疗效果。感染创面可以采用碘仿敷料或稀释的次氯酸盐治疗。对于坏死溃疡面要清除坏死的组织，促使新生肉芽组织生长。必要时根据全身症状和细菌培养结果，遵医嘱给予全身应用抗生素控制感染。

（4）物理治疗：局部可采用紫外线疗法、红外线疗法、超短波疗法、氧疗法及成纤维细胞生长因子离子导入疗法等，促进刨面愈合。

（5）加强营养，改善全身状况，增加机体抵抗力。

（6）做好手术前后护理：对于长期保守治疗不愈合或压疮深达肌肉等组织，需要手术治疗时，应配合医生做好手术前后的各项护理工作及心理护理。

（张艳华）

第十章　普外科疾病的护理

第一节　甲状腺肿瘤病人的护理

【概述】

(一) 甲状腺腺瘤

最常见，多见于青、中年女性，多为单发肿块，表面光滑，边界清，中等硬度，无压痛，随吞咽上、下活动，生长缓慢，多无不适感。肿块较大时可有压迫症状。多为实性，部分为囊性，当囊壁血管破裂发生囊内出血时，肿块迅速增大，伴局部胀痛。约10%的病人可癌变，20%的病人可不发甲亢。治疗原则是早期手术切除，一般行患侧甲状腺大部切除术，对于较小的甲状腺腺瘤可行单纯腺瘤切除术。术中做快速冰冻切片，判定有无恶变。

(二) 甲状腺癌

多见于中、老年女性，肿块特点是常为单发 (未分化癌为双侧弥漫性增大)，质硬，不规则，边界不清，随吞咽活动度差，局部淋巴转移时伴有颈部淋巴结肿大。晚期压迫邻近器官组织等而出现相应的症状。

对于无淋巴结转移的局限性甲状腺癌，多将患侧腺体连同峡部全部切除，对策腺体大部切除；对于已有淋巴结转移的甲状腺癌，可将甲状腺全部切除，清扫颈部淋巴结，并配合放射性碘治疗。

【护理措施】

(1) 主要护理措施：参照甲亢手术前后的护理，但做颈部淋巴结清扫的病人术后应注意：①保持呼吸道通畅；②保持皮瓣下引流通畅；③观察引流液的量和性质；④注意有无乳糜胸发生。

(2) 甲状腺全切的病人需终生服用甲状腺制剂以满足机体对甲状腺素的需要。常用甲状腺制剂有甲状腺素片、左旋甲状腺素等。要使病人了解不正确的用药可导致严重的心血管合并症，因此应告知病人注意以下几点：

1) 每天要按时服药。

2) 在服药期间如出现心慌、多汗、急躁或畏寒、乏力、精神萎靡不振、嗜睡、食欲减退等甲状腺激素过多或过少表现时，应及时报告医护人员，以便调整用药剂量。

3) 不随意自行停药或变更剂量。

4）随年龄变化药物的剂量有可能需要变更，故最好至少每年到医院复查一次。

（3）告知病人在积极治疗的同时，良好的心理、躯体和社会适应状态是战胜癌症的主要力量。

第二节　乳腺癌

【概念】

乳腺癌是常见的恶性肿瘤之一，欧美国家发病率较高，社会经济阶层高者发病率高于较低者，在我国近几年来，发病率明显增加，已成为威胁女性健康的头号杀手，在女性恶性肿瘤中占第一位。男性乳腺癌也有发生，约占乳腺癌的1%。

【早期诊断、早期治疗】

是提高治愈率、延长生存期、提高生存质量的关键。为此要加强加快教育，提高民众的健康意识，在高危人群中开展自查和定期体检，做好早期发现、早期诊断、早期治疗，帮助病人尽可能恢复正常生活和工作能力。

【病因】

一般认为，乳腺癌发病与激素变化有关，这些变化引起乳房腺体上皮细胞的过度增生，继之发生癌变。目前认为，女性发生乳腺癌的高危因素包括：

（1）家族史　母亲或姐妹中有患乳腺癌者，特别是在绝经前发病的。

（2）晚孕或未曾哺乳者第一胎足月产在35岁后，或40岁以上未孕者。

（3）月经初潮过早（12岁以前），绝经期延迟者（52岁以后）。

（4）肥胖　尤以绝经后体重明显增加或伴有糖尿病者。

（5）曾患功能性紫绀出血或子宫体腺癌、卵巢癌者。

（6）曾患一侧乳腺癌者，其对侧患乳腺癌的可能性要比常人高2~3倍。

（7）乳腺增生症伴有导管或小叶不典型增生活跃者。

（8）一些少见因素，如乳房的放射线照射等。

【临床表现】

（1）症状　绝大多数好转是以无痛性乳腺肿块而就诊。乳腺癌肿块常为无痛性。当肿块发生坏死、出血或并发感染时可出现疼痛。晚期肿块增大，不活动，边缘不光滑，与皮肤或深部组织粘连。乳头溢液是乳腺癌的另一主要症状，患者常因内衣被污染而发现，溢液常为血性，暗红色或淡黄色。

（2）体征　当肿瘤累及乳腺悬韧带（Cooper韧带）时，局部皮肤受牵拉而产生"酒窝"征。皮内淋巴管被癌细胞阻塞而阻断了局部的淋巴回流造成淋巴水肿，即形成"橘皮样"改变。橘皮样改变提示癌细胞堵塞淋巴管，反流淋巴液中的癌细胞可以种植在周围，发展成癌结节，称为"卫星结节"。晚期乳腺癌的表面皮肤可见破溃。

1年左右确信无复发，可以进行乳房再造。

【护理要点】

1.术前护理

（1）心理护理　入院后应给患者做好对症宣教，使患者了解疾病知识，并从患者的神情、言行中掌握患者有无焦虑倾向，了解焦虑的原因，做好心理护理，增强战胜疾病的信心。

（2）妊娠及哺乳期的乳癌患者　前者应终止妊娠，后者应断乳，可肌注睾丸酮或服用炒麦芽等。

（3）高龄患者　应做好心肺功能检查，如有异常，应做好充分的术前准备。

（4）对合并有高血压、糖尿病患者　术前应控制血压，按时服药，检测血压，控制血糖，定时测尿糖，并给予低盐或低糖饮食。

（5）术前宣教　向病人讲述术前的饮食、皮肤准备，术中的大概情况，术后的恢复及伤口的护理及注意事项等，让患者有一定的心理准备，以良好的状态迎接手术。

2.术后护理

（1）心理护理　因患者手术前存在侥幸心理，认为自己是良性肿瘤可能性大，术后一旦证实是恶性肿瘤，患者有个心理调试期，这时护士应多与患者沟通，及时给予心理疏导。患者术后对病情的严重程度及是否扩散、转移是非常关注，对患者这方面的询问，要耐心诚恳地解答，告诉患者只要坚持完成术后的巩固治疗计划，预后是乐观的。同时，要找一些相同的成功病例以现身说法解除其后顾之忧，增强患者战胜疾病的信心，使其主动积极地配合治疗和护理。

（2）病情观察　包括生命体征、伤口敷料、患者主诉及伤口引流液的性质等。如有异常，及时报告医生。对于做扩大根治术的患者，应注意呼吸情况，如有胸闷、呼吸窘迫等症状，立即吸氧，并判断是否与手术操作损伤胸膜有关。根据病情，进一步做肺部听诊和X线胸部检查。

（3）体位　术后麻醉未清醒者，去枕取平卧位，头偏向一侧，清醒后改为半卧位。患侧肩下垫一软枕，患肢上臂内收；前臂自然放于胸前。这种体位即可防止皮瓣张力过大，保持引流通畅，防止切口部死腔发生，又利于皮瓣存活，同时可以增加淋巴及静脉回流，从而预防上肢水肿。

（4）引流管的护理　根治性手术后有伤口引流管时，应妥善固定，防止其扭曲滑脱。如有血块堵塞引流管，应及时排除；如有扭曲，及时矫正，以免因创面积血或积液而导致皮瓣或所植皮瓣坏死。注意观察负压引流液的颜色、量和性质，当引流液每小时超过100mL时，应警惕有无活动性出血。术后3~5日，一般情况良好，引流液24小时少于10~20mL，且皮瓣无积血积液者，可考虑拔除胸骨旁引流管。根据引流情况约7~10天拔除腋窝引流管。

（5）预防水肿　因手术创伤较大，术后预防局部水肿尤为重要。应注意以下几点：

①避免术侧上肢长时间下垂或用力。

②注射、采血、测血压时尽量选用患侧健侧上肢。

③患者需穿宽松上衣，若佩戴手表或装饰物，不宜太紧。

④可适当进行患侧上肢向心性按摩，以促进患肢血液和淋巴液回流。

（6）患肢功能锻炼　大体分为3个阶段，即卧床期、下床后和拆线后的功能锻炼。基本原则是循序渐进，不能过急，防止意外拉伤。目的是预防患肢水肿，松解、软化瘢痕组织，预防瘢痕萎缩而引起患肢功能障碍。

①卧床期的功能锻炼　术后1~3日，为患者卧床期，患肢肘关节以上制动，以免腋窝皮瓣的滑动而影响伤口愈合。此期主要锻炼手指和腕部的功能。可做伸指、握拳、屈腕等锻炼，并可用患侧手练习握健身圈，进行患肢肌肉锻炼，也可进行向心性按摩，促进血液和淋巴液回流，减轻患肢肿胀和疼痛。

②下床后的功能锻炼　此期为拔除引流管后，患者开始下床活动至拆线前。一般与术后2~3日开始下床活动，此期宜以肘关节及肩关节功能锻炼为主。由于接近腋下切口处的瘢痕组织尚未形成，早期进行锻炼可使三角肌、斜方肌和背阔肌尽快恢复功能。这是乳腺癌根治术后，上肢功能恢复的重要一环。锻炼方法：患者可做屈肘伸肘运动，并练习以患侧手指的触摸对策肩部及同侧耳部，也可做患肢贴墙、爬墙动作，或梳头动作等。

③拆线后的功能锻炼　术后9~10日，已拆除切口缝线，可锻炼抬高患侧上肢，即将患侧的肘关节屈曲抬高，手掌位于对侧肘部。初时，可用健侧手掌托扶患侧肘部，使逐渐抬高患侧肘部，直至与肩平；术后14日，练习将患侧手掌至颈后，使患侧上肢逐渐抬高至患者开始锻炼时的低头位，达到抬头、挺胸位，进而能以患侧手掌越过头顶并触及对侧耳部。同时应继续练习爬墙运动、钟摆运动、拉绳运动、扩肘运动或推墙运动等。

（7）出院指导

①心理支持　出院前要细心指导，教会患者自我调节，鼓励患者保持豁达开朗的心境和稳定的情绪，培养广泛的兴趣爱好。同时向患者的家属讲清心理护理的重要性，多些鼓励支持。向患者介绍义乳的选择与佩戴方法，鼓励患者树立信心，积极主动地投入到生活中去。

②指导病人继续坚持功能锻炼，劳逸结合，保证每日连续睡眠6-8小时。

③指导病人多食富含维生素及微量元素的食物，忌高脂肪饮食。

④详细讲解乳房癌根治术后5年内避免妊娠的意义及避孕方法。

⑤指导病人进行乳房自查　每月自查近侧乳房（应避免月经前期及月经期这段时间）；停经后的患者，每月应定期检查。检查方法：坐位或直立位，被查侧上肢自然下垂，对侧手平触乳房有无肿块及乳头处有无分泌物，忌刺激或捏乳房。检查顺序：乳房的内上、外上、外下、内下、乳晕部，最后检查腋窝。勿遗漏检查部位。如发现异常及时到医院复查。

⑥指导病人术后6个约内每月复查1次，以后每3个月1次，并详细告知复查时间、地点、练习方式。

第三节　腹部损伤

【常见腹部损伤】

（一）脾破裂

脾脏是腹部内脏中最容易受损伤的器官，其发病率占各种腹部损伤的 40%~50%。有慢性病理变化的脾脏更易破裂。

根据损伤的范围，脾破裂有中央型破裂、被膜下破裂和真性破裂（破损累及被膜）等三种。前两种因被膜完整，出血量受到限制，故临床上无明显内出血征象，可形成血肿最终被吸收。但在某些微弱外力下，可以突然转为真性破裂，多发生伤后 1~2 周，应予警惕。临床上所见脾破裂约 85% 是真性破裂，出血量大，病人可迅速发生休克而致死亡。一经诊断，立即手术处理，通常采用脾切除术。

（二）肝破裂

肝破裂在各种腹部损伤中约占 15%~20%，肝硬化等慢性病变时发病率较高。肝右叶破裂较肝左叶为多。在临床上各方面表现与脾破裂相似，但因肝破裂后可能有胆汁渗入腹腔，故腹痛和腹膜刺激征较脾破裂明显。应采取手术治疗，手术的基本要求是彻底清创、止血、消除胆汁溢漏和建立通畅的引流。可采用多种手术方式。

（三）肠破裂

在肠破裂中，小肠较多见，其次是结肠，十二指肠因大部位于腹膜后，故损伤率很低。肠破裂后由于肠内容物流入腹腔，常在早期即引起明显的腹膜炎。一般采用手术修补，对裂口较大或多处破裂者采用不发切除术。

【临床表现】

（1）但村腹壁损伤的症状和体征一般较轻。常见表现是局限性腹壁肿痛和压痛，有时可见皮下瘀斑。

（2）腹腔内脏如果仅为挫伤，伤情一般较轻，无明显的临床表现。

（3）腹腔内脏破裂：由于损伤脏器不同，可表现为以腹腔内出血为主和以腹膜炎为主的两种情况。

1）实质脏器破裂：主要表现是腹腔内出血，出血量大时多有失血性休克的表现，明显腹胀和移动性浊音，腹痛和腹膜刺激征较轻。肝破裂伴有大量胆汁外溢或胰损伤胰液溢入腹腔时，可有明显的腹膜刺激征出现。

2）空腔脏器破裂：主要表现为急性腹膜炎，有持续剧烈腹痛和腹膜刺激征，伴有恶心呕吐，肝浊音界缩小，膈下有游离气体，肠鸣音减弱或消失，严重者发生感染中毒性休克。

【辅助检查】

(1) 可进行血生化检查，X 线、B 超、CT 检查，以了解损伤脏器的情况。

（2）诊断性腹腔穿刺：让病人向穿刺侧侧卧 5 分钟，在脐与髂前上棘连线的中、外 1/3 交界处或经脐水平与腋前线相交处进行穿刺，如抽到不凝固血液，提示系实质性脏器破裂所致的内出血，因腹膜的脱纤维作用而使血液不凝。如抽出混浊液体，并发现胃肠内容物，可以确诊有胃肠等空腔脏器破裂。如未抽出液体也不能完全排除内脏损伤的可能，应继续观察，必要时可重复穿刺。

【护理措施】

1.急救　腹部损伤如合并颅脑、胸部、骨折等多发性损伤，应首先处理危及生命的紧急情况；对已发生休克者，迅速输液、输血；对开放性腹部损伤应及时包扎伤口，有肠管脱出，原则上暂不回纳腹腔，用清洁碗覆盖后再包扎。如大量肠管脱出，可牵拉肠系膜引起休克，应先还纳暂行包扎。

2.病情观察期间的护理

（1）严密观察病情：定时测量生命体征、神志的变化，注意有无腹腔内出血和腹膜炎症状。有休克症状者，应按休克护理常规护理。

（2）体位：可取半卧位，不随意搬动病人，避免过多活动，以防肝、脾包膜下血肿破裂发生大出血。

（3）禁食：病情严重或疑有内脏损伤者应禁食，以防万一有胃肠道穿孔而加重腹腔污染。禁食期间需输液维持水、电解质平衡及供应热量，并记录出入量，为预防感染，输液中加入抗生素。

（4）胃肠减压：疑有空腔脏器破裂或有明显腹胀者，应进行胃肠减压，拮抗减轻腹胀，减少可能存在的肠液外漏，又能观察消化道出血情况。应保持通畅，注意引流量和性质。

（5）在观察期间不注射止痛剂，以免掩盖病情。

（6）心理护理：使病人情绪稳定，积极配合治疗与护理。

3.手术前后护理

确定手术治疗时，应及时做好急症术前准备。术后按一般腹部手术后常规护理，特别注意观察腹腔引流液的量、形状，预防术后并发症的发生。

第四节　急性阑尾炎

急性阑尾炎是外科最常见的急腹症，以青壮年发病率最高，男性多于女性。

【病因】

1.阑尾腔梗阻　是急性阑尾炎发生的主要原因。由于阑尾本身的解剖特点，如管腔细、开口小，管壁内有丰富的淋巴组织，系膜短使阑尾卷曲呈弧形，均使阑尾腔易于阻塞。梗阻物常为食物残渣、粪石、异物、寄生虫、肿瘤等。梗阻后使黏液分泌积聚、腔内压力上升，致静脉回流受阻，局部缺血坏死，细菌乘机繁殖，引起炎症。

2.细菌侵入　当阑尾发生梗阻及炎症后，黏膜溃疡，上皮损害，腔内细菌生长繁殖，侵入管壁引起急性炎症，此外，细菌还可经血液循环或周围组织侵入阑尾。

3.神经反射　胃肠功能发生紊乱时，阑尾也受到影响，引起阑尾肌肉或血管反射性痉挛，导致管腔狭窄、梗阻，同时血管痉挛致阑尾缺血，使阑尾腔黏膜受损，细菌入侵引起阑尾炎症。

【病理类型】

根据阑尾炎发病过程的病理解剖变化，可分为以下四种病理类型：

1.急性单纯性阑尾炎　系病变早期，炎症仅限于黏膜及黏膜下层，表现为阑尾充血、水肿，黏膜浅表性溃疡，周围有炎性细胞浸润。阑尾外观轻度肿胀，浆膜充血并失去光泽，表面及腔内有少量纤维素性渗出物。

2.急性化脓性阑尾炎　又称蜂窝组织性阑尾炎。炎症进一步发展侵及阑尾圈层组织，阑尾明显肿胀，浆膜高度充血，有脓性渗出物。黏膜面可有溃疡及坏死，腔内有积脓，可形成局限性腹膜炎。

3.坏疽性及穿孔性阑尾炎　是急性阑尾炎最严重的一种类型。炎症继续发展，阑尾腔内压力升高，发生血运障碍，使阑尾管壁坏死或部分坏死，呈暗紫色或黑色，阑尾充满血性脓液，可发生穿孔，穿孔部位多在阑尾根部和近端，脓液进入腹腔，可引起急性弥漫性腹膜炎。

4.阑尾周围脓肿　发炎的阑尾被大网膜及周围组织包裹、粘连，形成炎性肿块或阑尾周围脓肿。

【临床表现】

1.症状

（1）腹痛：转移性右下腹疼痛是急性阑尾炎的典型症状。腹痛常突然发生，开始于脐周或上腹部，呈阵发性，程度不重，数小时后转移并固定于右下腹麦氏点处（右髂前上棘与脐连线的中处 1/3 交界处），呈持续性疼痛并逐渐加重。少数病人在开始即出现右下腹疼痛。不同类型的阑尾炎疼痛也有所不同：单纯性阑尾炎为轻度隐痛；化脓性阑尾炎为阵发性胀痛、剧痛、坏疽性阑尾炎为持续性剧痛，穿孔后疼痛暂时减轻，之后又加剧。

（2）胃肠道症状：恶心、呕吐常很早发生，开始为反射性，程度不重，后因弥漫性腹膜炎导致麻痹性肠梗阻时症状加重。部分病人可出现便秘、腹泻等肠功能紊乱症状。

（3）全身反应：早期体温正常或稍高，炎症加重后可出现高热、脉速等全身中毒症状，腹膜炎时可出现畏寒高热，不发门静脉炎时可出现黄疸。

2.体征

（1）腹膜刺激征：包括压痛、反跳痛和腹肌紧张，是壁层腹膜受到炎症刺激的一种防御反应，揭示阑尾炎已至化脓、坏疽或穿孔阶段。右下腹压痛是急性阑尾炎的重要体征，压痛部位常在麦氏点，且固定，压痛点可随阑尾位置改变而变化。

（2）腰大肌试验：左侧卧位后将右下肢向后过伸，引起右下腹疼痛为阳性。

（3）结肠充气试验：用一手压住左下腹部降结肠区，再用另一手反复按压其上端，病人诉右下腹痛为阳性。

（4）闭孔内肌试验：仰卧位，右髋右膝均屈曲 90°，并将右股向内旋转，引起右下腹痛为阳性。

（5）直肠指诊：盆，腔阑尾炎症时，早期可在直肠右前壁有触痛，若盆腔形成炎性肿块或积脓时，触痛更明显，可扪及肿块或有波动感。

【辅助检查】

血白细胞及中性粒细胞比例升高。当盲肠后位阑尾炎累及输尿管时，尿中可见少量红细胞和白细胞。

【护理措施】

（一）非手术治疗的护理

（1）卧床休息，取半卧位。

（2）轻者可进流质饮食，重者应禁食以减少肠蠕动，利于炎症局限。禁食期间应静脉补液。

（3）应用抗生素控制感染。

（4）适当应用解痉剂以缓解症状，但禁用吗啡和度冷丁，以免掩盖病情。

（5）严密观察病情变化，注意生命体征、神志、腹部体征的变化及实验室检查结果，如病情加重，应急诊手术。

（二）手术治疗的护理

1.术前护理　手术准备按急诊腹部手术常规准备，禁灌肠，以免引起阑尾穿孔。

2.术后护理

（1）体位：术后按麻醉要求给予适当的卧位，血压平稳后取半卧位。

（2）饮食：轻症病人术后 6 小时开始进流质饮食，勿进甜食及牛奶，以免引起腹胀。重症病人需禁食、输液，待肠蠕动恢复、肛门排气后逐渐恢复饮食。

（3）活动：鼓励病人早期下床活动，以促进肠蠕动恢复，防止肠粘连的发生。轻症病人术后当日即可下床活动，重症病人应在床上活动，待病情平稳后及早下床活动。

（4）预防感染：按时遵医嘱应用抗生素。

（5）严密观察病情，及时发现术后并发症。

1）切口感染：是最常见的并发症，多因手术污染、存留异物、血肿、引流不畅等所致。表现为术后 2~3 天体温上升，切口局部红肿、胀痛或跳痛。处理为拆除缝线，清创引流，定期换药。

2）出血：常发生在术后 24~48 小时内。阑尾系膜结扎线脱落可致腹腔内大出血，出血腹痛、腹胀、出血性休克，一旦出现出血征象，应立即输血、补液、纠正休克，必要时再次手术止血。

3）腹腔感染：多发生于严重的化脓性或坏疽性阑尾炎术后。表现为体温持续升高、腹痛、腹胀、压痛、肌紧张，同时伴有全身中毒症状。按腹膜炎治疗原则处理。

4）腹腔脓肿：常发生于化脓性或坏疽性阑尾炎术后，特别是阑尾穿孔并发腹膜炎者。常发生于术后 5-7 天，表现为体温升高或下降后又升高，并有腹痛、腹胀、腹部包块及直肠膀胱刺激症状等。抗生素治疗无效时，应切开引流。

5）粪瘘：多因阑尾残端结扎线脱落或术中损伤所致。一般经非手术治疗可自行闭合愈合，经久不愈者，应查明病变性质和范围，行相应手术治疗。

6）阑尾残株炎：由于切除阑尾时残端太长，术后复发炎症，出现阑尾炎症状。症状严重时，须行手术切除。

7）粘连性肠梗阻：由于手术损伤或阑尾周围脓液等因素，导致术后发生粘连性肠梗阻。一般非手术治疗可痊愈，病情严重者需手术治疗。

第五节　胃癌

胃癌是我国发病率最高的恶性肿瘤之一。发病年龄 40~60 岁较多，男性明显多于女性。在各种恶性肿瘤中占首位。

【病因】
胃癌的发病原因与胃炎、幽门螺杆菌感染、溃疡、息肉癌变、亚硝基化合物、多环芳烃化合物及饮食因素、遗传因素等有关。

【临床表现】
（1）症状　左上腹不适，伴有不规则隐痛、反酸、嗳气。服止酸剂后症状可暂时缓解，短期内又可发作，上腹饱胀、轻度恶心、食欲减退、消瘦、乏力，出血和黑便也可在早期出现，有时可出现腹泻、便秘及腹下区不适，也可有发热；进展期上腹不适，饱胀加重。服止酸剂后不缓解，食欲减退明显。常伴恶心、呕吐，时有咖啡样物，进行性消瘦，中度贫血，伴有幽门梗阻者呕吐出宿食。贲门癌者有吞咽哽噎；晚期病人呈恶病质，消瘦、脱水、低蛋白血症、贫血，有肝转移腹水、左锁骨上淋巴结转移。

（2）体征　早期多无明显体征，上腹区可有深压痛，有时伴有轻度抵抗；进展期腹上区可扪及肿块，质硬，高低不平；晚期直肠前凹可扪及肿块。

【辅助检查】
（1）胃镜检查　为最直接有效的诊断方法，可进行活组织检查及细胞学检查。
（2）钡餐 X 线检查　胃钡剂造影时胃癌的 X 线征象主要有龛影、充盈缺损、黏膜改变、蠕动异常及梗阻性改变。

（3）脱落细胞学检查　如能发现癌细胞，有确诊意义，但无定位价值。

（4）胃液分析　多数病人有胃酸减少或游离酸缺乏。

【护理要点】

1.术前护理

（1）心理护理　因患者对病情及手术中的情况不了解，会产生各种顾虑及焦虑，对病情起消极影响，故应及时细致反复地向病人做好解释工作。

（2）保证有足够的睡眠，以防机体抵抗力下降。

（3）纠正病人的营养状况，防止术后并发症发生。

（4）纠正水、电解质紊乱，尤其对于有梗阻症状者。

（5）戒烟，训练有效咳嗽，及时治疗呼吸道疾病。

（6）溃疡出血或胃癌伴出血者，应予以补液、止血、输血，密切观察病情、禁食、胃肠减压，使用镇静药，抗休克。

（7）胃、十二指肠穿孔者　由于半卧价、禁食、补液、胃肠减压，使用抗生素，应密切观察病情变化，维持水、电解质及酸碱平衡，抗休克。

（8）有梗阻者　术前 3 日给予禁食，胃肠减压，每晚洗胃 1 次，注意补充水及电解质，调节酸碱平衡。

（9）胃癌累及横结肠者　应行以下准备：

①饮食　术前 3 日起进低渣或无渣半流质。术前 2 日起改为流质。

②药物准备　原则上使用肠道不吸收的抗生素，如灭滴灵等。泻药，口服 50% 硫酸镁 100mL 并大量饮水。

③灌肠　术前晚行大量不保留灌肠；术日晨行清洁灌肠。

④补液　补充电解质及热能。

2.术后护理

（1）严密观察生命体征　3 小时内每 30 分钟测量一次，直到平稳。

（2）妥善固定引流管并保持通畅，观察引流液的量、色、性、质。

（3）肠蠕动恢复拔除胃管后可适当给予饮水。术后第三日半量清流质，应选择避免胀气的食物，量约 50~80mL。术后第六日流质，术后第九日半流质。全胃切除者适当延迟进半流质时间。

3.并发症的观察与护理

（1）胃出血　出血少时可在 24~48 小时自行停止。若每小时出血量大于 200mL 提示有活动性出血。应及时报告经治医师，同时观察血压、脉搏、伤口敷料、腹部体征。

（2）感染　多发生在术后 3~5 天，可有肺部、泌尿系、伤口、膈下、腹腔感染。大多与活动受限、卧床不起、手术麻醉操作、术前准备不完善、手术污染腹腔等有关。故术后应加强翻身、拍背、雾化吸入，防止肺部感染，做好会阴护理、伤口护理、引流管护理，防止医源性感染发生。

（3）吻合口排空障碍　多发生在术后 3 日以后，应注意观察呕吐物的性质。胃与空肠或十二指肠吻合口排空障碍时呕吐物大多不含胆汁，如吻合口排空障碍发生在输出襻空肠处。表现特点是呕吐物含大量胆汁。一般基于禁食、胃肠减压、补液、营养支持、抗感染等保守治疗。

（4）梗阻

①输入襻空肠梗阻　根据梗阻的原因和部位不同，分为慢性单纯性部分梗阻与急性绞窄性完全梗阻。前者主要症状是间歇性呕吐胆汁，呕吐量大，与进食的密切关系。如症状持续不改善则需要手术治疗。后者表现为腹上区急腹症，突然发生上腹剧烈疼痛，呕吐频繁，呕吐量不大，也不含胆汁，多需手术治疗。

②输血襻空肠梗阻　症状与输出襻空肠处排空障碍相似，多需手术治疗。

（5）倾倒综合征　尤其进半流质以后，表现为心慌、出冷汗、头晕、无力、恶心、呕吐、腹痛、面色苍白，甚至血压下降。原因：切除范围大或吻合口过大，与食物的性质和人类也有一定的关系。早期倾倒综合征的发生原因：一是高渗实务进入肠腔，使大量细胞外液被吸入肠腔，致血容量一时性下降，故术后忌过甜、过咸、过浓的食物；二是饱餐使肠腔突然膨胀，牵拉肠系膜神经。引起5-羟色胺、组胺的释放，导致肠蠕动增快和血管舒张而引起腹腔神经丛的刺激反应，故用餐不能过饱，且餐后应平卧20~30分钟，以减缓食物进入肠腔，有助于避免倾倒综合征发生。药物可用抗组胺或抗乙酰胆碱及抗痉挛和镇静药。经上述措施无效时，可考虑手术治疗；三是立位时，食物和进入肠腔内体液的重量牵拉已游离的残胃，刺激腹腔内脏神经，引起上述反射性症状，故强调餐后应平卧20~30分钟。晚期倾倒综合征实质上是低血糖综合征，这是由于高渗食物快速进入小肠，葡萄糖被迅速吸收引起高血糖，激发胰岛素过量释放，继而产生反应性低血糖。一般在两餐间摄入少量含糖食物即可避免类似症状发生。

（6）十二指肠残端破裂或吻合口瘘　一般在术后3~5日内发生。表现：腹腔引流管内引流出浑浊液体，伤口渗出黄绿色液体，腹部疼痛加剧，发热。处理：有弥漫性腹膜炎者应及时手术治疗，充分引流；如症状轻、瘘口小、引流物少，可禁食，胃肠减压。使用抑制胃肠道分泌药物及抗生素，加强营养支持，注意保护局部皮肤。

【健康宣教】

（1）保持心情舒畅，胃癌术后休息1年。

（2）饮食遵循规律，宜清淡、富营养、少量多餐。每日5-6餐，每餐50克左右，逐渐增加。

（3）按医嘱服用助消化药及抗贫血药。消化药应在饭后服用。

（4）保持大便通畅，观察有无黑便、血便，一旦见有异常应及时就诊。

（5）防止倾倒综合征发生，饭后应平卧30分钟，忌摄入高渗食物。

（6）注意复查血常规、肝功、肾功、胃镜。

（7）建立良好的身心环境，坚持进行化疗。

（8）观察体重变化，注意补充营养，宜进高蛋白、高维生素、高热能饮食，增加机体免疫力。

第六节　原发性肝癌

【概念】

原发性肝癌是我国最常见的恶性肿瘤之一，其发病男性多于女性，约 6~10:1，以 30-50 岁多见。

【病因病理】

病因不甚清楚。据观察，多见于乙型病毒性肝炎、肝硬化、黄曲霉素、及某些化学毒素与之有密切关系。其病理，大体分为结节型、巨块型、弥漫型。组织学分类；肝细胞型、胆管细胞型、混合型。我国绝大多数是肝细胞型肝癌。

【临床表现】

早期症状包膜下，仅有食欲不振、乏力、上腹饱胀、消瘦等症状，随病情发展出现以下症状：肝区疼痛、肝肿大、腹水；晚期出现贫血、黄疸、皮下出血、恶病质。

【辅助检查】

定性诊断方法

（1）AFP 测定　血清 AFP 持续大于 400ug/L

（2）肿瘤标记物及酶学测定　如 r-GT（r-谷氨酰转肽酶）铁蛋白、r 抗胰蛋白酶、碱性磷酸酶（HLP）癌胚抗原（CEA）等。

（3）定位诊断方法

①B 型超声显像。

②选择习惯肝动脉造影。

③CT、MRI（核磁共振）。

【护理要点】

1.术前护理

（1）心里疏导　建立良好的护患关系，了解患者的心理状态，为其排忧解难，详细介绍手术治疗方法、手术效果，邀请同类手术恢复期病人介绍经验及感受，使病人以良好的心态配合治疗及护理。

（2）饮食护理　指导患者进食低脂、高热量、高维生素、高蛋白、易消化食物，如甜面食、藕粉、蜂蜜、新鲜蔬菜、水果、牛奶、蛋类、瘦肉、豆制品，禁食油炸、肥肉类等食品。

（3）改善营养状况和肝功能　术前静脉营养保肝药物，维生素 K1，输注白蛋白、血浆等；有效的保肝治疗措施，提高机体抵抗力和对手术的耐受性。

（4）病情观察　感区疼痛时，可分散注意力，如与他人交谈、听音乐、读书报等；适当变换体位或采取能减轻疼痛的体位，同时为病人创造安静、清洁、舒适的环境，减少外界刺激，注意观察疼痛的性质。若突然剧烈的腹痛，范围扩大，应警惕肝癌破裂出血的发生，并及时报告主管医师做相应的处理。

（5）注意观察体温变化　明确发热的原因，是炎症还是肿瘤热，若体温38.5℃以上，可适当应用消炎痛栓肛塞；炎症感染者可应用广谱抗生素。

（6）指导患者每日有充足睡眠，祛除不良生活习惯　如禁烟，入院后即要求患者不吸烟，以提高呼吸道黏膜的抵抗力，预防术后呼吸道并发症。

（7）术前指导患者练习床上大小便及正确咳嗽咳痰方法，介绍其目的和意义，术前晚行清洁灌肠，手术前30分钟置胃管，以防止术后呕吐、腹胀和肠麻痹，介绍麻醉方式、手术时间及配合方法等。

2.术后护理

（1）了解术中情况，判断麻醉清醒程度，术后2~4小时之内避免熟睡，以免影响呼吸功能，按全麻术后护理常规。

（2）连接心电监护装置，以便及时监测血压心率呼吸血氧饱和度及体温的变化，若有异常及时报告医师做相应的处理。

（3）持续胃肠减压，禁食，保持负压引流袋通畅及有效的负压。肠蠕动恢复后，即拔除胃管开始经口进食，从流质开始，如米汁、蛋羹、豆浆过渡到半流质，如烂面条、稀饭、馄饨、新鲜易消化的蔬菜，无不良反应时渐渐改为普通饮食。

（4）吸氧肝切除术后持续吸氧24小时，已增加肝细胞供氧量，促进肝细胞再生与修复，一般采用面罩吸氧，氧流量要够大，6L/min左右，保持$SaO_2$95%以上。

（5）卧位全麻术后1~6小时内去枕平卧，头偏向一侧，之后血压平稳取低斜坡半卧位，术后第二天指导并协助病人翻身及床上活动，但幅度不要过大，动作轻柔，以免肝断面出血。

（6）各种引流管的护理　肝癌切除术后一般放置引流管，有腹腔引流管、双套管负压引流管、胆管引流、持续导尿管等多根引流管，应妥善固定，防止受压、扭曲、折叠，保持引流通畅，每隔2~4小时自近段向远端挤压引流管一次，防止血凝块堵塞管腔，记录引流液的量、颜色、性质等。每日更换无菌引流管及引流袋，严格无菌操作。双套管引流应保持有效负压，各种管道的注意事项、目的、意义应向家属病人介绍清楚。

（7）注意保肝措施　术后注意加强营养尤其是禁食阶段，可根据病情营养静脉营养液（TPN，胃肠外营养）内加氨基酸、脂肪乳、脂溶性及水溶性维生素等，隔日输白蛋白、血浆等，以保护肝功能，并及时抽血查血生化、肝功能。

（8）出血的观察　肝切除术后出血多发生在术后24小时内，注意观察切口有无渗血，引流管尤其是双套管引流液的颜色、量、性质及血压、心率的变化。一旦发生异常，及时保肝主管医师妥善处理。

（9）注意观察其他并发症　如肝功能衰竭、膈下脓肿、胆汁瘘、肺部并发症、血不凝、胸腔积液等。

【出院指导】

（1）注意休息，保证充足睡眠，体力活动要循序渐进，避免劳累。

（2）合理安排膳食，根据肝功能给予适量优质蛋白质、高碳水化合物、高维生素饮食，避免摄入辛辣、刺激性食物。

（3）保持乐观，平静的心态，情绪稳定，生活有规律。

（4）指导病人正确的服药方法，注意事项。

（5）定期来院复查。

（姜芹 孟静 张艳华 孙丽丽 宫亚文 沈萌）

第十一章　泌尿外科疾病的护理

第一节　肾输尿管结石

尿路结石是泌尿外科最常见的疾病之一，且复发率高，其中又以上尿路（肾和输尿管）结石最常见。

【病因】

部分肾结石有明确的病因，如甲状旁腺功能亢进、肾小管中毒、海绵肾、痛风、异物、长期卧床、梗阻和感染等，但大多数含钙结石原因不明。

根据上尿路结石形成机制的不同，分为代谢性结石和感染性结石。

【临床表现】

肾和输尿管结石的主要表现是与活动有关的肉眼或镜下血尿和疼痛。

（1）结石越小症状越明显。肾盂内大结石及肾盏结石可无明显症状，表现为活动后镜下血尿及上腹或腰部钝痛。

（2）结石引起肾盂、输尿管连接处或输尿管完全性梗阻时，出现肾绞痛及放射痛，疼痛剧烈难忍，为阵发性，伴大汗、恶心、呕吐。

（3）结石伴感染时可有尿频、尿痛症状；继发急性肾盂肾炎或肾积脓时，可有发热、畏寒等全身症状。

（4）双侧上尿路结石引起双侧完全性梗阻或独肾上尿路结石完全性梗阻时，可导致无尿、肾功能衰竭。

【辅助检查】

（1）尿常规检查镜下血尿。

（2）影像学检查。

①泌尿系平片　95%以上结石能在平片中发现。

②B超　能发现平片不能显示的小结石和透X线结石，也能显示肾结构改变和肾积水。

③静脉肾盂造影　了解肾结构和功能改变，有无引起结石的局部因素如畸形、梗阻等。

④逆行肾盂造影 仅用于其他方法不能确定时，

【护理要点】

体外冲击波碎石（ESWL），以安全、高效、痛苦小、无须住院、迅速康复等特点越来越受到患者的青睐，目前 90%的尿路结石都通过 ESWL 治疗。

其护理措施如下：

（一）术前护理

（1）完善术前常规检查 预约 ESWL。

（2）肠道准备 嘱患者术前一天晚口服缓泻剂，术日晨起禁食。若下午碎石，当日中午禁食，减少肠道积气，以利结石显影和预防消化道出血。

（3）嘱患者术前 40 分钟饮水 500mL，以利碎石和保护肾脏。

（4）心理护理 对病人态度和蔼、耐心，向病人介绍碎石原理、机器的优良性能，告知治疗过程约需 1 小时左右，以及可能出现的术后并发症的几率，解除病人的紧张恐惧心理。教病人缓解紧张情绪的方法，如缓慢深呼吸、数数等。

（5）播放旋律优美的音乐，使病人在比较放松的状态下接受治疗。

（6）对小儿和精神极度紧张的成人患者，可适量给予镇定剂。

（7）合并心律失常的患者给予心电监护，并备齐抢救物品及药品。

（二）术中护理

（1）过程患者的面色、表情、呼吸、脉搏变化，对感觉疼痛的患者给予安慰、鼓励，教病人缓解疼痛的方法，如握紧拳头或集中精力听音乐等。

（2）对术中疼痛较重或伴恶心呕吐的患者，应暂停治疗，遵医嘱给予止痛剂。

（3）严密观察心率、心律变化，发现异常及时处理。

（三）术后护理

（1）多饮水 保证每日尿量在 2000mL 以上。若存在饮水困难，应给予静脉补液。

（2）适量运动 适当增加体力活动可帮助排石，但运动量过大有促使结石急速排出造成梗阻的危险。因此，巨大肾结石或孤立肾结石患者碎石不宜立即剧烈活动。

（3）体位引流 一般结石在碎石后无须特殊体位，肾下盏结石因解剖因素难以排出。这种情况可让患者经常采取头低脚高位，并叩击腰背部以利碎石片排出。蹄铁形肾因肾盂位于肾脏前面，肾结石患者在碎石后宜采取俯卧位。其他特殊情况也可根据其解剖特点取适当体位引流。

（4）遵医嘱给予解痉剂、抗生素、排石药物等。

（5）嘱患者收集排出的结石送检，做结石分析。

（6）嘱患者碎石后与医师保持密切联系，以备出现绞痛、尿路梗阻等并发症，及时处理。

（7）碎石后复查 碎石后第三天复查 X 线平片或 B 超。若结石已消失，治疗到此为止；若结石尚未排净，碎片小于 4mm 者，继续保守治疗，3 个月复查；3 周后，碎片大于 4mm 时，根据具体情况决定再次碎石或采取其他治疗方法。

【健康指导】
因尿石症复发率很高，所以预防复发至关重要。

（1）每日饮水大于 2000mL（8~10 盖杯），保证每日尿量约 2000mL。

（2）适量食用柑橘类水果，增加尿中柠檬酸钾的含量，抑制尿中晶体的生成。

（3）每日食用食盐应少于 5g。

（4）除患者具有明确的高钙尿症，一般患者不必忌牛奶、豆类等含钙食物。

（5）尿路结石治愈后半年，须例行泌尿系统 B 超检查，一年内行腹部 X 光平片检查。

（6）收集排出的结石粉末，并送来检验，根据以下分析成分确定具体的防治方案。

①草酸钙结石　忌食菠菜、番茄、芦笋、浓茶、胡萝卜、巧克力、各种干果（松子、核桃、栗子、花生等）、草莓、大黄、麦麸。

②尿酸结石　忌食动物内脏和酒类、限食肉、鱼类，每日不超过 100g，少食花菜、蘑菇、碱化尿液。

③磷酸铵镁和碳酸钙混合结石　控制尿路感染，服用食醋，酸化尿液。

④磷酸钙结石　忌食南瓜子、咖啡、浓茶。

第二节　前列腺增生

【概念】
前列腺增生亦称"前列腺良性肥大"，是老年人常见病。

【病因】
与老年人性激素平衡失调有关。

【临床表现】
一般在 50 岁以后出现症状，症状决定于梗阻病变程度发展的速度，以及是否合并感染和结石。尿频是前列腺增生病。最初出现的症状为进行性排尿困难，是前列腺增生最重要的症状，梗阻加重达一定程度，排尿时不能排尽评估内全部尿液，出现膀胱残余尿，过多的残余尿可使膀胱失去收缩能力，逐渐发生尿潴留，并可能出现尿失禁。前列腺增生合并感染时，亦可有尿频、尿急、尿痛等膀胱炎现象，有结石时症状更为明显，并可伴有血尿，晚期可出现肾积水和肾功能不全病象。

【辅助检查】
尿流动力学检查，膀胱残余尿测定，膀胱镜检查，泌尿系造影，超声波检查。

【护理要点】

（一）术前护理

（1）充分了解病人各方面的情况，配合医生做好病人的心理护理。前列腺增生绝大部分为老年人，许多病人体质较差，自理能力较低，护士要耐心向病人介绍手术方法的安全性及预后，同时也要告诉病人，在治疗过程中可能出现的一些症状，使病人有良好的心理准备，以解除其顾虑及恐惧感。

（2）对于长期卧床病人，要协助其床上活动，防止发生褥疮和并发症，增加营养，增强身体抵抗力。

（3）怀疑有泌尿系感染的病人，静脉应用抗生素或进行膀胱冲洗。

（4）保持大便通畅，顾虑病人多吃蔬菜、水果，必要时服用缓泻药物，如杜秘克、通便灵等。术前可给予灌肠 1 次。

（二）术中护理

接通电源，微机操作开始后，观察病人对治疗的反应。病人局部热感、尿意，多数病人可以耐受，向病人解释为正常现象，这种情况多发生在温度逐渐上升阶段，达到治疗温度后可以逐渐缓解。另外，在治疗过程中，由于局部刺激作用，病人有尿频、尿急或有便意。此时，嘱病人不要紧张，不要排尿、排便。有尿时，尿液会通过尿管流入尿袋，要让病人尽量减少排尿动作，减少出血现象的发生。

（三）术后护理

（1）密切观察生命体征 术后严密监测血压、心率，对术前有心、肺功能欠佳及术中较多出血者设心电监护，观察记录血压、脉搏，每 30 分钟 1 次，待病；隋稳定后酌情测量。

（2）术后注意观察孩子有无排尿不畅和血尿 由于前列腺血管丰富，出血一般多在术后 24 小时内发生，术后遵医嘱持续膀胱冲洗，密切观察引流液的颜色、量。如出现引流液量少于冲洗液量或突然加深为鲜红色，须高度警惕，及时处理，防止血块阻塞尿管。

（3）由于术后留置尿管，膀胱造瘘及膀胱冲洗极易并发尿路感染，术后常规使用抗生素，保持尿液引流和冲洗系统无菌。妥善固定尿管及引流袋低于膀胱水平，保持尿道口清洁，每日用 1:1000 新洁尔灭棉球擦洗尿道口 2 次。

（4）由于手术后对后尿道的创伤，致使局部组织反应性增强，加上留置气囊导尿管牵引压迫及术后持续膀胱冲洗的刺激，常常引起膀胱阵发性痉挛疼痛，患者烦躁不安、痛苦难忍时，及时报告医生处理。应用度冷丁、黄体酮、654-2，消炎痛栓等止痛药物，也可术毕安装止痛泵。

【健康宣教】

（1）向病人及其家属讲明术后保持大便通畅的重要性，避免用力排便而继发出血，术后 3~5 天避免灌肠、肛诊，并嘱病人多食蔬菜水果。

（2）指导并协助病人翻身，预防发生褥疮，协助病人拍背，并教会其有效可视、咳痰，预防发生坠积性肺炎。

（3）鼓励病人早期下床活动，循序渐进，下床活动时，要有专人协助，防止发生体位性低血压，避免摔倒，防止发生意外。

（4）尿管前，间断夹闭尿管，定时放尿，形成反射性膀胱，锻炼膀胱功能，避免拔管后引起急性尿潴留或尿失禁。

（5）出院后 1 个月内防止便秘，多食水果、蔬菜。

（6）注意排尿情况，如有尿线细，排尿费力应及时就诊。

（7）每日饮水 1500~2000ral，上午多饮，下午少饮，以免夜尿增多，影响睡眠。

（8）增加营养，增强抵抗力，以利康复。

第三节　肾脏移植术

【概念】

将一个个体的器官或组织植入另一个个体，称为"移植"。肾移植是终末期肾病最理想的治疗方法。

【肾移植适应症】

肾小球肾炎、慢性肾盂肾炎、遗传性肾病、糖尿病肾病、肾肿瘤等原因引起的终末期肾病。

【肾移植种类】

自体肾移植、同种异体、旨移植、异种肾移植。

【供体选择】

活体供者，又分为亲属供体与非亲属供体两种；尸体供者。

【护理要点】

（1）做好心理护理，向患者讲清手术的必要性及术后注意事项，并指导患者学会床上大小便。

（2）术前除做好常规检查外，还应做好尿肌酐、尿素氮、供血者血型、淋巴细胞素试验、HCA 位点配型等。

（3）术前备皮后，用 1:1000 苯扎溴铵溶液消毒皮肤，然后用消毒大单包裹全腹部。

（4）术前常规透析和输血 200~400mL。

（5）术前口服免疫抑制药物，以做抗排斥准备，同时应用罗士芬等抗生素预防感染。

（6）患者送手术时，带入药片包括甲基强的松龙、速尿注射液、地塞米松罗士芬、肾保液。

（7）做好病房的清洁消毒工作，病房彻底清洁后，用乳酸甲醛溶液+高锰酸钾熏蒸消毒，准备好消毒床单位。

（二）术后护理

（1）了解患者一般情况，手术经过、尿量多少、补液量及补液速度、激素用量等，并及时执行各项术后医嘱。

（2）病人回病房后，24 小时专人监护，进行心电监护，严密监测体温、脉搏、呼吸、血压，记录每小时尿量。

（3）术后第一个 24 小时内补液原则：排尿量<200mL/h 时，应控制补液速度；排尿量为 200-500mL/h 时，补液量等于尿量；排尿量>500mL/h 时，补液量为尿量的 70%。

（4）取平卧位，移植侧下肢屈曲 15°-25°，减少切面疼痛和手术血管吻合处张力，以利愈合。

（5）观察切口渗血情况有无外科并发症，如切口出血、血肿、尿瘘、淋巴瘘、肾破裂等。

（6）术后肠蠕动恢复，肛门排气后，给高热量、高蛋白、高维生素、易消化的软食，鼓励患者多饮水。

（7）准确记录 24 小时出入量，每日早、晚各测体重 1 次，并做好记录。

（8）应用大剂量免疫抑制剂时，注射部位要严格消毒，并保持皮肤清洁、干燥。

（9）加强基础护理，预防呼吸道感染，鼓励患者做深呼吸；痰液黏稠者，给予雾化吸入。

（10）移植后 1 个月内，重点观察急性排斥反应的发生，防止感染，严重执行无菌操作，加强病室消毒隔离，注意口腔卫生。

【健康教育】

（1）指导患者每日行口腔护理 2 次，每次食后用硼砂溶液漱口，大便后用高锰酸钾坐浴。

（2）移植后 1 个月内家属不允许携带物品入病室。如两人合居一室，应做好床边隔离，以免交叉感染。

（3）患者如外出检查、治疗，需穿好隔离衣，戴好帽子、口罩。

（4）患者衣裤、床单等，均需高压灭菌后使用。移植后 1 个月内每日更换 1 次，如有污染和潮湿，应立即更换。

（5）指导患者按时服用各种免疫抑制药物，同时观察有无药物副反应发生。

（6）指导患者记录尿量和测量血压，并定时进行化验检查，主要观察血肌酐、尿素氮及环孢素 A 浓度。

（7）嘱患者出院后，避免到人群密集的场所，并注意预防交叉感染，预防感冒。

（8）嘱患者加强营养，给高热量、高维生素、高脂肪，低盐或无盐饮食，增强机体抵抗力。

（9）嘱患者定时到医院复查，指导患者每日检查移植肾，注意有无肿胀，质地变硬、压痛等；如有异常及时到医院作超声波检查。

第四节　精索静脉曲张

【概念】

精索静脉曲张系精索的静脉回流受阻或瓣膜失效血液反流引起血液淤滞，导致蔓状静脉丛迂曲扩张。

【病因】

静脉壁及其周围结缔组织薄弱或提睾肌发育不全，静脉瓣膜缺损或关闭不全；左侧精索内静脉行程长并呈直角进入肾静脉，静水压力高；左精索内静脉可能受乙状结肠压迫；右髂总动脉压迫左髂总静脉。

【临床表现】

病人站立时阴囊胀大，有沉重及坠胀感，可向下腹部，腹股沟或腰部放射，行走劳动时加重，平卧休息后减轻。

【辅助检查】

多普勒超声听诊、红外线、接触性阴囊测温、B型超声波检查及精索内静脉造影等。

治疗新进展　常用手术为硬膜外麻醉下精索内静脉高位结扎术。近年来治疗有了新进展，行全麻下经腹腔镜精索静脉高位结扎术，此手术对病人创伤小、痛苦小、住院时间短、手术效果好。

【护理要点】

（一）术前护理

（1）心理护理　患者大多是一些年轻的不育患者，心理负担及家庭压力较大，担心术后仍然会不育。针对这种情况，应耐心地向他们讲解该病的预后情况，稳定患者的情绪，鼓励其树立战胜疾病的信心，积极配合治疗。

（2）术前晚嘱患者服用镇静药，保证足够的休息；术日晨给予灌肠1次，肌肉注射阿托品0.5mg鲁米那钠0.1mg。

（二）术后护理

（1）全麻术后去枕平卧6小时，未完全清醒病人，头偏向一侧，避免呕吐物误吸引起呛咳甚至窒息。同时给予氧气吸入，心电监护，观察生命体征变化。

（2）全麻气管插管致呼吸道分泌物多黏稠，痰液不易咳出，同时病人自感咽部干燥疼痛不适，给予雾化吸入，协助病人将痰咳出，保持呼吸道通畅。

（3）术后绝对卧床 24 小时，观察腹部切口渗血情况，注意有无继发出血。如刀口渗血较多，应局部沙袋加压或冰袋冷敷，同时给予止血药物。

（4）术后病人腹胀，胃肠功能未恢复者，应禁食；嘱病人在床上做适当运动或下床轻度活动。腹胀未减轻者，遵医嘱肌肉注射新斯的明或新斯的明足三里封闭。

【健康教育】

1.患者出院后，禁止做剧烈运动，避免长时间站立或下蹲。

2.定期复查精液常规。

（孙艳侠 王芬 张艳华 卢永丽 何 宜 臻）

第十二章　神经外科疾病的护理

第一节　颅脑损伤

【急救处理】

1.保持呼吸道通畅，清除口鼻异物，给氧，必要时行气管插管或气管切开，使用呼吸机辅助呼吸等。

2.抗休克，妥善处理伤口，局部加压包扎止血。

3.预防脑疝，快速静脉滴注甘露醇以降低颅内压。

4.配合做好辅助检查（X线、CT）。

5.做好抢救记录。

【病情观察】

1.意识状态　意识变化可反映脑损伤的程度及病情演变的情况。常见的意识障碍有：①嗜睡　处于睡眠状态，大声可唤醒，但很快又入睡；②浅昏迷　呼之不应，对强烈刺激如压眶等有反应；③深昏迷　对各种刺激均无反应，各种反射均消失。颅脑外伤病人应特别注意有无中间清醒期，即伤后昏迷，清醒后再昏迷，则提示有硬脑膜外血肿。

2.瞳孔变化　瞳孔变化是颅脑损伤病人病情变化的重要体征之一，如一侧瞳孔进行性散大，对光反应迟钝或消失，并伴有意识障碍，则提示有脑受压及脑疝。如双侧瞳孔大小多变、不等圆、对光反应差，为脑干损伤的特征；双侧瞳孔散大固定，深度昏迷，是病人临危征象。

3.生命体征　应定时观察，如血压进行性升高，脉搏缓慢而有力，呼吸深而慢，提示颅内压升高，警惕有颅内血肿或脑疝形成，应立即处理。如血压下降、脉搏快而弱不规则，提示脑干功能衰竭。脑挫裂伤及蛛网膜下腔出血，多有体温升高，一般在38~39℃之间。

4.肢体活动　注意观察有无自主活动，活动是否对称，有无瘫痪。

5.头痛、呕吐　剧烈头痛、频繁呕吐，提示颅内压增高，警惕发生脑疝。

【降颅内压】

1.安静休息　采用头抬高15°~30°卧位，持续或间歇吸氧。

2.应用脱水剂和糖皮质激素　首选20%甘露醇。

3.需手术者做好术前准备。

4.控制液体输入量及液体输入速度 成人 1000~2000mL/日为宜，输液速度 15~20 滴/分，保证尿量 600mL/日以上。

5.高热的处理 物理降温，戴冰帽、冰毯、酒精擦浴等，必要时遵医嘱应用退热药。

【预防感染】

1.预防颅内感染

（1）头皮损伤和颅底骨折需注意 TAT 和抗生素，以预防感染。

（2）有脑脊液耳漏和鼻漏者避免堵塞、冲洗滴药；避免经鼻腔置胃管、吸痰；避免用力屏气排便、擤鼻涕等动作；禁止腰穿，以防颅内压骤然升降，使外漏之污染脑脊液返流引起颅内感染或外伤性气颅。

2.预防肺部感染 定时翻身，拍背吸痰。

3.预防压疮 定时翻身，按摩受压骨突处，加强全身营养。

4.预防泌尿系感染 做好会阴及导尿管护理。

【维持体液及电解质平衡】

加强营养，每日记录出入量，并监测电解质情况以调节液体输入量。昏迷病人无呕吐，肠鸣音正常，发病 3~4 天后可给予鼻饲补充营养。

【做好术前准备】

包括降低颅内压、剃除头发。颅内高压时禁止灌肠。

【注意安全，防止损伤】

必要时加床档、约束带，防止冷热损害。

【了解病人心理状态】

帮助其接受疾病带来的恐惧，并在适当的情况下，帮助病人学习康复的知识和技能。

第二节 神经外科立体定向术

【概述】

胸部立体定向手术是利用定向仪将操作器械，如脑针、电极、脑组织切割刀、吸引管等通过颅骨钻孔，放到脑深部某些结构中进行操作，目的是制造一个人工毁坏灶，改变脑功能以减轻或消除疾病症状；或放置电极进行电生理研究；或取出组织进行病理检查；或去除病灶，如清除血肿或肿瘤囊液等。

这种手术包括两个步骤：首先是定出目标结构（靶点）在空间的坐标位置，称

"定位术"；第二步是按此坐标将操作器械放到靶点进行操作，称"导向术"。

【辅助检查】

术前需行 CT 或 M III 检查，即能准确地定位靶点，又可将靶点周围的脑组织结构清晰地显现出来。

【护理】

1.术前护理

（1）心理护理　由于手术在局麻下进行，局麻的弱点是止痛不完全，另外，在术中病人保持意识清醒，手术要在定向仪的引导下进行，病人会有一定的恐惧感。手术前，要耐心向病人解释手术过程，以征得其积极配合。同时，给以适当的心理疏导。对少数不能配合的病人，如有精神症状的病人，智能采用全麻。

（2）CT 或 MRI 等检查，以精确定位。

（3）常规术前化验检查，如血常规、血小板及出凝血时间、胸透、心电图等。

（4）术前颅内压明显增高者，先应用 20%甘露醇 250mL 脱水治疗，在降颅压处理的同时，应用地塞米松 10-20mg，以提高机体的应急功能。

（5）对高血压脑出血的病人，术前要适当控制血压。已有呼吸道梗阻者，可先行气管插管或气管切开，以改善呼吸功能。

（6）术前其他常规准备，如剃头、禁饮食、鲁米那钠，阿托品肌肉注射，做青、普皮试，更衣等。

2.术后护理

（1）严密观察意识、瞳孔、呼吸、血压及肢体活动情况。

（2）对有引流管者，注意保持引流管通畅，观察引流液的颜色、性质和数量。

（3）术后可发生脑水肿，表现为颅内压增高症，头痛、恶心、呕吐，可用甘露醇脱水治疗。

（4）保持头部敷料干燥，严格无菌操作，应用抗生素，预防颅内感染。

（5）并发症的防治　颅内再出血是术后严重的并发症，可发生在硬膜外、硬膜下、脑实质内和脑室内出血等。术后要严密观察意识及生命体征变化，及早发现再出血。一旦病情变化，应对症治疗并及时复查 CT。如血肿形成造成压迫症状时，立即行开颅手术清除血肿。

（6）高血压脑出血的老年人，由于抵抗力低、代偿能力差、动脉硬化等，术后要积极预防肺部感染、消化道出血等并发症，以提高治疗效果。

第三节　蝶鞍区肿瘤摘除术

【概念】

蝶鞍部肿瘤的种类较复杂，按发生部位的差异，分为鞍上、鞍内、鞍旁、鞍前、鞍后及鞍底肿瘤。鞍内肿瘤主要是垂体腺瘤；鞍上肿瘤主要是脑膜瘤、生殖细胞瘤、颅咽管瘤、上皮样囊肿、视交叉胶质瘤等；鞍前肿瘤主要是鞍蝶骨平台脑膜瘤；鞍底部肿瘤主要是蝶窦肿瘤等。

【临床表现】

鞍区肿瘤根据其生长部位不同而有不同的临床表现。

（1）最常见的组织是不对称视力障碍和视野缺损。

（2）额部同侧性头痛亦较常见，也有颞部或顶部疼痛。

（3）少数病人出现幻嗅、嗅觉减退或消失。

（4）部分病人出现内分泌障碍，表现为性欲减退、阳痿或闭经、毛发脱落、肥胖等。

【辅助检查】

头部 CT 及 MRI，检查肿瘤所在的位置，查视力、视野，同位素检查，蝶鞍部拍片。

【护理要点】

1.术前护理

（1）心理护理　因患者对病情及手术中的情况不了解，会产生各种顾虑及焦虑而产生消极影响，故应及时细致反复地向病人做好解释工作。

（2）术前准备　向女性病人询问月经史，术前帮助病人锻炼床上大小便以及去枕平卧位，术前做好青普皮试，按全麻病人手术前准备。保证患者充足睡眠，保持好的精神状态，难以入睡的病人可根据医嘱给予乐啶 0.4~0.8mg 口服，也可饮用一杯热牛奶，保持良好的精神状态。

（3）术前备皮。

2.术后护理

（1）向医生了解术中病人情况，大致了解病人及肿瘤性质、部位、大小及失血量。术后 6 小时按全麻术后护理，去枕平卧。根据医嘱给予吸氧，保持患者呼吸道通畅，观察神志、瞳孔、呼吸、血压的变化。

（2）合理应用抗生素及止血药物，防止病人术后出血及感染，适量应用激素减轻脑水肿。

（3）观察体温、脉搏、呼吸、血压的变化。术后 1~2 天有吸收热，一般不超过 38.5℃，无需作特殊处理，术后 5~7 天是感染的高发阶段。如病人出现持续高热，应及时报告医生，严密观察生命体征及意识状态，有无剧烈头痛、呕吐的发生。

（4）全麻病人由于麻药副作用，可造成呕吐。向病人及其家属解释并做好示范。呕吐时，使头偏向一侧，以防止误吸。若呕吐物中有血丝，是因为手术时剥离上唇及鼻中隔黏膜，出血下咽所致。

（5）根据医嘱，持续面罩吸氧，病人全麻用氧可使通气功能改善，提高氧浓度，提高氧饱和度。

（6）术后 3~4 天，鼻腔少许渗液，可用无菌棉棒擦拭，严禁用毛巾、卫生纸擦拭，以防止造成感染，更严禁擤鼻，以防止造成脑脊液鼻漏，逆行感染。向病人假期家属做好解释，以取得配合。鼻腔渗液与脑脊液鼻漏鉴别如表 18-1 所示。若出现脑脊液鼻漏，及时报告医生，持续平卧，出现头痛等低颅压症状时，可静滴生理盐水 500mL。

表 1　鼻腔渗液与脑脊液鼻漏的鉴别脑脊液

脑脊液	鼻腔渗液
稀薄，清亮	黏稠
持续渗出，可成滴	渗出不持续，不成滴
化验，糖定性(+)	糖定性(−)
抬高床头，渗出增加并头痛	渗出不增加无头痛

（7）严密、准确记录出入量，观察病人有无多饮多尿现象。手术中牵拉、损伤垂体柄及垂体后叶，可造成抗利尿激素分泌障碍，使尿量增多，严重者甚至尿崩，以不超过 200mL/h 为宜。如超过应遵医嘱给予双氢克尿噻 50mg 口服，1 日 3 次，效果好，尿量逐渐减少，2 日后尿量恢复正常。

双氢克尿噻为利尿剂，大剂量应用具有抗利尿作用。作用机理为，增加 Na+、Cl−的排出，造成负盐平衡，导致血浆渗透压降低，减轻口渴感，减少饮水量，也使细胞外容量减少，导致尿量减少。

若有尿崩，可用尿崩停 0.25mL，皮下注射，从小剂量开始，逐渐加大剂量，协助医生做好生化检查，以防水、电解质紊乱。

（8）严密观察神志、瞳孔、呼吸、血压及体温变化，若有异常，及时报告主管医生。术后 3 日可有低热，一般不高于 38℃，为手术吸收热，向病人及其家属做好解释。

（9）病人鼻腔塞满碘仿纱条，张口呼吸，可在口腔上敷一双层湿纱布，以清洁、湿润空气，平卧 4-5 天后，拔除碘仿纱条，可正常呼吸。

（10）病人术后 6 小时禁饮食，6 小时后进水，次日进流质，2 日后为半流质，3 日后改为普食，多食高热量、高蛋白、高维生素食物，以补充营养。

（11）注意保暖，预防感冒，保持大便通畅，多食水果、蔬菜等粗纤维食物，便秘时用开塞露 1-2 支肛注，以防因打喷嚏或阵发性咳嗽，以及用力排便造成一过性颅内压增高，使蝶窦修补处出现漏口，造成脑脊液鼻漏。

（12）若有视力、视野异常，术后要与术前对比、观察疗效。

（姜芹　孙艳侠　孙丽丽　宫亚文　沈萌）

第十三章 骨外科疾病的护理

第一节 骨科常用护理技术

【翻身】

翻身的目的是为保持病人舒适，预防褥疮，减少并发症，促进病人早日康复。

（一）截瘫病人的翻身方法

1. 二人翻身法 适用于胸腰段骨折截瘫病人。

（1）从平卧改为侧卧位：病人仰卧，两臂交叉放于胸前，两名护士站在病床同一侧，一人托住病人肩部及胸部，一人托住腰部及双膝腘窝，二人同时用力将病人抬起，移近护士。移动时，注意保护和控制受伤肩部不得伸屈、扭转。然后二人分别扶托病人的肩、胸、腰、髋等处，将病人翻转成侧卧位。从肩到臀部要用枕头抵住。两足放木块顶住，保持踝关节功能位，防止垂足。

（2）从侧卧翻成平卧位：护士二人同样站在病床一侧，先将病人背后腿下垫的枕头及预防垂足木块移去，扶着病人的肩、胸、腰部以固定受伤的局部不动，使病人睡平。然后同样托住肩、下胸部、腰、双膝腘窝，将病人移到床中央，仰卧时，从膝下到踝部用软枕垫起，使两膝稍屈曲，足跟悬空，两脚用木块顶住，保持踝关节于功能位。

2. 三人翻身法 适用于颈椎骨折高位截瘫的病人。因病人多行颅骨骨牵引，因此翻身时要有一人保护头部，注意颅骨牵引器不要碰撞床铺或栏杆而使牵引滑脱。三人动作要一致，始终保持头部与躯干成一条直线，不可扭转，屈伸颈部，以免加重局部损伤。其他两人站的位置及托着的部位与两人翻身法相同。不同点是在肩下垫小枕。无论平卧或侧卧都要使头略向后伸，并使颈椎与躯干成一直线，不向左右偏斜或扭转。

（二）脊椎骨折病人的翻身法

正确的翻身法是护士帮助病人翻身时，要保持受伤的局部固定，不弯曲、不扭转。如给一个伤在胸腰椎的病人翻身时，要用手扶着病人的肩部和髋部同时翻动，如伤在颈椎，则须保持头部和肩部同时翻动，以保持颈部固定不动，伤在颈椎的病人，也不可随意低头、仰头或向左右扭转。对于脊柱骨折病人不可随意给枕头。

【牵引】

牵引的目的是牵引关节或骨骼，使脱位的关节或错位的骨折复位，并维持复位的位置。牵引及固定关节，可减轻关节面所承受的压力，缓解疼痛，使局部休息。常用以治疗关节炎症、矫正畸形等。

（一）牵引法

1.皮牵引 是把胶布贴在皮肤上，通过牵引胶布作用在皮肤上，间接牵引肌肉与骨骼，故又称间接牵引。优点是：操作简便，病人痛苦少，对肢体损伤小。缺点是：不能承受太大的重量，一般不超过 5kg。适应征：小儿或老弱骨折患者、化脓性关节炎急性期、开放性截肢后促进伤口愈合、股骨粗隆骨折、股骨颈骨折。

2.骨牵引法 即在骨骼上穿针或用巾钳进行牵引，牵引力直接作用于骨骼，又称直接牵引。其优点是：承受力大，持续时间持久，效果确定。缺点：对病人具有一定痛苦和感染机会。适应证：颈椎骨折脱位或伴有神经损伤症状的高位截瘫；股骨颈囊内骨折手术前准备、股骨骨折；股骨粗隆碎性骨折；胫骨骨折及小腿开放性损伤；肱骨干骨折；肱骨髁上骨折伴有关节明显肿胀及肱骨髁部骨折。

（二）牵引的护理

1.设置对抗牵引 将床头或床尾抬高 15~30cm，利用体重形成与牵引方向相反的对抗牵引力。

2.保持有效牵引 注意观察或检查牵引绳是否脱离滑轮的滑草；被毯衣物不应压迫牵引绳；牵引重量不能触地或中途受阻；牵引肢体远端也不能抵住床栏或枕被等而受到阻拦。皮牵引还应注意胶布有无滑移或松脱，颅骨牵引应每日将颅骨牵引弓的靠拢压紧螺母拧紧 0.5-1 圈，防止颅骨牵引弓松脱。

3.密切观察患肢血循环 包括肢端皮肤颜色、温度、桡动脉或足背动脉搏动及毛细血管充盈情况，指（趾）活动情况及病人的主诉，如有无疼痛、麻木感觉等。

4.皮牵引者 每周定期检查牵引肢体，如出现胶布过敏，局部麻疹、丘疹、红疹时可用海绵牵引套来代替，并嘱病人不可擅自撕下胶布，否则影响治疗效果。

5.骨牵引者 针眼处每日用 75%酒精消毒 1 次，勿去除已形成的血痂，以防发生感染。

6.预防并发症

（1）防止肌肉萎缩与关节僵硬 协助并教会病人做有规律的功能锻炼。为防足下垂，可用脚托板托起，注意勿使盖被压在足背上。

（2）预防褥疮 凡骨突部位，要垫棉圈或气圈，每日用温水擦洗，然后用 50%的红花油按摩，并保持局部干燥。

（3）防止坠积性肺炎 指导病人联系深呼吸、有效咳嗽，定时翻身拍背，鼓励咳痰。

（4）预防便秘 调节饮食，多食纤维素丰富的食物，并鼓励病人多饮水，必要时可给予缓泻剂。

【石膏绷带包扎的护理】

（1）对石膏固定的病人应进行床头交接班。

（2）石膏绷带包扎后，应待其自然硬化。在石膏未干前，尽量少搬动病人，不要用手指按压，以免石膏向内凸起，压迫局部组织。必须搬动时，应用手掌平托，为尽快促使石膏干燥，夏天可用电扇吹，冬天用烤灯烤。

（3）将患肢抬高，使患肢高于心脏水平20cm，以利于淋巴和静脉回流，减轻肢体肿胀。

（4）观察肢体远端血液循环，注意皮肤色泽、温度、感觉、活动及肿胀等情况。如有肢端剧痛、发绀或苍白、皮肤温度降低、感觉减退、不能主动活动或被动活动等，均是缺血的表现，可能由于石膏绷带压迫所致，应及时报告处理。

（5）保持石膏整洁，勿被尿、便、饮料及食物等污染，如有污染可用毛巾蘸肥皂及清水擦洗干净，擦洗时水不可过多，以免石膏软化变形。

（6）石膏绷带固定期间，应进行固定范围内的肌肉舒缩活动及固定范围以外的关节伸屈活动。

（7）拆除石膏绷带后，用温水清洗患肢，并用凡士林涂擦皮肤，鼓励病人进行功能锻炼。

【功能锻炼】

（一）功能锻炼目的

（1）改善全身机能状态。

（2）促进全身和局部血液循环。

（3）增强肌力，防止肌肉萎缩及软组织粘连。

（4）维持和恢复关节功能，预防关节僵硬及关节疼痛。

（5）调整运动的协调性。

（6）预防并发症，促进疾病康复。

（二）功能锻炼的基本原则

（1）凡不被限制活动的部位，都要保持活动，进行锻炼。

（2）应在医护人员的指导下进行功能锻炼，尽早开始，以病人主动活动为主，被动活动为辅，制动的关节要作肌肉等长收缩运动。

（3）功能锻炼是积极的，循序渐进的，活动量由小到大，活动范围逐渐加大，时间由短到长。

（4）锻炼应以使病人不感到疲劳，不使患处疼痛为度。

（5）影响治疗效果的活动应禁止。

（三）正常的关节功能位

1.肩关节：外展45°，前屈30°，外旋15°

2.肘关节：屈曲90°

3.腕关节：背伸20°~30°

4.髋关节：前屈15°~20°，外展10°~20°，外旋5°~10°

5.膝关节：屈曲5°左右

6.踝关节：0°

第二节　腰椎间盘突出症

【概念】

腰椎间盘突出症，指由于各种原因造成腰椎间盘的纤维环破裂、髓核突出、压迫硬膜囊或腰骶神经所引起的一系列神经受压症状和体征。此症是腰腿痛的常见原因。

【病因】

随着年龄的增长，纤维环和髓核逐渐发生退行性变，纤维环和椎间盘突出更易发生。积累伤力是椎间盘变性的主要原因，也是椎间盘突出的诱因。

【临床表现】

主要症状为腰痛伴坐骨神经痛。多数病人先有腰痛，反复发作，以后才出现坐骨神经痛。腰痛常位于腰骶部中线或略偏一侧。典型的坐骨神经痛是从下腰部向臀部、大腿后方、小腿外侧直到足部的放射痛，早期为痛觉过敏。病情较重者，出现感觉迟钝和麻木。直腿抬高试验和加强试验均为阳性，肌力和腱反射改变。

【辅助检查】

X线平片可协助排出其他病变。CT可显示骨性椎管形态，黄韧带是否增厚及椎间盘突出的大小、方向等。MBJ还可更清晰全面地观察到突出髓核和脊髓、马尾神经、脊神经根之间的关系。

【护理要点】

1.术前护理

（1）术前三日指导练习床上使用便器，以防术后因卧床不习惯而影响排便。

（2）掌握"三点式"、"五点式"及直腿抬高等功能锻炼的方法，有利于术后进行练习。

（3）一般护理术前1日备皮并保护手术区皮肤，做皮肤过敏试验，沐浴更衣，术前晚服用安眠药，术前禁饮食6小时，术前3分钟肌注麻醉前用药。

2.术后护理

（1）严密监测生命体征变化至平稳。去枕平卧6小时，血压平稳后滚动翻身，翻身时保持胸腰臀呈一直线。

（2）禁饮食6小时，6小时后先进流质或半流质饮食，避免进甜食和牛奶。术后一日如无胃肠道不适可进普通饮食。

（3）观察切口渗血情况，保持切口敷料清洁干燥，以防切口感染。保持引流管通畅，避免引流管扭曲、打折、受压和脱落。2~3小时挤压引流管一次，观察引流液的颜色、量和性质。

（4）鼓励病人及早排小便，以防膀胱过度膨胀，逼尿肌无力发生尿潴留。

（5）密切观察双下肢的感觉、运动恢复情况，是否改善或加重。

【健康教育】

随时向病人讲解疾病的相关知识，术前检查的目的、术前准备、手术方法及术后注意事项，以取得病人配合。术后详细指导包括卧位、翻身、饮食的注意事项，引流管、切口、大小便，双下肢感觉运动的观察及功能锻炼等。术后第二天进行直腿抬高锻炼，以防神经根粘连。微创手术和腰椎间盘切吸术后脊柱稳定性好，术后2~5天可戴腰围下床活动。其他术式一般需卧床1~3个月，拆线后应进行"三点式"、"五点式"功能锻炼，以增强脊柱稳定性。下床活动的，应佩戴腰围，保持腰部挺直，避免弯腰动作。休息时摘下腰围，以免使腰肌萎缩无力。出院指导：手术后3个月复查，3个月后可去掉腰围循序渐进活动，6个月恢复轻工作，避免重体力劳动，注意控制体重，不能久站、久坐。

第三节　颈椎病

【概念】

指颈椎间盘退行性变及其继发性椎间关节退行性变所致脊髓、神经、血管损害而表现的相应症状和体征。

【病因】

颈椎间盘退行性变，发育性颈椎管狭窄、损伤。

分类

（1）神经根型颈椎病。

（2）脊髓型颈椎病。

（3）椎动脉型颈椎病。

（4）交感神经型颈椎病。

（5）混合型。

【临床表现】

（1）神经根型颈椎病　表现为颈肩痛，并向上肢放射。检查可见颈部肌痉挛，颈部和肩关节可有不同程度的活动受限，有颈神经根受累的相应神经定位体征，上肢牵拉试验阳性，压头试验阳性。

（2）脊髓型颈椎病　表现为四肢无力、行走、持物不稳为最早出现的症状。躯干有紧束感。随病情加重，发生自下而上的下运动神经元性瘫痪。

（3）椎动脉型颈椎病　临床表现有眩晕、头痛、视物障碍、猝倒等，当头部活动时可诱发或加重。

（4）交感神经型颈椎病　发病机制尚不清楚，临床表现较复杂，可有交感神经兴奋症状，也可出现交感神经抑制症状。

（5）混合型颈椎病　可有两种类型、多种症状同时出现。

【辅助检查】

X 光片、脊髓造影、椎动脉造影、CT 和 MRI 等影像检查。

治疗新进展　诊断明确经非手术治疗无效或反复发作，或脊髓型颈椎病压迫症：吠进行型加重者适宜手术治疗。手术可分前路手术、前外侧手术及后路手术。近年来，微创手术开展较多，如经皮髓核切吸术，创伤小、恢复快、并发症少，但仅适宜于单纯间盘突出无椎管狭窄的患者。随着内置人物器械的改进，包括前路钢板和椎体间融合器的使用，减压术后椎体间融合率明显提高。

【护理要点】

1.术前护理

（1）心理护理　保持稳定情绪，积极配合各项治疗护理。

（2）适应性训练　前路手术术前 3 天试戴颈领，以增加术后适应感。后路手术者须术前练习床上大小便，掌握方法，避免术后便秘及尿潴留。

（3）指导练习　有效的咳嗽咳痰方法，戒烟，预防感冒。

（4）气管推拉练习　颈椎前路手术术前 3 天练习气管、食管推移训练，以利于手术顺利进行。嘱病人用食指、中指、无名指将气管向左轻轻推移过中线，每日数次，直至持续推拉 10~20 分钟能耐受，减少手术中不适感。

2.术后护理

（1）严密观察生命体征　呼吸困难是前路手术后最危险的并发症。应鼓励病人咳痰及做有效咳嗽，必要时可做雾化吸入、拍背，协助病人咳痰，保持呼吸道通畅。患者有憋气及伤口压迫感时，应判断是否有血肿压迫气管所致，并做好气管切开和手术准备。

（2）术后佩戴颈领颈部制动　不要做点头、摇头动作，严禁在坐位或半坐位时取下颈领，翻身时保持头颈肩呈一条直线，防止颈部扭曲。

（3）保持引流通畅　防止引流管扭曲、打折、脱落、阻塞，自上而下挤压引流管防止堵塞，注意观察引流液量及颜色、性质，观察刀口渗血情况，保持刀口敷料清洁、干燥。

（4）饮食指导　前路术后 1~3 天患者有吞咽疼痛，可给温凉流质饮食，观察有无饮水呛咳及声音嘶哑现象。

（5）注意观察四肢感觉运动情况　术后第一天指导患者功能锻炼。

【健康教育】

根据病情进行疾病相关知识教育，包括病因、临床表现、手术目的、术前准备的必要性和方法、手术方式及术后卧位、并发症的预防、功能锻炼指导等。前路手术病人术后 5~7 天可戴颈领下床活动；后路手术病人拆线后可下床活动。康复出院时嘱病人急需佩戴颈领 3 个月，并防止受伤。3 个月后复查，按 X 拍片结果决定是否去除颈领。去掉颈领后注意保护头颈部的正确姿势，不可过度仰头或突然转头；

3 个月内不能持肿物，半年内不能从事重体力劳动；加强营养，多食高蛋白、多纤维素及高钙食物。

第四节　人工全髋关节置换术

人工全髋关节置换是将根据人体关节的解剖特点，仿照关节的功能制成的人工假体植入体内，代替因疾病或损伤的髋臼与股骨头颈，起到原来髋关节的作用。

全髋关节置换术基本适应症为股骨头坏死、骨性关节炎、创伤性关节炎、股骨头骨折、类风湿性关节炎、化脓性关节炎、关节结核。

【护理要点】

1.术前护理

（1）正确评估病情及手术耐受力，制订预见性护理措施，对高龄患者更为重要。

（2）训练床上大小便，防止术后因体位不习惯而导致尿潴留和便秘。

（3）指导下肢功能锻炼方法，即踝关节背屈，绷紧腿部肌肉 10 秒钟后放松，以此循环。

（4）一般护理　加强营养，禁烟，常规备皮、备血。

2.术后护理

（1）观察生命体征的变化，持续心电监护，监测血压、心率变化。

（2）保持正确的体位，防人工假体脱位。一防过度屈曲和伸直，术后在膝关节下垫一软枕；二防内旋，穿防旋鞋，保持患肢外展 30°中立位；三防患肢过度内收，两下肢之间放一软枕。

（3）该手术暴露广泛，术后渗血较多，密切观察引流液的量、色，保持切口负压引流通畅。如术后 4~6 小时内引流量超过 300mL，应立即报告医生，并做好输血准备。

（4）鼓励别人半卧位、深呼吸、咳嗽排痰、多饮水，按时协助抬臀，预防呼吸道和泌尿系感染及褥疮等并发症。

（5）术后第二天开始指导功能锻炼，防止下肢肿胀及血栓形成。

【健康教育】

根据病人的不同文化水平，讲解疾病的有关知识。认真详细向病人讲明保持正确体位、功能锻炼的方法、时间及重要性，使病人能积极配合治疗和护理。术后 1-2 天即可鼓励病人每天进行双下肢的股四头肌等长收缩及踝关节背伸、跖屈、跖伸运动。术后 2 天可取半卧位，练习"三点支撑"，即抬臀练习。术后 5~7 天，他人扶助下患肢不负重练习床旁站立，逐渐扶双拐练习行走。出院后继续加强功能锻炼，避免患肢内收、外旋及过渡屈髋，不能坐软沙发、矮板凳，不做盘腿、屈腿、提鞋等动作。术后 3 个月拍片复查确定弃拐时间。

（姜芹　孙艳侠　王芬　张艳华　韩雪　李夏）

第十四章 手术室护理

第一节 手术室相关知识

一、环境要求

手术室是医院的重要技术部门，是对病人实施手术和抢救的场所。手术室的环境应是全方位、全过程地阻止所有污染途径的干扰，因此手术部位置应选择自然环境质量好、大气含尘、含菌浓度低，无有害气体的地区。

理想的手术室应设置在医院楼房空气洁净的较高层或顶层，外科病房、病理科、血库和放射科应临近手术室，以便于接送病人、术中迅速处理病理切片、取血、照摄 x 片等。

建筑结构和布局合理、设备器械及各种辅助用品齐全，是保证手术顺利进行的必要条件。手术室还应建立严格、完善的管理制度，提供一个高效率的工作环境。

二、手术室环境分区

手术室分为 3 个区域，即洁净区、清洁区、污染区。

1.洁净区手术间、刷手间、内走廊、无菌敷料间、无菌物品间、洁净电梯等。

2.清洁区更衣室、敷料间、餐厅、办公室、清洁电梯等。

3.污染区 污染走廊、污染电梯、器械房污染区及走廊人口等。

三、工作流程

1.洁净手术室的人、物流动是影响室内空气洁净度的重要媒介。手术人员、手术病人、手术用品（敷料和器械等）进出洁净手术室必须受到严格控制，并采取适宜的隔离程序。

2.手术室采取的是双通道方案。

（1）无菌手术通道医护人员、病人、洁净物品的供应流线。

（2）非洁净处置通道术后手术器械、敷料、污物处置流线。

3.手术室还应设 3 个出入口，包括病人出入口、工作人员出入口、污物出入口。尽量做到隔离、洁污分流，避免交叉感染。

四、主要房间配置

1.手术间

Ⅰ级特别洁净手术间，适用于关节置换、器官移植及脑外科、心脏外科和眼科等手术中的无菌手术。

Ⅱ级标准洁净手术间，适用于胸外科、整形外科、泌尿科、肝胆胰外科、骨外科和普通外科中的一类切口无菌手术。

Ⅲ级一般洁净手术间，适用于普通外科、妇产科等手术。

Ⅳ级准洁净手术间，适用于肛肠外科及污染类手术。

2.刷手间两个手术间之间或洁净区内。

3.无菌物品间是各有麻醉的气管插管、呼吸面罩，各种引流管、纱布罐、缝线、油纱、手术特殊用物、手套、棉棍、尿管、吸引器管、负极板等无菌物品的存放地。

4.药品间 手术各种用药、消毒液、抢救车存放地。注意：抢救车位置固定、药品数量固定、标签醒目、指定专人负责、每天检查，用后及时补充。另备冰箱，以存放需冷藏药品和输血后的血袋（血袋上要注明病人的姓名、血型、病案号、输血时间，保存 24h）。

5.无菌敷料间除了保存当天的手术器械和敷料，还备有手术中随时可能用到的敷料（软垫、显纱、骨纱、衣服、小大单、大手巾等）及急渗备用器械等。

6.麻醉恢复室配备各种监护仪器和急救药品。

7.器械房、供应室和敷料间 是全手术室的枢纽，所有手术的器械和敷料都由器械房和敷料间工作人员打包、灭菌，放在无菌敷料间备用。

8.手术准备间 存放各种体位架，姿势垫，辅助仪器及手术间常规用品（床单、脚凳、垃圾袋、鞋套、棉垫等）。

五、手术室规则

1.手术室一般规则

（1）严格执行无菌技术操作规范，除参加手术的医护人员及与手术有关的工作人员和学生外，其他人员不得进入手术室。

（2）进入手术室的人员必须换上手术室的专用衣、帽、拖鞋、口罩等。

（3）手术室工作人员暂离手术室外出时，如到病房看病人、接送病人、送病理标本或取血时，必须更换外出衣、戴鞋套（或者更换外出鞋）。

（4）患疖肿或急性呼吸道感染者，不得进入手术间。

（5）手术室内保持肃静，严禁吸烟，值班人员在指定地点进餐。

（6）参加手术的人员必须先进行无菌手术，后进行感染手术。

（7）手术进行时，除有特殊紧急情况，一律不传私人电话。

（8）手术室内一切用品用后归还原处。

（9）注意安全，手术间内电源开关和各种气体一定要在专人指导下使用。

2.手术间规则

（1）手术准时开始。

（2）手术间内避免对流通风。手术进行时手术间通向走廊的门应关闭，出入走侧门。

（3）严格遵守无菌技术操作，若无意违反但经他人指出时，应立即纠正，不得争辩。

（4）手术进行中，室内巡回护士不得无故擅自外出，如需外出时必须与器械护士及麻醉医师协商，同意后方可离开。

（5）手术完毕后，脱下的手套及沾染病人体液的一次性垃圾应放入黄色垃圾袋中。

（6）特殊感染的手术，术后应按照隔离技术要求进行消毒。

（7）手术完毕后认真进行清洁卫生、物品归位。

3.更衣室规则

（1）个人更换的衣物存放在衣架或衣柜内，贵重物品应自行保管好。

（2）手术后脱下的衣裤应放入专用洗衣袋，拖鞋置于鞋格或柜内，一次性口罩帽子弃于黄色垃圾袋内。

（3）严禁吸烟。

（4）除参加手术的有关人员外，其他人不得在更衣室内洗浴。

六、手术室制度

1.消毒隔离制度

（1）手术室要定期做空气培养，物品细菌培养，参加手术人员刷手后的细菌培养，蒸锅的芽胞测试；另外每日对压力蒸汽灭菌锅做 B–D 试验，合格后方可进行全日灭菌，并做记录。

（2）所有高压灭菌敷料包内均放指示卡，包口用指示胶条固定，灭菌结束后必须检查指示胶条变为均匀的黑色方可取出，包内指示卡变为黑色方可使用。

（3）灭菌敷料包有效期为两周，有效期写在固定的胶条上，手术间内打开的无菌包不得用于其他病人。

（4）每周更换安尔碘、酒精瓶，并注明开启时间。锐器收集盒开启后注明时间，两天有效。

（5）实施特殊感染手术时。严格按照特殊感染手术后处理要求执行。

（6）澳抗阳性手术处理。

①设专用扫把、拖把、隔离鞋套、塑料水桶。

②手术间、门外、平车及污衣袋挂隔离标志。

③参加手术者穿着鞋套不得离开手术间。

④术后器械用 2%洗消净浸泡 30min。污染被服放入污衣袋，注明澳抗阳性及日期，送洗衣房处理。

⑤将 2%洗消净倒入吸引器浸泡 30min，一次性物品（包括麻醉用物）放入垃圾袋注明"隔离"二字，焚烧处理。

⑥墙、地面、无影灯、手术平车及各类物品先用 0.5%洗消净擦拭，再用清水擦拭，最后用 75%乙醇擦拭。

2.查对制度

（1）执行护理操作要做到"三查七对"。

（2）接手术病人要认真查对病室、姓名、性别、年龄、住院、手术名称、手术时间、手术部位及手术带药等。

（3）在进行体腔或深部组织手术时，严格清点器械、纱布、纱垫、棉片、棉球、缝针、线轴等，实行开台前、关体腔前、关体腔后、缝皮前4次清点。

（4）台上、台下医护人员需认真核对病理标本来源、病理单，将病理标本浸泡到4%甲醛溶液（10%福尔马林）中，病理标本的体积与溶液的体积比为1:10。

七、手术室工作人员职责

1.器械护士职责

（1）术前1天看手术表，了解预施手术步骤，必要时参加病例讨论，以便主动配合，如巡回护士休息，要代其完成术前访视工作。

（2）备齐手术所需用物，检查手术所用的无菌物品及器械的灭菌有效期、灭菌指示标记。

（3）协助巡回护士安置病人、准备手术用物仪器等。

（4）提前20～30min，严格按刷手步骤刷手。

（5严格执行手术物品查对制度，与巡回护士共同清点台上所有物品两遍。

（6）按无菌技术操作规范和细则协助医生消毒铺单、整理无菌台，检查器械性能是否良好，请术者检查关键的器械和物品是否备齐适用，如有疑问及时补充、更换。

（7）对正在使用的纱布、纱垫、缝针等，做到心中有数，用后及时收回。

（8）术中随时监督台上人员无菌技术操作，及时指出并监督其立即更正。

（9）掌握手术步骤，积极配合，及时传递手术用物。

（10）与手术医生核对后，及时、妥善处理病理标本，确保病理的完好性，在护理记录单的相应位置签全名，送冰冻要与手术医生、内勤人员核对。

（11）术毕将器械送至器械房并和护理员核对，按医用垃圾处理流程处理术中废弃物。手术间的物品定位归原。

（12）对污染手术，按污染类别，遵照感染手术处理细则处理。

（13）术中原则上不调换器械护士，特殊情况必须调换时，须两人清点台上所有用物，交代手术进程、物品摆放等，告之主刀医生，原器械护士交代去向并留联系电话后方可离开。

2.巡回护士职责

（1）术前1日看手术表，了解手术及预施手术步骤，必要时参加病例讨论；访视病人做好术前宣教；准备手术所需物品、器械、仪器和设备，做到心中有数，准备充分，主动配合。

（2）认真执行病人查对制度，核对病人姓名、年龄、性别、病房、手术名称、手术部位和麻醉方式。检查手术野备皮及全身皮肤情况，再次核实病人有无义齿、发卡、隐形眼镜及贵重物品。如有异常及时报告、处理。同时做好麻醉前病人的心理护理。提高病人的安全感、舒适度和满意度。

（3）严格执行护理文件书写规定，术前及术中特殊情况应在护理记录单上详细描述，并请主刀医生签名，如术前病人皮肤有压伤时，应在皮肤情况一栏中注明。

（4）按静脉输液操作规程建立静脉通道，协助麻醉。

（5）严格执行安置体位查对制度，协助手术医生摆好手术体位，保证肢体功能位，保护相应位置神经血管，防止压迫损伤。系好约束带，防止病人坠床。减少病人不必要的暴露，保护其隐私权。

（6）确保病人安全、舒适，注意保暖。

（7）全麻病人，用眼药膏保护角膜、结膜或用胶布闭合眼睑，避开睫毛和眉毛固定。

（8）协助洗手护士开台，严格执行手术物品查对制度与洗手护士共同唱点台上所有物品，并记录。术中添加物品两人清点后及时记录，台上掉下的物品应集中放于固定位置，以便清点。

（9）按手术间管理制度对手术间内各类人员进行管理，安排各类人员就位，控制参观人员人数，并监督各类人员正确执行无菌技术操作。

（10）坚守岗位，随刚供给术中所需一切物品，负责监督手术间物理环境是否达标，包括温度、湿度、照明、层流、门窗、墙体等，以及手术间各种仪器和设备的正常运转情况，确保手术顺利进行发现异常及时按报修流程处理。

（11）做好护理观察，包括病人病情变化、出血情况、手术体位情况、用药、输液、输血情况和反应，确保病人安全。

（12）填写病理单上各项内容，及时传呼内勤送冰冻标本，与手术医生、器械护士核对后将冰冻标本和病理单交内勤，由巡回护士与内勤人员在护理记录单上相应位置签字。

（13）术中怀疑或发现电烧、氩气刀、手术灯、手术床、快速压力蒸汽灭菌锅等仪器有故障，应立即传呼仪器维修员。

（14）手术带药要与病历核对；术中给药要与术者核对，并征求麻醉医生同意后方可给药，抢救时协助医生给药，在执行医生口头医嘱时，必须复述一遍，避免医疗差错或事故的发生，并保留空安瓶，以便事后核对。

（15）协助手术医生包扎伤口，并与主管医生共同检查受压部位皮肤情况，认真记录。

（16）术后搬运病人应在麻醉医生同意下，至少由4名医务人员共同完成，注意病人的动、静脉通路，各类引流管，有颈腰椎疾病、骨质疏松等疾病的病人应格外注意保护相应部位，注意保暖。

（17）清洁、整理、补充手术间内一切物品，定位归原。如为污染手术，按污染类别，遵照特殊感染手术后处理细则处理。

（18）每周一开启新安尔碘消毒液，每周五全天手术结束后，倾倒剩余药液，扔掉小瓶，每周五用乙醇擦拭棉棍罐。

（19）术中调换巡回护士，须现场详细交接班，交接内容有病人姓名、病情、物品清点、手术进行情况、输液、用药、输血、体位、电烧、止血带、出入量、热水袋（冰袋）、受压皮肤、特殊仪器情况等，同时要通知术者和麻醉医师。

（20）执行工作人员管理细则，加强自我保护意识。

（21）认真按护理文件书写规定完成护理记录单、记账单，准确登记手术本。

第二节　手术室基础护理技术

一、手术室着装要求

【着装管理目的】

人体是手术室生物污染的主要来源，手术室着装应为保证手术室的清洁而设计。同时手术室着装还包括帽子、口罩、防护眼罩等物品以提供工作人员与病人之间的保护性屏障。

1.所有进入手术室清洁和洁净区的人员服装必须符合穿着规定。

2.所有人员应穿着上下两件式衣裤或单件式裙装，不得套穿个人长内衣裤，穿着两件式手术衣时应将上衣扎进裤内，非刷手人员须穿长袖外套时系好全部纽扣。

3.鞋的管理。进入手术室人员须在污染区脱去外穿鞋，在清洁区换穿拖鞋。手持外穿鞋进更衣室，将外穿鞋放入更衣柜内。穿鞋套外出返回手术室时，须在污染区除去鞋套后跨人清洁区由外走廊返回时，须脱掉鞋套进入内走廊。

4.在清洁和洁净区内必须戴手术帽，手术帽应同时覆盖所有头面部的毛发，长发者应先将长发固定好再戴帽子，可重复使用的帽子应在每次用后清洗干净。

5.所有进入洁净手术区的人员必须戴口罩，口罩潮湿或污染时应及时更换。

6.所有进入清洁和洁净区的人员佩戴的饰物须为手术衣所覆盖或摘除。

7.手术衣一旦弄脏或潮湿，必须及时更换以减少微生物的传播。

8.手术衣不能在手术室以外区域穿着，外出时必须外罩一件背后打结单次使用的长袍（外出衣），回到手术室后必须将外出衣脱掉放入污衣袋内。

9.注意使用保护性防护用具，如手套、眼罩、面罩、鞋套、防水围裙等。

10.工作人员必须注重个人卫生和形象。每天洗澡，勤修指甲、不可涂指甲油或戴人工指甲，注意洗手，不浓妆艳抹，不佩戴首饰，眼镜于手术前要清洗擦拭。

11.手术衣每次穿着后放于指定位置由专人收集、打包，在洗衣房集中清洗。

二、无菌技术操作

（一）无菌技术概念

无菌技术操作是在执行医疗、护理技术操作过程中，使已灭菌的物品保持无菌状态不再受污染，防止任何微生物进入机体的一种方法。

（二）手术室刷手法

【目的】

以机械性刷洗及化学消毒方法，去除指甲、双手和手臂的污垢、暂居菌和部分常驻菌，使手上原有微生物数目降至最低的程度，并抑制微生物快速、反弹性繁殖，以预防病人伤口感染。刷手后并不能达到无菌，所以还需再穿手术衣和戴手套。

【准备工作要点原则】

1.整理仪容　包括刷手服、帽子和口罩（将袖口挽至上臂上 1/3 以上，头发不可外露，口罩须掩住口鼻）。

2.剪短指甲，使指甲平整光滑。指甲不可超过指尖 1mm，不可涂指甲油（指甲超过指尖 1mm 时会造成微生物大量繁殖，同时如果指甲超过指尖，无论手套的品质如何都会增加手套戳破的危险性；微生物可能会藏匿在指甲油脱落处）。

3. 除去手表及手部饰物（微生物可能会藏匿在戒指、手表、手镯上而无法洗净）。

【刷手步骤】

1.用消毒液、流动水将双手和前臂清洗一遍（刷手前快速的洗手可以去除双手表面的污垢和暂居菌；同时预先将皮肤浸湿可减少皮肤的反应）。

2.取无菌手刷浇上消毒液，自指尖至上臂上 1/3，用手刷毛刷面彻底无遗漏刷洗手指、指间、手掌、手背和手腕部，双手交替用刚 2min，用手刷海绵面无遗漏刷手臂，用时 1min（检查手刷包装的密闭性，手刷不可与刷手液出液口接触。刷手过程注意手始终要高于手臂，且保持在胸腰段范围内，指甲及皮肤皱褶处应反复刷洗。刷手时要有足够的刷洗液，且用力要适当，才能达到化学消毒剂及机械性刷洗的作用）。

3.流动水冲洗手和手臂，从指尖到肘部，向一个方向移动冲洗，注意防止肘部水返流到手部。

4.流动水冲洗手刷，再用此刷按步骤 2 刷洗手及手臂 2min，不冉冲洗，将手刷弃入洗手池内（冲洗时，注意勿使水溅到刷手服上）。

5.手及前臂呈上举姿势，保持在胸腰段水平进入手术间。

6.刷手期间至戴手套后，若手及前臂被污染，应重新按以上步骤刷手。

（三）手术室擦手法

【步骤】

1.一手从无菌手术衣上抓取一块擦手巾（避免接触擦手巾以外的衣物，注意刷手液不能滴到无菌区内）。

2.将擦手巾从抓取侧展开，分别以擦手巾两面擦干双手，两面不得交换（将双手手指和指缝彻底擦干，以免戴手套困难）。

3.按对角线方向对折擦手巾，下层长于上层，置于一侧手腕上，底边朝向肘部方向。

4.另一手抓住两底角，从腕向肘部交互转动擦拭，擦干手臂（注意不得超过刷手边界，且不要碰到刷手衣）。

5.该手抓内侧底角，延手臂外侧取下擦手巾。

6.保持底边及两底角不变.打开擦手巾，沿反面对角线方向对折，按步骤 3.4 擦干另一侧。

（四）自穿手术衣

【步骤】

1.抓取手术衣（注意不可碰触其他手术衣及无菌物品，抓取时不可散落且不可低于腰部）。

2.向后退，远离无菌台面，双手持衣领处，内面朝向自身，在与肩同齐水平打开手术衣（打开时注意检查手术衣有无破洞，且不要剧烈抖动）。

3.将手伸入袖管，向前平举伸展手臂插进袖管（不可伸向两侧，未戴手套的手不可拉衣袖或触及其他部位）。

（五）自戴手套闭式技术

【原则】
未戴手套的手不得触及无菌面及无菌物品。

【方法】
常规戴手套法、闭式自戴手套法。

【常规戴手套法】
1.一手捏住手套内面的反折部，提起手套。
2.戴右手时左手捏住手套内面的反折部，对准手套五指，插入右半。
3.戴左手时右手指插入左手套反折部的外面，托住手套，插入左手。
4.将双手反折部分向上翻，套扎住手术衣袖口。

【闭式自戴手套法】
1.双手保持在手术衣的袖口内，不得露出。
2.隔衣袖取出一只手套，与同侧手掌心相对，手指朝向身体肘关节方向置于袖口上。
3.双手隔衣袖打开手套反折部，对准五指，翻起反折，套扎住手术衣袖口。
4.同法戴好另一只手套后，双手调整舒适。

【注意事项】
1.未裁手套的手不可触及手套外面。
2.已戴手套的手不可触及未戴手套的手。
3.手套的末端要严密地套扎住手术衣袖口。

（六）术野皮肤消毒

1.消毒前检查皮肤清洁情况。如油垢较多或粘有胶布痕迹时，应用汽油擦净；备皮不净者，应重新备皮。

2.消毒范围原则上以最终切口为中心向外 20cm。

3.医生应遵循手术室刷手法刷手后方可实施消毒。

4.消毒顺序以手术切口为中心，由内向外、从上到下。若为感染伤口或肛门区消毒，则应由外向内；已接触消毒边缘的消毒垫不得返回中央涂擦。

5.医生按顺序消毒一遍后，应更换消毒钳及消毒垫后继续消毒。

6.使用后的消毒钳应放于指定位置，不可放回器械台。

7.若用碘酊消毒，碘酊待干后应用乙醇彻底脱碘两遍，避免遗漏，以防皮肤烧伤。

（七）铺无菌巾

1.铺无菌巾应由穿戴好无菌手术衣和手套的器械护士和已刷手的手术医生共同完成。

2.第一层手术铺单应由医生刷手后完成，不需穿手术衣、戴手套。

3.第一层手术单应距离手术切口 2~3cm，切口周围手术单不得少于 4 层，外围不少于 2 层。

4.第一层铺巾顺序遵循从较干净一侧—对侧—干净一侧—近侧的原则。

5.接取无菌单或手术巾时，应保持在胸腰段，消毒医生的手不可触及器械护士的手套，铺放前不得接触非无菌物体。

6.铺巾时必须对准手术部位，无菌巾一旦放下，便不得移动，必须移动时，只能由内向外。

7.第二层以后的铺单应由器械护士和穿手术衣、戴手套的医生共同完成。

8.消毒医生需重新消毒手臂一遍后，方可穿手术衣。

（八）无菌持物钳的使用

1.保持无菌持物钳的无菌，用后及时放回容器内。

2.不可碰容器的边缘。

3.若到远处拿取物品时，应连同容器一起搬走。

4.无菌持物钳每 4h 更换 1 次。

（九）术中无菌技术

1.手术台面以下视为污染。

2.作为无菌台面的无菌包内第二层用无菌持物钳打开。

3.器械从胸前传递不可从医生头上或身后传递。

4.无菌物品一经取出，虽未使用，也不能再放回无菌容器内，必须重新消毒。

5.无菌巾被无菌液体浸湿，应立即原位加铺 4 层以上小手巾或更换，发现手套破损，立即更换。

6.手术人员更换位置，先由一人双手放于胸前，与交换者采用背靠背形式交换。

7.口罩潮湿要及时更换，手术人员打喷嚏或咳嗽应将头转离无磷区。

三、护士基本技术操作

【各种手术的基础包和敷料】

1.基础包眼科包（眼科手术基础包）。耳科包（耳鼻喉手术基础包），整形包（整形手术的基础包），开台包（除上面3种手术其余手术的基础包）。

2.敷料软垫（手术当中用来拭血，大部分手术都会使用）；显纱（切口比较小或组织比较精细时使用，比如甲状腺手术）；骨纱（骨科手术常用）；棉片（脑外科手术常用）；纱鱼（垂体瘤手术使用）。

以上敷料是用于手术当中拭血，与手术切口和组织构成有关。

此外还有棉垫（包扎伤口，例如甲状腺手术、乳腺手术后使用）；整形纱、线头（乳腺手术用来包扎伤口）。

【常用外科器械】

1.手术刀刀片有 22#（乳腺），20#（切皮），10#（皮下组织），15#（整形科多用），11#（腔镜手术），4 号刀柄安装 20#~22# 刀片，3 号和 7 号刀柄安装的刀片相同（10#、15#、11#）。

2.手术剪分为组织剪和线剪。组织剪比较纤细，线剪比较粗钝，专门用来剪线。

3.手术镊分为平镊（用于皮下以下的软组织）、尖镊（对组织损伤小，多用于神经血管整形）、齿镊（夹持较硬组织，如皮肤、筋膜、瘢痕等）。

4.缝合的针线

（1）缝针分为角针和圆针，角针锋利，主要用于皮肤、韧带、筋膜、宫颈残端等坚韧组织。其他部位用圆针，针的大小由组织的宽度、构成决定。

（2）缝线分为可吸收和不可吸收的线，不可吸收线用于结扎、缝扎和组织的缝合，血管线用于吻合血管。可吸收线用于各种组织的缝合。

5.血管钳用于分离、钳夹组织和止血。有直弯、长短、全齿和半齿之分。一般都用弯钳操作，直钳用于皮及皮下的止血，长短根据组织的深浅来决定。

6.针持用来夹持缝针，根据组织的深度来决定针持的长短。

7.其他特殊器械根据手术部位有不同的特殊器械，例如用于夹闭肠腔而不损伤肠黏膜的肠钳，用于夹持肺叶的肺钳以及骨科常用的牵开器及咬骨钳等。

8.拉钩用于显露术野，根据手术部位、深浅来决定拉钩的形状、深浅和大小。

9.吸引器头通过吸引器管连于负压吸引器瓶上，用于及时吸出术野内出血及体液，以便暴露术野。术后器械处理清洗（90℃的压力锅清洗 1min）斗烤干（90℃，15min）→涂石蜡油（涂在器械的关节部位）→高压蒸锅灭菌（132℃，7min）。

【基础操作】

1.安取刀片宜用针持夹持，避免割伤手指。

2.穿线引针法要求做到3个1/3，即缝线的返回线占总线长的1/3；缝针被夹持在针尾的后1/3处，并稍向外上；持针器开口前端的1/3夹持缝线，传递时，用环指、小指将缝线夹住或将缝线绕到手背，使术者接线时不致抓住缝线受影响。

3.血管钳带线法：血管钳尖部夹线头约 2mm。

4.手术台准备

（1）选择宽敞的区域打开开台包，检查胶带灭菌是否合格，是否在有效期内。

（2）徒手打开外层包布，先对侧、后近侧，用无菌持物钳开内层包布。打开后先检查灭菌标记。

（3）弯盘放到开台包的左侧，碗按大、中、小依次摆开，放在开台包左上方，便于倒盐水和消毒液。

（4）向台面上打手术用物，手套、吸引器管等用持物钳夹持，缝针和线直接打到台上，注意无菌操作，倒盐水时先冲洗瓶口，距离碗上 20cm。

（5）器械和敷料打开时，除了常规检查外，两层包布都用手打，但要注意手一定要捏角打开，打开后同样检查灭菌标记。

（6）刷手穿衣后，原位清点纱布纱垫，整理台面，清点器械，备好消毒物品。右手边铺一块 1/2 打开的小手巾，上层 s 状掀开，作为一个相对褥染区，放手术用过的器械。

【常用的手术体位】

1.水平仰卧位适用于腹部、下肢、正中开胸的手术。

2.仰卧位（颈伸位）适用于甲状腺、腭裂修补等手术。

3.上肢外展仰卧位适用于乳腺、上肢手术。

4.侧卧位适用于肺、食管、侧胸壁、肾的手术。

5.膀胱截石位适用于膀胱手术、阴道手术、经阴道子宫切除术及直肠的手术。

6.俯卧位适用于颈椎、腰椎的手术。

7.头低脚高位常用于妇科腹腔镜。

8.头高脚低位适用于腹腔镜胆囊等手术。

【安置手术体位的注意事项】

1.避免受压部位损伤，神经、肌肉、骨突处应垫棉垫加以保护。

2.使用约束带时，不要过紧，以一手的厚度为宜。

3.固定时应注意肢体不可过度外展及出现其他不当压力。托垫要稳妥，不能悬。

4.避免眼部受压，并涂眼药膏保护。

5.俯卧位时，注意保护面部、腹部、会阴部及手臂关节处避免受压，保持呼吸通。

第三节　手术室专业知识

一、麻醉基本知识及配合

（一）全身麻醉

分为吸入性全麻、静脉全麻、吸入台并静脉的复合性全麻。其中最为常用的为吸入性麻醉，静脉麻醉一般用于手术时间短及术中需要病人清醒一段时间的手术。

1.吸入性全麻

（1）麻醉前一般给予病人异丙酚、芬太尼等镇痛镇静药物，同时给予病人氧气。

（2）根据病人情况给予阿托品、肾上腺素等抑制腺体分泌的药物。

（3）给予吸入性麻醉药物，主要为安氟醚、异氟醚（也有其他药物，但不常。

（4）在病人麻醉后给予万可松、司可林等肌松药。不可在吸入麻醉药物前给，因为病人清醒的状态下，会感觉眼皮下沉，睁不开眼睛，产生恐惧心理。

（5）给病人气管插管，一般手术使用单腔气管插管，胸科手术需采用双腔气管插管。

（6）术中病人持续吸入笑气，至手术结束。

2.静脉全麻

（1）手术开始前先不给予麻醉药物，给予病人吸氧，同时也会给一些镇静镇痛药，有时会给予咪唑安定催眠。

（2）在手术开始切皮前，给予病人静脉全麻的药物得普利麻。

（3）手术结束前，停止给药。

3.复合性麻醉两种麻醉共同使用，麻醉需要有一定的诱导期。由于诱导期用药剂量大，机体状态的变化及麻醉药物对心血管作用影响剧烈，可能会发生喉痉挛等并发护士应做到：

（1）根据麻醉方式，给病人心理支持和帮助，减轻病人恐惧感。

（2）建立静脉通路，同时连接三通，便于静脉给药。

（3）备好固定气管插管的胶条，协助麻醉医生固定。（二）局部麻醉主要分为局部浸润麻醉、神经区域阻滞、硬膜外麻醉、腰麻、腰硬联合麻醉。此处讲硬膜外麻醉配合。

1.病人侧卧屈膝位呈虾米状，头尽量压低靠近胸部，膝盖尽量贴近腹部，将腰部弓出。

2.遵守无菌原则，在托盘上打开一次性硬膜外麻醉包。

3.用无菌持物钳将一次性小手巾及敷料夹开，充分暴露倒碘酒及生理盐水的凹槽，并倒入相应的位置。

4.消毒时给医生倒酒精脱碘。

5.准备硬膜外麻醉合剂，2%利多卡因20mL、1%丁卡因10mL、0.1%盐酸肾上腺素5滴，并配合医生抽吸药液。注意：医生习惯不同，采用合剂也不完全相同，而且血压高的病人一般不用肾上腺素。如果医生不用合剂做局部麻醉药物，还要另外准备2mg/mL的普鲁卡因两支。医生抽吸药物时注意应将药物名称朝向医生再次核对。

6.穿刺过程中，护士应保护于病人前侧，双手分别放于病人头颈部及膝盖部维持病人体位，防止其抽动身体，同时安慰病人，给予其心理支持。

7.在穿刺成功后，协助医生固定硬膜外管。然后收拾用物。

第四节　嗜铬细胞瘤切除术

适应症

肾上腺或肾上腺外较大的嗜铬细胞瘤，周围有较厚的包囊包裹，包囊与周围组织紧密粘连，且表面有较多曲张血管，难与周围组织剥离。

麻醉　连续硬膜外或全身麻醉。

体位　侧卧位，腰部对准腰桥。

物品准备　泌尿外科开腹器械包1个，大敷料包1个，手术衣4件，单极电刀1套，n8双腔导尿管1根，硅胶引流管1根，

手术步骤及配合

1.常规消毒皮肤，铺无菌单，手术区域皮肤无菌保护膜，铺无菌开腹大洞巾。

2.切口　取一般可采用第12肋下缘切口，切口自脐上2cm，腹直肌外缘斜向外上方，达第11肋间前段。

3.切开皮肤，皮下组织，必要时可以切除第12肋骨，钝性分离显露肾脏，并用电凝或1号丝线结扎止血。

4.用止血钳及剪刀分离、切开肾周筋膜，游离肾上极及腹侧面，并钝性分离肾上极与膈肌间脂肪组织，暴露肾上腺组织。

5.用手钝性分离肾上腺周围组织，于肾上腺下极处钳夹切断并用7号丝线结扎肾上腺动脉，此时注意病人血压变化，输液加快。然后游离肾上腺的后面用丝线结扎肾上腺的中、上动脉。

6.腺门部的血管用7号丝线进行缝扎，然后切除瘤体，清理观察有无残留的腺体，充分止血，放置烟卷引流1根。用1号丝线依次缝合皮下组织及皮肤，覆盖无菌刀口敷贴。

第五节　等离子体电切前列腺增生症手术

适应症

腺体较大，且突入膀胱内，有较多残余尿，一般多于50mL。

麻醉　一般采取连续硬膜外或腰硬联合麻醉。

体位　取截石位，两腿分开架起，不必过于屈曲，平放于支架上即可，并根据病人体型调整架腿架的角度与高度。

物品准备

3000mL生理盐水、冲洗液和特制"Y"形硅胶冲洗输液器，Gyms电切镜手术器械、等离子体电切成像系统和电切仪、电切器械包1个、F20三腔气囊导尿管。

手术步骤及配合

1.常规消毒皮肤，铺无菌单，手术区域采用3L脑外科粘贴巾引流冲洗液和尿液，为保持敷料清洁干燥，防止感染，铺无菌大洞巾。

2.术前调整好冲洗液的高度，并接好电源，检查各种仪器是否完好，备用，同时将电切仪的脚踏板放置于合适的位置以便手术者使用方便。

3.配合手术者连接好电切镜和高频发生器、24F镜鞘、300观察镜、电切环及电视监视系统、冷光源与生理盐水冲洗液，同时用窗帘遮蔽光线防止荧光屏反光，随时调节电凝输出功率，注意随时更换排空的冲洗液，使其处于持续冲洗状态，以冲掉膀胱内血液使视野清晰。医生用塑料围裙作自我保护。

4.插入电切镜，依次放入操作件及窥镜，连接冲洗液及出水导管，接好导光索及电源线。手术者取坐位，根据手术者的高低调整手术台高低，使放好的电切镜和术者眼平面相同。

5.手术者先观察膀胱内及前列腺的情况，然后开始电切。

6.手术结束时，用Ellik's器反复冲洗膀胱，以便将膀胱内的组织碎片全部排除出。取出电切镜，放置F20三腔气囊导尿管，并向囊内注入30mL生理盐水，调整位置后，反复冲洗至冲洗液变淡，结束手术。

第六节　膀胱部分切除术

适应症

1.不能经尿道电切的较大的局限性表浅性膀胱癌。

2.远离膀胱颈、膀胱三角区的独立性浸润性癌，肿瘤以外的膀胱壁无原位癌者。

3.肠道肿瘤浸润膀胱壁或与膀胱壁发生粘连者。

4.肿瘤虽已有全膀胱切除的指征，但病人不具备全切除的条件，或不愿意接受时可考虑行膀胱部分切除术。

麻醉　连续硬膜外麻醉。

体位　仰卧位，臀部用沙袋垫高。

物品准备　泌尿外科开腹器械包1个，大敷料包1个，手术衣4件，单极电刀1套，"S"形拉钩3个，n0三腔导尿管1根，硅胶引流管1根。

手术步骤及配合

1.常规消毒皮肤，铺无菌单，手术区域皮肤无菌保护膜，铺无菌开腹大洞巾。

2.切口　取下腹正中切口或弧形切口。

3.切开皮肤、皮下组织，直达腹直肌前鞘再纵形切开腹直肌前鞘，分开腹直肌，直达腹膜，电凝或1号丝线结扎止血。

4.进入膀胱前间隙，用右手食指包裹纱布，将腹膜反折及膀胱周围筋膜向上后方推开，用空针穿刺穿出尿液。证明为膀胱后，检查肿瘤位置及输尿管口位置，用纱布保护伤口。在靠近肿瘤的一侧切开膀胱。

5.于膀胱外朝肿瘤部位进行分离，在离肿瘤2cra处用血管钳钳住膀胱壁，切开膀胱。同样方法边游离边切开，将肿瘤周围 2cra 的正常膀胱壁一并切除。如切除范围包括一侧的输尿管膀胱连接部，应做输尿管膀胱吻合术。

6.用蒸馏水冲洗膀胱伤口，以免癌细胞扩散。从尿道插入 F20 三腔导尿管，作术后引流和冲洗膀胱之用。

7.充分止血后，清点敷料、器械，用 1—0 肠线全层连续或间断缝合膀胱，在缝合过程中，应同时用 1—0 肠线第二层缝合，以免当第一层缝合完毕，无法显露切口深部做第二层缝合。

8.于膀胱前间隙放置"烟卷"引流一条，彻底止血后，再次清点敷料、器械，用 1 号丝线缝合皮下组织及皮肤，覆盖无菌刀口敷贴。

9.术后立即用生理盐水冲洗导尿管，以防血块堵塞管腔。

第七节　耻骨上前列腺切除术

适应症

1.腺体较大，且突入膀胱内，有较多残余尿，一般多于 50nl。

2.同时存在膀胱结石。

3.膀胱内有较大憩室须同时处理时。

4.需要探查膀胱内情况（存在肿瘤或异物）。

麻醉　连续硬膜外麻醉。

体位　仰卧位，骶部抬高，头、足稍低，枕部及腰部悬空处各垫一薄枕，使躯干呈轻度过伸状态，保持耻骨联合上缘与脐成一水平面。

物品准备

泌尿外科开腹器械包 1 个，大敷料包 1 个，手术衣 4 件，单极电刀 1 套，"S"形拉钩 3 个，120 三腔导尿管 1 根，硅胶引流管 1 根。

手术步骤及配合

1.常规消毒皮肤，铺无菌单，手术区域皮肤无菌保护膜，铺无菌开腹大洞巾。

2.切口　取下腹正中切口或弧形切口。

3.切开皮肤，皮下组织，直达腹直肌前鞘再纵形切开腹直肌前鞘，分开腹直肌，直达腹膜，电凝或 1 号丝线结扎止血。

4.进入膀胱前间隙，用右手食指包裹纱布，将腹膜反折及膀胱周围筋膜向上后方推开，用空针穿刺穿出尿液，证明为膀胱后，用两把组织钳牵开膀胱前壁，在其间用电刀切开膀胱前壁，然后钝性扩大膀胱切口。

5.用 3 个 "S" 形拉钩牵开膀胱，观察膀胱内情况，如有否结石、憩室或肿瘤等，然后观察前列腺增生情况，并同时辨清双侧输尿管口。用尖刀或电刀在突入膀胱的前列腺增生腺体（下称"腺瘤"）上弧形切开膀胱颈黏膜及前列腺包膜，用弯剪分离腺瘤与外科包膜之间的平面。

6.用食指沿上述平面伸入外科包膜内，将腺瘤从外科包膜内剥离。剥离腺体时，指尖应紧贴腺瘤表面，以免损伤包膜。

7.腺瘤被剥离后，于其尖部用拇、食指贴近腺体捏断或用弯剪剪断尿道。

8.剜出腺瘤后，探查有无残余腺瘤。用"S"形拉钩显露膀胱颈，迅速将湿纱布填塞腺窝止血，压迫5—10分钟。如膀胱颈后唇、腺窝过高或合并膀胱颈挛缩，则于膀胱颈后唇黏膜与肌层之间做潜行分离。楔形切除其肌层，并将其黏膜用1—0铬制肠线缝合于腺窝后壁上固定，形成一向前下的漏斗，以避免术后发生排尿困难。

9.于膀胱颈后唇创缘相当时钟5、7点处用1—0肠线做贯穿肌层和外科包膜的"8"字形缝合，以结扎前列腺动脉，附近出血点也应贯穿缝扎止血。

10.去除腺窝纱布块，用窄拉钩显露腺窝，出血点用电凝或缝扎止血。

11.从尿道插入20号或22号三腔气囊导尿管，若膀胱颈太宽，则于导尿管前方用1—0肠线将腺窝前缘做1–2针"8"字形缝合，以缩小口径。将25mL生理盐水充盈导尿管球囊，拉紧导尿管并将阴茎退缩，于尿道外口处束一纱条（或牵引导尿管于一侧大腿内侧用胶布固定），使球囊产生张力持续压迫膀胱出血，将膀胱与前列腺窝隔离，以免腺窝内血液进入膀胱内。必要时可加行膀胱造瘘。如因下尿路长期梗阻、慢性炎症或可能存在不稳定膀胱，估计术后可能发生膀胱痉挛，则于导尿管末端缝一7号丝线将导尿管末端悬吊于膀胱前壁并将其固定于腹前壁，以减少球囊和导尿管对膀胱三角区的压迫刺激，同时包皮系带处也缝一7号丝线备用。

12.清点敷料、器械，用5号铬制肠线将膀胱前壁切口黏膜连续缝合，用3号肠线间断缝合其浆肌层，外加数针4号丝线的膀胱周围筋膜间断缝合。

13.彻底止血后，膀胱前间隙置烟卷或负压式烟卷引流。

14.再次清点敷料、器械，用1号丝线缝合皮下组织及皮肤，覆盖无菌刀口敷帖。

15.术后立即用生理盐水冲洗导尿管，以防血块堵塞管腔。

第八节　肾脏移植术

适应症

原则上，任何肾脏疾病所引起的终末期肾功能衰竭均可考虑肾移植。

1.慢性肾小球肾炎；

2.慢性肾盂肾炎；

3.多囊肾；

4.糖尿病肾病；

5.间质性肾炎；

6.遗传性肾炎；

7.狼疮性肾炎；

8.高血压肾病；

9.阻塞性尿路疾病（梗阻性肾病）或中毒性肾病；

10.不可逆急性肾功能衰竭（肾皮质坏死、急性肾小管坏死或孤立肾外伤）。

禁忌症

1.绝对禁忌症

（1）全身情况差，不能耐受手术者；

（2）未控制的肿瘤患者；

（3）HIV 感染；

（4）活动性感染，包括脓毒血症；

（5）预期寿命<2 年。

2.相对禁忌症

（1）肿瘤；

（2）感染；

（3）复发性肾脏疾病；

（4）全身性复发疾病；

（5）代谢性疾病复发。

物品准备

泌尿外科开腹器械包 1 个，显微器械包 1 个，大敷料包 1 个，手术衣 6 件，单极电刀 1 套，Satinsky 钳 4 把，F18 双腔导尿管 1 根，硅胶引流管 1 根，双 "厂形管 1 根，冰盐水及冰肾保液。

手术步骤及配合

1.供肾的修整

（1）将尸体供肾放入冰盐水中，并且用冰肾保液灌注肾脏，同时用止血钳将左肾静脉与下腔静脉交界处横断，再把主动脉前壁纵向剪开，将左右肾分离后分别修整。必须辨认出肾动脉，观察是否有多支血管，然后向肾门方向分离出肾动脉约 2-2.5cm，遇供应肾上腺或肾外小分支用 1 号丝线结扎。不管单支或多条动脉，均在其主动脉壁开口处保留 2mm 以上的主动脉壁使其成袖口状。

（2）保留肾门区脂肪及肾下极与输尿管上段毗邻组织（输尿管肾三角区），以免影响输尿管血液供应，其余肾周脂肪应予切除。肾静脉亦向肾门区分离 3cm 左右，遇肾上腺静脉和性腺静脉用 1 号丝线结扎，切断。

2.供肾的植入

（1）体位　平卧位。术前常规插入 F18 双腔气囊导尿管 1 根。

（2）常规消毒皮肤　铺无菌单，手术区域皮肤无菌保护膜，铺无菌开腹大洞巾。

（3）切口　目前常采用 Alexander" L" 形切口。下腹切口依次切开皮肤、皮下组织。切口纵向部分显露腹外斜肌腱膜，于腹直肌鞘外侧剪开腹横筋膜见腹膜；切口横向部分止于正中耻骨上两横指，用剪刀剪开腹外斜肌和腹直肌筋膜，牵开腹直肌纤维，4 号丝线结扎切断的腹壁下动、静脉。用手钝性分离侧腹膜并牵向内侧，两个 "S" 形拉钩显露腹膜后区的髂血管，充分游离圆韧带（女性）或精索（男性）。

（4）血管吻合

①剪开髂外动脉鞘膜，显露髂内外动脉连接区，并用手钝性向下游离至分支，逐条用丝线结扎其分支血管。近端在髂总血管分支下方用 Satinsky 钳阻断髂内动脉，于远端分支前横断血管，经腔内注入肝素生理盐水，便可供吻合用。若髂内动脉硬化，或供肾多条动脉，修肾时保存部分主动脉壁呈袖口状，选择受者髂外动脉的正常段做端侧吻合。

②分离髂外静脉上方至髂内静脉连接处，向下至腹股沟韧带，遇小分支用 4 号丝线结扎。

③血管吻合前，从冷冻盒内取出供肾，认清动、静脉排向和吻合理想位置后，将肾置入塑料袋内并加入碎冰，袋下端剪一小口，引出肾静脉，上下端切勿倒置。先做肾静脉和髂外静脉端侧吻合，髂外静脉用 Satinsky 钳阻断部分血管，纵行切开管壁，用 5—0 肠线褥式缝合吻合口两端，然后吻合口前后壁均行连续缝合。接着，用 5—0 肠线吻合动脉。肾动脉和髂内动脉端端吻合时，后者剪成斜口，先缝合两端后连续或间断缝合吻合口。缝好吻合口前用肝素生理盐水灌入血管腔内，排除血块和空气。

④血管吻合完毕，用 Satinsky 钳阻断吻合口远端肾动静脉，去除原先血管阻断钳，观察吻合口有无漏血。有时需再缝合一两针止血，如仅有渗血可用棉片压迫 3~5 分钟即可止血。

⑤开放阻断钳，肾供血良好，肾实质即变为粉红色和触之有搏动感。若肾脏表面有散在性淤斑，为肾动脉痉挛所致，通常 30 分钟后转正常，局部使用罂粟碱（Papaverine）效果佳。若肾静脉阻塞，肾动脉搏动良好，肾胀大，应立即阻断动静脉，于静脉吻合口处剪开一小口，灌注肝素生理盐水，加大静脉吻合口，重新吻合。

3.输尿管植入　通常把输尿管植入膀胱。

（1）从 Foley 尿管中注生理盐水 200ml。于切口下方游离侧腹膜，显露同侧膀胱前壁。取两把组织钳钳住膀胱壁并向头侧牵引，用小血管钳钝性分离膀胱前壁浆肌层，见膀胱黏膜突起，通过血管钳向近端黏膜下潜行 2cra，形成黏膜下隧道。

（2）输尿管腔内插入双 "J" 形支架管，将输尿管通过精索（男）或圆韧带（女）下方引入膀胱黏膜下隧道，剪除多余输尿管远端，断口纵行剪开 0.3cm 成斜口供吻合。用尖刀刺开原先分离好突起的膀胱黏膜，将双 "J" 形支架管置入膀胱内，然后用 5 号可吸收缝线连续缝合输尿管和膀胱黏膜，膀胱浆肌层包埋形成隧道 1.5cm，以防止尿液反流。内置支架管，术后 3 个月拔除。

4.缝合切口　清点敷料、器械，手术结束前，再次详细检查切口，放置 "烟卷" 引流 1 根。用 1 号丝线缝合皮下组织及皮肤，覆盖无菌刀口敷帖。

第九节　贲门切除术

适应症

贲门症，胃上部癌。

麻醉 静脉复合麻醉，气管内插管。

体位 左侧卧位。

物品准备

大敷包1个，胸被1个，手术衣1包，左侧开胸器1个，胸科常规器械包1套，电刀1套，扩球1个，吸引器1个，长电刀头1个。

手术步骤及配合

1.常规消毒皮肤 贴无菌手术膜，铺无菌单，做左胸后外侧切口，切除第7肋经肋床进胸，或经第7肋间。

2.牵开肋骨，暴露胸腔 用精细剪刀剪开下韧带，将肺下叶向上牵拉，探查食管及周围淋巴结有无转移。

3.切开膈肌 在膈顶剪开膈肌，分别向前外和后内延长至肋缘和食管裂孔，用7号丝线结扎膈下血管。

4.腹腔探查 探查肝、胰、脾有无转移，在大网膜侧剪开进入小网膜，提起胃，沿胃后壁胰腺上缘找到胃左动脉根部，探查有无肿大，固定的淋巴结有无侵犯胰脾和腹主动脉。

5.游离胃 将游离的食管下段套以阻断带做牵引，清扫肺下静脉及贲门周围淋巴结。切断围绕食管的部分膈肌及其下方的小网膜，用7号丝线结扎。将食管下端和胃一起向上牵拉，用精细剪刀剪开胃和胰腺及膜结肠之间的膜状粘连。

6.胃残端直接与食管吻合 将胃小弯侧逆时针方向向后旋转90'在距边缘3cm外，将胃肌层与食管肌层用4号丝线，6X17圆针做褥式缝合4-5针。结扎后剪去中间缝线，保留两端缝线。将食管后壁切开，吸净内容物，用酒精棉球擦拭，然后做后壁间断全层缝合。

7.缝合膈肌 用10号丝线、11X40圆针间断缝合膈肌，使新形成的膈肌裂孔大小适度。用4号丝线、6X17圆针将膈肌与胃浆肌层固定。

8.关胸 冲洗胸腔，放置胸腔引流管，清点器械、纱布、缝针等数目，逐层关闭胸部切口。

9.无菌敷贴，包扎切口。

第十节 电视胸腔镜下肺活检检查及肺大泡切除术

适应症

1.肺癌的分期。

2.纵隔疑难病的诊断。

3.某些纵隔肿痛的切除 对气管周围直径小于3cm的孤立病灶可直接在纵隔镜下切除，达到诊断与治疗同步进行。

4.对肺癌病人经气管镜或穿刺无法了解病理类型者，可以直接通过纵隔活检，了解病理类型，指导治疗，尤其是对于小细胞肺癌更有价值。有人主张临床治疗是小细胞肺癌的病人应尽可能行纵隔镜检查。

麻醉

1.胸腔镜手术必须要求全麻双腔导管插管，术中单肺通气，如肺功能较差不能耐受单肺通气者。术中应间断双腔通气。

2.静脉复合麻醉，气管内插管。

体位

侧卧位位。

物品准备

开胸常规器械包1个，胸腔镜手术器械1套，吸

引器连接管1套，冷光源、监视系统1套，超声刀1套，电刀1套，胸腔镜特殊器械1套。

手术步骤及配合

1.常规消毒皮肤，铺无菌单。

2.切口　在腋中线第7或第8肋间切1.5cm切口，用血管钳将肋间肌撑开进入胸腔。

3.然后用手指探查胸腔内有无粘连。如有粘连用手指轻轻分开，放入导管，此时单腔通气。

4.将胸腔镜头与冷光源监视器摄像系统连接，用干净的湿纱布和擦镜头油棉球擦拭镜头。避免镜头进入胸腔有雾层，经锥鞘置人胸腔，观察腔内情况。

5.若术中发现病变部位而选择第2—3个切口，一般第二个切口选择腋前线第4肋间。第三个切口，一般在腋后线第6肋间。3个切口一般呈等腰三角形。

6.病变如为肺内孤立性病灶，应用卵圆钳在肺表面轻轻搔刮，如遇到肿块有受阻落空的感觉，如实在难以找到病变，助手可将肺边缘轻轻拉起，术者从切口内深人手指，触摸肺组织即可找到肿瘤。助手用卵圆钳将肿块轻轻提起，术者置人自动切割缝合器，距肿瘤约10cm进行切割缝合，将肿瘤送病理室。

7.胸腔内注人温蒸馏水彻底冲洗腹腔，并吸净，进一步检查止血后，放人胸腔弓I流管，后洗手和巡回护士清点所有纱布、器械缝针等物品，逐层关闭胸腔，小敷贴贴敷皮肤切口。

第十一节　纵隔肿瘤切除术

适应症

胸腺癌、胸骨后甲状腺、甲状旁腺瘤及其前纵隔肿瘤。

麻醉　静脉复合麻醉，气管内插管。

体位　仰卧位，肩背部下方垫一小枕，使颈项稍后仰。

物品准备

除常规物品外，开胸常规器械包1个、胸骨锯1套、吸引器连接管1套、电刀1套。

手术步骤及配合

1.常规消毒皮肤，贴无菌手术膜，铺无菌单。

2.取胸骨正中劈开切口，进入前纵隔。

3.纱布垫保护胸骨断面，用开胸器牵开，充分暴露前纵隔。

4.精细剪刀剪开纵隔浅层蜂窝组织，剥离子或海绵钳锉钝性分离两侧胸腺，扩大前纵隔的暴露。

5.长弯血管钳，精细剪刀分离肿瘤周围组织，4号丝线结扎或缝孔止血。避免损伤左无名脉、无名动脉、喉返神经、迷走

6.切除肿瘤，仔细止血。

7.冲洗、放置引流管。

8.清点器械、敷料、缝针等数目。

9.逐层缝合切口

10.覆盖无菌敷贴，包扎伤口。

第十二节　胃癌根治术

适应症

1.胃底贲门癌、胃体癌、多发性胃癌、残胃癌。

2.胃窦癌已侵及胃体者。

麻醉　静脉复合麻醉，或硬膜外麻醉。

体位　仰卧位。

物品准备

普开腹器械包1个、大敷料包1个、手术衣4件、单极电刀1套、肠切除器械包1个、大直角钳2把、胃肠吻合器1套、荷包缝合钳及荷包线1套。

手术步骤及配合

1.常规消毒皮肤，铺无菌单，手术区皮肤贴无菌保护膜，铺无菌开腹大洞巾。

2.切口　上腹正中切口。必要时切除剑突并可向下绕脐延长切口。

3.进腹腔后，洗手探查胃及周围脏器决定手术方式。如肿瘤达胃窦可作胃大部切除及周围淋巴结清扫。位于胃底贲门可行上半胃切除术，胃体的癌肿可做全胃切除。

4.胃大部切除范围　包括胃远端3/4或4/5，上切除线距肿物上缘6—8cm，下缘达幽门下方2—3cra，大网膜及1、2、3组淋巴结。

5.周围淋巴结清扫　除大网膜全部切除外，还将清除胃区域包括贲门左右、胃小弯、幽门上下等处的淋巴结以及其他脏器处淋巴结，包括胃左动脉旁、肝总动脉旁、腹腔动脉周围、脾门、脾动脉旁、肝十二指肠韧带内、胰头后、肠系膜根部、结肠中动脉旁等。处理时弯血管钳钳夹，精细剪刀切断，7号丝线结扎。

6.胃空肠吻合　空肠近端对胃大弯，远端对胃小弯全层吻合，手术步骤同胃大部

切除术（可用胃肠吻合器吻合）。

7.全胃切除 需将食管自胸腔轻轻拉下 3cm，如有困难可切开膈肌，分离食管下段与周围粘连，出血点用 7 号丝线结扎或 6X17 圆针、4 号丝线缝扎。

8.食管空肠吻合 游离十二指肠上部，在幽门下 3cm 处切断。6X17 圆针、4 号丝线连接缝合十二指肠残端。相同针线缝合十二指肠浆肌层，缝合包埋十二指肠残端，距十二指肠悬韧带 15~20cm 切断空肠，将远端空肠向食管靠拢，选择好肠吻合部位后（可用吻合器直接吻合），缝两针牵引线连接食管与肠壁，用蚊式钳夹持，6X17 圆针、4 号丝线长持针器间断缝合食管与肠壁浆膜层及肌层。距食管空肠吻合口约 60~80cm。空肠一近切端与空肠行端一侧吻合，切除组织放于标本容器内。吻合结束前，将胃管送入空肠输出袢，最后同样方法间断缝合前壁外层。

9.检查腹腔并用温盐水冲洗，手术者洗净双手放置引流管。

10.清点器械、敷料，用 7 号肠线连续缝合腹膜及腹直肌鞘，1 号丝线缝合皮下组织及皮肤，覆盖无菌切口敷贴。

第十三节　同种异体原位肝移植术

适应症

进行性致命性肝病。

1.实质性病变 酒精肝、巨大肝囊肿、布加氏综合征。

2.先天性代谢性疾病、肝硬变、肝炎性肝硬变失代偿期。

3.胆道疾病、硬化性胆管炎、肝门部胆管癌。

4.肝脏肿瘤。

5.肝脏代偿性疾病。

麻醉 静脉复合麻醉。

体位 仰卧位肝区背部垫高。

物品准备

普开腹 1 个，多功能腹壁牵开器 1 套，肝脏移植器械 1 套，电灼器头 2 套，自体血液回收机及其配套物品 1 套，犬敷料包 2 个，手术衣 4-6 件，体外中敷料包 1 个，胸被 1 个，另备 4oCU-W 液，冰，肝素，各号无损伤线。

手术步骤及配合

1.供肝切取与修整 碘伏消毒，腹部大十字切口，经腹主动脉和肠系膜上动脉插管，建立两条灌注通道，切开下腔静脉后置管建立回路用 0-4℃CHCA 灌注液与 UW 液作快速灌注，切取肝脏；同时取一段长 10-12cm 髂血管备用。修整供肝置入 UW 液的冰屑中保存备用。

2.受体手术

（1）术前常规准备 洗手护士于术前 30 分钟左右洗好手，整理用物。与巡回护士清点器械、纱布、缝针等。常规消毒手术区皮肤，协助医生铺无菌单等。

（2）开腹探查 行人字切口进腹腔：上至剑突两侧沿肋缘下切口。洗手，用腹壁拉钩暴露，行腹腔探查。

腹壁用湿纱布垫保护，用多功能腹壁牵开器牵开腹壁，暴露肝脏。

（3）游离病肝 游离第一肝门，按照由浅至深，从右至左的顺序依次分离胆总管、肝固有动脉及门静脉。其周围组织及小血管均可用 1 号丝线结扎。

分离结扎肝周围各韧带，切断肝镰状韧带直至左、右冠状韧带处。切断并结扎左冠状韧带、左三角韧带、右冠状韧带、右三角韧带，直至肝下下腔静脉缘。游离肝结肠韧带、肝肾韧带至下腔静脉缘。肝周围韧带可用 7 号丝线结扎。

游离肝上、肝下下腔静脉。将肝上提，暴露下腔静脉窝位置。用长组织剪依次由上而下钝性分离下腔静脉与后壁间的疏松结缔组织，小静脉结扎并切断。剪开肝下下腔静脉鞘，分离至右肾静脉位置。

此时将供体肝脏无菌操作置于器械台上，浸泡于 UW 液的冰屑中，备好 4~C 乳酸林格氏液于无菌盆中。

（4）去除病肝 结扎并切断已游离好的肝固有动脉，用无创伤钳依次阻断肝下下腔静脉、门静脉、肝上下腔静脉，依次剪断，移出病肝。此时病人进入无肝期。将腹腔内创面彻底止血。备好 1 号、4 号丝线结扎或缝扎出血点用。

（5）供肝植入

①将供肝置人病人腹腔内肝脏原位，各面用冰纱布垫充分覆盖，用冰乳酸林格氏液时常冲洗供肝，以保证供肝处于低温状态。

②用显微器械及 3—0、4—0、5—0 涤纶线依次吻合肝上下腔静脉、肝下下腔静脉、门静脉，吻合完毕开放门静脉放静脉血，成人约 300~500mL。依次开放肝下下腔静脉、肝上下腔静脉，病人无肝期结束。

③检查血管吻合口，如有漏血缝合修补。

④吻合肝固有动脉，吻合完毕开放肝固有动脉，检查修补漏血处。

（6）胆道重建 切除胆囊 1 号丝线缝合胆囊床，5—0 微乔线行胆总管端端吻合，置 12 号 "T" 形管于胆总管内。

（7）放置腹腔引流 于肝后、肝脏左下、温氏孔处各放一根引流管并固定，用 7 号丝线固定各肝周韧带。

（8）常规关腹 与巡回护士清点器械、纱布、针、核对无误后关腹，协助医生覆盖刀口，接好引流袋。

第十四节 乳腺癌根治术

适应症

乳癌Ⅲ期及无远处转移病人。

麻醉

1.持续硬膜外麻醉。

2.静脉复合麻醉，气管内插管。

体位　仰卧位，患侧上肢外展900，患侧腋下垫一软枕，使患侧腋窝略抬高。

物品准备

甲状腺手术器械包1个，大敷料包1个，手术衣4件，单极电刀1套，硅胶引流管2根。

手术步骤及配合

1.常规消毒皮肤，铺无菌单，手术区皮肤贴无菌保护膜，铺无菌开胸大洞巾。

2.以肿瘤为中心在距离肿瘤边缘4~5cm处，围绕肿瘤作纵形、横斜形或横形切口。

3.分离皮瓣　用组织钳夹持皮肤边缘，分离皮瓣上至锁骨，下至上腹壁，内至胸骨正中线，外至背阔肌外侧缘，分离皮瓣不带脂肪组织。

4.切开肌肉，分离胸大肌，在胸大肌近肱骨附着点处，用弯血管钳钳夹切断，以电凝止血7号丝线结扎止血，分离胸小肌；在喙突附着点紧贴喙突，钳夹切断胸小肌，电凝止血或7号丝线结扎止血。

5.清扫腋动脉、静脉周围的脂肪组织及淋巴结。

6.切断胸大肌、胸小肌在肋骨上的附着点，边切边用电凝止血。将乳房、胸大肌、胸小肌、腋窝淋巴结及脂肪组织等一并整块切除，彻底止血。

7.用40—42无无菌蒸馏水冲洗2—3次，检查创面彻底止血后分别在腋窝处、胸骨旁放置引流管。

8.将两侧皮肤边缘拉拢对合，4号丝线缝合皮下，3—0号或4—0皮内缝合线作皮内缝合皮肤。

9.用无菌敷贴覆盖刀口。

第十五节　经腹、会阴联合直肠癌切除术

适应症

1.低位直肠癌

2.肛管和肛门周围恶性肿瘤。

麻醉　1.持续硬膜外麻醉。

2.静脉复合麻醉。

体位　头略低，大腿外展、髋膝关节略伸的膀胱截石位。骶尾部下方垫一长方枕，使臀部抬高约300。

物品准备

普开腹手术器械包1个，直肠小包1个，大敷料包1个，手术衣4件，裤腿腹被1个，单极电刀2套，另备胃肠吻合器一套，荷包缝合钳及荷包线1套。

手术步骤及配合

1.腹部手术　常规消毒皮肤，铺无菌单，手术区皮肤（腹部、会阴部）贴无菌保护膜，铺裤腿腹被。取下腹部左旁正中切口，切开皮肤，电刀依次切开腹壁各层

进入腹腔，电凝止血。洗手后探查腹腔内脏器。

腹腔自动拉钩牵开腹壁，大纱布垫覆盖小肠，"S"拉钩将小肠向上拉开，充分暴露手术野。用大弯血管钳、长精细剪刀、长解剖镊、长头电刀游离乙状结肠、直肠等。

用大"S"拉钩牵开暴露骶前间隙，用大血管钳、长柄精细剪刀游离直肠背侧至盆底，达尾骨尖。

同样方法游离直肠或直肠子宫陷窝，在直肠前间隙分离直肠达前列腺下极处，或阴道上 1/3 处。游离直肠侧韧带，切断结扎直肠中动脉、静脉，游离直肠侧韧带达盆底。

游离肠系膜下动脉根部，清扫周围的淋巴组织。切断直肠上动脉、静脉，并切断乙状结肠动、静脉的远侧分支血管，7 号丝线结扎。

据肿瘤部位用考卡钳钳夹乙状结肠，手术切断。远侧断端缝合关闭。用纱布或无菌手套包好，留待自会阴切口切除。

乙状结肠近端自切口上端或左髂前上棘和脐连线的中、外 1/3 处另切口引出。如为 1 期开放，用小平镊及组织剪修剪肠端，将肠缘与切口处真皮层和皮肤作全层缝合。如为 2 期开放，仅用油纱、纱布覆盖包扎即可。然后用 6X17 圆针、4 号丝线缝合封闭乙状结肠造瘘口与腹壁之间间隙，最后逐层缝合关闭腹腔，用无菌敷贴覆盖刀口。

2.会阴部手术　用 8X24 三角针、7 号丝线缝闭肛门，用手术刀环绕肛门取梭形切口。

切开肛旁筋膜，显露坐骨肛管窝脂肪，用肛门拉钩牵开显露尾骨尖，用电刀切断肛尾韧带及盆筋膜壁层与盆腔会合。

用血管钳及电刀清除坐骨肛管窝内脂肪，钳夹切断直肠下血管，用电凝止血或 4 号丝线结扎。切开耻骨尾骨肌，扩大盆腔出口，用卵圆钳将乙状结肠远端和直肠从盆腔内拖出。

两侧用肛门拉钩牵开暴露手术野，前方在会阴浅横肌和深横肌的后缘向深层解剖，显露直肠前壁，并沿直肠与前列腺间进行分离，使直肠肛管完全游离。

从会阴部移去标本，温盐水冲洗后仔细止血，会阴置引流管一条，会阴伤口逐层缝合。

第十六节　体外循环下冠状动脉搭桥术

适应症

1.肯定手术适应症

（1）药物治疗不能控制的 3 级心绞痛患者（一般体力活动严重受限，一般速度上一层楼梯，平地步行 300~500 米）。

（2）不稳定型心绞痛。

（3）左冠状动脉主干严重狭窄性病变者。

（4）临床有心绞痛症状，冠状动脉造影显示有3支重要血管严重狭窄性病变。

2.相对手术适应症

（1）心肌梗死后，运动实验阳性高危者。

（2）心源性休克者。

原理　通过旁路手术，将主动脉的血流直接输送至狭窄冠状动脉的远侧段，以增加心肌血供，减轻或消除心肌缺氧。

体位　全麻成功后，病人取仰卧位，肩胛间垫高使胸部向前突出，左上肢外展（可供插入桡动脉测压管），右上肢沿侧胸骨固定于手术台上，双下肢轻度屈膝外旋。

手术方法　升主动脉—冠状动脉旁路手术和乳内动脉—冠状动脉移植术。

1.升主动脉—冠状动脉旁路术　常用的移植材料为大隐静脉。大隐静脉不能利用时也可选小隐静脉、上肢的头静脉、贵要静脉。手术包括大隐静脉的收取及血管桥吻合两步骤，两组手术人员同时进行。

（1）大隐静脉取出后，以肝素盐水低压扩张，移除表面脂肪，将所有小分支或裂口均以7—0滑线缝闭，避免造成管腔狭窄，确保静脉不受损伤，对保证术后长期通畅极为重要。

（2）建立体外循环后，心脏停跳，操作时先吻合远侧端（冠状动脉、心室室壁）用7—0滑线缝合，再吻合近侧端（升主动脉），用6—0涤纶线缝合。最常进行的顺序吻合技术是自前降支到对角支到升主动脉。

（3）冠状动脉壁行纵行切口，扩大至0.8-1em，使之略大于静脉端口径，将静脉倒置，与冠状动脉吻合剪成450喇叭口形，先将冠状动脉切口两端与静脉切口间断缝合，一般选用6—0滑线或7—0滑线。如果冠状动脉口较大可连续缝合。

（4）首先完成静脉桥与前降支的吻合，将一血管夹置于吻合近侧。冠状动脉对角支行纵切口，测量充盈后的静脉桥至对角支吻合口的距离，在静脉上做纵切口。将静脉桥与对角支行端侧吻合，用两根7—0滑线间断缝合。

（5）远侧吻合完成后，将血管夹置吻合口近侧，在心脏跳动情况下，升主动脉置侧壁阻断钳。以打洞器于主动脉壁上打洞（直径4mm），左侧静脉桥应于主动脉左侧打洞，右侧打洞应偏右，以5—0滑线或6—0滑线连续缝合，完成静脉桥与主动脉的吻合，一般自主动脉近心侧开始，于远心端打结。

（6）左侧吻合完成后，移除侧壁钳，于静脉桥上用TB空针行穿刺排气，吻合口如有漏血以7—0滑线修补止血。同样方法完成右侧静脉桥与升主动脉吻合。

2.乳内动脉—冠状动脉移植术　乳内动脉是锁骨下动脉的一个分支，自甲状颈干对侧发出，于锁骨的胸骨端与锁骨下静脉深面进入胸腔，主要分支为进入前肋间的穿支及1—6前肋间动脉，约于第5或第7肋间处分为肌膈动脉和上腹动脉。

（1）手术均经正中劈开胸骨开口，全身肝素化前，用特制自动拉钩向上牵拉胸骨左侧口，于胸膜反折处切开左侧胸膜腔，于第4、5肋间胸骨边沿处用电刀进行分离。

（2）分离完成后，乳内血管暂留原位不予切断，保持血流通畅，以罂粟碱溶液喷雾血管，然后以浸透其溶液的纱布包盖血管蒂，以防发生血管痉挛。

（3）切开心包，用 7 号牵引线固定于开胸器上，建立体外循环，一般与左冠状动脉前降支吻合，于低位结扎并缝扎乳内血管远侧端；切断乳内血管，以血管夹暂时阻断血流。

（4）如同时行主动脉—冠状动脉旁路术，应先完成，然后再行乳内动脉移植术。左侧背侧放置纱布垫以抬高左心室，与吻合处的冠状动脉壁上做纵行切口 4 一，采用间断吻合，防止吻合口狭窄，移除血管夹放血、排气。无漏血后，缝 4 针固定乳内血管蒂于心外膜上，防止对吻合口产生张力。开放升主动脉阻断钳，心脏复跳后进行静脉桥—主动脉侧吻合。

手术配合要点

1.准备取双下肢大隐静脉，皮肤消毒时，双腿不要抬举过高，以减少过多的回心血量。

2.肝素化时间不宜过早，一般在游离完乳内动脉后实施。

3.游离左侧乳内动脉时，患者体位应水平升高向左侧倾斜 25°左右。游离右侧乳内动脉时，体位应相反。

4.游离乳内动脉时，电灼器预置 20W 左右。

手术物品准备　体外器械包 1 个，取游离乳内动脉专用开胸器 1 个，冠状动脉剪 45°前向剪 1 个，90°直角剪 1 把，125°后向剪 1 把，冠状血管吻合镊两把，弹簧持针器两把，血管探子 1.0~2.5mm、小血管夹、橄榄头针、主动脉打孔器 3.5~5.0mm、主动脉侧避钳、15＇双刃冠状动脉刀、钛夹钳、钛夹、滑线（5—0、6—0、7—0）、11 号、15 号、22 号刀片，电刀 2-3 个，弹力绷带，TB 注射器，备 2~3 个术野用灯。

药品准备

1.肝素生理盐水　配制成肝素 2%浓度。

2.罂粟碱盐水　用 2%肝素生理盐水 60mL 加罂粟碱 60mg 配制而成。

第十七节　非体外循环微创房间隔缺损封堵术

适应症

继发孔中央型 ASD，包括毗邻较近的多发 ASD。ASD 周围残边大于/等于 4mm。房间隔的总长度不能小于闭合器左房伞的直径。

特点

微创闭合器封堵术是近两年由介入封堵法移植来的新技术，与常规手术相比，其优点是，无须体外循环，操作简单，创伤小，痛苦轻，不需输血，不用放置胸腔引流管，减少了输血性并发症和感染的可能。由于不切开心房，发生气栓的可能性小，切口较美观，恢复快，住院时间短。

手术步骤及配合

1.采用 Hewlett—PackardSonos2500 型多平面食管超声，频率 6.2/5.0MHz，探头直径 14.8mm。全麻成功后，取平卧位，插入食管超声探头，观察 ASD 的位置和形态学特点，及与房室瓣、冠状静脉窦、右侧肺静脉和上、下腔静脉的关系，注意有无肺静脉异位引流。分别在水平面和垂直平面上反复测定 ASD 的横径和长径，取最大测量值作为 ASD 的径线，同时测定左房大小和房间隔的总长度。用彩色多普勒进一步确定每个平面上的 ASD 最大径线。

2.右胸抬高 20o—30o，常规皮肤消毒，铺单。取右前胸胸骨旁第 4 肋间切口，长 2.5-3.5cm。月巴胖者切口可稍大些。女性沿乳房边缘切口。依次切开皮肤、皮下组织、肌层和胸膜，放人微创牵开器、湿纱布，推开右肺。"工"字形剪开心包，用 3—0 无创线缝心包，牵拉固定于胸壁。用 3—0 无创线在右心房外侧中部缝双层荷包，直径约 1.5cm。此时按 1.25mg/kg 静脉推注肝素进行肝素化。头低位，使房间隔呈水平位。

3.选择相应大小的双面闭合器，用肝素盐水冲洗浸泡后（防止栓塞和空气残留），将闭合器旋于推顶杆上，拉直收拢，塞人特制的输送管。荷包内穿刺右心房，插入携带闭合器的输送管，将 TEE 调节至双心房关。在 TEE 监视下经 ASD 伸人左心房，推顶释放出左房侧伞，牵拉使之贴附 ASD 左房面边缘，回撤输送管人右房，推顶出右房侧伞，卡紧 ASD 经 TEE 观察闭合器封堵的严密性，看有无分流。如有分流，可回收闭合器，调整位置后，重新释放到位，推拉闭合器检查其牢固性，满意后旋松固定螺丝，拔除推送杆和输送管，结扎右房荷包。中和肝素，仔细止血，逐层关闭，无须放胸腔引流管。

特殊用物的准备

4℃生理盐水 500mL，庆大霉素 4 万单位 2 支，0.5mg/L 肝素盐水 100mL。

闭合器的选择　　对于圆形和近圆形的 ASD，按照比 ASD 最大直径大 4-6mm 的原则，选择相应型号的闭合器。边缘薄、柔软、松弛的选择型号要大，边缘厚、紧张的选择型号要小。术中测量 ASD 的最长经和宽径，按照等面积圆的直径加 4-6mm，选择闭合器的型号。对于双孔 ASD，按照大孔直径+小孔直径+中间软组织宽度：闭合器型号来选择。经大孔进行封堵，同时挤闭小孔。闭合器释放到位后，其牢固程度也是判断型号是否恰当的指标。如果牵拉、推顶测试时闭合器很容易脱落，需换大号闭合器。如果植入的闭合器过大，影响二尖瓣的关闭和冠状静脉窦血流，或闭合器不能完全展开，需换小号闭合器。

第十八节　眶上锁孔人路手术

适应症

颅底、鞍区及中线附近的病变。

术前准备

1.CT、MRI 了解肿瘤位置与周围结构的解剖关系。

2.备皮、备血、应用抗生素。

3.鲁米那钠、阿托晶，术前肌注。

麻醉　气管内插管全身麻醉。

体位　中卧，头用头架固定，头向对侧转 10-600。

手术步骤及配合

1.切口位于眉毛的外侧畔，显露眼轮匝肌。

2.将颞肌的前缘拉向外上，向上牵拉轮匝肌以显露开颅区。

3.颅骨钻孔，显露硬膜之后，磨除眶上颅骨的内侧缘。弧形切开硬膜，基底朝向眶缘。

4.切除病变后，硬膜间断缝合，骨瓣固定，皮下间断缝合，皮肤连续缝合。

第十九节　翼点人路—动脉瘤夹闭术

以大脑中动脉瘤为例。

适应症

1.动脉瘤破裂后病情较轻属 Hunt I—Ⅱ级。

2.病情属 HuntⅢ—Ⅳ级，待病情稳定再手术。

3.动脉瘤破裂并发颅内血肿，应立即手术。

4.偶尔发现未破裂的后交通动脉瘤。

术前准备

1.CT 扫描，了解颅内出血情况。

2.DSA，了解动脉瘤大小、位置、瘤颈方向。

3.备皮、备血、应用抗生素。

4.鲁米那钠、阿托晶，术前肌注。

麻醉　气管内插管，全身麻醉。

体位　仰卧位，头稍偏向对侧。

手术步骤及配合

1.入路　采用较大额颞骨瓣开颅，额叶部分略大，有利于抬起额叶，显露大脑中动脉主干。

2.显露动脉瘤　大脑中动脉瘤常合并脑内血肿，埋于额叶或颞叶，须充分打开外侧裂，分离到脑实质内找到动脉瘤。对于动脉瘤位于大脑中动脉主干，脑压不太高者可先显露同侧视神经及外侧颈内动脉，然后沿颈内动脉向远端分离，便可找到动脉瘤。

3.分离、夹闭动脉瘤　大脑中动脉瘤常与载瘤动脉粘连较紧。应在显微镜下仔细分离出动脉瘤颈后瘤夹，予以缓慢夹闭。

第二十节　经鼻蝶窦入路垂体瘤切除术

适应症

1.垂体微腺瘤。

2.突入到蝶窦的肿瘤。

3.有前置型视交叉或间隙狭小无法经颅切除的肿瘤。

4.不能耐受开颅者。

术前准备

1.CT、MRI 以排除其他鞍区病变。

2.蝶鞍侧位片，有助于了解蝶鞍与蝶窦的关系和形态。

麻醉　气管内插管全身麻醉。

体位　平卧位，头稍后仰。

手术步骤及配合

1.常规消毒铺巾后，鼻孔填入浸以肾上腺素的棉片，约 2 分钟后取出。

2.用鼻扩张器撑开鼻孔，分离鼻中隔两侧的黏膜直到蝶窦前壁。

3.用鼻中隔咬骨钳将鼻中隔扭断取出，保留，作为修补蝶鞍骨窗之用。

4.凿开蝶窦前壁，充分显露鞍底。在中线处凿开鞍底，"十"字形切开硬脑膜。

5.见肿瘤挤入蝶窦，用吸引器吸除肿瘤，再用刮匙刮除。

6.肿瘤切除后妥善止血，用骨片修补蝶鞍骨窗。用凡士林纱条填塞两侧鼻孔。

第二十一节　拇趾趾尖移植再造于手指指尖术

适应症

拇趾或手指指尖缺损。

麻醉　臂丛加硬膜外麻醉。

体位　平卧位。

物品准备

手足外常规器械包 1 个，显微器械 1 套，显微镜，1 台，电动气压止血仪 1 台。

手术步骤及配合

1.常规消毒皮肤，铺无菌巾。

2.设计　按伤指情况在趾甲中分以远设计，拇趾胫侧保留一舌形瓣在拇趾，趾尖腓侧近端设计一三角形皮瓣。

3.切开皮肤　先在趾背部解剖趾背静脉，向近端游离适当长度后切断，再顺静脉属支向拇趾腓侧趾端解剖游离至拇趾指尖，在趾蹼处解剖出跖背动脉与跖底动脉及其吻合后发出的拇趾腓侧趾底动脉。解剖游离拇趾腓侧趾底动脉神经，切断结扎拇横动脉，继续向远端游离血管神经束至趾尖腓侧设计线，按设计线在拇趾甲的胫侧和近侧切开，按设计线在趾腹侧切开皮瓣的胫侧缘与近侧缘。

4.截骨　用骨刀切断趾骨。

5.断蒂　将切下的趾体提起；拇趾腓侧趾有动脉神经，在适当部位切断。

6.趾体移植至手指残断。

7.固定指骨。

8.吻合血管神经。

9.供区处理　将拇趾末节趾骨缩短，拇趾趾端皮肤调整后直接缝合。

第二十二节　断耳再植术

适应症

全耳或半耳完全或不完全离断，软组织挫伤不重。

麻醉　局麻或全麻。

体位　侧卧位。

物品准备

显微外科手术器械包1个，大敷料包1个，中单1个，手术显微镜2台。

手术步骤及配合

以全耳完全离断再植为例。手术分两组同时进行。

（1组）

1.离断耳体无菌皂液刷洗，双氧水盐水冲洗3遍。

2.铺设手术桌，0.5%碘伏消毒断耳。

3.镜下清创，同时探查并标记耳后动静脉、枕小神经、耳大神经发至耳部的分支及其他不知名血管神经。

（2组）

1.平卧位　剃除头面部毛发，创面及周缘皮肤刷洗，用3%双氧水、生理盐水冲洗3遍。

2.常规碘伏消毒皮肤，铺无菌巾单；面部贴无菌手术膜。

3.创面镜下清创，清除挫伤失活组织，探查并标记相应动脉静脉及神经。

4.清创完毕后，断耳移至创面复位，用5—0可吸收缝线缝合耳软骨，依次用12—0无创伤缝线吻合2-4条静脉，11—0无创伤缝线缝接所有神经，12—0无创伤线吻合耳后动脉及另一条动脉。

5.用5—0丝线缝合皮肤，用无菌纱布疏松包扎。

第二十三节　颈椎前路钛板内固定术

适应症

1.颈椎骨折并不稳定，尤其当伴随严重楔形病变和压缩或爆散骨折。

2.颈椎骨折脱位。

3.行部分或全部椎体切除脊髓，减压植骨融合。

4.切除颈前路椎间盘，植骨融合。

5.椎体肿瘤，行肿瘤切除。

麻醉　颈丛神经阻滞麻醉。

体位　仰卧位，头稍偏向对侧。

物品准备

颈椎前路器械包 1 个，电刀电凝、骨蜡、明胶、海绵、手术贴膜、无菌大敷料包 1 个，腹被，一次性吸引管。

手术步骤及配合

1.常规消毒皮肤，铺无菌单。

2.切口　颈前路右侧横切口。

3.显露椎体前方　按术前设计的切口切开皮肤、皮下组织及颈阔肌，松解颈深筋膜，沿胸锁乳突肌内侧缘分离内脏鞘与血管鞘，并将内脏鞘牵向内脏血管鞘牵向外侧达椎前筋膜。切开椎前筋膜，显露椎体及椎间盘。在显露中彻底止血，避免损伤喉返神经。

4.X 线定位　将球后针头插入到假定的椎间隙后，C 形臂透视定位。其他定位方法还有触摸颈 6 横突前结节和通过甲状腺下动脉定位。

5.脊髓减压或脱位复位　确定需手术的部位后，切除需切除的椎体、椎间盘或肿瘤组织脊髓。减压充分后，取髂骨修整后植入椎体间行椎体间融合，融合或复位满意后，将椎体前方修整平坦，以利植入钛板。

6.钛板的选择　根据手术的范围选择合适的钛板，以保证螺钉固定于椎体的上半部，这样可防止螺钉进入融合区域上方或下方的椎间盘。

7.钛板的植入　将钛板放置合适后，先用临时固定钉将钛板对角临时固定，在专用钻头导向器的辅助下钻第一个孔，用专用丝锥攻丝后，用十字椎拧人螺钉。用同样的方法钻孔后拧人其他 3 枚螺钉。螺钉的拧人：应当先将对角线位置的螺钉拧人，然后拧人其余者。钻孔时，头端的两枚螺钉钻孔及拧入的方向应当向头端倾斜120，向内倾斜 100，其余螺钉的拧人方向均向内倾斜 100。当将所有的螺钉拧进并使钉帽完全陷入钛板后，最后拧入锁钉，使大螺钉的螺帽膨胀并锁定在钛板上。

8.冲洗切口，清点器械、敷料、缝针，置引流条，缝合切口。

9.刀口覆盖无菌纱布及敷贴。

10.术后 3 天戴颈围保护下床活动。需戴颈围保护 6~8 周。

第二十四节　膝关节镜检查术

适应症

1.膝关节损伤　如半月板损伤，交叉韧带损伤等。

2.各种慢性非感染性关节炎。

3.膝关节肿瘤、绒毛色素结节性滑膜炎等。

麻醉　持续硬膜外麻醉。

体位　取平仰卧位，两下肢在膝部弯曲垂下。

物品准备

1.设备　关节镜，冷光源，摄像、显像、录像系统

2.手术器械　进水套针、关节镜套针、探针、剪刀、咬滑钳、刮匙、软骨切削器。

手术步骤及配合

1.膝关节消毒后，将髌骨推向外侧，于髌内上方用 18 号针头穿刺入膝关节腔，注入 20mL 1%利多卡因加 5 滴肾上腺素，达到止血目的。

2.于髌外上方（或内上方）做一小横切口，插入进水套针，连接吊桶，向关节腔内注入生理盐水，使关节腔扩张，或冲洗出内容物。

3.于髌外下方（或内下）做一小横切口，插入关节镜套针，进入关节囊后换钝性针心，经髌股关节进入髌上囊，拔除钝性针心，换插关节镜，连接冷光源、摄录像系统及吸引橡皮管等，在荧屏上观察关节内病变。

4.按髌上囊—膝内侧间隙—膝外侧间隙及髁间切迹的程序进行关节镜检查。必要时，检查膝关节后内、外侧间隙，这样可避免遗漏病变。

（1）髌上囊检查时　由髌上囊内侧向外移动关节镜，检查其内侧壁、顶壁及外侧壁。然后将关节镜稍后退，镜面朝向髌骨，直到看见髌骨上缘，检查髌骨底面各部。正常穹隆部呈圆幕状，滑膜薄而光滑，并可见其上的血管分布，有时可见胚胎残留的纵轴垂直的滑膜皱襞。炎症后的滑膜表面可见有绒毛状突起，有时可见关节游离体。

（2）膝内侧间隙检查时　将关节镜沿股骨内踝关节面移向内侧，并逐渐屈曲膝关节，可看到膝关节内侧沟。将关节镜稍后退，即可观察内踝关节面。向外移动关节镜，即达股骨踝与胫骨平台间隙。将膝关节半屈曲，外旋外展小腿，使内侧关节间隙增宽，可见外侧半月板前脚及其在胫骨上附着点，屈曲 0°~20°较易观察内侧半月板后角。

（3）膝外侧间隙检查时　将髂关节外旋，屈膝 20°~80°，压迫膝内侧，使膝内旋。关节镜沿股骨外踝的外侧进入，可见到外侧沟，有时游离体亦藏于此处。将关节镜内移到关节间隙，可见外侧半月板后角。将关节镜后退，可见半月板底部及前角，外侧半月板后角则难以看到。

（4）髁间切迹检查时　屈膝 60°~70°，可见髌骨滑膜壁由前十字韧带上方髁间切迹到髌前脂肪垫，脂肪垫与外侧半月板比较靠近。如脂肪垫阻挡视野，可用探针挑开。在髁间切迹处由内侧向外侧观察，可见滑膜盖于前十字韧带，但后十字韧带不易观察到。由于有滑膜覆盖于韧带上，有时难以观察韧带是否断裂，可用探针钩动看其有否松弛。

5.若由内侧髌下入路，能较好地观察内侧半月板后角及外侧半月板前角边缘。此外，尚可由中央入路、髌上入路、膝后内侧入路、膝后外侧入路、髌旁入路等，视病变情况不同而用。

6.关节镜检查结束后，退出关节镜，用生理盐水充分灌洗关节腔，拔除关节镜套针，切口各缝合 1 针，无菌纱布覆盖，适当加压包扎。

第二十五节　腰椎间盘镜髓核摘除术

适应症

1.腰椎间盘突出症诊断明确，且经非手术治疗 3-6 个月无效，反复发作，症状严重，影响工作生活者。

2.突发性腰椎间盘突出症，根性疼痛剧烈，无法缓解者。

3.合并神经功能丧失或马尾神经功能障碍者。

4.不合并腰椎管狭窄的腰椎间盘突出症。

5.合并腰椎管狭窄是手术的相对适应症。

麻醉　硬膜外麻醉或腰麻。

体位　俯卧位。

物品准备

1.设备　光源，摄像监视系统，手术通道，自由臂，摄像头。

2.手术器械　髓核钳，枪钳，刮匙，探针。

手术步骤及配合

1."C"臂X线机定位。

2.常规消毒皮肤，铺无菌单。

3.切口　旁正中切口，偏离后正中线0.5~1cm。

4.切开皮肤、皮下、神经筋膜，剥离椎旁肌肉组织。

5.安装工作通道和自由臂，放置内镜，调节视野与方位。

6.清除工作通道内的软组织　用安全钻切除部分椎板下缘和下关节突内侧缘，用刮匙沿椎板下缘剥离黄韧带，并将黄韧带切除。

7.暴露神经根和椎间盘　用神经根探子找到神经根，并拉向内侧，显露椎间盘。遇静脉层出血时可用双极电凝止血。

8.切除椎间盘；摘除髓核　如有狭窄，应行神经管扩大。

9.关闭切口　冲洗，止血，拔除工作通道，留置引流条，缝合深筋膜、皮下与皮肤。

10.术后睡硬板床，术后3天戴腰围下床活动，加强腰背肌锻炼。

第二十六节　腹腔镜胆囊切除术

适应症

急性或慢性胆囊炎、胆石症、胆囊肿瘤。

麻醉　静脉复合麻醉，气管内插管。

体位　仰卧位，右腰背部垫一软枕。

物品准备

1.一般物品　腹腔镜器械包、大腹包、腹被、手术衣、吸引器、高频电凝仪、标本收集袋、止血纱布。

2.腹腔镜系列　25°内窥镜10mml个、电视机转换器、冷光源、CO_2气腹机、超声刀、气腹针、胆囊爪钳、胆囊穿刺针、引导棒、归位持针器、电凝钩、10mm钛夹钳、钛夹数个。长柄弯钳、剪及无创伤爪钳各1把，10mm穿刺锥2个，5mm

穿刺锥 1 个。

手术步骤及配合

1.常规消毒手术野，铺无菌手术巾及大腹被。

2.器械护士应协助医生安置好各种管线（电视机转换器、气腹管、冷光源、超声刀、吸引器、高频电凝仪）。

3.建立气腹　首先用酒精棉球消毒脐窝，术者用 11 号小尖刀沿脐窝下缘作弧形 1cm 小切口达皮下，在切口两侧用巾钳提起腹壁，置入气腹针，然后与 CO^2 气腹机导管相连接，腹腔内压力一般成人为 12-15mmHg，容量一般成人为 4.5~5.5L/min。充气完毕，拔出气腹针。

4.用 2 把巾钳提起腹壁，用 10mm 穿刺锥经上述切口垂直旋转穿入腹腔，拔出针芯，迅速将 CO_2 导管与该鞘管侧孔连接，置人腹腔镜，首先探查胆囊三角及肝门周围的情况，分别在剑突下 2~4cm，右锁骨中线肋缘下 2~3cm 处切一小口，置入 10mm 及 5mm 穿刺锥，术者左手持胆囊爪钳，右手持超声刀处理胆囊管及胆囊动脉，若肝汁淤积，胆囊膨胀，影响手术操作时，则需用胆囊穿刺针将胆汁吸出，以便于暴露手术野，或用长柄钳钳夹胆囊底部，用电凝钩或超声刀电凝周围组织。，

5.胆囊管及胆囊动脉分别用钛夹夹闭并切断，然后用超声刀沿胆囊边缘切开浆膜，边切边用组织钳或引导棒分离，直至把胆囊由肝床上剥离下来。出血点可用电凝钩止血，亦可用止血纱布止血。胆囊切除后，肝床两侧之浆膜切缘可用 4—0 号可吸收线间断或连续缝合，覆盖粗糙面，总胆管放置"T"形管引流，两侧仍用 4—0 号可吸收线固定。

6.冲洗腹腔后，肝床下放置负压引流管引流，将切下的胆囊放入标本收集袋随 100mm 穿刺锥一并脱出腹外，排空腹腔内气体。

7.用 8×20 三角针半穿刺孔处皮肤缝俣，贴好刀口，手术完毕。

第二十七节　腹腔镜卵巢囊肿切除术

适应症

卵巢良性肿瘤未发生破裂、扭转（畸胎瘤、巧克力囊肿。）

麻醉方法　静脉复合麻醉，气管内插管。

体位　仰卧位，骨盆抬高 10—15'。

物品准备

1.一般物品　腹腔镜器械包、大腹包、腹被、手术衣、吸引器及高频电灼仪、标本收集袋。

2.腹腔镜系列　25o 内窥镜 10mml 个、电视机转换器、冷光源、CO_2 气腹机、超声刀、气腹针、双极电凝钳及线、剥离棒、妇科穿刺针（粗）、腹腔镜吸引器管（粗）、长柄弯钳、剪及无创伤爪钳各 1 把、转换器、10mm 穿刺锥 2 个、5mm 穿刺锥 1 个。

手术步骤及配合

1.术前用 14-18 号否留氏双腔尿管持续导尿，接尿袋。

2.常规消毒手术野，铺无菌手术巾及大腹被。

3.安置好各种管线，将内窥镜用防雾油处理好备用。

4.建立人工气腹 首先用酒精棉球将脐窝处污垢清除，再用 11 号尖刀片在脐中心下缘作弧形小切口，用布巾钳提起两侧腹壁，置人气腹针，以 1—2L/min 的流速向腹腔内注入 CO_2 气体，待腹腔内 CO_2 气体的容积、压力达到规定的数值时，见腹壁隆起，充气完毕，拔出气腹针。

5.用 2 把巾钳提起两侧腹壁，用 10mm 穿刺锥经上述切口垂直旋转穿人腹腔，拔出针芯，将 CO_2 导管与该鞘管侧孔连接，置人腹腔镜，观察子宫及卵巢囊肿的大小、位置及是否粘连等情况。在电视监视下，与脐部切口成等腰三角形的位置分别切一 10mm 及 5mm 小切口，刺人相应的穿刺锥，拔出针芯。

6.术者一手持无创伤爪钳，一手持超声刀推开肠管，并暴露囊肿。剥离周围粘连组织，如囊肿为浆液性，可先用穿刺针将瘤壁刺一小孔，将瘤体内的液体吸净再作处理。如为实性可用剥离棒完整地剥离下来，卵巢壁可用双极电凝止血，故不作其他处理。如囊肿有蒂，可用超声刀在距蒂部 0.5~1cm 处切断，也可用铽夹夹闭后用长柄剪刀剪除囊肿。

7.将切除的囊肿放人收集袋内，用长柄钳从 10 一的穿刺鞘内一并脱出腹外，如瘤体较大，不易取出者可用剪刀剪碎后再取出。

8.接冲洗管道，用 3000mL 生理盐水彻底冲洗腹腔（头高脚低位）。待腹腔内气体排空后拔出穿刺锥。

9.用 8×20 三角针 4 号线将穿刺孔处皮肤缝合，贴好切口，结束手术。

第二十八节　腹腔镜阑尾切除术

适应症

1.急性阑尾炎，经中西医结合治疗无效者。

2.慢性阑尾炎。

麻醉　静脉复合麻醉，气管内插管。

体位　仰中卧位（马氏点处垫一软枕）。

物品准备

1.一般物品　腹腔镜器械包、大腹包、腹被、手术衣、吸引器、高频电灼器、冲洗管道。

2.腹腔镜系列　25°内窥镜 10mm、5mm（小儿，备用）各 1 个、电视机转换器、冷光源、CO_2 气腹机、超声刀、气腹针、长柄弯钳、剪及无创伤爪钳各 1 把、10mm 穿刺锥 2 个、5mm 穿刺锥 1 个（如小儿则需 5mm 锥 3 个）、10mm 钛夹钳 1 把（小儿，备用 51mm）、钛夹若干、转换器 1 个。

手术步骤及配合

1.常规消毒手术野，铺无菌手术巾及大腹被。

2.器械护士应协助医生安置好各种管线（电视机转换器、CO_2 气腹机、超声刀、高频电灼仪、吸引器及冲洗管道）。将防雾油均匀地涂抹于内窥镜表面（避免镜头进入腹腔后，腹腔内温度升高造成镜面雾层，影响视野）。

3.首先建立气腹　脐部用酒精棉球将其污垢彻底清除。术者用 11 号小尖刀在脐中心下缘作弧形 1cm 切口达皮下，同时用 2 把巾钳将切口两侧提起置人气腹针，然后与气腹机导管相连接，腹腔内压力一般成人 12-15mmHg，小儿 10—12mmHg 为宜。腹腔内 CO_2 气体的容量一般成人为 4.5—5.5L，小儿为 2.5-3.51 均可。气腹机的流速一般为 1—2L/min。充气完毕，拔出气腹针。

4.用 2 把巾钳提起腹壁，用 10mm 穿刺锥经上述切口垂直旋转穿人腹腔，拔出针芯，迅速将 CO_2 导管与该鞘管侧孔连接，置入腹腔镜，探查腹腔内阑尾的位置、有无穿子 L 及周围组织粘连。

5.如确定可行腹腔镜手术后，在电视内窥镜的监视下，在 阑尾马氏点处的上端及左侧 2~4cm 处，用 11 号小尖刀分别切 10mm 和 5mm 的小切口各一个，刺人 10mm 和 5mm 穿刺锥，然后用长柄无创伤爪钳及弯钳从穿刺鞘进入腹腔（10mm 穿刺锥应套一转换器），提起盲肠寻找阑尾，用弯钳钳夹系膜，提起阑尾，用超声刀切断阑尾系膜，距阑尾基底部 0.5~1cm 处用 2-3 个钛夹夹闭阑尾并依次切断，从 10mm 的穿刺锥内将阑尾脱出腹外，阑尾基部如有出血可用超声刀止血，然后用石炭酸、酒精、盐水棉球（2~3mm 大小），分别消毒阑尾残端，化脓性阑尾炎可用 500mL 生理盐水冲洗腹腔（头高脚低位）。

6.用 8×20 三角针 4 号线将穿刺孔处皮肤缝合，贴好切口，结束手术。

第二十九节　腹腔镜输尿管切开取石术

适应症

1.结石较大不能排出，合并肾盂、输尿管积水者。

2.输尿管结石合并其他病变需手术矫治者。

3.输尿管结石合并感染，药物治疗无法控制或结石完全梗阻而致尿闭者。

麻醉　静脉复合麻醉，气管内插管。

体位　侧卧位或仰卧位，根据结石部位确定。

物品准备

1.一般物品　腹腔镜器械包、大腹包、腹被、手术衣、吸引器、高频电灼仪、4—0 号可吸收线 1 根、双 "J" 形管 1 根、输尿管导管 1 根。

2.腹腔镜系列　25°内窥镜 10mml 个、电视机转换器、冷光源、CO_2 气腹机、超声刀、气腹针、长柄弯钳、剪、无创伤钳各 1 把、电凝钩、归位持针器、转换器、10mm 穿刺锥 2 个、5mm 穿刺锥 1 个。

手术步骤及配合

1.先带无菌手套消毒会阴，插 16 号否留氏双腔导尿管，接尿袋于手术床边，目的是排空膀胱，便于操作。

2.常规消毒手术野，铺无菌手术巾及大腹被。

3.按常规安置好手术中用的各种导线（电视机转换器、冷光源、气腹管、吸引器及高频电凝、超声刀），将内窥镜用防雾油处理好备用。

4.建立气腹 术者用 11 号小尖刀在结石侧腰部腋前线作 1cm 小切口达皮下。在切口两侧用双手提起腹壁，置入气腹针，与气腹机导管相连接。气腹机以流速 1—2L/min 的速度向腹腔注入 CO_2 气体（此时将手术床摇成头低脚高位），待腹部明显隆起，腹腔内容量达 4.5 升左右，压力维持在 12—15mmHg 时，拔出气腹针。

5.用 2 把巾钳提起腹壁，用 10mm 穿刺锥经上述切口垂直旋转穿人腹腔，拔出针芯，迅速将 CO_2 导管与该鞘管侧孔连接，置人腹腔镜探查结石部位。

6.根据结石在输尿管位置（上段输尿管结石可取腰部斜切口，中、下段输尿管结石取下腹部斜切口）分别切一小切口，置人 10mm 及 5mm 的穿刺锥，术者用分离钳分离输尿管，于结石上、下两端用 8 号橡胶尿管提起输尿管，分离输尿管床，出血点可用电凝钩或超声刀止血。用长柄剪刀在输尿管管壁上剪一小口将结石取出，再用套有转换器的无创伤爪钳从 10mm 的穿刺锥内将结石取出体外。

7.用 5 号输尿管导管从切口处插入输尿管上、下两端。用 20mL 针管抽生理盐水往其注入检查输尿管是否通畅（先上后下）。如有梗阻，考虑是否有结石残留；如通畅则取出支架管。

8.将双 "J" 形导管涂以石蜡油置入输尿管内，近端部分引入肾盂内，远端插至膀胱内，以后可通过膀胱镜取出，最后用 4—0 号可吸收线间断缝合输尿管壁。放置负压引流管，分离气腹导线。待腹腔内气体排空后，取出穿刺鞘，以免形成皮下气肿，缝合切口皮肤，贴好切口，结束手术。

第三十节　脊髓监护下显微外科方法行脊髓栓系松解术

适应症
各种原因引起的脊髓栓系病人。
麻醉方法　气管插管全麻。
体位　俯卧位。
手术步骤及配合
1.棘突上直切口，切除硬膜。
2.解除脊髓栓系（显微镜下操作）　切除异常的软骨纤维带和增厚的黄韧带，使硬脊膜充分游离，解除脊膜受压和栓系。
3.在脊膜囊的两侧探查腰骶神经，安装电刺激仪。如有粘连应予以游离和松解。
4.将紧张增厚的终丝切断，切断部位宜在最低点。切断前应先结扎，防止出血。
5.逐层关闭。

第三十一节 经前后路Ⅰ期腰椎半锥体切除术

适应症

分解完全的半锥体畸形引起明显的脊柱侧凸畸形，并畸形不断加理。

麻醉方法 气管插管全麻。

体位 侧俯卧位。

手术步骤及配合

1.取半锥体侧的腹部前外侧切口，逐层切开。

2.由腹膜外游离显露半锥体。

3.C臂透视定位后，切除半锥体及上、下的椎间盘。

4.由后路脊柱正中纵切口，显露半锥体的椎板，切除其锥体及椎弓根。

5.手术中要特别注意避免损伤硬膜及脊神经根。

6.于半锥体上、下锥体打入螺丝钉。

7.闭合切除半锥体后留有间隙，前后路植骨融合。

8.石膏外固定。

（孙艳侠）

第十五章 社区护理

第一节 健康教育与健康促进

随着社区发展和科技进步，自我保健能力和健康意识成为制约人类健康水平提高的重要因素。作为预防医学重要组成部分的健康教育促进正逐渐成为社区卫生服务和精神文明建设的重要内容。

一、健康教育与健康促进的基本概念

（一）健康与影响健康的因素

健康是人类生存的基础，是经济发展、社会进步、民族兴旺的保证。健康教育是以促进人类健康为目的的特殊教育活动。因此，对健康内涵的全面了解，有助于指导健康教育与健康促进实践。

1.什么是健康。1948年，世界卫生组织（WHO）在其《组织法》中给健康下的定义是"健康不仅仅是没有疾病或虚弱，而且包括躯体、精神和社会适应方面的完好状态"。近年有人主张把"道德"列入健康范畴，即从道德的观念出发，每个人不仅对个人健康负责，同时也要对社会健康承担义务。

2.影响健康的因素。影响人类健康的因素很多，概括起来有四个方面：行为和生活方式、环境因素、生物学因素和卫生服务。四类因素中行为和生活方式越来越受到人们的重视，而以个人、群体的行为改变和环境改变为着眼点的健康教育和健康促进将成为全球第二次卫生革命的核心策略。

（二）健康教育与健康促进

1.健康教育。健康教育是一门研究以传播保健知识和技术，影响个体和群体行为，消除危险因素，预防疾病，促进健康的科学。它通过信息和行为干预，帮助个人和群体掌握卫生保健知识，树立健康观念，自愿采纳有利于健康行为和生活方式的活动与过程。其目的是消除或减轻影响健康的危险因素，预防疾病，促进健康和提高生活质量。

健康教育是有计划、有组织、有系统、有评价的教育活动，它的核心是教育人们树立健康意识，养成良好的行为和生活方式。健康教育的实质是一种干预，它提供人们行为改变所必需的知识、技术与服务（如免疫接种、定期查体），使人们在面临促进健康、防治疾病、康复等各个层次的健康问题时，有能力做出行为抉择。

2.健康促进。世界卫生组织给健康促进下的定义是：健康促进是人们维护恶化

提高他们自身健康的过程，是协调人类与他们环境之间的战略，规定个人与社会对健康各自所负的责任。可见，健康促进是指充分利用各种手段，广泛动员和协调个人、家庭、社区及设计各部门履行各自对健康所负的责任，共同维护和促进健康的一种社会行为。其基本内涵包括个人行为改变和政府行为（社会环境）改变两个方面，并重视发挥个人、家庭、社会的健康潜能。

健康促进涉及五个主要领域：1.制定能促进健康的公共卫生政策；2.创造支持的环境；3.加强社区活动；4.发展个人技能；5.调整卫生服务方向。

二、传播与传播技巧

（一）传播概述

1.传播。在社区卫生服务工作中，卫生人员向社区居民传递有关的健康知识和信息，帮助他们养成良好的卫生习惯，同时通过各种渠道了解他们是否真正接受健康信息或采纳了健康行为，或者在某一过程中遇到什么问题等，以便提供必要的帮助，这些信息传递与收集的活动就是传播。也就是说，一个完整的传播过程不仅要发送信息，而且要注意收集反馈消息。

2.传播的分类。按照传播活动主客体的相互关系及其特征，分为四种基本类型：①人际传播；②大众传播；③组织传播；④自我传播。但作为社区卫生人员，了解人际传播和大众传播就可以了。

3.传播模式。五因素模式：回答了下列五个问题：①谁（who）；②说了什么（says what）；③通过什么渠道（through what channel）；④对谁（to whom）；⑤取得什么结果（with what effect）。虽然他不能解释和说明一切传播现象，但抓住了五部分的研究范围和内容，从而形成了传播学研究的五大领域，为传播学研究奠定了基础。

双向传播模式：即把传播描述为一种有反馈的信息双向循环往复的过程。

3.传播要素。在传播学中，传播要素包括传播者、信息、媒介、受传者、效果和反馈五个方面。

（二）人际传播及其技巧

1.人际传播。人际传播也称为人际交流，是指人与人之间的一种直接的信息沟通活动。这种交流活动主要是通过语言来完成，也可以通过非语言的方式来进行，如动作、手势、表情、信号（包括文字和符号）等。

2.人际传播的特点。①人际交流简便易行，不受机构、媒介、时空等条件的限制，可以比较随意地进行；②交流双方可以互为传播者和受传者，交流充分，反馈迅速，可以及时了解对方对信息的接受程度和传播效果；③人际交流有利于提高传播的针对性并可以及时调整传播策略，对双方的态度和行为产生更深刻的影响；④与大众传播相比，人际传播的速度慢，信息量小，传播范围相对较小。

3.人际传播的技巧

（1）说话的技巧。语言是人类传播信息最基本的工具。信息传递的是否清楚、准确，产生的效果如何，与说话的技巧有很大的关系。说话的技巧表现在两个方面：第一使用对方能听懂、能理解的语言和词汇，发音要清晰，讲话的速度要适宜，使对方懂得和理解讲话者所传递的信息；第二使用生活的语言、丰富的表情和抑扬顿挫的语调等使对方产生兴趣和共鸣。

（2）听话的技巧。听话技巧又称倾听技巧。倾听不仅仅是认真和专心的听，还包括从听到的信息中了解对方的意图和情绪，听到所要理解的要点。倾听技巧主要表现在一些好的听话习惯上，包括以下几点：①在听对方讲话时要专心，不要被外界所干扰而转移自己的注意力。②不要轻易打断对方的讲话，要耐心地听对方的讲述，必要时还可以恰当的引导。③对对方的讲话要实时地做出恰当的反应，如点头或说"哦"、"唉"等，表示自己在认真地听，使对方受到鼓励和尊重。④要善于听出"话外音"，不要急于表达自己的观点和看法，不要轻易对对方的话作出评论。

（3）观察的技巧。简单地说，观察就是用眼睛看，通过眼睛来收集信息。通过观察对方的动作、表情，以及周围环境（包括人、物等）对交流的影响，获得有价值的信息，丰富交流的内容。观察的技巧主要是细心、全面和敏锐。观察室管要敏锐，善于谱捉细微的变化，透过表面现象，发现深层的内心活动和被掩盖的是事物，从而获得真实的信息。

（4）提问的技巧。提问是为了得到答案，从回答中得到信息。怎样提问才能有利于交流，有利于获得真实和尽可能多的信息，则要讲究技巧。①提问时要注意对方的表情和感受，应创造轻松愉快的交流气氛，不要一个接一个地问，应该给对方间隙。②要设法使服务对象感到所提问问题与自己利益相关，才能吸引对方注意和回答问题。③对敏感性问题的提问尤其需要注意。可以先问一般性问题，在逐步深入，并且要选择适宜的时间和场所。④要了解对方知、信、行方面的信息，尽可能多让对方发表意见，不要过多地限制回答的范围。⑤态度要和蔼，不可用质问的口气。⑥试探性提问可以帮助打破僵局，促进交流，也适用了解敏感性信息。⑦所提问题应尽可能、明确。

（5）反馈的技巧。在人际交流中反馈有三种形式：语言反馈、体语反馈和书面反馈。体语反馈包括动作和表情，书面反馈包括文字、图画、符号等。反馈也分三种不同的性质：积极性反馈、消极性反馈和模糊性反馈。受传者向传者做出赞同、支持、理解的反应为积极性反馈，而与其相反的反应则为消极性反馈。没有明确立场、态度、和感情色彩的反应为模糊性反馈。反馈技巧主要有：①根据不同的人物、时间、地点等特定因素及交流的内容采用适当的时间反馈形式。②对对方传递的信息表示感兴趣，用专注的神情或微笑、点头等积极性反馈来鼓励对方充分交流。③用积极性单靠支持、肯定对方时态度要鲜明，观点要明确。④用消极性反馈否定、反对和纠正对方时态度要缓和、口气要婉转。⑤用迷糊性反馈回避对方所涉及的敏感问题。

（三）健康资讯

1.深市健康咨询。健康咨询是近年来兴起的一项寻求有关疾病、健康、保健、医药、康复等有关信息和专业技术的服务项目。健康咨询的目标和任务是向求助者所提供所需要的健康信息和专业技术帮助，使咨询对象能够自己选择有利于健康的信念、价值观和行为，掌握有关的保健功能。

2.健康咨询的形式

（1）门诊咨询：许多医院或保健部门都设有不同服务内容的咨询门诊，如妇科咨询门诊、糖尿病咨询门诊等。这种形式的优点是，有专业知识和经验丰富的医务人员负责，专业性强；其缺点是，坐等咨询对象上门，不利于深入基层群众。

（2）随访咨询：社区卫生服务人员深入家庭、病室或其他一切自然场合开展咨询工作。这种方式简便易行，机动灵活，比较亲切，针对性强，很受群众欢迎。

（3）电话咨询：利用电话回答咨询对象的问题。这种方式简便易行，不受空间的限制。而且双方不见面，有利于消除顾虑，特别适合某些敏感问题，如艾滋病、性病咨询等。

（4）书信咨询：通过书信往来的形式询问和回答。这种形式适用于某些较复杂的内容，如说明病史、思想感受等；也适合某些敏感问题或咨询对象不愿意暴露在别人面前等情况。

（5）共同咨询：通过网络、广播、报刊、电视等媒介，回答听众、读者、观众某些共同关心的问题。这种方式的优点是可以为众多的人服务，产生较大的效果和影响。

3.健康咨询原则

（1）建立关系的原则：一个咨询者要从一开始就努力与咨询对象建立良好的人际关系。态度要和蔼，使对方感到轻松，没有拘束。咨询者的良好语言和表现可以使咨询对象产生信任感。

（2）理解性原则：咨询者必须努力使自己站在服务对象的立场去理解对方的思想感情，要设身处地地体验对方的感受。

（3）非指导原则：咨询者应该以平等的态度去看待和尊重求救者自己的选择，不要把自己的价值观、处世原则和解决问题的方法强加于对方，而帮助求助者自行作出选择。

（4）保密原则：咨询人员可能会听到许多私下或令人难堪的问题，应对其他所有人保密，这是与咨询对象建立信赖关系的关键。

4.健康咨询的过程和步骤

（1）收集信息：咨询之处，咨询者应尽量多从对方收集信息，收集到的信息越多，就越了解对方的情况，那么咨询者的建议就越中肯，咨询效果就越好。

（2）分析信息：在收集信息的过程中，咨询者应不断地对信息进行分析，找出服务对象存在的问题，并分析导致问题的原因。

（3）反馈信息：根据这对咨询对象提出的问题做出回答，或给对方以知识。

（4）咨询深入：在交流的基础上，进一步深入交谈，帮助咨询对象建立信心、认识方向和目标、做出选择。

（5）终止咨询：这是咨询活动的最后一个阶段。即鼓励咨询对象，巩固咨询结果，并结束咨询。

5.健康咨询的技巧

（1）咨询者出现在服务对象的面前时，应该衣着整洁、端庄大方。

（2）咨询者接待来访者时，应热情、友好和轻松。

（3）咨询者应主动拉近与来访者之间的距离。

（4）咨询者要用话语和行动表现出来访者的真诚。

（5）在手机信息时，要认真听取对方的诉说，并细心观察对方的面容和表情变化，通过倾听和观察获取第一手资料。

（6）不要被外界所干扰，眼睛轻松地关注对方，并经常点头表示听懂了对方的讲话。

（7）提问时可从一般性问题起，逐渐深入到问题的本质；尽量少用封闭式提问，多用开放式提问，适当运用索究星问题。

（8）不要轻易打断对方的讲话，要尽可能地让咨询对象谈出全部的思想和观点。

（9）帮助咨询对象分析问题所在，找出问题症结，提出建议。

（10）信息反馈阶段，要使用建议性语言，切忌劝服或过分鼓励。

（11）在终止咨询阶段，要特别注意给予表扬和鼓励，帮助咨询对象建立解决问题的信心。

（四）大众传播及媒介的应用

1.大众传播的概念。大众传播是指职业性信息传播机构和人员通过广播、电视、报纸、杂志、书籍等大众传播媒介和特定传播技术手段，向范围广泛、为数众多的社会人群传递信息的过程。

2.大众传播的特点。（1）传播者是职业性信息传播机构和人员，并需要借助于非自然的传播技术手段；（2）大众传播的信息是公开的、公共的，面向全社会人群；（3）大众传播的信息量大，覆盖面广，传播速度快；（4）大众传播是单向的，信息反馈速度缓慢。

3.大众传播媒介的选择。凡是具有大专传播活动特征的、在大众传播活动中应用的媒介均属于大众传播媒介。大众传播媒介主要是指广播、电视、报纸、杂志、书籍等。此外，在健康教育中经常使用并广泛散发的卫生标语、卫生传单，以及置于公共场所的卫生宣传画等，也属于大众传播媒介。

恰当地选择传播媒介，是取得预期传播效果的一个重要特征。选择的媒介必须具有针对性、可及性、经济性和速度快等特点，并且要保证传播效果

（五）影响传播效果的因素及对策

1.影响传播效果的因素。影响传播效果的因素包括环境因素、传播者因素、信息因素、媒介与渠道因素、受传者因素等五个方面。

2.提高传播效果的原则。（1）创造良好的传播环境；（2）树立良好的传播者形象；（3）注重信息的选择和制作；（4）正确选择传播媒介；（5）以受传者的需求为传播目的。

三、行为与行为干预

（一）行为概述

行为是集体在外界环境刺激下所引起的反应，包括内在的生理和心理变化。由于人类具有生物和社会两种特性，所以人类的行为也分为本能的和社会的两大类。

1.影响行为形成和发展的因素。概括起来有以下三个方面：遗传因素、环境因素和学习因素。

（1）促进健康行为：是个人和群体表现出的、客观上有利于自身和他人健康行为。如平衡膳食、合理营养、经常锻炼、定期体检、适量饮酒、不吸烟等。具有有利性、规律性、和谐性、一致性、适宜性五个基本特征。

（2）危害健康行为：是个体或群体偏离个人、他人、社会所期望的行为。如吸烟、酗酒、吸毒、精神紧张、脾气暴躁、高脂饮食等。主要表现为：对自己、对他人、对社会健康有直接或间接、明显或潜在的危害作用；对健康的危害有相对的稳定性，即对健康的影响具有一定作用的强度和持续时间；是个体在后天生活中形成的，故又称为"自我创造危险因素"。

（二）行为干预

1.行为干预主要包括行为指导和行为矫正两类

（1）行为指导是通过语言、文字、声像等材料进行信息传播、教育培训和具体指导，帮助教育对象增进健康知识，建立和形成健康行为和生活方式。如倡导不吸烟，告诫人们少吃盐，规劝孕妇住院分娩等。

（2）行为矫正正式按照一定的期望，在一定条件下，采用一定的措施，促进矫正对象改变自身特定行为的干预过程。主要技术包括脱敏法、示范法、厌恶法、消除法等。

2.行为干预策略。所以干预对象在决定是否采纳健康行为时都需要经历几个不同的阶段。简单地概括为：接受健康教育，了解健康行为阶段；改变信念态度，接受健康建议阶段；尝试健康行为，初步改变不健康行为阶段；坚持和确立健康行为阶段。其干预策略为：了解-传播；接受—鼓励；尝试—指导；坚持—强化。

3.行为干预的方法

（1）行政干预：行政干预是指通过政府机构运用行政手段，对社区或团体的不见健康行为进行行政措施干预。可以表现在以下方面：提供资源支持；提供政策支持；提供人力支持；创造支持环境。

（2）法规干预：法规具有强制性和指令性的特点，以法规条例作为特殊手段，使群体的行为符合社会或社区所提倡的健康规范。

（3）传播（信息）干预：传播是干预的主要手段之一。它主要是用信息传播的方法干预、影响人的行为。人们在接受信息后，往往会受到信息的影响发生认知改变。大量的、反复的信息传播，可以使人们的行为发生改变。正如电视反复多次播放，就能诱导消费者购买商品。

（4）教育干预：教育干预是较行政干预更专业化，转传播和信息干预具有针对性的一种以培训为主要手段的社会教育活动。社会教育的对象是成人群体，一般通过组织学习小组、举办培训班、专题讲座等形式来完成。通过有计划、有组织、有系统的教育活动，不仅提供知识信息，唤起人们的健康知识，而且指导受训者建立健康行为。

(5) 技能干预：技能是指以操作为主要方式的活动能力。技能干预是通过目标人群掌握自我保健技能来获取健康。技能干预可以是针对个体的，也可以针对群体。通过技能训练使干预对象掌握必要的技能，进而通过应用这些技能改变原有的行为。

4.行为干预的类型

(1) 个体干预：健康教育的主要目标是改变人们的不健康行为，培养、建立和巩固有益于健康的行为和生活方式。不同的个体有其自身存在的特殊的不健康行为，另一个方面不同个体面对健康信息和健康行为的建议有不同的表现。因此，对个体进行行为干预时必须对其有所了解，才能使干预有针对性。对某些比较特殊的个体行为进行干预，多数必须使用特殊的行为矫正技术。

(2) 团体干预：团体是一群具有共同特定目标的人按照一定的组织关系组成的，如政府部门、学校班级、工厂车间等。团体比一般群体更能体现出组织性。团体成员之间互相影响，互相作用，感情上互相沟通，心理上互相依赖，行为上互相影响。团体成员对团体有认同感归属感，团体对其成员可以施加影响。在某些团体中存在着不利于健康的集体行为如生活不规律，吸烟，酗酒，不讲卫生等。

四、社区动员

(一) 社区动员概述

社区员是把满足社区居民需求的社会目标转化成社区广泛参与的社会行动的过程。它始于社区，贯穿于社区卫服务的全过程。社区动员的目的是：1.使社区人群主动参与社区卫生服务的整个过程，包括需求评估、计划、实施与评价；2.活动所需要资源；3.建立强有力的行政与技术管理体系。

社区动员的关键因素包括：1.目标应能真实反映社区人群的需求；2.活动必要社区卫生服务投入的承诺；3.确定和协调社区资源；4.多渠道与社区沟通信息；5.为获得社区内外的资源和支持伙伴关系；6.建立有效的管理组织结构和工作程序。

(二) 社区参与和健康促进策略

根据社区的性质、社区动员在决策和管理中的权利程度不同，可分为以下几个类型：

1.社区管理。完全由社区成员自行决定所要解决的问题，并对决策和实施过程的管理有绝对的权利。适用于对社区动员有强烈同感的社区。采取的策略是社区发展，强调自主、自力原则，从社区本身认同的问题开始着手。

2.社区代表。指在一个复杂的社会系统中由正式选举产生或任命的政府官员、民意代表、不同利益集团协商和合作来实现的社区参与。采取的策略是协调合作，由社区和主管卫生部门或政府共同确定问题、决策和管理。

3.社区参与。指由外来决策者或专家提出问题，进入社会、邀请社区成员参加，与社区共同进行某些既定的健康项目。采取的策略是以社区基础的干预策略。

4.社区咨询。在社区需要评估时，广泛向知情人、社区中有影响的人以及目标人群代表征求意见。通过多种方式向政府官员反映他们的想法，同时可以有效地把社区卫生服务纳入决策过程。

（三）社区动员的要素

1.开发领导。争取各级政府领导对社区卫生工作的重视和支持，是社区卫生服务工作顺利开展和可持续发展的重要条件。

2.建立和加强部门间合作。健康涉及社区生活的各个方面，单靠卫生部门不可能解决与健康有关的各种问题，必须加强与各部门的合作，建立伙伴关系，共同努力保障人民健康。

3.动员社区、家庭和个人参与。社区是健康教育和健康促进的基本场所，应大力宣传动员社区的决策者，使他们充分了解社区卫生工作的重要意义、有关健康促进的实用知识和方法，负起对社区居民健康的责任，提供帮助他们提高组织，并获得实施社区卫生服务所需资源的能力。街道办事处和居委会是社区卫生服务的重要力量，应注意发挥他们在社区卫生服务中的组织协调作用。要注意发挥成员的作用。对社区居民要宣传个人的健康责任，人人享有卫生保健的权利，每个人也都有参加社区卫生工作的义务，应提供各种机会使他们能经常参与决策和学习，学习影响环境和行为改变的知识和技能。

4.发挥非政府组织的作用。非政府组织如妇联、共青团、宗教团体、协会、志愿组织等在社会发展中的作用日益重要。应注意动员和发挥他们的作用。

5.动员专业人员参与。社区卫生人员是社区卫生服务的提供者。他们的工作直接影响社区卫生服务和扩大居民享有卫生保健的质量，影响居民的保健意识和健康行为，动员社区卫生人员的积极参与至关重要。

五、社区健康教育与健康促进

（一）社区健康教育是指以社区为单位，以社区人群为教育对象，以促进居民健康为目的，有组织、有计划、有评价的健康教育活动。其目的是发动和引导社区居民树立健康意识，关心自身、家庭和社区的健康问题，积极参与健康教育与健康促进规划的制定和实施，养成良好卫生行为和生活方式，以提高自我保健能力和群体健康水平。

社区健康促进则是指通过健康教育和环境支持改变个体和群体行为、生活方式，降低本地区的发病率和死亡率，提高人群的生活质量和文明素质。社区健康促进的两大构成要素是：健康教育及其他能促使行为和社区环境有益于健康改变的一切支持系统。这就要求各级政府采取行政措施，从组织、政策、制度、经济方面对健康需求提供支持，不断完善社区卫生服务，并建立各有关部门参加的社会大联盟，通力合作，为群众创造健康的生活工作条件。

（二）社区健康教育与健康促进策略

1.社区组织与动员。社区健康教育与健康促进是全新的社会系统工程。国际健康促进大会将"加强社区行动"列为健康促进五大领域之一。强调健康促进的核心是把社会的健康目标转化为社区的行动。因此，社区健康教育与健康促进是一项多部门合作的综合体现，做好社区健康教育工作的关键是取得社区决策者的重视和支持，争取社区卫生机构、社会团体及各单位的协作，动员社区每个家庭和居民的积极参与。包括：1.开发领导，实现行政干预；2.动员社会力量，建立健全组织网络；3.依靠家庭力量，实施健康教育；4.广泛动员群众，促使人人参与。

2.开发利用社区资源。社区资源是指社区借以生存发展的物质和非物质在资源。包括人力资源、财力资源、物力资源和信息资源等。

3.健康信息传播

（1）信息传播在社区健康教育与健康促进中的作用与意义。传播与教育并重，是20世纪80年代中期以来国际健康教育发展的重要趋势。传播作为一种信息过程，是社区健康教育与健康促进最基本的工作策略和干预方法。实践表明，将健康传播纳入社区卫生规划，使之为特定的社区健康目标服务，为健康教育与健康促进决策提供科学依据和方法，有利与充分有效地利用健康教育资源，取得事半功倍的效果。否则，往往会停留在单纯的知识传播上，也就是停留在卫生宣传的阶段。

（2）社区中的健康传播过程。健康信息的传播是新信息（新观念、新知识、新的行为方式）在社区人群中被认识和被采纳的过程。健康信息经媒介、人际交流等渠道传递给社区人群。在这连环不断的信息流动过程中，人们通过讨论、理解形成各自的反映。社区群众在接受新信息的先后和程度上是不同步的。早期采纳者只是少数人，但他们在社区中有很大影响，在新观念、新事物的接受和推广方面起着重要的示范作用。

（3）传播策略的选择。首先根据社区特点选择传播策略。社区健康教育应根据各自特点和需求，确定重点目标人群，有的放矢。其次根据目标人群特征优选教育内容。然后根据目标人群的文化水平、接受能力、风俗伦理等特点，设计形式多样、简明实用、通俗易懂的健康讯息。无知阶段：宣传发动，引发目标人群对特定健康问题的注意;知晓阶段：提供知识，进行说服教育；劝服阶段：提供方法，鼓励人们尝试新事物；决策与采纳阶段：支持强化，鼓励人们保持新行为。

（三）社区健康教育与健康促进的基本内容

1.社区常见疾病防治的宣传教育

（1）慢性非传染性疾病的社区防治。慢性非传染性疾病如高血压、冠心病、脑血管病、癌症、糖尿病等，已成为我国城市居民重要的死因，严重威胁人们的健康与生命。慢性病社区防治中，健康教育的主要内容有：1.提倡健康的生活方式，控制行为危险因素。2.普及慢性病防治知识，提高自我保健能力。主要包括：引起疾病的主要病因、早期症状及表现，早期发现和早期治疗的意义，家庭用药及护理知识，心脑血管意外的家庭急救等。3.增强从医行为，提高对社区卫生服务的利用。如定期检查，积极参加健康咨询、疾病普查普治，遵医嘱坚持药物和非药物治疗等。

（2）提高警惕，防范新老传染病。由于国际间交往的增加，城市过分拥挤，缺乏安全的饮用水，处理和加工食品的方式变化，社会人群中思想观念和生活方式多元化，以及滥用抗生素等诸多因素，造成新发生或"死灰复燃"的传染病，如艾滋病及其感染者、性病、乙型肝炎、戊型肝炎、结核病等，这些病已构成对居民健康的极大威胁，应加强对其防治的宣传教育。

（3）加强安全教育，防止意外伤害。意外伤亡，如交通事故、劳动损伤、溺水、自杀等，是当前造成青年人死亡和病残的最常见原因。教育居民在日常生活和工作中，提高自我防护意识，加强青少年的安全防护措施，防止意外事故的发生。

2.家庭健康教育

（1）家庭饮食卫生与营养。包括膳食的合理搭配，食物的合理烹调，定时定量，炊具、食具的简易消毒方法，碘盐的保管与食用，夏季食品的简易冷藏和贮存方法，暴饮暴食、偏食、酗酒对健康的影响，以及常见食物中毒的预防知识等。

（2）家庭急救与护理。家庭急救知识包括烧、烫伤、触电、跌伤等意外事故的简易急救方法和处理原则，人工呼吸操作方法，集体中常用药物的保存与使用方法，以及血压计、体温表的使用方法等。

（3）居民环境卫生知识。包括居室的卫生要求；居室的合理布局，居室装修卫生问题；居室采光照明的卫生要求及对健康的影响；冬季取暖应注意的问题，如预防煤气中毒、减少煤烟污染等。

（4）生殖健康教育。包括计划生育，优生优育优教，妇幼保健，性生活知识等。

（5）家庭心理卫生教育。家庭的发展经过创立期、生殖期、学龄期、创业期、空巢期等不同阶段，每一段有其特定的角色和责任，如果家庭成员适应或处理不当，便会产生相应的健康问题。根据家庭发展阶段与问题，适时提供咨询与指导协助家庭成员正确解决面临的问题。例如，独生子女教育，正确对待与处理夫妻之间、婆妻之间、父母与子你之间关系，保持良好的人际关系、和睦的家庭气氛，防止和消除社区心理紧张刺激，促进家庭心理健康。

3.社会卫生公德与卫生法规教育

学习、掌握有关城市卫生管理的法规，有助于提高城市居民的法制意识，提高搞好城市卫生管理的自觉性和自制力。大力提倡良好的卫生道德观念和有益健康的生活方式，使社区居民自觉维护社区形象，与破坏社区卫生与文明的不良现象作斗争。

（四）社区健康教育的主要形式与方法

1.个体和家庭健康教育

（1）建立完整的个人、家庭健康档案，包括医疗保健记录、双向转诊记录、健康教育培训记录等。

（2）开展社区主要疾病高危人群监测及定期进行健康教育和生活、行为的指导。

（3）开展面对面的健康咨询与指导，并开出健康教育处方，激励他们改变不良行为和生活方式。

（4）深入家庭开展健康教育，指导居民科学的膳食营养、抚育子女、改善生活环境等。

2.群体健康教育

（1）利用各种传播渠道，普及卫生科学知识。积极争取当地报社、电台、电视台等开辟健康教育专栏，向群众普及卫生科学知识。建立固定的宣传阵地，如卫生宣传橱窗、宣传栏、黑板报、结合社区中心卫生工作和季节性疾病防治，定期更换宣传内容。组织文化、教育等部门开展健康教育和全民健身运动，并利用街道老年活动室、文化活动站开展健康教育活动与培训。

（2）开展"卫生科普一条街"活动。组织发动城市商业区的各行各业，根据行业特点，开展健康教育活动。例如，创建无烟商场，布置卫生宣传橱窗，结合商品介绍宣传卫生保健知识。实践证明，这种方法不仅群众喜闻乐见，而且有利于长期坚持，是对城市居民进行健康教育的一种简便有效的形式。

（3）建立健康教育示范小区。抓好典型，以点带面是普遍应用的一种有效工作方法。在突破传统的卫生宣传模式，开创社区健康教育与保健促进新格局的过程中，建立健康教育示范小区具有典型示范、指导全局的重要作用和意义。

六、健康教育与健康促进的评价

（一）评价概述

评价是一种比较手段，就是把客观实际情况与原定计划进行比较；把实际结果与预期目标进行比较，以此来了解情况、控制质量、总结结果和得出结论。评价的类型很多，如形成评价、过程评价、效应评价、结局评价、总结评价等等，但作为社区卫生服务人员应重点了解和掌握过程评价和效果评价。

健康教育项目的计划中应该将评价的计划包括到健康教育与健康促进实施过程的每个阶段，而不能等到计划开始执行了才想起评价。有无严密的评价设计是衡量一个健康教育与健康促进项目是否科学和质量高低的重要标志之一。

（三）评价的种类

1.过程评价。过程评价始于健康教育与健康促进计划实施之初，贯穿计划执行的全过程。其主要内容如下：实施组织结构是否符合要求？干预活动是否有计划性、针对性？是否为目标人群所接受？干预是否按计划进行？质量如何？计划执行人员的知识、技能、态度、工作质量如何？经费使用情况怎样？

过程评价的指标包括：经费执行率、媒介拥有率、干预活动覆盖率、干预活动暴露率和有效指数（＝干预活动暴露率/预期达到的参与百分比）

过程评价的方法有观察法、会议交流发、调查法、追踪调查法四种。

2.近期和中期效果评价。所谓"近期"、"中期"是根据一个项目的执行时间来划分和确定的。如行为的改变有可能是很快就发生的效果（如禁止在办公室吸烟的干预活动开始后，行为会很快出现改变），也可能是需要比较长时间才能发生效果，我们可以根据可能发生变化的时间来确定评价是近期还是中期的效果评价。

近期和中期效果评价的内容包括：影响目标人群健康行为的内因（倾向因素——包括知识、态度、信息、技能）的变化程度；影响目标人群健康行为的外因（包括促成因素——政策、法规、资源、卫生服务等外部条件及强化因素——外部对目标人群改变行为所给予的支持和鼓励）的变化程度；行为改变的情况；不健康行为是否有改变？健康行为是否得以建立？行为改变的程度有多大？（如果某些行为改变需要比较长的时间，行为改变的评价就属于中期评价）；环境的改善情况。

近期和中期效果评价的指标：健康知识知晓率、卫生知识均分、信念持有率、行为改变率等。

3.近期效果评价。远期效果评价主要是评价健康教育与健康促进项目导致的人群健康状况乃至生活质量的变化情况。对于不同的健康问题，从行为改变到出现健康状况的变化所需要的时间长短不一，但均在行为改变之后一段时间，才可能观察到健康状况的改变，故远期效果评价也被称为结局评价。

评价内容主要包括：（1）健康状况。生理指标：如身高、体重等。心理指标：如人格、智力测验指标等。健康指标：如心率、血压、血脂、血胆固醇、血糖、尿糖、体能测试（如单位时间内步行的距离等）、体质系数 [体重（kg）/身高 2 平方]、皮下脂肪厚度、皮肤弹性、视力等等。（2）生活质量。对目标人群生活质量的评价常采用以下指标：劳动生产率、福利、环境的改变、寿命的延长及人们对生活的满足感和精神面貌的改善等。

（三）评价方法

1.定量评价。定量评价是一种以问卷为工具、需要计算出各项数据、用数据说明问题的评价方法。在平时的健康教育工作中，可以根据项目内容的不同和各种条件设计出多种类型的定量评价方法，如实验研究、准实验研究、目标人群自身干预前后比较、单时间序列、复合时间序列等。这些方案在一定程度上都可以将观察到的结果归因于计划的实施，而且营养十分广泛，但各有优缺点。

2.定性评价。定性评价，也称快速评估，特点之一是可以在与调查对象开放式的讨论中发现问题、引导讨论，对某些有价值的问题进行深入探讨；特点之二是用趋势性语言描述调查结果，而不是用数据来表现。与定量评价相比，其缺点是结果带有一定的主管性，不能代表总体，没有定量评价那样客观。但定性评价可以弥补定量调查的不足。同时，因为定性调查相对节约时间和经费，操作也比较简便快捷。在健康教育与健康促进活动中，定性评价可以用于过程评价、效果评价及需求分析等多个问题。定性评价的方法主要有观察法、访谈法和专题小组讨论发。

（四）影响评价的因素

实施评价本身会受到多种因素的影响，如评价活动的经费不足；工作人员的数量不足或熟练程度不高，或者是因评价人员就是项目的实施者，存在主观立场；没有足够的时间；项目工作人员或有关领导没有给予足够重视；当地风俗习惯或当的社会环境限制了收集资料；对收集的资料没有进行适当的统计分析；评价指标不够敏感。

评价在排除了实施过程中的影响因素后，应努力使评价真实地反映健康教育与健康促进的效果。为使评价尽可能客观反映实际，应尽量减少干扰因素。

（五）评价结果的利用

1.通过对评价结果的分析，看是否需要对原有的目标进行修改。

2.通过评价结果看是否需要增加或减少或修改信息。

3.传播和干预策略是否正确，是否需要修改。

4.通过过程评价检查资源是否够用；原来的预算是否需要修改。

5.通过评价发现差距，调整工作重点和策略。

6.项目的实施进展是否按计划进行，是否需要调整实施速度。

7.及时向有关领导或经费捐助人汇报评价结果，使其了解工作进展和成效，争取获得继续支持。

8.发现问题，解决问题，终止不起作用的干预活动。

9.通过写文章、作报告等方式报告评价结果，与他人共享研究成果。

二、世界卫生组织提出的"健康的10条标准"

1.精力充沛，能从容不迫地担负日常繁重的工作；

2.处事乐观，态度积极乐于承担责任，事无巨细不挑剔；

3.善于休息，睡眠良好；

4.应变能力强，能适应环境的各种变化；

5.能抵抗一般的感冒和传染病；

6.体重适中，身体匀称，站立时头、肩、臀位置协调；

7.眼睛明亮，反应敏捷、眼和眼睑不发炎；

8.牙齿清洁，无义齿，不疼痛，齿龈颜色正常，无出血现象；

9.头发有光泽，无头屑；

10.肌肉丰满，皮肤有弹性。

人类健康的四大基石

合理膳食、适量运动、戒烟限酒、心理平衡

世界卫生组织五星级医生的标准

1.医疗保健提供者：提供高质量、综合的、持续的和个体化的保健；

2.保健方案决策者：要能够选择经费效益比好的措施；

3.健康知识传播者：通过有效的解释和劝告，开展健康教育；

4.社区健康倡导者：满足个体和社区的卫生需求，并代表社区倡导健康促进活动；

5.健康资源管理者：利用卫生资料，在卫生系统内外与个体或组织一起工作，满足病人和社区的要求。

第二节 社区保健操作与指导

社区保健服务是社区卫生服务的重要组成成分，是社区护士义不容辞的责任。由于儿童、妇女及老年人的特殊生理和心理需求，社区保健服务的重点对象为儿童、妇女和老年人。

一、新生儿沐浴指导

新生儿通过沐浴可以促进其血液循环、保持皮肤清洁，使小儿舒适。新生儿沐浴适用于 24 小时后去除脐带夹、体温稳定的足月儿及离开暖箱后、体温稳定的早产儿。新生儿沐浴的方法有淋浴、盆浴和擦浴，一般多采用盆浴。

新生儿盆浴方法和步骤

1.沐浴前准备

（1）备齐以下物品：浴盆、水温计、热水、中性沐浴液或婴儿皂、大毛巾、小面巾、浴巾、清洁衣服、尿布、爽身粉、棉签、95%乙醇等；

（2）调节室温于 25~28℃之间为宜，关闭门窗；

（3）将浴盆内盛 2/3 盆热水（水温以 38~40℃为宜），备水时，水温可稍高 2~3℃；同时准备 50~60℃的热水备用。

2.沐浴

（1）沐浴顺序：先洗面部、头颈、上肢、躯干、下肢，最后洗腹股沟、臀部和外生殖器。

（2）脐部护理：用 95%乙醇擦拭脐断面、周围及根部，促进脐部干燥，避免感染且使脐带早日脱落。

【注意事项】

1.新生儿沐浴应在小儿喂奶前或喂奶后 1 小时进行。

2.沐浴过程中应注意保暖，减少暴露，动作要轻柔。

3.沐浴时，保持水、肥皂不进入小儿耳、眼内。

4.新生儿脐带未脱落前，注意保持脐带干燥。

5.小儿头皮有皮脂结痂时，涂以液状石蜡，待次日轻轻梳去结痂后再清洗。

二、婴儿抚触指导

婴儿抚触是对婴儿肌肤接触的一项实用技术。通过良好、温柔的皮肤刺激，可以促进新生儿生长发育。研究证明：婴儿抚触不仅可以使婴儿食欲增加、睡眠安稳，还可以促进婴儿与父母之间的感情、建立婴儿坚强、独立的个性，从而有利于婴儿身心的健康发育。婴儿抚触一般适用于 6 个月以内的婴儿。

【方法和步骤】

1.抚触前准备

（1）调节室温于 25~28℃之间，室内应保持清洁，可以播放悦耳、轻松的音乐。

（2）准备一条大毛巾，铺在床上。

（3）准备好替换的尿布、内衣裤及一瓶婴儿抚触护肤油。

（4）抚触者应保持双手清洁、温暖、光滑，指甲应短，不戴首饰，可在手上涂抹一些婴儿润肤液。

2 抚触

(1) 抚触头部：①用两手拇指从前额中央向两侧滑动；②用两手拇指从下颌上、下部中央向外侧、上方滑动，使婴儿上下唇成微笑状；③用一只手托住婴儿头部、另一只手的指腹从前额发际向上、后滑动，至后下发际，然后停止于两耳后乳突处，并轻轻按压。

(2) 抚触胸部：双手分别从胸部的外下方（两侧肋下缘）向对侧上方交叉推进至两侧肩部。

(3) 抚触腹部：用示指和中指依次从婴儿的右下腹、上腹至左下腹滑动，呈顺时针方向画半圆，注意避开婴儿的脐部和膀胱。

(4) 抚触四肢：用双手分别握住婴儿上肢的近端，边轻轻挤压边向手腕部滑动，并搓揉大肌肉群和关节；用双手夹住婴儿小手臂，上下搓揉，并轻捏手腕和小手；用拇指从婴儿手掌心按摩至手指，并提捏各手指关节；下肢抚触方法与上肢相同。

(5) 抚触背、臀部：让婴儿俯卧位，用双手掌分别于脊柱两侧从背部上端向两侧滑动，逐步向下滑动至臀部，然后双手示指与中指并拢由上至下抚触脊柱两侧四次。

【注意事项】

1.抚触宜在婴儿沐浴后、睡觉前、两次喂奶间进行。

2.每次抚触15分钟即可，每日3次；抚触初期以5~6分钟为宜，逐次延长。

3.每个动作一般以重复4~6次为宜。

4.抚触动作要轻柔，逐渐增加压力，使婴儿逐渐适应。

5.抚触过程中，要密切观察婴儿反应，若婴儿出现哭闹、肌张力增强、肤色发生变化应暂停抚触。

6.抚触同时可以与婴儿轻轻私语或唱歌，同时进行目光交流。

三、母乳喂养指导

母乳是婴儿最理想的天然食品，可以完全满足6个月以内婴儿生长发育全部营养的需求。母乳喂养因其可增进婴儿免疫力、增强母婴感情、促进母亲产后恢复且方法方便、安全、卫生等优点成为婴儿喂养的首选方式。

【方法和步骤】

1.哺乳前准备

(1) 应先给小儿换上干净尿布，使小儿舒适。

(2) 母亲哺乳前应将手洗干净。

(3) 第一次哺乳前，母亲应用肥皂清洗乳头和乳晕，并用清水冲洗干净；以后每次哺乳前用消毒湿棉球擦净乳头和乳晕即可。

2.哺乳

(1) 母亲可采取侧卧位和坐位授乳姿势。母亲采用坐位授乳时，椅子的高度以母亲坐下采时双脚可以平放于地面为宜，哺乳一侧的脚稍抬高（脚下可放置脚凳），抱婴儿于斜坐位，让婴儿的头和肩部枕于母亲的肘弯，用另一只手的示指和中指轻夹乳晕两旁，使婴儿含住整个乳头，并能自由用鼻呼吸。

（2）哺乳过程中，母亲应尽量使婴儿的身体与自己身体"三贴"，即：胸贴胸、腹贴腹、下颌贴乳房。

（3）哺乳时，母亲应轮流排空乳房。每次让婴儿吸空一侧乳房后，再吸另一侧；下一次喂养时，则先让婴儿吸空上次未排空的乳房。

（4）哺乳后，应将婴儿竖抱，将婴儿头部紧靠母亲肩上，用手掌轻拍婴儿背部，然后置婴儿于右侧卧位，以防止婴儿溢乳。

【注意事项】

1.母乳喂养应在婴儿出生后 30 分钟开始。

2.对 1~2 个月的婴儿，哺乳持续的时间和次数取决于婴儿的需求，即"按需哺乳"。一般每隔 2~3 小时哺乳 1 次，随婴儿月龄的增加，逐渐延长至每隔 3~4 小时 1 次，每昼夜共哺乳 6~7 次；待婴儿 4~5 个月后，每昼夜可哺乳 5~6 次，每次 1 5~20 分钟。

3.健康婴儿可从 4 个月时开始添加辅食；一般在 10~12 个月时可完全断乳，最迟不晚于 18 个月。断乳应逐步进行，最好选择在春、秋凉爽季节，且婴儿身体健康状态，切忌骤然断乳。

四、计划免疫

计划免疫是根据免疫学原理、儿童免疫特点及传染病发生情况，严格按照给儿童制定的免疫程序，有计划地使用生物制品进行预防接种，从而达到提高人群免疫水平、淬制和消灭传染病的目的。

儿童计划免疫程序

根据我国卫生部规定的儿童计划免疫程序（表 15-1），

表 15-1 国家卫生部规定的儿童计划免疫程序

月/年龄	接种疫苗
出生	卡介苗、乙肝疫苗 1
1 个月	乙肝疫苗 2
2 个月	脊髓灰质炎三型混合疫苗 1
3 个月	脊髓灰质炎三型混合疫苗 2、白百破混合制剂 1
4 个月	脊髓灰质炎三型混合疫苗 3、白百破混合制剂 2
5 个月	白百破混合 SU~FU3
6 个月	乙肝疫苗 3
8 个月	麻疹减毒活疫苗
1 5~2 岁	白百破混合制剂复种
4 岁	脊髓灰质炎三型混合疫苗复种
7 岁	麻疹减毒活疫苗复种、白百破混合制剂复种
12 岁	乙肝疫苗复种

儿童必须在规定的月龄、年龄进行五种计划免疫疫苗的预防接种。此外，各地区可根据传染病在不同地区、不同季节的流行情况和家长的意愿进行非计划免疫接种，如乙型脑炎疫苗、流行性脑脊髓膜炎疫苗、风疹疫苗、流感疫苗、甲型肝炎病毒疫苗等接种。

【预防接种的方法】

1.预防接种的途径根据药物的特性和儿童对药物的敏感性，预防接种可采用口服、皮下注射和肌内注射等途径。

2.预防接种前准备

（1）接种场所应保持光线明亮、空气流通，冬季应保持至内温暖。

（2）受种者应保证注射部位和内衣清洁。

（3）接种者应注意衣帽整齐、干净，注意洗手，对家长和儿童做好解释工作。

（4）接种者应严格按照口服给药法或注射给药法的要求准备疫苗（菌苗）；接种所用疫苗（菌苗）、口服或注射所需物品、急救药物及登记本等应有秩序地放在规定的位置上。

3.预防接种

（1）卡介苗：卡介苗是产生自动免疫的活疫苗，免疫期为3~4年。接种时使用专用注射器，注射部位为上臂外侧三角肌中部，皮内注射，剂量为0.1mL，严禁皮下或肌内注射。凡患有传染病、结核病、免疫缺陷、皮肤病及心、肝、肾疾患者不宜接种。

（2）乙肝疫苗：目前使用的乙肝疫苗为重组酵母基因工程疫苗，免疫期为3~5年；注射部位为上臂三角肌，肌内注射；凡有发热、过敏史、急慢性严重疾患者不宜接种。

（3）脊髓灰质炎疫苗：脊髓灰质炎疫苗是产生自动免疫效果的混合型制剂，免疫期为3年以上；可与白百破混合制剂同日寸使用，服用时应用温开水送服；发热、腹泻及急性传染病患者暂缓使用，有免疫缺陷者禁止使用。

（4）白百破毒素混合制剂：白百破毒素混合制剂是产生自动免疫效果的死菌苗和类毒素混合而成的疫苗；注射部位为臀部，肌内注射，剂量为0.5mL；发热、癫痫、神经系统疾患及有抽风史者禁用。

（5）麻疹减毒活疫苗：麻疹减毒活疫苗是产生自动免瘦效果的活疫苗，免疫期为4~8年；注射部位为上臂外侧三角肌，皮下注射，剂量为0.2mL；患有严重疾病、发热或有过敏史者不宜接种。

4.接种反应的处理

（1）局部反应：受种者在接种后几小时至24小时内，局部可出现发热、疼痛、红肿等反应，有时伴有淋巴结肿大；局部反应可持续2~3天不等；接种活疫苗时，局部反应出现较晚、持续时间较长。出现局部反应时，可用毛巾热敷，并抬高患肢；症状轻者，可不作处理。

（2）全身反应：受种者在接种后5~6小时至24小时，可出现体温升高，持续

1~2 天，并可伴有疲惫感、头昏、全身不适、恶心、呕吐、腹痛、腹泻等全身症状。出现全身反应时，一般可对症处理。

（3）晕针：受种者在接种时或接种后几分钟内，由于空腹、疲劳、室内闷热、情绪紧张或恐惧等原因出现头晕、心慌、面色苍白、出冷汗、手足冰凉、心跳加快等症状，严重者甚至丧失知觉、口乎吸减慢。出现晕针时，应立即使受种者平卧，保持安静，并给予少量热水或糖水。

（4）过敏性皮疹：受种者在接种后几小时至几天内可出现荨麻疹，一般情况下，服用抗组胺类药物即可痊愈。

（5）过敏性休克：受种者在接种几分钟或 0.5~2 小时内，可出现呼吸阻塞、循环衰竭和中枢神经系统症状。此时，应使受种者立即平卧、保暖，并给予氧气吸入，同时皮下或静脉注射 1∶1000 肾上腺素 0.5~1 mL，必要时可重复注射。

注意事项

1.接种者应认真执行计划免疫程序，严格查对制度，注意接种的剂量、次数、间隔时间及不同疫苗的联合免疫方案。

2.接种后注意观察受种者的反应，一般观察 15~20 分钟。

3.接种后妥善处理疫苗：对已开启但尚未用完的疫苗，焚烧处理；对未打开的疫苗，放入冰箱内保存，并在有效期内使用。

五、孕期妇女保健指导

孕期妇女保健指导是社区护理服务的重要内容之一，是社区护士义不容辞的职责。社区护士应针对孕妇不同时期的特点和需求，提供相应的保健指导，以确保孕妇顺利度过妊娠期、胎儿的正常生长发育。

【孕期卫生指导】

1.个人卫生 妊娠期的妇女应坚持经常洗澡，以淋浴为宜，保持会阴部清洁。若阴道分泌物的颜色、性质或味道发生改变时，应及时就医。

2.休息与睡眠 充足的睡眠不仅可以解除疲劳，还可以预防妊娠合并症的发生。孕妇应保证夜间 8~9 小时的睡眠，午间 1~2 小时的睡眠；睡眠时，孕妇宜采取侧卧位，最好是左侧卧位。健康、无妊娠并发症的孕妇可继续日常工作，但应避免强体力劳动、攀高举重或接触有害物质等；妊娠 28 周后，孕妇应适当减轻工作强度，避免夜班、长时间站立等。

3.乳房护理 为防止哺乳期乳头皲裂，孕妇自妊娠 7 个月起应开始进行乳房护理，其具体做法为：每日用温水毛巾轻擦乳头，以增加皮肤的韧性；若乳头扁平或凹陷，应用一只手的示指和中指分别固定乳头两旁的乳房，用另一只手的拇指和示指轻轻捏住乳头并向外牵拉，每日牵拉 1~2 次，以帮助乳头凸出。

4.性生活指导 妊娠早期，性生活的刺激可引起盆腔充血和子宫收缩，从而导致流产；妊娠晚期，性生活可诱发早破水、早产，并有可能将细菌带入阴道，导致产前、产时及产后的感染。因此，孕妇在妊娠 12 周以前和 32 周以后，应避免性生活。

5.用药指导妊娠期间，由于多数药物均能通过胎盘进入胎儿体内，并影响胎儿的生长发育，引起畸形甚至胎死宫内，故孕妇一定要慎重服用药物，切不可滥用抗生素类、抗肿瘤类、激素类、解热镇痛药物等，必须用药时，一定要经医师指导。

【孕期营养指导】

妊娠期，孕妇应选择合理的平衡膳食，不必增加太高的热量，以免体重增加过多，应尽量摄入高蛋白、高维生素及富含钙、铁、磷等微量元素的食物（具体摄入量参照表 15-2），且食物应新鲜、多样。孕妇应少吃辛辣刺激食物，避免烟、酒、浓茶、浓咖啡、高盐、高糖食物。

表 15-2　孕妇每日营养素摄入量

营养素	每日摄入量
蛋白质	1 5~2 .0g/kg
钙	1500mg
磷	1800mg
碘	100~200μg
铁	15~20mg
水	1000~2000mL

【孕期自我监护】

妊娠期间，孕妇不仅应注意观察自身生理变化，还应观察胎儿的胎动和胎心率情况，以及时发现异常情况。孕妇自妊娠 30 周开始，应每日记录胎动次数。其具体做法为：孕妇每日分别在早、中、晚监测 3 次胎动，每次监测 1 小时，每次采取静坐或侧卧位，注意力集中。每日将 3 次胎动次数的总和乘 4。若胎动在 30 次以上，反映胎儿情况良好；若胎动次数少于 30 次，并继续减少，反映宫内可能有缺氧情况，应及时就医。孕妇及家属还应在社区护士的指导下，监测胎心率。若胎心率在 120~160 次/分，提示胎儿情况良好；若胎心率<120 次/分或>160 次/分，提示胎儿缺氧，应立即左侧卧位、吸氧，并及时就医。

【产前教育与复诊】

1.产前教育　社区护士应根据不同的妊娠阶段的特点和需求，对孕妇及其丈夫或亲属进行产前教育。主要内容应包括妊娠、胎儿发育、分娩、产后的有关知识和注意事项，帮助他们了解妊娠和分娩的正常生理过程，消除紧张、恐惧心理；同时还应向他们介绍各种检查、化验及有关治疗的目的和必要性，以取得他们的理解、重视和配合。

2.复诊时间　孕妇在妊娠 12 周前，进行初诊并明确妊娠；孕妇在妊娠 12 周后，将继续进行孕期复诊，以确保孕妇和胎儿的健康。其复诊时间分别为：孕 12 周后，每 4 周检查 1 次；孕 28 周后，每 2 周检查 1 次；孕 36 周后，每周检查 1 次。

六、产褥期妇女保健指导

产褥期是指从胎盘娩出至恢复或接近正常未孕状态，一般为 6 周。

产妇在产褥期将经历生理和心理的变化。

【产褥期家庭访视】

1.访视时间社区护士对产褥期妇女至少访视 3 次，其时间分别为产妇产后的 3 天内、14 天和 28 天。

2.访视内容　社区护士在访视过程中，重点观察产妇以下情况：

（1）生命体征：产后 3~4 天由于乳房肿胀，产妇体温有时可达 39℃，持续数小时，最多不超过 12 小时，如产后体温持续升高，应尽快查明原因。

（2）恶露：产后随子宫内膜的脱落，血液、坏死组织及宫颈黏液等自阴道排出，称为恶露。正常恶露可分为血性恶露、浆液性恶露和白色恶露，其颜色和持续时间见表 15-3。若血性恶露持续 2 周以上，说明子宫复旧不好；若恶露逐渐增多，持续时间长，并变为混浊、有臭味或伴有全身症状，可能为产褥感染。

表 15-3　正常恶露的性状

类型	颜色	成　分	持续时间
血性恶露	浆液性恶露	白色恶露	鲜红
淡红	白色	大量血液、少量胎膜及坏死蜕膜	少量血液、较多坏死蜕膜、有细菌
大量白细胞、坏死组织及细菌	3~4 日	10 日左右	3 周左右

（3）乳房：检查产妇乳头有无皲裂，乳腺管是否畅通，乳房有无红肿、硬结及乳汁的分泌量。

【产褥期妇女保健指导要点】

1.休息与活动产褥期应生活规律，保证每日 8 小时睡眠；适当活动，但避免重体力劳动、长时间站立或蹲位。

2营养与饮食产褥期妇女应摄入高蛋白、高热量、高钙和高铁食物，同时适当增加富含纤维素的食物，以防止便秘。

3.个人与环境卫生　产褥期妇女出汗较多，应经常淋浴或擦浴，勤换内衣；同时注意保持居室空气清新、温湿度适宜。

4.产后锻炼适当的活动及产后锻炼将有助于产妇子宫复旧、腹肌及盆肌张力的恢复和体型的健美。自然分娩的产妇可于产后 6 小时下床活动、产后 2 日随意走动；剖宫产的产妇可于产后 3 日下床活动。产妇如无不适症状，一般可在产后 2 日开始做产后健身操，每 1~2 日增加 1 节，每节做 8~16 次。

第一节和第二节：收腹、缩肛运动。仰卧、深吸气，收腹，呼气，缩肛与放松，两臂直放。

第三节：双腿上举运动。仰卧，双腿轮流上举，与身体呈直角，两臂直放。

第四节：提臀运动。仰卧，提臀，腹背运动。

第五节：仰坐运动。仰卧，双腿伸直，双手叉腰，将上身抬起放平交替进行。

第六节：腰转运动。跪姿，双膝分开，肩肘垂直。双手平放床上，腰部进行左右旋转运动。

第七节：全身运动。跪姿，双臂支撑床上，左、右腿夺替向背后高举。

5.产褥期性生活产褥期应禁止性交。产后6周起应采取适当避孕措施，哺乳者可选用工具避孕，未哺乳者可选用工具和药物避孕；正常分娩产妇于产后3个月可放置宫内节育器；剖宫产产妇于产后6个月可放置宫内节育器。

6.产后检查产褥期妇女除接受社区护士的家庭访视外，应在产后42天到医院进行产后检查。

七、围绝经期妇女保健指导

围绝经期是指妇女40岁以后出现的卵巢功能逐渐衰退、生殖器官开始萎缩向衰退过渡的时期，于停经后12个月结束，一般发生在45~55岁，平均持续4年。

【围绝经期妇女的健康教育】

75%~85%的围绝经期妇女可出现不同程度的围绝经期症状。社区护士应加强对围绝经期妇女进行健康教育，使她们了解围绝经期的生理、心理变化，较好地应对各种症状，顺利度过围绝经期。

1.围绝经期妇女的生理改变及其表现

（1）月经改变：由于卵巢功能的逐渐衰退，绝大部分围绝经期妇女首先出现月经紊乱，多表现为月经周期不规则，持续时间和月经量不一。

（2）生殖道改变：由于外阴皮肤干皱、皮下脂肪变再，且阴道干燥、皱襞变平、弹性减退，围绝经期妇女可出现性交痛。

（3）泌尿道改变：由于尿道缩短、黏膜变薄、括约肌松弛，围绝经期妇女可出现尿失禁；此外，还可因膀胱黏膜变薄，出现反复发作的膀胱炎。

（4）心血管系统改变：由于血胆固醇水平升高，各种脂蛋白增加，而高密度蛋白和低密度蛋白的比率降低，易诱发动脉粥样硬化，故绝经后妇女冠心病的发病率增高。

（5）其他症状：围绝经期妇女还会出现潮热、出汗等症状，多表现为面部和颈胸部皮肤阵阵发红，伴有烘热，继之出汗，持续时间长短不一，可为数秒或数分钟，每日可发作数次或数十次。

2.围绝经期妇女的心理改变及其表现

（1）焦虑：紧张、焦虑是围绝经期妇女常见的一种情绪反应，部分围绝经期妇女多表现为易生气或敌对。

（2）悲观：由于记忆力的减退，一些以脑力劳动为主的围绝经期妇女可出现悲观情绪，多表现为情绪低落、易激动、情感脆弱等。

（3）个性改变：由于生理的改变和家庭、社会环境的改变，围绝经期妇女可出现个性和行为的改变,如忧虑、多疑、自私、唠叨、急躁等。

(4)精神障碍:围绝经期妇女若不能较好地应对生理和心理的变化会出现精神障碍,如偏执状态和抑郁症等。

【围绝经期妇女的保健指导】

1.饮食保健指导

(1)控制脂肪、胆固醇及热量的摄入:围绝经期延女由于内分泌的改变,易引起高胆固醇血症、肥胖,促进动脉血管硬化,诱发心血管疾病,故应少吃或不吃富含胆固醇和饱和脂肪酸的食物,减少热量的摄入。

(2)控制钠盐的摄入:围绝经期妇女易出现水肿和高血压,故应将钠盐的摄入控制在每日 3~5g。

(3)多食蔬菜、水果:蔬菜和水果富含维生素 C,对缓解高胆固醇血症、促进铁的吸收均有一定的作用,故围绝经期妇女应多食蔬菜和水果。

(4)增加钙的摄入:围绝经期妇女由于雌激素水平的降低,影响体内钙的吸收,易出现骨质疏松。因此,围绝经期妇女每日补充钙 1 g,并多食用含钙丰富的食物,可缓解骨质疏松,同时对降低舒张压也有一定作用。2.运动保健指导 围绝经期妇女应坚持适当、规律的体育锻炼,每日不少于 30 分钟,每周不少于 3~4 次。

3.用药指导 围绝经期妇女应慎重使用药物,特别是雌激素类药物。围绝经期妇女应充分了解使用雌激素的目的及用法和剂量,并在医生的指导下使用雌激素,使用期间定期监测。

八、老年人营养与饮食保健指导

营养是维持生命的基本保障,是促进、维护、恢复健康的基本手段。伴随机体的衰老,老年人必须针对其特殊需求,在饮食中全面、适量、均衡地摄入营养,以延缓衰老、抵抗疾病、维护健康。为满足其营养需求,老年人在饮食中应遵循以下几项原则:

1.营养比例适当 老年人在饮食中,应首先确保营养的均衡。在保证摄入足够蛋白质的基础上,应限制热量的摄入,选择低脂肪、低糖、低盐、高维生素及富含钙、铁饮食,具体摄入量参照表 22-4。

表 5 老年人每日营养素摄入量

营养素	每日摄入量	营养素	每日摄入量
热量	6720~8400kJ	钙	800mg
蛋白质	10~12g/kg	铁	10mg
脂肪	50g	水	1000~2000mL

2.食物种类多样 各种食物中所含营养素成分不同、营养价值也不同,老年人应食用多种食物,充分利用营养素之间的互补作用,以满足机体的需求。老年人在选择食物时,应注意粗粮和细粮的搭配、植物性食物和动物性食物的搭配、蔬菜与水果的搭配。

3.科学安排饮食 老年人应科学安排饮食的量和时间。每日进餐定时定量，早、中、晚三餐食量的比例最好约为：30%、40%、30%，切勿暴饮暴食或过饥过饱。

4.注意饮食卫生 老年人抵抗力相对较弱，应特别注意食品的卫生，即包括：保持餐具的清洁；不吃变质的食品；应用健康的烹饪方法制作食品，少吃腌制、烟熏及油炸食品。

5.进食宜缓、暖、软 老年人由于咀嚼能力的下降消化功能的减退，在进食时应细嚼慢咽，不宜过快；食物的温度应适宜，不宜过冷或过热；食物以松、软为宜，有助于消化。

6.戒烟、限酒、少饮茶 吸烟可使血中二氧化碳浓度增高、血脂升高；过度饮酒可增加脑血栓形成的概率，饮浓茶对胃肠道产生刺激。因此，老年人应戒除吸烟的习惯，限制饮酒量，饮用淡茶。

九、老年人休息与睡眠保健指导

休息是指在一定时间内相对地减少活动，使人体从生理和心理上得到放松，消除或减少疲劳、恢复精力的过程。睡眠则是休息的深度状态，是维持人体健康的重要生理过程，也是消除疲劳的重要方式。与年轻人相比，老年人的睡眠时间相对较短，一般每日为6~8小时；而且老年人睡眠质量不佳，容易出现失眠、入睡困难、睡后易醒等睡眠障碍症状。为保证老年人睡眠质量，针对老年人睡眠特点，可采取下列保健措施：

1.保证适当的活动或运动 老年人白天积极参与各种有益的社会活动、坚持适当的户外运动或体育锻炼，有助于入睡和改善睡眠质量。

2.选择舒适的睡眠用品 老年人在选择睡眠用品时，应注意床不宜过窄、床垫不宜过硬或过软，枕头高低适度，被褥轻软、透气。

3.调整卧室环境 卧室的环境不仅会影响老年人入睡，还会影响老年人的睡眠质量。因此，老年人睡前应注意调整好卧室的温度、湿度，将灯光调至柔和、暗淡，尽量停止各种噪声的干扰。

4.做好睡前准备工作 老年人睡前应保持情绪稳定，不宜进行剧烈活动、观看或阅读兴奋或紧张的电视节目及书籍、饮用兴奋性饮料；晚餐应在睡前两小时完成，晚餐应清淡，不宜过饱，睡前不再进食；还可以在睡前用热水泡脚，以促进睡眠。

5.采取适当的睡眠姿势 良好的睡眠姿势可改善睡眠的质量。老年人选择睡眠姿势时，以自然、舒适、放松为原则；最佳睡眠姿势为右侧卧位，可避免心脏受压，又利于血液循环。

十、老年人活动与运动保健指导

生命在于运动。对于老年人而言，适当的活动和运动尤为重要，运动可以通过增强、改善机体各脏器的功能，延缓衰老的进程，不仅有助于促进老年人的躯体健康、心理健康和社会适应良好，而且还在疾病的预防、治疗和康复过程中发挥积极作用。

【老年人活动与运动保健的原则】

老年人参与活动及运动的主要目的是强身健体。为确保活动及运动的安全，老年人应遵循下列三项原则。

1.因人而异，选择适宜 老年人一定要根据自己的身体状况、所具备的条件，选择适合自己的运动种类、时间、地点。一般而言，老年人的运动时间以每日 1~2 次、每次 30 分钟为宜，每日运动的总时间不超过 2 小时；运动的场地最好选择在空气新鲜、环境清净、地面平坦的地方；运动的强度应以老年人心率维持在 110~120 次/分为宜，运动后最宜心率的计算方法为：一般老年人可采用运动后最宜心率（次/分）＝（220－年龄）×60%；身体健壮的老年人可采用运动后最高心率（次/分）＝（220－年龄）×80%。

2.循序渐进，持之以恒 老年人在进行活动或运动时，其强度应由小到大、逐渐增加；老年人要有毅力和决心，克服各种困难，长期坚持。

3.自我监护，确保安全 老年人在活动或锻炼过程中，一定要注意自我感觉。当出现不适感觉时，应立即停止活动；出现严重不适感觉时，应及时就医。

【老年人常用的健身方法】

1.散步 散步是一种尚单易行、安全有效、适合中老年人的健身方法。散步不仅能锻炼身体，还可调节情绪。散步的地点、时间、距离及速度应因人而异、循序渐进。老年人可根据自身及环境的条件，选择空气新鲜、行走安全的地点、适当的时间，以每分钟 80~90 步或每分钟 100 步以上的速度，每日步行 30~60 分钟。步行过程中，老年人应注意使自己脉搏保持在 110~120 次/分为宜。

2.游泳 游泳是一种全身性、比较适合于老年人的健身方法。游泳不仅可以增强心肺功能，使老年人动作协调、敏捷，对冠心病、高血压等疾病还有一定的治疗作用。老年人游泳的姿势不限，但速度不宜过快、时间不宜过长。一般而言，老年人以每日一次或每周 3~4 次、每次游程不超过 500 米为宜。老年人参加游泳锻炼时应注意：游泳前做好准备活动；水温不宜过低；游泳过程中，若感到不适，如头晕、恶心等，应暂停游泳；患有严重心血管疾病、皮肤病及传染病的老年人不宜参加游泳锻炼。

3.跳舞 跳舞是一种有益身心健康的文体活动。跳舞不仅可以消除心理紧张和大脑疲劳，还可以使全身放松，对高血压、冠心病等疾病也有一定的防治作用。老年人在跳舞前，应根据自己身体的状况，选择适当节奏的舞曲。

4.球类运动 球类运动是一种兴趣性较强的运动。球类运动不仅可以锻炼肌肉和关节的力量、调节大脑皮质的兴奋性、小脑的灵活性和协调性，还可以增进老年人的人际间交往、减轻老年人的孤独和寂寞。老年人可根据自己的兴趣、身体状况，选择适合的球类运动，如门球、乒乓球、台球、健身球等。

5.太极拳和气功 太极拳和气功是我国传统的民族健身运动项目，也是非常适合老年人的锻炼项目。这两项运动动作缓慢、柔和，协调、动静结合，不仅可以调节老年人的心境，还可以强身健体。

十一、老年人安全保健指导

老年人由于机体各系统功能的逐渐衰退，导致感觉及反应迟钝、平衡失调，从而在日常生活中容易发生一些意外事故，如跌倒、坠床、噎呛、错误使用药物等，其中一般以跌倒和不良用药反应较为常见。

【老年人跌倒的防护】

1.老年人自身防护措施

（1）老年人在变换体位时，动作不宜过快，以免发生体位性低血压；在行走时，速度也不宜过快，迈步前一定要先站稳。

（2）老年人洗浴时，时间不宜过长（一般不超过 20 分钟），温度不宜过高（一般水温以 35~40℃为宜），提倡坐式淋浴。

（3）老年人外出时，尽量避开拥挤时段，避免上下公共汽车拥挤；同时一定要严格遵守交通规则。

2.老年人居室内、外环境及设施安全的要求：

（1）老年人居室内的走廊、卫生间、楼梯、拐角等暗处应保持一定亮度，以免老年人因视力障碍而跌倒；居室内夜间也应保持一定亮度，以便于老年人起床如厕。

（2）老年人居室内地面应使用防滑材料，最好选择木质地板；门口地面最好不要设有门槛。

（3）老年人浴室的地面及浴盆内应放置防滑垫；浴室及厕所内应设有扶手；浴室及厕所的门最好向外开，以便于发生意外时利于救护。

【老年人的用药安全】

伴随衰老的过程，老年人不仅容易患病，而且常同时患多种疾病；由于老年人机体各种功能的降低，药物在体内的吸收、分布、代谢和排泄均受到影响并发生改变。老年人用药的不良反应较年轻人高 3~7 倍，故老年人在服药过程中一定要慎重。

用约原则如下：

（1）少用药，勿滥用药：老年人应以预防为主，尽量少用药；当必须用药时，应遵医嘱对症治疗，尽量减少用药品种，并且以小剂量开始服用。

（2）注意联合用药：老年人往往同时服用多种药物，应特别注意药物的配伍禁忌。如中药与西药不要重复使用，避免拮抗；兴奋药与抑制药、酸性药与碱性药不能同时服用等。

（3）密切关注用药反应：老年人用药后应密切关注有无各种不良反应，若出现皮疹、麻疹、低热、哮喘等症状，应及时就医。

【注意事项】

1 降压药物：降压药是老年人常用药物之一。老年人在服用降压药时，应注意降压要适度，一般以收缩压下降 10~30mmHg、舒张压下降 10~20mmHg 为宜，防止因降压过低、过快而引起心、脑、肾的缺血；同时应监测 24 小时动态血压.以确定最佳的用药剂量和服药时间；一般而言，降压药最佳的服用时间为每日 7：00、15：00 和 19：00；睡前不宜服用降压药，以免诱发脑卒中。

2 抗生素：老年人在服用抗生素时，应注意其剂量和疗程，以免引发肠道菌群失调等问题。

3 胰岛素：老年人在使用胰岛素过程中，由于肝功能衰退，对胰岛素的灭活能力降低，从而使胰岛素作用时间延长，容易发生低血糖反应。因此，老年糖尿病患者在使用胰岛素时，应注意监测自身血糖、尿糖的变化，及时调整胰岛素的用量。以免发生低血糖。

4.解热镇痛类药：老年人由于对解热镇痛类药的作用比较敏感，在服用时宜采用小剂量：同时注意监测，避免诱发消化道出血。

5.镇静催眠药：老年人在服用镇静催眠药时，应注意采用小剂量，且最好几种镇静催眠药交替服用；长期服用镇静催眠药的老年人不宜突然停药，以免出现失眠、兴奋、抑郁等问题。

6.抗心律失常药：老年人在口服抗心律失，药时，一方面应首选副作用小的药物；另一方面应根据临床效果确定剂量，避免引发其他类型心律失常。

7 强心苷类：老年人常用的强心苷类药物为洋地黄。在口服洋地黄过程中，由于老年人的肝、肾功能减退，使药物的排泄速度减慢、半衰期延长，故应注意监测血药浓度，避免发生洋地黄中毒。

（姜冰青）

第十六章　常用技术操作流程

第一节　人工呼吸与机械通气

一、人工呼吸

【目的】

心搏骤停时，应用人工方法帮助病人呼吸以挽救生命。常用于因麻醉、电击、中毒、颈椎骨折或其他伤病所致的呼吸麻痹者。

【操作步骤】

先解松衣领口及裤带，并清除病人口腔内的异物、黏液及呕吐物等，以保持气道通畅。

1.口对口人工呼吸

（1）病人平卧，以两层纱布或手帕盖于口上。术者一手托起下颌，尽量使头部后仰，另手捏闭鼻孔，不使漏气。

（2）术者深吸一口气，将嘴紧贴病人口部向嘴内吹气，直至胸部升起为止。

（3）吹气毕，术者头转向一侧，并立即松开捏鼻的手，让病人胸廓自行回缩将气排出。如有回气声，即表示气道通畅，可再吹气，成人吹气 12~16 次/min，儿童一般 20 次/min，婴儿行口对口人工呼吸时，于吹毕可用手轻压胸廓，协助呼吸。

2.仰压式人工呼吸

（1）病人仰卧，腰背部垫枕，头偏于一侧。

（2）术者跨于病人两股外侧或位于一侧，屈曲两肘关节，将两手横放在肋弓上部，手指自然分布于季肋部肋骨上，拇指向内。

（3）将体重支于两手，使身体向前逐渐加压于胸部。2 秒后放松两手，术者直跪起，使胸腔恢复原状，2 秒后再按上述方法反复施行。

3.俯压式人工呼吸

（1）使病人俯卧，一臂伸于头前，一臂屈曲垫于面下，头偏向一侧。

（2）术者跨跪于病人两腿外侧，以掌压于病人下背部。手指自然放在肋骨上，小指置于最低肋骨处。

（3）术者两臂垂直，使身体徐徐前倾，以身体重力逐渐加压于患者，至术者两肩与掌垂直为宜，保持此姿势 2 秒。

（4）将身体逐渐退回原姿势，使压力放松，经 2 秒后，再如上述方法反复施行。

4.举臂压胸人工呼吸

（1）使病人仰卧，腰部垫一低枕，头偏向一侧。

（2）术者跨跪于病人头之两侧面对着病人，以两手握住病人双臂尺侧，将臂上举至 180°，使胸廓被动扩张而吸气入肺。待 2 秒后，再屈其两臂，并以其肘部的前侧方压迫两肋弓 2 秒；让病人胸廓缩小而呼气，如此反复进行。

【注意事项】

1.宜将病人置于空气新鲜、流通处的地面，以便施术。如在软床上抢救时，应加垫木板。

2.口内如有异物，必须清除。必要时用纱布包住舌头牵出之。以免舌后缩阻塞呼吸道。

3.头宜偏向一侧，以利口鼻分泌物流出。

4.人工呼吸速度以 12~16 次/min 为度，节律宜均匀。

5.待病人恢复自主呼吸后，可停止人工呼吸，但应观察数分钟，如确能建立有效呼吸后方可停止。

6.行 2、3、4 法人工呼吸时，注意勿用力过猛过大，以免造成肋骨骨折。

7.以上人工呼吸术仅适用于短时间急救之用，应尽早行气管插管或气管切开，连接呼吸机行机械通气抢救、治疗。

二、机械通气

【目的】

利用机械装置，改变病人气道或胸腔压力，产生通气以代替、控制和辅助病人呼吸运动，达到改善通气功能，减少氧耗量的目的。可用于脑部外伤、感染、脑血管意外及中毒等所致中枢性呼吸衰竭，呼吸肌无力或麻痹状态；胸部外伤或肺部、心脏手术及肺复苏等。

【呼吸机类型】

1.简易球囊式呼吸机为手工控制，结构简单，携带方便。常用于机械呼吸机使用前，病人翻身或更换导管及呼吸机发生故障时。手捏频率为 16~20 次 1/min。潮气量：单手挤压约 600mL，双手挤压约为 900mL。

2.定容型（容量转换型）呼吸机以压入肺内预定容量的气体为呼吸相转换条件。工作性能稳定，适用于气道阻力大、肺顺应性差、病情危重的病人。常用的如上海医疗器械四厂生产的 SC 型呼吸机，瑞典产 Engstron300 型呼吸机。

3.定压型（压力转换型）以呼吸道内预定的压力峰值为呼吸相转换的条件。优点为结构简单、同步性能好。但呼吸频率、潮气量、吸气/呼气时间不能直接调节，受胸廓、肺组织弹性和气道阻力的影响较大。适用于有一定自主呼吸、病情较轻的病人。如美国产鸟牌（Bird）各型呼吸机。

4.定时型（时间转换型）以预定的吸气时间作为呼吸相转换条件。通气量一般较稳定，具有定容和定压两型的一些特点。但通气压力受呼吸道阻力影响。绍兴三五仪表厂的 KTH-2 型呼吸机属此类。

5.高频呼吸机可分为高频压通气、高频喷射通气、高频震荡通气三型。特点为通气频率高，60~5 000 次/min，潮气量小于解剖无效腔。用于不适用于建立人工气道的外科手术及呼吸窘迫综合征等治疗。

6.新型多功能呼吸机瑞典产的 Serv0900B 及 900C 型呼吸机可以调节呼吸频率、压力、容量、吸气/呼气时间、氧浓度。可选择多种通气方式，还有自动监测装置、湿化装置。使用方便，能直接判断通气效果和病人病情，减少机械通气并发症，对病人较安全舒适。其他的新型呼吸机还有美国生产的熊牌呼吸机，英国产的 CPUI 型呼吸机。

【操作方法】

1.对呼吸机有关部件认真进行清洁消毒，检查有无漏气等情况。按要求正规安装；开机观察运转及性能是否良好。

2.根据病情需要选择与病人气道的连接方式。

（1）面罩：适用于神志不清楚、能合作、短时间使用机械通气或作雾化治疗的病人。应用时间一般为 1~2 小时。

（2）气管插管：用于半昏迷、昏迷短期作机械通气治疗的病人。保留时间一般不超过 72 小时，如经鼻、低压力套囊插管可延长保留时间。

（3）气管切开：适用于需长期作机械通气治疗的重症病人。

3.按病情需要选择、调节各通气参数。

（1）潮气量：500~800mL。

（2）呼吸频率：成人一般为 12~20 次/min，呼吸时间比为 1:(1.5~3)。

（3）通气压力：成人为 2~2.6kPa（15~20cmH_2O）

（4）给氧浓度：低浓度氧（24%~28%）不超过 40%，适用于慢性阻塞性肺部疾病（COPD）病人；中浓度氧（40%~60%）用于缺 O_2 而 CO_2 储留时，高浓度氧（>60%）适用于 CO 中毒、心源性休克，吸入高浓度氧不应超过 1~2 天。

4.机械通气中的监护和护理

（1）密切观察生命体征的变化。

（2）观察呼吸机的运转情况，各通气参数是否符合病人情况。

（3）定期测定动脉血气、电解质及肾功能等，如有异常，应立即分析原因，及时处理。

（4）注意呼吸道的湿化每 30~60 分钟，注入生理盐水 3mL~5mL。以确保痰液稀薄而易于吸出、咳出，又要使肺底不因湿化过度而出现哕音为宜。

（5）呼吸道分泌物的吸引吸痰管的外径不应超过气管导管或套管内径的 1/2，吸痰前先适当提高吸人氧浓度。阻断吸痰管前的负压，把吸痰管插入超过气管导管或套管外约 0.5~1cm，再与负压相通，然后边退边施转边吸引。最初的 3~4cm 退出要慢些，随后较迅速地退出。吸引的负压不超过 19.6kPa（200cmH_2O），每次吸痰时间不超过 15 秒。

5.使用气管插管或气管切开时的护理。

6.撤机。

（1）条件：一般情况好转，神志清楚，呼吸及咳嗽、咳痰能力恢复，肺部感染基本控制。血气分析正常或接近正常，肺活量达 10~15mL/kg，最大吸气压达一2kPa（一 15cmH$_2$O）时，可考虑停用呼吸机。

（2）方法：做好病人撤机前的思想准备工作，停用前于白天利用 SIMV（同步间歇强制通气）装置进行自主呼吸锻炼，然后逐渐延长间歇时间，以至最后完全停用呼吸机。在没有 SIMV 装置时可逐步停机。

【注意事项】

1.未经引流的张力性气胸，纵隔气肿，大咯血，急性心肌梗死；低血容量性休克未补足血容量前及肺大疱者应禁忌或暂缓使用呼吸机。

2.呼吸机的操作者应熟练掌握机械性能、使用方法、故障排除等，以免影响治疗效果或损坏机器。

3.使用呼吸机的病人应有专人监视、护理，按时填写通气治记录单。

4.病室每天以 1%~2%过氧乙酸喷雾消毒，或紫外线灯照射 1~2 次。

5.呼吸机应有专人负责管理，定期维修、保养。使用前后，呼吸机的外部管道，呼吸活瓣、雾化装置等每 2~3 天更换消毒 1 次。

第二节　心脏按压

【目的】

对创伤、电击、溺水、窒息、心脏疾病或药物过敏等引起的心搏骤停建立有效的人工循环方法。

【用物】

如病人睡于软床，应备与床同宽的硬板 1 块，另备踏脚凳 1 只。

【操作步骤】

1.检查颈动脉是否有搏动，用右手食指及中指并拢先置于甲状软骨突出处，然后下滑至右侧颈旁血管沟，直接对颈椎方向下压，其位置即颈动脉处。如无搏动，立即开始胸外心脏按压。

2.使病人仰卧于硬板床或地上，或加硬板于病人身下。头后仰 10°左右，解开上衣。术者紧靠病人一侧。根据位置高低，采用踏脚凳或跪式等不同体位。

3.术者以一掌根部置于病人胸骨中、下 1/3 交界处，另一手掌压于其上，手指并拢或互相交叉握持，只以掌根部接触病人胸骨，两臂伸直，肘关节不弯，以上身前倾之力向脊柱方向作有节奏的带冲击性的按压，下压深度约 3~4cm 左右，而后迅速放松，以利心脏舒张。放松时，两手不应离开胸骨接触面。

4.按压频率约 80~100 次/min，直至心跳恢复。

【注意事项】

1.按压部位要准确。太低易引起肝破裂，偏高可伤及大血管，偏向两侧易致肋骨骨折。

2.按压力度要适宜。以能扪及股动脉搏动或瞳孔不散大为满意。

3.按压时，应配合人工呼吸。单独操作时，可先行口对口人工呼吸 2 次，再作胸外心脏按压 15 次。如两人配合，则一人先作口对口人工呼吸 1 次，另一个作胸外心脏按压 5 次，如此反复进行。

4.按压期间，密切观察病情变化，判断效果。胸外心脏按压有效指标是可扪及颈动脉搏动；原已散大的瞳孔逐渐缩小，并出现对光反射；外周灌流改善，皮肤转暖，肤色变红；原已停搏的心脏恢复自主循环，恢复自主呼吸，神志清楚。

第三节　脑复苏

【目的】

脑复苏（brain resuscitation）的目的是保护脑细胞恢复脑功能。主要为降低脑细胞代谢率，加强氧和能量供给，促进脑循环再流通及纠正可能引起继发性脑损害的全身和颅内病理因素。

【操作步骤】

1.低温与冬眠疗法降温开始越早越好，1 小时内降温效果最好，2 小时后效果较差。可用冰帽进行头部重点降温，在体表大血管处置冰袋。降温深度一般在 33℃~34℃，维持 2~3 天恢复听觉即可逐步复温。注意低于 28℃易于诱发室颤，降温过程中避免起伏。冬眠药物有助于降温且可消除低温引起的寒颤。可选用冬眠Ⅰ号（哌替啶 100mg，异丙嗪 50mg，氯丙嗪 50mg）或Ⅳ号（哌替啶 100mg，异丙嗪 50mg，乙酰普马嗪 20mg）分次肌注或静滴。

2.利尿脱水常选用 20%甘露醇 125~250mL 静滴，呋塞米 20~100mg 静注，或白蛋白 5~10g 静滴。

3.激素的应用减轻脑水肿，改善循环功能。地塞米松常为首选。一般 10~30mg，8~12h 静注 1 次。

4.促进脑细胞代谢药物的应用可用三磷酸腺苷（ATP）20~40mg、辅酶 A 100~200U，加入 5%~10%葡萄糖液 250~500mL 中静滴。此外，与脑代谢有关的药物均可应用。

5.高压氧的应用对生命体征平稳、脱离呼吸机后而脑功能未恢复的病人应尽早进行高压氧治疗。

【注意事项】
1.在复苏的同时,采取针对病因的治疗。
2.复苏后,应观察病人的神志、瞳孔的变化及肢体活动等情况。
3.应及早应用低温疗法及脱水剂。
4.严密监测血容量及电解质变化。

第四节 外科输血

【目的】
纠正低血容量,纠正血液成分的缺乏。

【血液来源】
1.自身血可有两种情况:(1)在病人术前预计失血量,采自身血 1~3 次,贮存于血库,术中根据需要回输给病人。(2)手术中出血量较大,并无明显污染时,可于胸或腹腔内吸出所出血并经过抗凝和过滤后回输给病人。自身血无需交叉配血,无需另行确认。但血小板和纤维蛋白原含量均较低,游离血红蛋白含量高,可能会诱发 DIC。

2.库存血这是外科输血的主要来源。有新鲜库存血和一般库存血之分。新鲜库存血指 24 小时内采的血,主要是血小板含量较高。

【操作方法】
1.输血前准备
(1)凡需输血的病人,应由主治医师决定由住院医师书写输血申请单,主治医生签名。
(2)于预定输血日前 2 日,在无菌操作下采集受血者全血标本 1 份,每 200~300mL 为 1 单位,需血 1—2 单位者取血 2mL,3~4 单位者取血 3mL,置于干燥洁净试管内,试管上贴上瓶签,注明受血者姓名、床号及住院号或门诊号,连同输血申请单交输血科,进行血型鉴定及交叉配合试验用(急诊例外)。
(3)填写输血志愿书。
(4)凭取血单到输血科取血,与发血者共同查对。查血的有效期,血的质量,输血装置是否完好,病人姓名、床号、住院号或门诊号,血袋号,血型,交叉配合试验结果,血液种类及剂量。并在配血单上签名。
(5)取血后,勿剧烈震荡血液,以免细胞大量破坏而引起溶血。不能将血液加温,防止血浆蛋白凝固变性而引起反应,应在室温下放置 15~20 分钟后再输入。
2.输血方法

（1）静脉输血法①用物：一次性输血器 1 套，2.5%碘酊，75%乙醇，消毒棉签，止血带，血管钳，胶布，弯盘，网套，输液架及输血卡。②按静脉输液法先输入少量生理盐水。由两位护士仔细进行查对，确定无误后，顺一个方向轻轻旋转血袋，使血浆与红细胞混合均匀。消毒血袋上塑料管和橡胶套管，拔出输血器针头，插入消毒部位。调节输血速度，开始时宜慢，观察 10 分钟无不良反应后，调整滴速，一般成人 40~60 滴/min，儿童酌减。③输入两袋以上血液时，应在两袋之间输入少量生理盐水。待血液将输完时，继续滴入少量生理盐水，使输血器内的余血全部输入体内。④输血后血袋应保留 2~4 小时，以备发生迟发性输血反应时作检验标本之用。

（2）动脉输血法①用物：动脉输血器一套，静脉切开包，无菌手套，局麻药，生理盐水，余物同静脉输血。②输血部位常用桡动脉或肱动脉。③局部皮肤消毒，铺巾、局麻。④在动脉搏动明显处，经皮动脉穿刺或切开皮肤显露动脉，将 18 号针头向动脉近心端刺入动脉或将带有塑料管外套的穿刺针同法刺入，退出穿刺针而置塑料管于动脉内。⑤接上动脉输血器，充气加压至 21.3~29.3kPa，进行输血；或将输血导管经三通开关连接于输血针头，三通开头另一端接一 20mL 注射器，先把输入的血液抽人注射器内，改变三通开关方向，然后注入动脉，如此反复抽吸注射或用活塞动脉输血器并根据阻力调整推进速度。⑥输血毕，拔除穿刺针或塑料管后，局部加压止血。如为切开皮肤暴露动脉者需缝合皮肤切口，加压包扎。

【注意事项】

1.采集血标本时，一次只允许为一位病人采集，取血时，一次只取一位病人的血，以免发生错误。

2.输血前，须两人核对无误后，方可输用。

3.输血中，不得随意向血袋内加入其他药品，如钙剂、碱性及碱性药物等，以防血液变质。

4.输血中，应密切观察病人有无输血反应，如发生严重反应，应立即停止输血，并通知医生，给予相应处理，并保留余血以供检查分析原因。

5.动脉输血仅适用于其他方法救治无效的重症病人。

6.从动脉输入的血液不应含有血管收缩药。

7.动脉输血时，应密切观察穿刺部位肢体血循环，注意有无缺血现象。

2 小时翻身、拍背 1 次，按摩受压部位皮肤。

第四节　水电解质与酸碱失衡的护理

水电解质与酸碱失衡的诊断在治疗病人起着核心作用。护士应有意识地观察病情，配合医生尽早作出诊断，合理执行医嘱及主动安排其他护理措施，以便早期纠正水电解质与酸碱失衡。

一、高渗性缺水

【护理评估】

1.病因：各种原因引起的水分摄入不足或丧失过多。如吞咽困难、昏迷、出汗、尿崩症、应用高渗性溶液引起的渗透性利尿等病因。

2.口渴、尿少，软弱无力。

3.精神激昂，狂躁不安，谵妄甚至昏迷。

4.皮肤饱满度（skin turgor）降低、弹性差、干燥。眼窝凹陷。

5.体重下降：轻度缺水失去体重的 2%~4%，中度缺水失去体重的 4%~6%，重度缺水失去体重的 6%以上。

6.血压下降，有体位性低血压。脉搏快而弱。

7.尿量少于 30mL/h，尿比重大于 1.030。

8.血红蛋白、红细胞计数及红细胞压积增高。血钠升高，大于 145mmol/L。血中尿素氮与肌酐比值升高。

【护理问题】

1.体液不足，与摄入不足或流失过多有关。

2.口腔黏膜改变，与分泌物不足有关。

3.便秘，与体液减少有关。

4.潜在性皮肤完整性受损，与体液缺乏及不适当的组织灌流有关。

5.潜在的损伤：与体位性低血压及意识改变有关。

【护理要点】

1.遵医嘱给予口服补液或静脉补液。根据血、尿电解质浓度值作为输液治疗的依据。

2.观察并记录意识改变、生命体征、体重、出入量。

3.补液时应注意观察有无颈静脉扩张、呼吸困难、心搏过速等循环负荷过重现象。

4.监测并报告有无病情恶化情况，如尿液稀薄，尿量增加、低血压、脉搏增快、皮肤饱满度降低、体温增高、虚弱等。

5.评估皮肤黏膜改变情况。

6.协助病人定时翻身，按摩受压部位。

7.保持皮肤清洁干燥，少用肥皂清洗，一天擦乳液 3 次。

8.告知病人注意口腔卫生，必要时给予口腔护理。

9.注意病人安全，防止意外损伤。对烦躁病人使用床栏、约束带等。有体位性低血压者，嘱其改变体位时多加小心，以免跌倒。

10.鼓励病人摄取水分及高纤维素食物，作被动运动或下床活动，定时上厕，以预防便秘。

二、低渗性缺水

【护理评估】

1.病因：各种原因引起的消化液丧失。如有呕吐、腹泻、肠瘘、肠梗阻、大面积创伤时补盐不足，用清水灌肠，长期使用利尿剂或限钠饮食等病因。

2.无明显口渴，有倦怠、头晕、手足麻木，严重时神志不清、全身痉挛、定向感丧失，甚至昏迷，并出现休克。

3.皮肤苍白、湿冷、呈光滑紧绷感。

4.尿比重低，尿钠、氯低，血清钠低于135mmol/L。血红蛋白、红细胞计数、红细胞压积增高。血尿素氮增高，二氧化碳结合力下降。

【护理问题】

1.体液相对过多，与摄入水多于钠或失钠多于失水有关。

2.活动无耐力，与气体交换障碍有关。

3.潜在性损伤，与意识障碍有关。

【护理要点】

1.观察并记录生命体征、体重、液体出入量。监测血电解质变化。

2.避免过量清水灌肠。

3.鼓励病人进食，增加盐分，并摄取足够的营养。

4.遵医嘱，给予葡萄糖盐水或高渗盐水输入。

5.增加肺部气体交换功能。采取半坐卧位，以改善呼吸困难。指导病人缓慢深呼吸。病情允许时，鼓励病人多活动。

6.评估病人意识行为的改变。对意识障碍病人，应移除环境中的危险因素，并加以约束，以防受伤。保持环境安静，减少刺激源。

三、等渗性缺水

【护理评估】

1.等渗性缺水（isotonic volume deficits）病因：由各种原因引起的消化液急性丧失，如剧烈呕吐、腹泻、急性肠梗阻，或体内液体不当的积聚如腹水、水肿等。

2.有缺水缺钠症状，如口渴、尿少、乏力、皮肤弹性减退、畏食、恶心、呕吐、手足麻木、软弱无力。颈静脉平坦，有体位性低血压。

3.实验室检查：尿氯低于50mmol/L，血红蛋白、红细胞计数、红细胞压积均增高，二氧化碳结合力可升高，血钠、氯正常。

【护理问题】

1.体液不足，与腹泻呕吐等有关。

2.营养状况改变，低于机体需要量，与呕吐腹泻及摄入减少有关。

3.潜在性损伤，与体位性低血压有关。

【护理要点】

1.遵医嘱，给予口服或静脉补充等渗溶液。静脉输液时，速度不宜太快，以免循环负荷增加，引起肺水肿。

2.密切观察尿量，有尿的病人，应注意及时补钾。

3.其余护理措施参照高渗性缺水病人的护理措施。

四、低钾血症

【护理评估】

1.低钾血症（hypokalemia）病因：吞咽困难、禁食造成钾摄入不足，呕吐、腹泻、肠瘘、胃肠道引流及长期使用利尿剂等造成钾丢失过多。

2.全身软弱无力，神志淡漠、目光呆滞，重者出现嗜睡昏迷，恶心，呕吐，腹胀，便秘，感觉异常，手足抽搐。

3.血压下降，心音低钝，脉搏快而弱，可有心律失常，肠蠕动减少，腱反射迟钝或消失。

4.实验室检查：血清钾低于 3.5mmol/L，pH 值升高。心电图示 ST 段降低，QT 间期延长，有 U 波出现。

【护理问题】

1.身体活动功能障碍，与骨骼肌无力有关。

2.心输出量减少，与心肌搏动弱有关。

3.便秘，与肠蠕动减慢有关。

4.潜在的损伤，与骨骼肌无力有关。

【护理要点】

1.观察病人有无导致低血钾的因素，如出现症状，应及时报告医生给予纠正。

2.补钾由饮食或药物补钾。

（1）鼓励病人进食含高钾食物，如奶类、蛋类、鱼类，含钾蔬菜、水果等。

（2）口服氯化钾 1~2g，3 次/日。

（3）静脉补钾，10%的氯化钾 30~50mL 溶于 5%葡萄糖溶液 1500~2000mL 中缓慢滴注。注意滴速，并监测有无少尿情况。

（4）切忌静脉直接注射氯化钾，以免造成心脏骤停。

3.与病人讨论并制定合理活动计划。

4.移除环境中危险品，减少意外伤害。

5.教导病人噘嘴呼吸，以减轻呼吸困难。

6.摄取足够营养，定时排便，防止便秘。

五、高钾血症

【护理评估】

1.高钾血症（hyperkalemia）病因：输入大量库存血，静脉输入钾盐过多过快；急性肾衰及肾上腺皮质功能不足，尿少、压伤、烧伤、药物中毒致大量细胞死亡，钾排到细胞外等病因。

2.恶心，呕吐，肌肉无力，四肢麻木，感觉异常，尿少，心率慢，传导阻滞。

3.血清钾高于 5.5mmol/L，心电图示 T 波高尖、QRS 间期延长、OT 间期延长。

【护理问题】

1.心输出量减少，与心肌功能改变有关。

2.活动无耐力，与肌无力有关。

3.腹泻，与肠蠕动增加有关。

4.知识缺乏，缺乏与疾病治疗及护理有关的知识。

【护理要点】

1.评估造成高钾的原因。

2.限制含钾高的食物及药物。

3.如肾衰病人，遵医嘱采用血液透析或腹膜透析排钾。

4.鼓励病人少量多餐，避免高纤维食物，必要时，遵医嘱使用止泻剂。

5.将需要的东西尽可能放在病人随手易取之处。

6.注意周围环境安全，减少意外伤害。

六、低钙血症

【护理评估】

1.低钙血症（hypocalcemia）病因：长期腹泻，维生素 D 缺乏，甲状旁腺功能降低，慢性肾功能衰竭及碱中毒等。

2.病人易激动，肌肉抽动，手足搐搦，长期低钙可发生骨折或骨弯曲。

3.耳前叩击试验（Chvostek 征）和上臂压迫试验（Trousseau 征）阳性，血钙低于 2mmol/L。心电图 QT 间期延长，心律不齐。X 线有骨质疏松。

【护理要点】

1.遵医嘱，经由口服，静脉补充钙盐。

（1）通常选饭前 30 分钟或睡前口服乳酸钙和维生素 D，以利肠道吸放。

（2）急性低钙可用 10%葡萄糖酸钙 10mL 缓慢静脉滴注，约每分钟 1~2mL。

2.提供安静环境，以减少和诱发刺激。

3.确保病人安全，加用床栏防坠床，去除环境中的危险障碍物，以防发生意外伤害。

七、低镁血症

【护理评估】

1.低镁血症（hypomagnesemia）病因：慢性腹泻，极度营养不良、长期肠瘘、胆瘘、使用利尿剂等。常与低钾和低钙血症同时存在。

2.临床表现与低钙血症类似。可表现为焦急，谵妄，震颤，手足搐搦，大汗，感觉异常，心率加速等。

3.耳前叩击试验及上臂压迫试验阳性。血镁低于 0.375mmol/L。心电图示 PR 间期及 OT 间期延长，ST 段及 T 波异常。

【护理要点】

1.注意观察有无发生低血镁的病因存在，以便早期预防。

2.遵医嘱给予补镁。

（1）轻度缺镁，可口服含高镁食物（如绿色蔬菜和水果等）补充。

（2）用 10mL 的 10%硫酸镁溶液，3 次/日，肌肉注射或加入 5%葡萄糖溶液中，静脉缓慢滴注。静脉注射时，应控制滴速，并严密观察病人有无发热、出汗、血压下降、嗜睡等中毒反应。

3.避免意外伤害，减轻疼痛，提供有关的正确饮食及治疗知识。

八、代谢性酸中毒

细胞外液中碳酸根离子太少称代谢性酸中毒（metabolic acidosis）。

【护理评估】

1.病因：酸性代谢产物产生过多：如休克，循环衰竭，高热，糖尿病性酮症酸中毒，长期饥饿；碳酸根离子排出太多：如腹泻，长期呕吐，肠瘘，胆瘘，胰瘘，大面积烧伤；酸性代谢产物在体内潴留：如急、慢性肾功能衰竭。

2.无力、眩晕、头痛、嗜睡、感觉迟钝或烦躁不安，严重者可出现神志不清、甚至昏迷。尿少或无尿。

3.呼吸深快。严重时可减弱。酮症酸中毒时，呼气中带有酮味。心率快、血压偏低，对称性肌张力减退，腱反射减弱或消失。

4.实验室检查：pH 值下降，$[HCO_3^-]$ 低于 8mmol/L。由于呼吸代偿作用，二氧化碳分压降低，标准碳酸氢降低，缓冲碱降低，碱剩余负值，血浆二氧化碳结合力降低。尿呈酸性。酮症时酮体阳性。有肾衰时，血尿素氮增高。

【护理问题】

1.低效性呼吸型态，与呼吸性酸中毒导致哮喘，呼吸困难有关。

2.活动无耐力，与肌肉无力，反射降低有关。

3.体液不足，与呕吐、腹泻有关。

4.潜在性损伤，与神志不清、血压低有关。

【护理要点】

1.补碱。可遵医嘱给予 11.2%乳酸钠 3mL/kg、5%碳酸氢钠 5mL/kg 或 3.6%三羟甲基氨基甲烷 10mL/kg，分别稀释为等渗液静脉滴注。如伴有体液代谢失调，应先纠正缺水和补充电解质。

2.维持有效呼吸型态，鼓励病人有意识地控制呼吸。

3.建立适当安全的活动型态。协助病人在床上作被动运动及下床活动。

4.恢复正常体液溶积，及时给予补液，并观察疗效。

5.使用床栏或移除障碍物，以免意外伤害。

九、呼吸性酸中毒

细胞外液中 CO_2 太多称呼吸性酸中毒（respiratory acidosis）

【护理评估】

1.病因：各种影响呼吸功能，引起肺通气不足的病因，如颈部血肿压迫，呼吸道异物，阻塞性肺部疾病，胸部创伤或手术，有机磷中毒等。

2.全身乏力、嗜睡、气促、发绀、头痛、胸闷，呼吸困难。严重病人可有精神、神志改变，血压下降，甚至昏迷。

3.实验室检查：血浆二氧化碳结合力升高，pH 值下降，二氧化碳分压增高，血二氧化碳总量升高，标准碳酸氢升高，缓冲碱升高，剩余碱正值。血钾升高。尿呈碱性。

【护理问题】

1.低效性呼吸型态，与大量二氧化碳潴留体内有关。

2.活动无耐力，与乏力、呼吸困难有关。

3.心输出量降低，与心律不齐、低血压有关。

4.焦虑，与呼吸困难及意识程度降低有关。

5.潜在性损伤，与意识程度降低有关。

【护理要点】

1.遵医嘱治疗原发病预防并发症。

（1）评估病人出现通气障碍的原因。

（2）改变呼吸功能。解除呼吸道梗阻，分泌物及时吸出。紧急时，可行气管插管或气管切开，用呼吸机辅助呼吸。

（3）鼓励病人定时作深呼吸及有效咳嗽。

（4）低流量持续给氧，浓度不超过30%，以免抑制呼吸。

（5）给予三羟甲基氨基甲烷静脉注射矫正酸中毒。

（6）严密观察有无并发症出现，如手足搐搦、二氧化碳麻醉、反弹性呼吸性碱中毒及代谢性酸中毒，如出现症状，应立即报告医生，及时纠正。

2.防止意外伤害。

（1）评估病人意识状态变化及生活自理程度。

（2）对意识障碍病人，注意使用床栏，以防坠床。

（3）对于自理能力低下病人，协助其处理日常生活事务，如喂食、更衣、倒水。

3.向病人及家属解释疾病的原因，处理及预后，以取得合作并减轻焦虑。

十、代谢性碱中毒

细胞外液中碳酸根离子太多称代谢性碱中毒（metabolic alkalosis）

【护理评估】

1.病因：幽门梗阻伴随持续性呕吐或长期胃液引流，长期使用利尿剂致低钾低氯碱中毒。

2.头晕、躁动、谵妄及昏迷，呼吸浅而慢，可有阵发性呼吸暂停。游离钙减少可出现骨骼肌无力、手足搐搦及腱反射亢进。

3.实验室检查：血浆二氧化碳结合力增高，pH值上升，二氧化碳总量增高，标准碳酸氢升高，缓冲碱升高，剩余碱正值。血清钾、钙、氯均低。尿呈碱性。

【护理问题】

1.低效性呼吸型态，与呼吸困难有关。

2.活动无耐力，与肌肉无力有关。

3.潜在性损伤，与意识改变及手足搐搦有关。

【护理要点】

1.遵医嘱治疗原发病，矫正碱中毒。

（1）口服或静脉补充等渗盐水或葡萄糖盐水。伴低血氯时，给予KCL。

（2）病情严重者，可静脉给予氯化铵，盐酸的稀释液，精氨酸或作血液透析。对缺钾性碱中毒，需补充钾。

（3）有手足搐搦者，给予10%葡萄糖酸钙溶液静脉缓慢注射。

2.密切监测血尿电解质变化，测量体重、记录出入量，以评估病情改善状况，预防并发症：如反弹性代谢性酸中毒、红血球溶血，脑部症状、静脉炎和高血钾等。

3.建立正常呼吸型态及活动型态，预防意外伤害可参考前面内容。

十一、呼吸性碱中毒

细胞外液中二氧化碳太少称呼吸性碱中毒（respiratory alkalosis）

【护理评估】

1.病因：各种致肺换气过度的病因，如外科感染、发热、休克、颅脑疾患、中枢神经系统药物中毒及不适当的使用人工呼吸器等。

2.病人常有头晕、胸闷、淡漠、面色苍白、甚至昏迷。换气速率及深度增加，间以叹息样呼吸。有低钙引起的手足搐搦及肌腱反射亢进。

3.实验室检查：血浆二氧化碳结合力降低，pH值升高，二氧化碳分压下降，血二氧化碳总量下降，标准碳酸氢下降，缓冲碱升高，剩余碱正值。血氯增高，血钙下降。尿呈碱性。

【护理问题】

1.协助医生治疗原发病，改善通气功能。

（1）评估过度换气的原因，去除病因。

（2）间歇性使用纸袋或长筒罩住口鼻呼吸，增加死腔间隙，减少二氧化碳呼出。

（3）对用呼吸机的病人，调整至适当的呼吸速率，必要时加大死腔或减小呼吸比。

（4）适当应用镇静药物，减慢呼吸。

2.指导病人将呼吸速度放慢并加强加深。

3.避免增加氧气需求量的活动，以减少呼吸速率过度。

4.注意去除环境中的不安全因素，防止意外伤害。

第五节　中心静脉插管术与中心静脉压的测定

中心静脉管（central venous catheter）常从锁骨下静脉、颈内静脉、颈外静脉插管入上腔静脉，从股静脉插管入下腔静脉。主要用于需长期静脉输液而周围血管输液困难者，以及进行中心静脉压测定和静脉高营养者。

一、颈内静脉穿刺插管（intemaljughllar venous catbeter）

【目的】

1.抢救危重病人；

2.全胃肠外营养疗法；

3.中心静脉压测定；

4.需长期输液而周围血管穿刺困难者。

【用物】

1.物品治疗盘、静脉切开包、导引钢丝、扩张管、中心静脉输液导管、10mL注射器、一次性输液器、手套、1%甲紫溶液、胶布、垫枕。

2.药品 2%碘酒、75%乙醇、1%普鲁卡因、肝素、生理盐水。

【操作步骤】

1.病人准备向病人解释操作目的、意义及注意事项，以便配合。平卧，头偏向左侧，右肩下垫小枕（一般多选右侧穿刺）。

2.以胸锁乳突肌的锁骨头、胸骨头和锁骨所形成的三角区的顶部为穿刺点。或取锁骨上3cm与正中线旁开3cm的交叉点为穿刺点。以1%甲紫溶液作出标记。

3.局部皮肤常规消毒铺巾。以1%普鲁卡因行局部浸润麻醉。

4.术者用抽有生理盐水的10mL注射器穿刺，穿刺针应与矢状面平行，与冠状面呈 300，向下向右及稍向外进针，指向胸锁关节的下后方，边进针边抽吸，见有明显回血即可插管。

5.固定穿刺针，取下注射器，自穿刺针芯孔送入导引钢丝，退出穿刺针，沿导引线钢丝插入扩张管，扩张皮肤及皮下组织，退出扩张管，沿导引钢丝送入静脉留置导管。插入长度 15cm 左右，退出导引钢丝，接上输液导管。或可直接经穿刺针芯插入导管至所需深度退出穿刺针，接上输液导管。

6.穿刺部位消毒后，盖无菌纱布，用胶布固定。调节输液滴水。

7.协助病人取舒适卧位，交代注意事项，整理用物。

【注意事项】

1.操作前向病人解释操作步骤，说明术中屏气的重要性，并教会病人屏气的方法。

2.操作技术不当，可发生气胸、血胸、血肿、气栓、感染等并发症。

3.躁动不安者，不宜施用此术。

4.输液时输液瓶绝对不能输空，更换导管时应防止空气吸入，发生气栓。

5.穿刺点每 1~2 日局部消毒，更换敷料。严格无菌操作，预防感染。

6.严密观察导管通畅情况，有无压迫或扭曲。

7.拔管时要接上注射器，边抽吸边拔管。导管拔除后需用凡士林纱布封闭，并按压穿刺孔数分钟，以防空气栓塞。

二、锁骨下静脉穿刺插管 (subclaviaJl venous cadaeter)

【目的】

同颈内静脉穿刺。

【用物】

同颈内静脉穿刺。

【操作步骤】

1.病人取平卧位，两肩胛间垫枕，头转向对侧。

2.选择锁骨下静脉穿刺点。

（1）经锁骨上穿刺：在胸锁骨乳突肌锁骨头外侧缘与锁骨上缘所形成之夹角的平分线之顶端或其后 0.5cm 左右处为穿刺点。进针角度约为 30°~40°，一般进针 2.5~4cm 即达锁骨下静脉。

（2）经锁骨下穿刺：取锁骨中点，内侧 1~2cm 处（或锁骨中点与内 1/3 之间）锁骨下缘为穿刺点。针尖指向头部，与胸骨纵轴约成 45°，与胸壁约成 15°。进针时紧贴锁骨，深度一般为 4~5cm 即达锁骨下静脉。

3.以下同颈内静脉穿刺。

【注意事项】

同颈内静脉穿刺。

三、股静脉穿刺插管 (femoral venous catheter)

【目的】

同颈内静脉穿刺插管。

【用物】

同颈内静脉穿刺插管。

【操作步骤】

1.病人取仰卧位，下肢伸直并略外展、外旋。

2.局部常规消毒，铺无菌巾。

3.术者以左手示指在腹股沟韧带下方中部扪清股动脉搏动最明显处，并予固定。其外侧为股神经，内侧为股静脉。

4.右手持注射器，在腹股沟韧带中部下 2~3cm，股动脉内侧垂直刺入或与皮肤成 30°~40° 刺入。一般进针深度 2~5cm。如抽得静脉血，即表示穿刺成功。置管方法同颈静脉穿刺插管。

【注意事项】

1.不要选择有感染的部位穿刺。

2.拔针后，应紧压穿刺点数分钟，至无出血为止。

四、中心静脉压测定

【目的】

中心静脉压（central venous pressure measurement，CVP）是指上下腔静脉胸段及右心房内的静脉压力。用于监测有效血容量，右心室功能及静脉回心血量。常用于急性循环衰竭，大手术或其他需要大量输血补液者，防止发生循环负荷过重。

【用物】

无菌治疗盘，静脉切开包，无菌深静脉导管，穿刺针，导引钢丝，中心静脉测压装置（包括带刻度的测压管、三通开关等）及输液导管。

【操作步骤】

1.向病人说明操作的目的、意义。取平卧位。测上腔静脉压可经颈内静脉穿刺插管。

2.将输液导管通过三通开关连接静脉导管。三通开关另一端接测压管。固定测压管使零点与右心房保持在同一水平面上。

3.测压时先使输液管与测压管相通，使液体充满测压管，排空气泡，然后关闭。再使静脉导管与测压管相通，则测压管内液体迅速下降，待下降停止而稳定时，液平面的读数即为中心静脉压。

4.测压完毕，将静脉导管与测压管关闭，使输液管与静脉导管相通，按要求调整滴数。

5.整理用物，记录所测得数据。

【注意事项】

1.操作时必须严格无菌操作，严防空气进入。

2.测压管的零点必须与右心房中心在同一水平面上。

3.病人深呼吸、咳嗽、腹胀、用呼吸机等时，对 CVP 数值有影响。

4.综合分析 CVP 和血压，可帮助判断病情。中心静脉压的正常值为：0.49~0.98kPa（5~10cmH_2O）。低血压时，CVP<0.49kPa 提示有效血容量不足；CVP>1.47kPa（20cmH_2O）时，提示心功能不全、静脉血管床过度收缩或肺循环阻力增加；CVP>1.96kPa（20mmHg）时，则表示有充血性心力衰竭。CVP 异常时，应及时报告医生进行处理。

第六节　静脉切开置管

【目的】

1.急需静脉输血、输液而静脉穿刺有困难者。

2.需长期维持静脉输液，而静脉穿刺不能维持过久者。

3.用于中心静脉压测定、心导管检查等。

【用物】

无菌静脉切开包一套，无菌硅胶管一根，常规消毒用品及输液器材一套。

【操作步骤】

1.向病人解释施行此术的目的及注意事项，以便病人配合。

2.静脉切开部位常选用内踝前或卵圆窝处的大隐静脉。以内踝前大隐静脉切开为例。

3.病人取仰卧位，术侧下肢外旋，踝下铺橡胶布与治疗巾。

4.以内踝前上方为中心，常规局部皮肤消毒、铺巾、局麻。助手准备输液器，排尽空气。

5.术者在内踝前上方约 3cm 处作一长约 2cm 的皮肤横切口或纵切口，分离出大隐静脉并挑起，在静脉下方置 2 根丝线，一根用于结扎静脉远端，留作牵引。提起静脉，在结扎近端的静脉壁上剪一 V 形口。以无齿镊夹起血管上唇，将静脉导管快速插入血管内约 5cm，结扎静脉近端丝线。将导管与输液器接头连接，观察液体输入是否通畅及有无渗漏。

6.检查输液通畅后，剪去多余丝线，缝合皮肤，固定导管，无菌纱布覆盖切口。胶布固定。

7.根据需要调整滴数，收拾用物。

【注意事项】

1.切口不可太深，以免切断血管。

2.切口处每日消毒，更换敷料。观察有无红肿、渗液现象。

3.血管壁常因受刺激引起痉挛，导致输液不畅。应向输液管内注入 1%普鲁卡因2~5mL 或行局部热敷，可使痉挛缓解。

4.一般导管留置 3 天，硅胶管留置时间可稍长。若发生静脉炎，应立即拔管。

5.输液结束，拔除导管后，压迫局部 1~2 分钟，敷料包扎。7~10 日拆线。

第七节　动脉插管与动脉血压的测定

一、动脉插管

【目的】

1.用于重度休克须经动脉输液输血者。

2.用于施行某些特殊检查，如心血管造影术、体外循环等。

3.用于需直接观察动脉血压者。

【用物】

同静脉切开置管。

【操作步骤】

常用部位为桡动脉及股动脉，以桡动脉切开为例。

1.病人取仰卧位，术侧上肢外展外旋。

2.扪清桡动脉搏动后，局部皮肤消毒、铺巾、局麻。在腕关节上方约 2cm 处，沿桡动脉径路作长约 2~3cm 直切口或横切口，分离桡动脉。

3.在动脉下穿 2 根丝线，一根结扎动脉远端，留作牵引。提起动脉，其上剪一小口，迅速插入导管 5~10cm，结扎近端丝线，固定导管。接上输液器，即可加压输液或输血。

4.检查输入通畅后，剪去多余丝线，缝合皮肤。

5.输液完毕，拔出导管时，桡动脉应予以修补，缝合皮肤切口，加压包扎。

【注意事项】

1.切口不可太深，以免损伤血管。

2.插管时，注意勿使气体进入血管内，以防气体栓塞。

3.绝对禁止向动脉内注入去甲肾上腺素等血管收缩剂。因会引起动脉痉挛，肢体缺血坏死。

二、动脉血压的测定

【目的】

用于连续监测收缩压、舒张压和平均压，并能抽取动脉血标本做血气分析及其他检查。

【用物】

能监测压力的监护仪，压力传感器及其附属装置，压力袋，袋装生理盐水，三通管及动脉插管用物。

【操作步骤】

1.向病人解释操作的目的和意义，以取得配合。

2.将 10mg 肝素注入 500mL 袋装生理盐水中摇匀，与冲洗器连接，冲洗器前端接三通管，后端接传感器。将袋装生理盐水置入压力袋内，加压至 40kPa（300mmHg）左右，排净空气。

3.行桡动脉穿刺或切开插管。导管接三通管，校正零点，使传感器通大气，当屏幕上压力线在零的位置时，关传感器测压。

4.整理用物，记录数据。

【注意事项】

1.严格无菌操作，以防空气进入。

2.测压时，传感器应与心脏在同一平面。

3.注意保持管道通畅。

第八节　腰穿

【目的】

1.腰穿（1umbar puncture）采取腔脊液检查，协助诊断。

2.测定颅内压力，了解蛛网膜下腔有无阻塞。

3.做腰麻或造影。

4.做鞘内注射治疗。

【用物】

治疗盘、腰穿包、测压管、注射器、手套、注射用药、细菌培养管、酒精灯、火柴。

【操作步骤】

1.向病人解释穿刺目的、意义和注意事项。嘱其排出大小便。

2.指导病人去枕侧卧，背部与床边垂直，头尽量向胸前弯曲，双膝屈曲，尽量向胸前靠拢，以扩大腰椎间隙，利于穿刺。

3.常选第3、4腰椎间隙为穿刺点（两侧髂嵴连线和脊棘线交点为第3、4腰椎间隙）。

4.术者戴手套，常规皮肤消毒，铺巾，局麻。

5.左手固定穿刺点皮肤，右手持针由棘间与脊柱呈垂直方向缓缓刺入，穿过黄韧带及硬脊膜时，常有落空感。此时拔出针芯，即可见脑脊液流出。

6.接上测压管测压。移去测压管，收集脑脊液标本送检。

7.穿刺毕，拔出针头，无菌纱布压迫固定。

8.嘱病人去枕平卧4~6小时。观察病人有无头痛、恶心、腰痛等反应。

【注意事项】

1.颅内压明显增高者，穿刺部位有感染性病变者，病危，败血症及全身性感染则禁忌腰穿。

2.颅内压高者严禁放液过多、过快，以防脑疝发生。

3.穿刺过程如发生脑疝，病人瞳孔散大，意识不清，呼吸节律改变，应立即停止放液，并向椎管内注入空气，或生理盐水 10~20mL，快速静滴 20%甘露醇 250mL。

4.一般病人术后去枕平卧4~6小时，颅内压高者，平卧1~2天。以免引起头痛。

5.嘱病人多饮水，防止颅内压低引起头痛。颅内压高者少饮水，以免增高颅压。

第九节　三腔管压迫

【目的】

三腔管压迫（blakemore-sengstaken tube）是在门静脉高压引起食管胃底静脉破裂大出血时，利用充气气囊压迫胃底和食管静脉出血处，以达止血的目的。

【用物】

双囊三腔管，石蜡油、50mL注射器、止血钳、宽胶布、治疗碗、胃肠减压器、滑车牵引装置。

【操作步骤】

1.检查气囊是否漏气。向胃气囊充气 150~200mL，食道气囊充气 100~150mL，置于水中，观察是否有气泡。当证实无漏气且胃管通畅后，在管与远端分辨三个腔的通道，以免搞错。

2.向病人解释插管的必要性及配合事项，以取得合作。

3.病人取平卧位或斜坡卧位。

4.抽尽气囊内残气，润滑三腔管前段及气囊部分，自鼻孔徐徐插入，至咽部时，嘱病人作吞咽动作，直至管已插入 50~60cm，抽得胃内容物，表明头端已达胃部。

5.向胃气囊充气 150~200mL，用止血钳夹住管口，向内外提拉导管，感管子不能再被拉出并有轻度弹力时，利用滑车装置在管子末端悬以约 0.5kg 重物作牵引压迫。

6.抽取胃液观察止血效果，如仍有出血，再向食管气囊充气 100~150mL，夹住食管气囊。将胃管接于胃肠减压器上，以观察出血情况。

7.置管期间，每 12 小时应将气囊放空 10~20 分钟。如有出血再充气压迫。

8.出血停止 24 小时后，先排空食管气囊，放松牵引，后排空胃气囊，观察12~24 小时，确无出血后，给口服石蜡油 20~30mL，抽尽气囊内气体后，缓缓拔出导管。

【注意事项】

1.导管三个腔通道应标记清楚易于辨认。

2.插管后，病人应侧卧位或头部侧转，以利咽部分泌物吐出，

必要时，用吸引器吸出，以防发生吸入性肺炎。

3.严密观察有无呼吸困难，烦躁，胸闷，以防气囊上滑，堵塞咽喉。出现上述症状，应放气，去除牵引。

4.置管时间一般不超过 3~5 天，以免食管、胃底黏膜受压而溃烂、坏死。

5.置管期间，应禁饮食，保持鼻腔和口腔清洁。给予静脉补液，维持水、电解质平衡。

第十节　腹腔穿刺与置管引流

一、腹腔穿刺

【目的】

1.腹腔穿刺（abdominal paracentesis）抽腹水协助诊断。

2.放腹水缓解压迫症状。

3.腹腔内注射药物，用于治疗。

【用物】

治疗盘、胸腔穿刺包、手套、10mL 及 50mL 注射器、腹带、标本瓶、橡胶布、

浴巾、水桶、局麻及急救药品等。

【操作步骤】

1.嘱病人排空尿液，并向其解释穿刺的目的及注意事项。

2.协助病人取坐位或斜坡卧位。将腹带置于病人腰带背部下，腹下部垫以橡胶布及治疗巾。

3.穿刺点可选脐与髂前上棘连线的中、外 1/3 交界处，或脐与耻骨连线中点偏左或偏右 1~2cm 处。

4.常规皮肤消毒、铺巾、局麻。术者左手固定穿刺点，右手持穿刺针缓缓刺入腹腔，刺破腹膜时，可有落空感。先用注射器抽吸腹水留标本送检。然后在针栓处接一乳胶管，将腹水引入水桶中。

5.放液速度宜慢，初次放液不宜超过 3000mL。随腹水的流出，助手应由上而下逐层收紧腹带，以防腹压突降引起虚脱、休克。

6.密切观察病人面色、呼吸、脉搏等，如有晕厥、休克，应报告医师，停止放液，安静平卧，给予及时处理。

7.腹穿完毕，拔出穿刺针，局部消毒，覆盖纱巾，胶布固定，再紧好腹带。

8.整理用物，嘱病人卧床休息 12 小时，并记录腹水量及性状。

【注意事项】

1.粘连性结核性腹膜炎，巨大卵巢囊肿及肝昏迷前期禁忌穿刺。

2.穿刺前可测量病人体重及腹围，以便术后对照。

3.腹水若为血性，取得标本后应停止抽吸或放液。

4.大量放腹水时可引起晕厥、休克、水与电解质紊乱、血浆蛋白质丢失等严重并发症。

5.如腹水流出不畅，可令病人变换体位。

6.放腹水后，应注意穿刺孔有无渗漏，如有渗液，可涂火棉胶封闭，及时更换敷料，防止局部感染。

7.若为诊断性穿刺，可用注射针直接穿刺，无须腹带。

8.整理用物，嘱病人卧床休息 12 小时，并记录腹水量及性状。

二、双套管引流

【目的】

为胃肠道瘘、胆瘘、胰瘘病人作持续吸引，减少其对周围组织的刺激和腐蚀作用。

【用物】

双套管、负压吸引器、引流瓶、输液用具。

【操作步骤】

1.向病人解释操作的目的和注意事项，取得合作。

2.病人在术中，可根据需要放置双套管，经腹壁戳口引出，缝线固定。如为术后置管，应消毒引流管周围皮肤后，拔除引流管，沿窦道插入双套管，缝线固定于腹壁，纱布覆盖。

3.引流管接负压吸引。有冲洗液的输液器连接冲洗管。

【注意事项】

1.双套管近端应置于引流腔最低位，以利充分引流。

2.保持引流管通畅，如引流液突然减少，病人出现腹胀发热，应检查双套管是否脱出或堵塞。如有堵塞，可用生理盐水冲洗。

3.注意引流管周围皮肤清洁干燥，涂复方氧化锌软膏加以保护。

4.密切观察并记录引流液的量和性质。保持水与电解质平衡。

5.一般每周更换管子 1~2 次。

三、烟卷引流

【目的】

烟卷引流（penrose dnliIlage）常用于深部脓肿、腹腔引流及渗血渗液较多的伤口引流。

【用物】

烟卷（乳胶套里卷入稀网格纱布制成，放入伤口端剪孔数个），安全别针，纱布等。

【操作步骤】

1.术中置管。手术毕，根据需要将有孔端置于引流腔内，经切口或戳口引出，外端用安全别针固定，以防陷入伤口内。

2.每日换药时，转动烟卷使引流通畅。

3.随引流液减少，将烟卷逐渐向外拔出，并将别针下移，直至全部拔出。

四、T 管引流

【目的】

T 管引流（T–tube drainage）用于胆管术后，上能引流胆汁，支撑胆道，减压防胆汁外漏及排石。

【操作步骤及护理】

1.病人胆道手术毕，将 T 型管插入胆总管。T 型上端水平线，一端通肝管，一端通十二指肠，下面垂直部分经腹壁戳口引出，缝线固定于腹壁，外接引流瓶或引流袋。

2.T 型管要在腹壁妥善固定，严防脱出。可将小绷带卷置于 T 管下接近出口处加以固定，再将纱布固定于皮肤上。

3.观察胆汁量和性质并作记录。如引流出大量血液或 24 小时总量超过 500mL，应报告医生。

4.保持引流通畅，可用生理盐水冲洗引流管，并经常检查是否扭曲、受压。

5.注意无菌操作，预防感染。腹壁引流管伤口应每日消毒，更换敷料。与引流管连接的引流瓶，每日消毒更换。如接引流袋，应每周更换。

6.拔管。术后 2 周，胆汁量减少，夹管后病人无腹胀、黄疸及发热，胆总管造影显示通畅时，可准备拔管。造影后，应开放 T 管 1 天，使造影剂流出。第 2 日夹管，如无异常反应，则拔管。

7.拔管后，伤口以凡士林纱布填塞，观察渗出情况，渗液多时，及时更换敷料。

第十一节　灌肠法

一、大量不保留灌肠

【目的】

1.大量不保留灌肠（high-volume enema）可解除便秘和腹胀。

2.手术前作肠道准备。

3.灌入药物进行治疗。

【用物】

治疗盘、灌肠筒、橡胶管、玻璃接管、肛管（24~26 号）、弯盘、水温计。另备便盆、输液架、屏风。灌肠液：常用 0.1%~0.2%肥皂液、生理盐水，成人用量每次 500~1000mL，小儿每次 200~500mL，液温 39℃~41℃，降温用 28℃~32℃，中暑用 4℃等渗盐水。

【操作步骤】

1.备齐用物携至病人床旁，向病人解释操作目的及意义，取得合作，并嘱排尿。大病房以屏风遮挡。

2.病人取左侧卧位，双膝屈曲，退裤至膝部，臀部移至床沿，臀下垫橡胶单及治疗巾，弯盘放于臀边。不能控制排便的病人可取卧位，臀下置便盆。

3.灌肠筒挂于输液架上，高于床面 40~60cm，润滑肛管前端，排除管内气体，将肛管夹闭。

4.左手分开臀部，露出肛门，嘱病人张口呼吸，右手将肛管轻轻旋转插入肛门约 7~10cm，固定肛管，松开止血钳，使灌肠液缓慢流入。

5.观察筒内液面及病人反应。如液面不动，应稍移动肛管，避开粪块堵塞。如有腹胀或便意，应放低灌肠筒嘱病人张口深呼吸，减低腹压。如病人出现面色苍白，出冷汗，心慌气短，脉搏加快时，应立即停止灌肠，报告医生处理。

6.溶液将流完时，夹闭橡胶管，用手纸包住肛管，轻轻拔出放入弯盘。嘱病人平卧，保留5~10分钟后再排便。

7.便毕，取走便盆、橡胶单、治疗巾等，协助病人穿衣，整理用物及床单位。记录灌肠结果。

【注意事项】

1.急腹症、消化道出血、妊娠及心脏病病人应禁忌灌肠。

2.肝昏迷病人禁用肥皂水灌肠，伤寒、痢疾病人可采用少量低压灌肠（灌肠液不超过500mL，不高于肛门30cm）。

3.插管前应检查病人有无肛门疾患，插管动作应轻柔，以免造成损伤。

二、小量不保留灌肠

【目的】

小量不保留灌肠（small-volume enema）为解除粪团嵌顿或便秘，减轻腹胀。适于腹部或盆腔术后及危重、孕妇、老、幼病人。

【用物】

治疗盘、漏斗或100mL注射器、肛管（20~22号）。灌肠液：常用"1、2、3"灌肠液（50%硫酸镁30mL、甘油60mL、温开水90mL）或水和甘油各60~90mL。其余同大量不保留灌肠。

【操作步骤】

1.准备工作同大量不保留灌肠。

2.将注射器或漏斗与肛管相连，吸取或倒入灌肠液，润滑肛管前端后，排气夹管，插入肛管，松夹，缓缓注入灌肠液。注毕，夹管后拔管。嘱病人保留溶液10~20分钟再排便。

3.整理床单位，清理用物，记录结果。

三、清洁灌肠

【目的】

1.清洁灌肠（clean enemas）用以彻底清除留滞在结肠内的粪便，以便于检查、造影或手术。

2.稀释和清除肠道内毒性物质。

【用物】

同大量不保留灌肠。灌肠液用0.1%肥皂水500mL，生理盐水5~10L。

【操作步骤】

先用0.1%肥皂水500mL灌入后夹管，待溶液排出后，用生理盐水反复多次进行大量不保留灌肠，直至排出液清洁无粪块为止。

【注意事项】

1.对年老、休克体弱者灌肠时压力要低。

2.注意观察记录灌入量及排出量，以防水中毒。

3.清洁灌肠病人宜取右侧卧位，便于灌肠液达结肠深部。

四、保留灌肠

【目的】

保留灌肠（medicated-retention enema）常用以降温、镇静、治疗肠道疾病及补充水分和营养。

【用物】

同小量不保留灌肠。肛管宜细（20号以下）。灌肠液：常用10%水化氯醛，抗生素溶液或按医嘱配制。溶液量不超过200mL。

【操作步骤】

1.嘱病人排便或行排便性灌肠1次。

2.根据病情决定卧位。慢性菌痢，病变多在直肠和乙状结肠，宜取左侧卧位；阿米巴痢疾，病变多在回盲部，取右侧卧位。

3.病人抬臀10cm铺巾，插入肛管10~15cm，液面距肛门不超过30cm。液量在200mL以内者可用漏斗或注射器低压缓慢注入。液量在200mL以上者，将臀部抬高约20cm，用开放输液吊瓶缓慢滴入，滴速为60~70滴/分。滴液时应注意保温。

4.拔管后，用卫生纸在肛门处轻轻按摩，嘱病人平卧，尽量忍耐，保留药液1小时以上。

5.整理用物并记录。

第十二节　消化道造瘘病人的护理

一、胃造瘘

【目的】

胃造瘘（gastrostomy）是指在胃部作一开口，插入导管，以便灌食，减压及引流。适用于咽喉，食管疾患不能进食者及贲门癌或食管癌术前准备。

【操作步骤及护理】

1.向病人解释操作的目的及过程，以取得合作。

2.术前晚清洁灌肠，预防术后胀气。

3.术者在胃前壁开一小口，放入 18~20 号导尿管，深约 5cm，然后由腹壁口引出，缝合伤口并固定导管。

4.术后 72 小时，无任何渗漏，可开始灌食。首次由医师灌入开水或葡萄糖液30~60mL，若无不适，可逐渐加量并灌入流汁饮食或要素饮食。

5.灌食前应拉帘子或用屏风，以保护病人的隐私。

6.灌入或滴入的食物应保持适当温度及速度。灌食前后灌少许温开水，以确定是否通畅及清除管壁残食。

7.灌食前让病人闻、尝及咀嚼少量食物后吐出，以刺激唾液及胃液分泌，并有助于口腔卫生。

8.观察造瘘口周围皮肤状况，周围以凡士林纱布保护或涂擦氧化锌软膏。

9.记录 24 小时滴入或灌入食物总量及病人反应。

二、肠造瘘

【目的】

在回肠或结肠部位做人工通道，作为肠道废物排出体外的途径。

【操作步骤及护理】

1.向病人解释行肠造瘘的目的及过程。

2.术前两天控制饮食，术前 3 天肠道准备。

3.单管式肠造瘘为永久性人工肛门。在腹壁作一切口，止血钳夹造口处，切断肠管，将近侧肠管末端牵至腹壁外 5~6cm，用肠钳夹住。远端肠壁周围与腹膜缝合。凡士林纱布包绕近端切口，待肠壁与腹壁发生粘连后，除去肠钳。

4.双管式肠造口为暂时性人工肛门。适用于结肠癌肿切除后短期内须作吻合者。在腹壁切口，提出结肠至腹壁外，将玻璃管置于其下，缝合腹壁各组织层。凡士林纱布包绕外露肠管，以后择期切开。

5.术后 3 天内注意观察造口处血运情况及有无回缩。若发现黏膜发紫变色或肠段下陷，应及时报告医生。

6.防止瘘口狭窄。术后 1 周开始用戴指套手指扩张瘘口，每周 2 次，每次 5~10分钟，持续 3 个月。注意不宜用力过猛，避免损伤。

7.保持瘘口周围皮肤清洁、干燥。用凡士林纱布在瘘口周围包绕，周围皮肤涂复方氧化锌软膏。排便后立即更换敷料以防皮肤糜烂。

8.腹部切口愈合良好，人工肛门排便通畅者，可出院。

9.健康教育。

（1）鼓励病人及家属正视瘘口，并参与瘘口的照顾工作。

（2）指导病人使用人工肛门袋。应至少备 2 个肛门袋，交替使用。每次更换时，应以清水将周围皮肤洗净，涂上氧化锌油膏保护皮肤，袋口紧贴于造口处，以弹性带系于腰间。袋内积有粪便时应及早倾倒清洗。

（3）饮食指导。进食时应细嚼慢咽，且需摄取足够的液体及营养。避免进食产气性食物及会引起便秘食物。

(4) 训练定时排便习惯。

(5) 术后 1~3 月内勿参加重体力劳动，避免增加腹压，以防肠管外翻。

(6) 让病人了解并接受性生活的改变。

(7) 定期来院复查。若发现人工肛门狭窄或排便困难，及时检查处理。

三、胆囊造瘘

【目的】

减低胆道压力。适用于急性胆囊炎及化脓性胆管炎不宜施行胆囊切除者及胆囊穿孔有化脓现象和粘连严重者。

【操作步骤及护理】

1.向病人解释操作目的及过程，并留置胃管。

2.在胆囊壁开一小口，用 20~22 号导尿管或蕈状导尿管插入胆囊内 4~6cm，荷包缝合固定后由戳口引出。

3.术后瘘管接引流瓶或引流袋，妥善固定，以防脱出。

4.保持引流通畅。术后 3~5 天可用生理盐水缓缓冲洗，以防引流不畅。

5.观察并记录每日引流量及性状。

6.术后 2~3 周无胆汁排出，可拔除造瘘管，瘘口以凡士林纱布填塞，可自行愈合。

第十二节　导尿术

【目的】

1.解除尿潴留。

2.取无菌尿液标本作检查，以助诊断。

3.大手术、全麻或盆腔内器官术前准备。

4.昏迷、尿失禁病人留置导尿。

5.测量膀胱容量、压力及残余尿。

6.膀胱内注入药物治疗。

【用物】

治疗盘、无菌导尿包、无菌手套、橡胶布及治疗巾、弯盘、纱布、0.1%苯扎溴铵、棉球，必要时备检验标本容器、酒精灯及火柴。另备便盆、屏风。留置导尿时备一次性尿袋、止血钳、宽胶布。

【操作步骤】

1.备齐用物携至床旁，向病人解释说明操作目的及意义，以取得合作，并用屏风遮挡病人。

2.嘱病人自己用肥皂水和清水洗净外阴，不能自理者给予协助。长期留置者，应先剃除阴毛。

3.站病人右侧，帮助脱去对侧裤腿，盖在近侧腿上并适当遮盖。病人仰卧，两腿屈膝外展分开。

4.将橡胶布及治疗巾垫于臀下，治疗碗、弯盘置于外阴附近。用血管钳夹苯扎溴铵溶液消毒外阴。女病人顺序为阴阜、大阴唇、小阴唇、尿道口；男病人为阴阜、阴囊、阴茎、尿道口。将弯盘、治疗碗移至床尾。

5.打开导尿包，置于两膝之间，倒苯扎溴铵溶液于小药杯内，戴手套，铺洞巾，使洞巾和导尿包内层包布形成一无菌区。

6.液状石蜡润滑导尿管前端。女病人，以左手分开并固定小阴唇，右手持镊子夹苯扎溴铵棉球由内向外消毒尿道口、双侧小阴唇，然后持另一镊子夹导尿管轻轻插入尿道 4~6cm 左右，见尿液流出后再插入 1cm，用弯盘接取尿液；男病人，以左手提阴茎使之与腹壁成 600 角，显露尿道口，消毒尿道口及龟头后，夹导尿管轻轻插入 20~22cm，见尿液留出，再插入约 2cm，用弯盘接取尿液。留尿培养者，直接导尿入无菌试管，以防污染。

7.导尿毕，反折尿管后拔出。擦净外阴，整理床单位及用物。记录导尿结果。

8.若留置导尿，导尿管需妥为固定。女病人，用三叉胶布固定，宽大部分固定在阴阜上，中间短条固定导尿管，两边长条于导尿管上交叉后固定于会阴部；男病人，以蝶形胶布固定在阴茎两侧，再以胶布轻轻环绕固定，胶布狭端用线绳将其与尿管结扎。

9.将尿管末端与一次性尿袋连接，悬挂于床旁。若为间歇性排尿，以止血钳夹闭引流管，定时开放。

【注意事项】

1.严格无菌操作。女病人导尿时误入阴道或脱出时，应更换尿管后再插入。

2.插尿管动作要轻柔，如遇阻力，可嘱病人张口深呼吸片刻后再插，以免损伤尿道黏膜。

3.膀胱高度膨胀且极度虚弱者，第一次放尿不应超过 1000mL，以免导致虚脱或血尿。

4.留置尿管者，应保持引流通畅。每日膀胱冲洗 2 次。

5.一次性尿袋每 3 天、导尿管每周更换 1 次，保持尿道口清洁，防止感染。

6.嘱病人多饮水。

（姜芹 孙艳侠 姜冰青 王秋红 王芬 张艳华）

第十七章 内科护理技术操作流程

第一节 循环系统护理操作流程

一、有创动脉血压监测

(一) 目的

1.持续、动态、直接监测动脉压力的变化过程，不受人工加压、袖带宽度及松紧度影响，准确可靠，随时取值。

2.根据动脉波形变化判断心肌收缩能力。

3.应用血管活性药物时可及早发现动脉压力的变化。

4.可反复采集动脉血气标本，减少病人痛苦。

(二) 用物准备

动脉套管针（根据病人血管粗细选择）、12 号或 16 号普通针头，5 mL 注射器、无菌手套、无菌治疗巾及 1%普鲁卡因；压力连接管、压力换能器、连续冲洗系统、监护仪、常规无菌消毒盘、小夹板及胶布等。

(三) 简要说明

1.概述

有创动脉压监测是将动脉导管置入动脉内直接测量动脉内血压的方法。适用于休克、危重症、严重的周围血管收缩、重大手术或存在高循环功能障碍风险的手术病人的血压监测。常用于动脉内置人导管的部位包括桡动脉、股动脉、腋动脉、肱动脉、足背动脉，其中首选桡动脉，其次为股动脉。正常情况下有创动脉血压比无创血压高 2~8 mmHg，危重病人可高 10~30 mmHg。

2.动脉内压力图形的识别

正常动脉压力波分升支、降支和重搏波。升支表示心室快速射血进入主动脉，至顶峰为收缩压，正常值为 100~140 mmHg；降支表示血液经大动脉流向外周，当心室内压力低于主动脉时，主动脉瓣关闭与大动脉弹性回缩同时形成重搏波；之后动脉内压力继续下降至最低点，为舒张压，正常为 60~90 mmHg。从主动脉到周围动脉，随着动脉管径和血管弹性的降低，动脉压力波形也随之变化，表现为升支逐渐陡峭，波幅逐渐增加，因此股动脉的收缩压要比主动脉高，下肢动脉的收缩压比上肢高，舒张压所受的影响较小，不同部位的平均动脉压比较接近。

3.异常波形愚义

（1）低血容量或心肌收缩功能低落：上升和下降支缓慢，顶峰圆钝，脉压缩小及随呼吸波动的不稳基线，重脉切迹不明显。

（2）主动脉瓣狭窄：收缩相延缓，重脉切迹不易辨认。

（3）主动脉瓣关闭不全：收缩相上升，舒张相降低，重脉切迹消失。

（4）升压及强心药物：动脉压上升。

（5）扩血管药：舒张相下降迅速。

（6）心包填塞：脉压缩小。

（7）心律失常：持续的动脉压力线消失。

4.如何判断波形传输的准确性

通过方波试验（Square Wave Test）即打开压力记录走纸，使用快速冲洗装置冲洗管道 1s 以上并迅速复原，走纸上显示一个快速上升的方波，并快速下降低至基线以下（下降支）后再升至基线以上（上升支）。下降支、上升支消失提示管路中有血、气，导管顶端贴壁，管道太软。下降支、上升支增加提示管道太长或过多的三通，管道冲洗不勤。

5.影响波形传输的因素

（1）管道堵塞：血栓；管道中有血或气泡；管道扭曲。

（2）管道太长。

（3）太多连接处。

（4）连接不紧密。

（5）换能器损坏。

6.常见动脉波形故障

（1）波形低平：管尖贴壁；部分堵塞；三通或换能器中有血、气；管道太软。

（2）数值过高或过低：换能器位置。

（3）无数值：三通转向错误 Scale 选择不对。

7.Allen 试验

经皮桡动脉穿刺置管前必须行 Allen 试验检测，检测流程如下。

8.常见并发症

（1）远端肢体缺血

引起远端肢体缺血的主要原因是血栓形成，其他如血管痉挛及局部长时间包扎过紧等也可引起。血栓的形成与血管壁损伤、导管太硬太粗及置管时间长等因素有关，监护中应加强预防，具体措施如下：

a.桡动脉置管前需做 Allen 试验，判断尺动脉是否有足够的血液供应。

b.穿刺动作轻柔稳准，避免反复穿刺造成血管壁损伤，必要时行直视下桡动脉穿刺置管。

c.选择适当的穿刺针，切勿太粗及反复使用。

d.密切观察术侧远端手指的颜色与温度，当发现有缺血征象如肤色苍白、发凉及有疼痛感等异常变化，应及时拔管。

e.固定置管肢体时，切勿环形包扎或包扎过紧。

（2）局部出血、血肿

与穿刺失败及拔管后未有效地压迫止血有关。特别对应用抗凝药的病人，应在停抗凝剂 2 h 后再拔管，拔管后压迫 5~15 min，必要时局部弹性绷带加压包扎，30 min 后予以解除。

（3）感染

动脉置管后可并发局部感染，严重者可引起血行感染，应积极预防。

a.所需用物必须经灭菌处理，置管操作应在严格的无菌技术下进行。

b.置管过程应严格无菌操作。

c.加强临床监测，每日监测体温 4 次，查血象 1 次。如病人出现寒战、高热，应及时寻找感染源。必要时，做穿刺点细菌培养或做血培养以协助诊断，并合理应用抗生素。

d.导管留置时间一般为 72~96 h。不应超过 7 天，一旦发现感染迹象应立即拔除导管。

（四）注意事项

1.监测注意事项

注意压力及各波形变化，严密观察心率变化，注意心律失常的出现，及时准确地记录生命体征。如发生异常，准确判断病人的病情变化，及时报告医生进行处理，减少各类并发症的发生。

2.测压时注意事项

测压管路应为特制导管，长度<100 cm，尽量少连接三通；肝素盐水（2~5 U/ml），压力袋（保持压力在，300 mmHg）以维持 2~4 mL/h 的冲洗。应定期校对零点，换能器的高度应与心脏在同一水平，变更体位应再次校零。

3.严防动脉内血栓形成，除以肝素盐水持续冲洗测压管道外，尚应做好以下几点：

（1）每次经测压管抽取动脉血后，均应立即用肝素盐水进行快速冲洗，以防凝血。

（2）管道内如有血块堵塞时应及时予以抽出，切勿将血块推入，以防发生动脉栓塞。

（3）动脉置管时间长短也与血栓形成呈正相关，在病人循环功能稳定后，应及早拔除。

（4）测压管道的各个接头应连接紧密，防止管道漏液。压力袋内肝素生理盐水瓶漏液时，应及时更换；各个三通应保持良好性能，以确保肝素盐水的滴入。

4.保持测压管道通畅

（1）妥善固定套管、延长管及测压肢体，防止导管受压或扭曲。

（2）应使三通开关保持在正确的位置。

5.严格执行无菌操作技术

（1）穿刺部位每 24h 用碘剂消毒及更换敷料 1 次，并用无菌透明贴膜覆盖，防止污染。局部污染时应按上述方法及时处理。

（2）由动脉测压管内抽血标本时，导管接头处应用碘剂严密消毒，不得污染。

（3）测压管道系统应始终保持无菌状态。

6.防止气栓发生

在调试零点、取血等操作过程中严防气体进入桡动脉内造成气栓形成。

7.防止穿刺针及测压管脱落

穿刺针与测压管均应固定牢固，尤其是病人躁动时，应严防被其自行拔出。

二、Swan-Ganz 导管的应用

（一）目的

监测危重病人的右心房压、右心室压、肺动脉压、肺动脉嵌压、心排血量等血流动力学指标，以观察、判定病情，指导治疗及观察疗效。

（二）用物准备

Swan-Ganz 导管 1 套、敷料包 1 个（内有无菌手术衣 2 件、中单 2 条）、器械包 1 个（持针器、缝合针及线、无菌剪刀、镊子、手术刀片、治疗巾、大纱球）、治疗盘、压力连接管、压力传感器及其测压管 1 套、抢救器材、三通板、无菌手套、注射器若干支、多功能监护仪、除颤器；肝素盐水、普鲁卡因、利多卡因、生理盐水及急救药品。

（三）简要说明

1.概述

Swan-Ganz 导管又称肺动脉漂浮导管（Balloon Flotation Catheter），自 1970 年发明后，在临床上已得到了广泛的应用。最初的两腔导管只能测压，后来发展到最常用的四腔导管可通过热稀释法测定心输出量，目前多应用五腔导管，能连续监测混合静脉血氧饱和度和心输出量。Swan-Ganz 导管主要适用于急性心肌梗死后血流动力学指标的连续监测；心源性休克、非心源性水肿，体外循环后液体的平衡处理；判断机械呼吸；血管活性药物治疗；血液透析和辅助循环的疗效；心脏外科术后血流动力学不稳定和心功能不全的药物疗效观察等。但是对于肝素过敏者；高血凝状态或接受抗凝治疗或最近接受过溶栓治疗者；急性或亚急性细菌性心内膜炎；活动期风湿病、心肌炎；近期有肺动脉栓塞者；严重肝、肾损害且有出血倾向者应禁用。

2.Swan-Ganz 导管置入途径

一般选择右侧颈内静脉，这是漂浮导管操作的最佳途径，导管可以直达右房，并发症少，容易成功。经锁骨下静脉途径与经颈内静脉途径相比较，管道固定方便、稳妥、便于护理。经颈内静脉和锁骨下静脉穿刺时病人取头低脚高位，且头偏向对侧，保持 30°头低位或头后低位。经股静脉置管时，病人应取平卧位，平伸双下肢，使被穿刺肢体稍外展；经过贵要静脉穿刺时，病人可取平卧或半卧位，使被穿刺肢体外展 45°~90°。

3.Swan-Ganz 导管常见波形及临床意义

（1）右房压（RAP）

可代替中心静脉压，估计右室功能，计算体循环阻力。正常值 0~5 mmHg，

其升高见于：右心衰竭、三尖瓣狭窄或关闭不全、缩窄性心包炎、心包积液；肺动脉高压或肺动脉口狭窄引起的右心室压力增高时也可升高。降低见于：血容量不足。

（2）右室压（RVP）

RVP波形是导管推进过程中的一个重要定位标志。出现高大、圆锥状、高原型波形。此值代表右心室前负荷或右心室充盈压，正常值为20~30/0~5 mmHg，可判断右室梗死及肺动脉瓣或流出道狭窄。

（3）肺动脉压（PAP）

与RVP相比改变不大，舒张压则明显升高，呈近似三角形，大于右心室舒张压，此点为导管进入肺动脉的标志。可以反映左心功能，正常值20~30/6~12 mmHg，增高见于：左心衰竭、肺动脉高压、肺气肿等。降低见于：右室流出道狭窄、肺动脉瓣狭窄、血容量不足。

（4）肺动脉嵌压（PAWP）

为气囊充气阻塞导管所在肺动脉分支后测得的右心房逆向压力，正常值5~12 mmHg。在各瓣膜正常情况下，心室舒张时，左心室、左心房与肺血管间成为一组连通器，其压力基本相等，故对判断左心室功能、反映血容量是否充足、指导治疗很有价值。有研究显示当测得压力为18~20 mmHg时开始出现肺瘀血；20~25 mmHg时出现中度肺瘀血；25~30 mmHg时出现重度肺瘀血；>30 mmHg时出现急性肺水肿。

（5）心排血量（CO）

即单位时间内心脏供给体循环的血量，静息状态下正常人为4~8 L/min。与回心血量、心脏功能、血管阻力和心率等因素有关。

（6）心脏指数（CI）

指每平方米体表面积每分钟心脏泵出的血量。CI=CO（L/min）/BAS（m²），其中BAS为体表面积，BAS= [0.0061×身高（cm）+0.0128×体重（kg）] 一 0.1529。比CO更准确地反映心输出量，正常值为2.6~4.0 L/(cm²·min)，表明组织灌注正常；2.2~2.6 L/(min·m²)，表明组织灌注下降，但无临床表现；1.8~2.2 L/(min·m²)，表明组织灌注下降，出现临床症状；<1.8 L/(min·m²)，表明组织重度灌注不足，心源性休克。

4.Swan-Ganz导管常见并发症

并发症主要有心律失常、感染、肺栓塞及肺动脉破裂、导管气囊破裂、血栓形成与栓塞、静脉痉挛、导管在心房或心室内扭曲或打结等。

5.Swan-Ganz导管置入术中监护重点

（1）护士应使病人维持合适的体位，当医生进行穿刺时，确保病人安静勿动，特别是锁骨下静脉接近肺尖，进针方向及深度的失误有致气胸的危险。

（2）在导管插入过程中应密切观察监测心电图波形及心率、心律、呼吸、血压的变化，观察病人反应，因导管顶端对心内膜的刺激易诱发心律失常，如发现异常心律要及时报告医师并给予处理。

（3）遵医嘱准确向球囊内注入规定量的气体（一般为1.25~1.5 ml）后，充气囊使其顺血流漂入，屏幕上可依次看到右房、右室、肺动脉和肺动脉楔压波形。在整个插管过程中，密切观察病人的整体情况，同时不断安慰病人，以减轻病人焦虑。

（4）妥善固定并紧密连接好各管道及测压装置，排尽空气，严防连接处松脱而造成出血、空气栓塞等不良后果。

（四）注意事项

1.严格无菌操作，严密监测生命体征及病情变化。

2.每班均应检查导管置入长度，测压装置连接是否正确，严防空气进入；每小时用肝素生理盐水 3~5 ml 冲洗测压管道 1 次，以保证管道通畅。进行各项操作时，要小心仔细，以防导管牵拉脱出，如有脱落移位，切忌用手直接将导管向内推送。

3.每次测压前检查压力定标及监护仪的零点位置。

4.准确记录测量数据，波形有异常变化时，及时查找原因并调整好导管的位置。

5.持续测压时，导管顶端最好位于肺动脉内，球囊充气时间不超过 2~3 min；不测压时，导管气囊应处于放气状态。

6.及时纠正影响压力测定的因素，如咳嗽、咳痰、躁动、抽搐等，故应于病人安静 10~15 min 后再行测压。影响 PAWP 的因素很多，应在呼气末测量。当使用 PEEP 时，每增加 5 cmH$_2$O，PAWP 将升高 1 mmHg。

7.严密观察、预防并发症的发生。

8.测压持续时间一般不超过 72 h，每天常规消毒穿刺点并更换敷料。

9.拔管后局部加压包扎 2~4 h。拔管后 24 h 内应继续监测血压、脉搏、渗血等。

三、液体复苏进展

（一）目的

1.补充血容量、维持血压和降低死亡风险。

2.防止组织间隙过多液体潴留的前提下，保证大循环及微循环的血流动力学稳态。

（二）用物准备

晶体液、胶体液、静脉输液用物。

（三）简要说明

1.早期目标治疗（Early Goal Directed Therapy，EGDT）

ICU 危重病人有效血容量缺乏是导致多脏器功能障碍综合征（MODS）的常见原因之一。除创伤、烧伤、外科手术等常见原因易导致失血、失液外；重症急性胰腺炎、脓毒血症等会引起毛细血管渗漏，液体进入第三间隙，也会使有效循环血容量减少。而有效血容量减少、使机体氧供和氧需失衡，导致全身组织缺氧或休克。组织缺氧程度是预测机体发生 MODS 的主要指标，因此早期纠正缺氧状态，在最佳时期内给予合适的液体治疗。所谓早期目标治疗可以防止 MODS 的发生，改善病人预后。

2.有效循环血量不足的判定指标

临床常依据生命体征、中心静脉压（CVP）、尿量等判断灌注是否充分，但其并非敏感也不具特异性。目前心脏前后负荷、心肌收缩力的间接测定常作为指导液体复苏的准确指标，从而达到氧的供需平衡。

3.液体复苏成功的标志

混合静脉血氧饱和度（SvO_2）、血乳酸、碱缺乏、pH则被认为是复苏成功的标志，尤其SvOz被认为是早期复苏治疗达到血流动力学稳态的可靠指标，通过肺动脉漂浮导管采右心房血进行检测，但若病人无法放置漂浮导管则可通过中心静脉导管测量中心静脉血饱和度（ScvO_2），其与SvO_2相关性甚好。

一旦临床诊断循环血容量不足，应尽快积极液体复苏，6 h内达到复苏目标：①中心静脉压（CVP）8~12 mmHg；②平均动脉压>65 mmHg；③尿量>0.5 mL/(kg·h)；④ScvO_2或SvO_2>70%。若液体复苏后CVP达8~12 mmHg，而ScvO_2或SvO_2仍未达到70%，需输注浓缩红细胞使血细胞比容达到30%以上，或输注多巴酚丁胺[最大剂量至20μg/(kg·min)]以达到上述复苏目标。

但目前仍有很多研究对多种指标进行探讨，寻求判定复苏终点的最佳指标，包括CO和氧耗、CI>4.5 L/(min·m²)、氧输送量（DO_2）>670 mL/(min·m²)、氧耗量（VO_2）>166 mL/(min·m²)、酸碱平衡、血乳酸值和特殊器官的监测等。显然，这些指标并不能完全作为复苏的最终目标，因此我们需要更好的监测设备以指导输液，也期待更有价值的指标帮助我们评估容量治疗的效果。

4.临床常用液体选择

（1）胶体液

胶体液扩充血容量具有高效性和较长的血管内滞留时间，但可导致肾小球滤过率下降，干扰凝血机制，输入过量可导致长时间的肺水肿等。

a.羟乙基淀粉：是从黏玉米中提取的支链淀粉，是一种环保型血浆代用品。目前临床主要应用的第三代羟乙基淀粉，具有良好的容量效率，对凝血和肾功能的影响较小。每日剂量为50 mL/kg。

b.白蛋白：是一种天然胶体，其是由肝脏合成的血浆蛋白。以前白蛋白一直作为第一线容量扩充剂，可以降低组织水肿和肺水肿；还具有清除自由基的重要作用，限制了脂质的过氧化及组织损伤。但近期的研究表明，输注白蛋白并不能改善危重病人的预后，因为外源性白蛋白分解慢，含必需氨基酸少，并可导致异亮氨酸不足，因此从营养支持的角度来看，几乎没有什么营养价值；且在毛细血管壁通透性增加的病理状态下，白蛋白可渗漏到组织中去，增加组织水肿，使组织灌注下降、氧供需失衡；并可抑制内源性白蛋白的合成，增加白蛋白的分解；还有潜在的不良反应如诱发凝血系统改变、钠潴留增加、充血性心衰和肺水肿及微量元素代谢障碍等。总之，白蛋白已不作为第一线容量扩充剂，对于低血容量性休克病人，临床应用白蛋白指征主要是严重的低蛋白血症。

（2）晶体液

复方乳酸钠、0.9%生理盐水能纠正低钠，普遍认为给予足够晶体液能恢复循环容量，常用于复苏。但是也应注意到，晶体液复苏输注液体量较大，使血清白蛋白被稀释，血浆胶体渗透压下降，间质腔可能过度扩容而导致肺水肿；同时还会稀释血中凝血因子，降低血小板数目及血细胞压积，可导致出血、血小板减少症和携氧能力下降，减少组织氧合。

（3）高张盐溶液

高张盐溶液（3.0%~7.5%）已经广泛应用于创伤或失血性休克复苏中，具有用量少、起效快等优点。输入高张盐溶液后，血清中钠离子浓度增高，使得血管内、外及细胞内、外产生渗透压梯度，并由此出现各间隙液体迅速重新分布，在休克早期的应用中起到了积极的作用。高张盐溶液联合右旋糖苷用于创伤、失血性休克的复苏取得了较好效果，能改善内脏血流动力学和氧转运，并能减少肺、脑水肿等并发症。高张盐溶液还能通过多方面提高心血管功能：①替代组织液维持血容量；②直接扩张体循环及肺循环；③减少静脉容量；④通过直接作用于心肌细胞发挥正性肌力作用。高张盐溶液发挥作用的主要机制在于快速扩容及促进内部液体再分布，但其作用短暂，因此多与胶体同时应用。

（四）注意事项

1.严重低血容量的病人，保证足够的容量储备对治疗非代偿性休克十分必要。

2.低血容量持续时间长会刺激机体血管持续收缩并导致各种免疫反应的发生，从而威胁病人的生命，且复苏时间延长对各脏器功能也会产生致命的危害，因此在得到外科充分止血、保证无活动性出血的前提下，尽量保证容量需求可以有效避免MODS的发生。

3.危重病人的液体治疗应该个体化，根据不同病人不同疾病的具体情况而定。当前的观点倾向于首选电解质液和血浆代用品，因其使用前无须特殊检验，较输血能更快地发挥扩容效果，降低了输血相关风险。

4.晶、胶体相比，补充基础需液量应输晶体液，以纠正血管外液失调，大量输入晶体液可纠正大血管内容量不足，但同时可能出现组织水肿和器官功能障碍；当需要增加血管内容量时，大多数情况下优先选择胶体，但要考虑其安全性，及其对止血的影响、对器官功能的影响、发生类过敏反应的风险、清除组织蓄积。联合应用晶胶体既可纠正离子紊乱，又能防止组织水肿，可能会减低液体复苏相关并发症。

四、血管活性药物的应用进展

（一）目的

1.首要目标是提高血压。

2.根本目标是改善内脏器官灌注，纠正组织缺血。

（二）用物准备

血管活性药物、静脉输液用物、微量注射器泵。

（三）简要说明

1.感染性休克血管活性药物应用原则

（1）应用指征

鉴于前负荷不足是常见问题，血容量恢复正常或前负荷基本恢复是应用血管活性药物的前提。在下述情况下可考虑应用血管活性药物：①充分液体复苏，中心静脉压达到8~12 mmHg（1 mmHg=0.133 kPa）或肺动脉嵌顿压达到15 mmHg，但平均动脉压仍<60 mmHg。②尽管积极液体复苏，血容量难以迅速恢复，平均动脉压<60

mmHg。③虽然血压正常，但仍存在内脏器官缺氧。

（2）药物选择和剂量

首选去甲肾上腺素 $0.2 \sim 2.0$ μg/（kg·min）；内脏灌注明显不足或心排出量降低者，联合应用去甲肾上腺素与多巴酚丁胺 $2 \sim 20$ μg/（kg·min）；血压正常，但内脏灌注不足的病人，可用多巴酚丁胺。慎重选用多巴胺和肾上腺素。

（3）治疗目标

循环稳定是应用血管活性药物的初级目标，使平均动脉收缩压>65 mmHg，尿量>0.5 mL/（kg·min）；纠正全身氧代谢紊乱是中级目标，使动脉血 pH>7.35，乳酸正常；高级目标是改善内脏缺氧，使胃黏膜 pHi>7.35。当然，应用血管活性药物最终目标是防止 MODS，降低休克病死率。

2.血管活性药物与肾脏功能

（1）多巴胺

小剂量多巴胺具有选择性扩张肾血管和增加尿量的作用，但其利尿作用仅一过性增加肌酐清除率，对急性肾衰竭无治疗和预防作用。因此，应重新评价肾脏剂量多巴胺的效应，不应常规应用危重病病人。

（2）多巴酚丁胺

是 β 受体激动剂，具有增加心肌收缩力、提高心排出量的作用，常应用于心功能降低病人，在休克中很少单独应用。多巴酚丁胺对肾脏的保护作用常被忽视，感染性休克病人用药后血压和心排出量明显增加，尿量和尿钠排泄数无明显增加，但肾脏灌注改善，肾小球滤过率提高，肌酐清除率明显增加。可见，多巴酚丁胺明显优于多巴胺。

（3）肾上腺素

是强大的 α 受体和 β 受体激动剂。研究证明肾上腺素可增加严重感染动物和病人的全身氧输送，也增加肾血流量，但同时降低肾小球滤过率。与多巴胺联合应用，肌酐清除率降低更为显著。因此，应充分认识肾上腺素的肾损害作用。

（4）去甲肾上腺素

以往认为，去甲肾上腺素可引起严重的。肾血管痉挛，导致急性肾衰竭，但目前尚无相关临床研究报道。近年来证实，去甲。肾上腺素可迅速改善感染性休克病人血流动力学状态，显著增加尿量和肌酐清除率，改善肾脏功能。当然，血容量不足时，应用去甲肾上腺素是危险的，可引起或加重肾损害。

3.血管活性药物与肠道等内脏器官功能

（1）多巴胺

肠系膜血管具有多巴胺受体，多巴胺具有扩张肠道血管，增加肠道血流灌注的作用，但是同时也增加了肠壁内血液分流和肠黏膜氧需量，使胃肠道 pHi 明显降低，最终导致肠道缺氧加重。因此，不应常规应用多巴胺。

（2）肾上腺素

肾上腺素明显增加感染性休克病人的心排出量和氧输送及肠系膜血流量，但动脉乳酸升高，肠黏膜 pHi 明显降低，肠道组织氧耗增加超过了氧输送增加，肠道缺氧加重。因此，感染性休克的治疗中不应考虑肾上腺素。

（3）去甲肾上腺素与多巴酚丁胺

一般认为，去甲。肾上腺素可导致内脏血管收缩，加重内脏缺血。但最近研究结果与传统观念形成鲜明对比，感染性休克病人应用去甲肾上腺素，一方面维持心排出量，增加外周血管阻力，这点在治疗感染性休克病人具有意义；另一方面去甲肾上腺素可部分逆转心功能抑制。从而，可明显改善全身血流动力学，改善肠道灌注，显著升高胃肠道 pHi，改善内脏缺血缺氧，明显优于多巴胺、肾上腺素。

值得注意的是，去甲肾上腺素与多巴酚丁胺联合应用是治疗感染性休克最理想的血管活性药物。尽管去甲肾上腺素能够迅速改善感染性休克病人的血流动力学状态，改善胃肠道等内脏器官缺血，但去甲肾上腺素强烈的缩血管作用，仍然有可能影响内脏的血流灌注。联合应用多巴酚丁胺可进一步改善内脏器官灌注。

（四）注意事项

1.应用血管活性药物是治疗休克重要的循环支持手段之一。近年来，随着对休克发病机制和病理生理变化的进一步深刻认识，对血管活性药物的应用和疗效也不断进行重新评价。

2.理想的血管活性药物应符合：①迅速提高血压，改善心脏和脑血流灌注。②改善肾脏和肠道等内脏器官血流灌注。

五、临床输血技术

（一）目的

1.增加血红蛋白，纠正贫血，促进携氧功能。

2.补充血容量，维持胶体渗透压，保持有效循环血量，提升血压。

3.供给血小板和各种凝血因子，有助于止血，治疗凝血功能障碍。

4.输入抗体、补体，增强机体免疫能力。

（二）用物准备

同型血液制品、配血单、治疗盘、抗组胺药、一次性输血器、静脉穿刺用物、生理盐水。

（三）简要说明

1.输血查对内容

（1）查采血日期、血液有无凝血或溶血，并查血袋有无破损。

（2）查输血单与血袋标签上供血者的姓名、血型及血量是否符合，交叉配血报告有无凝集。

（3）输血前需两人核对病人床号、姓名、住院号及血型，无误后方可输入。

（4）输血完毕应保留血袋 24 h，以备必要时送检。

2.临床输血原则

（1）卫生部输血指南（2000 年）

Hb>100 g/L，不必输血；Hb<70 g/L，应考虑输入浓缩红细胞；Hb 70~100 g/L 根据病人代偿能力、一般情况和它脏器质性病变，决定是否输血；急性大出血，

出血量>30%血容量，可输入全血。

（2）必须明确血液制品不可单纯用于扩充血容量；输血治疗主要是恢复携氧功能；如无心肺疾患，病人对贫血耐受力强；对于能耐受的贫血，用输血治疗不合理；骨髓功能正常时，补充均衡营养，Hb 短期内恢复；输血存在感染 HCV、HIV、HBV 及免疫抑制等风险，决定是否输血应权衡利弊。

（3）急性失血病人的输血指征

大量失血后，补液扩容只能恢复心输出量和组织血流灌注，如有明显贫血，必须输注红细胞，才能纠正组织缺氧。失血量<20%血容量，只要输液，不必输血；失血量>20%血容量，HCT<0.30 需要输血；部分病人需要大量输血。

（4）大量输血的含义

一般指：①12 h（也指 24 h）内输血量大于或等于病人的总血容量。②一次连续输血超过病人血容量的 1.5 倍。③短时期输入库血达循环血量的 3/4 或者在 24 h 内输入的血量超过 5000~7000 mL。④亦有指在 6~8 h 内输入相当于病人全血容量的血。但大量输血会出现不同于常规输血的特殊情况，出血就是一严重并发症。有研究表明：大量输血超过 2 500 mL 者可能引起出血倾向，超过 5 000 mL 时约 1/3 的病人有出血倾向，达 7 000 mL 时则会发生出血。

3.输血反应及处理原则

（1）过敏反应（详见第五章）

（2）溶血反应

应立即停止输血；准备抗休克治疗；监测尿量、尿色，留取血尿标本；血制品送回血库，重做交叉配血。

（3）热源反应

应遵医嘱给予抗组胺药；控制体温，给予物理降温或药物降温；监测体温、脉搏、呼吸、血压；留取血标本与所输的血送感染科作热源检测。

（4）变态反应

应遵医嘱给予抗组胺药；嘱病人勿抓搔皮肤；喉头水肿严重时协助医生建立人工气道；抗休克治疗。

（5）急性肺水肿

应让病人取半坐卧位，双下肢下垂；吸氧，湿化瓶内加酒精，以降低肺泡泡沫的表面张力；遵医嘱给予利尿剂利尿，并监测尿量；安慰病人，稳定情绪，必要时给予镇静剂；监测血压、脉搏、呼吸。

4.各种血制品输注要求

（1）新鲜血

所谓新鲜血，一般指采血后 7 天内的血。临床常用的枸橼酸葡萄糖溶液（AcD）血采集后 48 h 内应用才可视为真正的新鲜血；补充血小板，保存 12 h 内的血可视为新鲜血；补充凝血因子，保存 24 h 的血可视为新鲜血。

（2）红细胞制剂

在常规下输注 1 U 红细胞时间最长不超过 4 h；洗涤红细胞及冷冻红细胞必须在制备后 6 h 内输用；在输注浓缩红细胞悬液前，须将血袋轻轻地反复颠倒数次使紧密红细胞充分混匀；红细胞稀释后，在 24 h 内输注完毕，不宜再保存；禁止向血袋内加入任何药物，特别是钙剂；也不许用葡萄糖、葡萄糖盐水液、林格液稀释，以免红细胞变性、凝集、溶血。

（3）血浆

FFP 必须在 35~37℃水中快速融化，并不断地轻轻摇动血袋，直至完全融化（此过程常由血库执行）；肉眼检查 FFP 为淡黄色的半透明溶液；如发现颜色异常或有凝块，不能输注，不可放在大于 10℃环境中超过 2 h；不可再冰冻保存，如未能及时输注，可在 4℃下暂时保存不超过 24 h。

（4）血小板

刚制成的血小板轻轻摇动时呈现云雾状，必须先放在 20~24℃环境下静置 1 h，待自然解聚后输注；如发现血小板凝块，可用手指轻捏，使其成均匀悬液后方可输入；输血前轻轻摇动血袋，使血小板悬起，切忌粗鲁摇动，任何时候都不允许剧烈震荡，以免人为引起血小板破坏；血小板保存（22±2）℃为宜，其功能随保存时间延长而降低，故应尽快用输血滤器，在血小板融化后 1.5 h 内输注完毕；输注速度要快，每分钟 80~100 滴，在输注过程中护士不准离开病人，应随时进行观察及护理；应避免与酸性液体混合输入；因故未能及时输注的血小板只能在室温下暂时存放，每隔 10~15 min 轻轻摇动血袋；应放置在血库 22℃振荡器上水平振荡保存，震动频率 60 次/min，时间最长不能超过 12 h，绝不能放在 4℃冰箱中保存。

（四）注意事项

1.严格遵守无菌技术原则和技术操作规程。

2.使用装有滤器的标准输血器进行输血。

3.血液内不得加入其他药物，如需稀释只能用静脉注射用生理盐水。

4.输血前后用生理盐水冲洗输血管道。连续输用不同供血者的血液时，前一袋血输尽后，用生理盐水冲洗输血器，再接下一袋血继续输注。

5.输血过程应先慢后快，再根据病情和年龄调整输注速度，并严密观察受血者有无输血不良反应，如出现异常情况应及时处理。输血初期 10~15 min 或输注最初 30~50 mL 血液时，必须由医护人员密切注视有无不良反应。如果发生不良反应，须立即停止输血并报告负责医师及时诊治，同时通知输血科或血库做必要的原因调查。

6.通常输血不必加温血液，快速、大量输血时，应将库血加温。可将血袋置于 35~38℃水浴中，轻轻摇动血袋，并不断测试水温，15 min 左右取出备用，加温的血液控制在 32℃，不能超过 35℃，水温不能超过 38℃。有条件可使用大流量血液加温器。

7.输血后将血袋保存 24 h，以备出现意外情况时核查用。

8.输血完毕后，医务人员将输血单第二联贴在病历中。

六、临时起搏器的护理

（一）目的

通过产生脉冲电流以刺激心肌某部分产生兴奋点并传导至整个心脏，产生收缩与舒张活动，以维持有效的血液循环。

（二）用物准备

临时心脏起搏器、心电监护仪、治疗盘等。

（三）简要说明

1.概述

临时起搏器由一根静脉导管电极和一只体外脉冲发生器组成，用于需要立即起搏的病人。心律失常自动缓解，不再需要起搏时可撤除，需要继续起搏者可换成永久起搏器。

2.临时起搏器的适应证

（1）完全性房室传导阻滞，心室逸搏频率缓慢。

（2）症状性窦性心动过缓、窦性停搏或长时间的窦性停搏。

（3）急性前壁心肌梗死伴完全性房室传导阻滞，莫氏Ⅱ型房室传导阻滞或新发双束支传导阻滞。

（4）急性下壁心肌梗死伴完全性房室传导阻滞，心室率缓慢，发生低血压、充血性心力衰竭或室性心律失常。

（5）某些快速心律失常：如心动过缓诱发或药物诱发的尖端扭转室速、室扑及复发性持续性室速。

（6）置入的永久起搏器失灵。

（7）预防性应用：如左束支传导阻滞的病人行右心导管术时，疑有病窦综合征的病人电复律时，以及进行右冠状动脉成形术时。

3.临时起搏器的禁忌证

临时起搏器一般用于抢救，故无绝对禁忌证。尽管疑有或确有败血症的病人插管起搏可能加重感染，但为挽救生命仍须临时起搏。

4.安装临时起搏器后的病人应观察要点

安装临时起搏器后的病人，须经常观察导管连接线与脉冲器的连接情况。每日测定阈值，然后调整脉冲电压，应比阈值高 1~2 V。急性心肌梗死病人要经常注意脉冲感知功能，以防室颤的发生。一般临时起搏 1 周后，可试行关闭脉冲感知功能，考虑是否仍需人工起搏，临时起搏最长不超过 2 周。

（四）注意事项

1.防止感染，注意保持起搏导线部位皮肤无菌。

2.心律或心率恢复早期，不应立即停用起搏器，而是逐渐减慢起搏频率，以防发生意外的心律失常。

3.每班记录起搏器的起搏阈值、灵敏度、起搏频率。应将调整的各项参数随时记录在特护记录单上。

4.使用起搏器的病人在出现室颤时，应立即进行心肺复苏，先不要盲目寻找起搏器本身的原因，以免延误抢救时机。

七、主动脉内球囊反搏的应用

（一）目的

1.通过反搏这一过程改善心肌氧供/氧耗之间的平衡。

2.是一种重要的心室机械辅助装置。

（二）用物准备

1.气囊导管：一次性使用，根据气囊充气量分为 4、9、10、15、25、32、35、40 mL 等。选择时应注意病人性别、体重等情况。

2.反搏机：为气囊驱动部分，由监测部分、调控部分、真空泵和气体压缩机组成。

3.其他：无菌治疗巾、无菌手套、无菌消毒用品、肝素盐水冲洗液等。

（三）简要说明

1.概述

主动脉内球囊反搏（（Intra-Aortic Balloon Counterpulsation，IABP）是常见的一种机械循环辅助的方法，是指通过动脉系统植入一根带气囊的导管到左锁骨下动脉开口远端和。肾动脉开口上方的降主动脉内，在心脏舒张期，气囊充气，在心脏收缩前，气囊放气，达到辅助心脏的作用。

2.IABP 的原理

心脏舒张期球囊充气、主动脉舒张压升高冠状动脉压升高，使心肌供血供氧增加；心脏收缩前，气囊排气、主动脉压力下降、心脏后负荷下降、心脏射血阻力减小、心肌耗氧量下降。冠心病是目前常见多发的心血管疾病，主要病理改变为冠状动脉不同程度狭窄，心肌缺血、心肌氧供与氧需二者失去平衡，IABP 能有效地增加心肌血供和减少耗氧量，使冠心病病人受益最大。

3.IABP 对血流动力学影响

降低：主动脉收缩压、左心室舒张末期压力、左心室后负荷、体循环血管阻力；

升高：主动脉舒张压、平均动脉压、射学分数、心内膜下心肌存活率。

4.IABP 临床应用指征

（1）心脏指数<2 L/(min·m²)

（2）平均动脉压<8.0 kPa（60 mmHg）

（3）体循环阻力>2100（dyne.sec）/(cm5·m²)

（4）左房压>2.7 kPa（20 mmHg），CVP>15 cmH₂O

（5）尿量<20 mL/h

（6）末梢循环差，四肢发凉

上述情况经积极治疗，正性肌力药及活性药调整心脏负荷、纠正代谢紊乱后血流动力学仍不稳定病人，尽早用 IABP 辅助。

5.IABP 的触发

（1）心电图触发（ECG）：是最常用的触发模式，选择一个 R 波高尖、T 波低平的导联，可用于房颤心律。

（2）压力触发：各种原因 ECG 不能有效触发时，要求收缩压>50 mmHg，脉压差>20 mmHg，不建议用于不规则的心律。

（3）起搏器触发：用于心房、心室及房室起搏，100%起搏频率。

（4）固定频率（内触发）：用于病人不能产生心脏输出，固定频率（自动状态为 80 次/min），可用于收缩压<50 mmHg 的病人。

6.气囊的充气/放气时间

（1）以 ECG 为触发方式：充气点为 T 波终点，放气点在 QRS 波前。

（2）以压力为触发方式：充气点在动脉压力波的重搏波切迹点（DN）点前；放气点在主动脉舒张末压点。

（3）充气过早即 IABP 在主动脉瓣关闭之前充气，易引起主动脉瓣提前关闭，导致每搏射血量减少，心输出量减少。

（4）充气过迟即主动脉舒张压放大效果降低导致冠状动脉的灌注量减少，致使疗效欠佳。

7.反搏有效指标

（1）主动脉收缩压力波形降低而舒张压力波形明显上升。

（2）正性肌力药、活性药、多巴胺用量逐渐减少。

（3）血液动力学逐渐趋向稳定，心排量上升。

（4）尿量增加，肾灌注好。

（5）末梢循环改善，心率、心律恢复正常。

8.停用指征

（1）多巴胺<5 mg/(kg·min)。

（2）心指数>2.5 L/(min·m²)。

（3）平均动脉压>90 mmHg。

（4）尿量>4 mL/(kg·h)。

（5）手足暖，末梢循环好。

（6）减慢反搏频率时，上述指标稳定。

9.IABP 常见并发症

下肢缺血；感染；气囊破裂；导管置入动脉夹层或将动脉撕裂、穿孔；血小板减少症。

（四）注意事项

1.连接一个"R"波向上的最佳 ECG 导联，并贴牢电极避免脱落或接触不良。

2.确保 QRS 波幅>0.5 mV（若低于 0.5 mV 不易触发，应通知医生改变触发方式）。

3.监测心率、律，及时发现并处理心动过速、心动过缓或严重心律紊乱。

4.密切观察动脉血气、生化的变化，以及药物治疗效果。

5.熟悉机器性能，识别常见系统报警。

6.应采取积极措施，预防并发症的发生。

第二节　呼吸内科护理操作流程

一、ETCO$_2$ 监测技术

ETCO$_2$ 监测即呼出气二氧化碳监测，是一种无创性持续监测肺泡二氧化碳压力或浓度的方法，在 ICU 中具有重要的应用价值和意义。

（一）目的

1.判断通气功能

在多数情况下，PETCO$_2$ 可以准确地反映 PaCO$_2$，可迅速反映病人的通气状态，在呼吸治疗或麻醉手术过程中，可随时调节潮气量和呼吸频率，保证正常通气，避免通气过度或通气不足。

2.发现呼吸机故障

气管导管接头脱落，PETCO$_2$ 立即下降至零；误吸后 PETCO$_2$ 急剧升高。

3.诊断肺栓塞

如空气、羊水、脂肪和血栓栓塞时，PETCO$_2$ 突然降低且与低血压时表现不同（低血压时 PETCO$_2$ 逐渐降低）。

4.反映循环功能

PETCO$_2$ 也可反映循环功能，当 ETCO$_2$ 大于 10~15 mmHg 说明肺有较好的血流，但不排除通气过度。在低血压、低血容量、休克和心衰时，随着肺血流减少，PETCO$_2$ 逐渐降低，呼吸心跳停止，PETCO$_2$ 急剧降至零，复苏后逐渐回升，如 PETCO$_2$ 大于 1.33 kPa（10 mmHg），则复苏成功率高。

5.证实气管导管的位置及通畅程度

ETCO$_2$ 波形及 PETCO$_2$>30 mmHg 表明气管插管位置在气道内。如果气管和导管部分阻塞，PETCO$_2$ 和气道压力升高，压力波形高尖，平台降低。

6.代谢监测及早期诊断恶性高热

恶性高热时，CO$_2$ 产量增加，PETCO$_2$ 不明原因突然升高达正常的 3~4 倍，经有效治疗后，PETCO$_2$ 首先开始下降，因此，PETCO$_2$ 对恶性高热的诊断和疗效评定有特殊价值；静滴 NaHCO$_3$ 过快、过多也可引起血中 CO$_2$ 突然升高，PETCO$_2$ 增加。

7.非气管插管病人监测

可了解通气功能和呼吸频率，用于高位硬膜外麻醉病人，非气管插管全身麻醉（如小儿基础麻醉）及重危病人监测，有利于观察病情变化和呼吸治疗。使用时可将导管置于鼻腔内或用面罩测量，并能同时吸氧。经鼻采样的 PETCO$_2$ 是一种操作简便、连续、无创和反应迅速的定量呼吸监测方法。

（二）用物准备

ETCO$_2$ 监测仪或模块、气管导管或面罩。

（四）简要说明

1.CO$_2$ 的弥散能力很强，动脉血与肺泡气中的 CO$_2$ 分压几乎完全平衡。所以肺

泡的 CO_2 分压（$PACO_2$）可以代表 $PaCO$。呼气时最后呼出的气体（呼气末气体）应为肺泡气。因此，$PaCO_2 \approx PETCO_2$。故 $PETCO_2$ 应能反映 $PaCO_2$ 的变化。现临床上最常用的方法是红外线 CO_2 分析仪，可连续无创监测呼吸周期中的 CO_2 浓度，有数字和波形显示。

2.一个呼吸周期中呼出气内 CO_2 浓度或压力的正常变化。

Ⅰ段：开始呼气时，由于气体来自气道解剖死腔，$PCO_2=0$；

Ⅱ段：在呼气早期，当肺泡气排出和死腔气体混合时，PCO_2 迅速上升；

Ⅲ段：呼出气全部为肺泡气，在呼气相的大部分 PCO_2 变化很小，形成肺泡平台，其最高点代表 $PETCO_2$；

0段：吸气时，不含有 CO_2 的气体进入气道，故 PCO_2 迅速下降至基线。

3.常见波形变化及意义

（1）波形突然消失，可能代表呼吸停止、呼吸机工作故障、呼吸回路管道脱落或气道梗阻；另一方面，波形逐渐消失，可能意味着肺栓塞或循环骤停导致肺血流的突然减少或中止。

（2）$ETCO_2$ 基线突然抬高可能表示 CO_2 吸收剂的耗竭、呼吸活瓣失灵、校正错误或红外线探测室水蒸气过多等原因。

（3）平台改变可能表示呼出气流梗阻（平台坡度增大）或由于神经肌肉松弛药作用的消退出现膈肌运动（平台出现切迹）。CO_2 波形在呼气平台出现凹陷，提示已有自主呼吸，并与呼吸机对抗，可考虑将呼吸机逐步撤除。

4.正常值

从肺泡中呼出的 CO_2 与气道中和呼吸回路中的气体相混合而后两者不参加气体交换，所以呼出的 CO_2 被稀释，这就是为什么 $ETCO_2$ 总低于 $PaCO_2$ 的原因。在健康肺，$ETCO_2$ 一般比 $PaCO_2$ 低 5 mmHg。随着死腔的增加，两者之间的差距逐渐增加。

（五）注意事项

1.每次使用前均要对仪器进行零点调定，并定期应用标准浓度的二氧化碳气体矫正，须注意的是调零时不要把采样管对着病人或呼吸机的呼气流，置于大气中即可，否则将使测定值偏低。

2.为使 $PETCO_2$ 测定尽量地比较准确，采用旁流型监测仪时要用专用的硬质采样管，并且不能太长，如发现有水滴或其他异物阻塞，可用高压氧气流将其吹出。

3.连续监测时间过长，可能会引起基线的漂移，需定时重新调零。

4.应注意 CO_2 探测窗中冷凝水的影响。

5.使用结束后，要及时将采样管和采样瓶内的水珠吹干，妥善保管好监护仪。

二、血液气体分析指标判定技术

（一）目的

判断病人呼吸和代谢两方面的生理状况。

（二）用物准备

血气化验结果。

（三）简要说明

1.血液气体分析的主要指标包括

（1）气体交换指标：氧分压（PO_2），二氧化碳分压（PCO_2），血氧饱和度（SaO_2），血氧含量（CaO_2）等。

（2）酸碱平衡指标：酸碱度（pH），PCO_2，剩余碱（BE），碳酸氢根（HCO_3^-）等。

2.各指标正常值及临床意义

（1）酸碱度（pH）

a.正常值：动脉血 pH 为 7.35~7.45；静脉血 pH 比动脉血低 0.05。

b.临床意义：pHi7.35 提示失代偿性酸中毒；pHi7.45 提示失代偿性碱中毒。

（2）氧分压（PO_2）

a.正常值：动脉血 PaO_2 为 80~100 mmHg 混合静脉血 PvO240 mmHg。

b.临床意义：PaO_2 为反映机体氧合状态的重要指标，对于缺氧的诊断和程度的判断有重要意义。PvO_2 可反映全身组织的供氧情况。

（3）二氧化碳分压（PCO_2）

a.正常值：动脉血 $PaCO_2$ 为 35~45 mmHg。

b.临床意义：是衡量肺泡通气的效果和判断呼吸性酸碱平衡的重要指标。

$PaCO_2>45$ mmHg，表示通气不足，有 CO_2 潴留，为呼吸性酸中毒或代谢性碱中毒时肺代偿；$PaCO_2<35$ mmHg，表示通气过度，为呼吸性碱中毒或代谢性酸中毒时肺代偿。

（4）标准碳酸氢盐（SB）

a.正常值：22~27 mmol/L。

b.临床意义：反映代谢情况。高于正常提示代谢性碱中毒；低于正常提示代谢性酸中毒。

（5）剩余碱（BE）

a.正常值：±3.0 mmol/L。

b.临床意义：反映代谢的改变。

BE>3.0 mmol/L 说明代谢性碱中毒或呼吸性酸中毒的肾代偿。

BE < −3.0 mmol/L 说明代谢性酸中毒或呼吸性碱中毒的肾代偿。

（6）血氧饱和度（SO_2）

　a.正常值：SaO_2 93 %~99%；$SvO_2$64%~88%。

b.临床意义：SO_2 反映血的氧合情况，SaO_2 和 SvO_2 可用于肺内分流量的计算。

（四）注意事项

1.正确的分析只有紧密结合临床表现才能得出准确的判断结果。

2.血标本留取的准确性直接影响指标判定。

三、氧疗实施的护理

（一）目的

提高血氧含量及动脉血氧饱和度，纠正机体缺氧。

（二）用物准备

氧气装置（流量表、湿化瓶）、一次性吸氧用具（吸氧管或面罩等）、胶布、棉签等。

（三）简要说明

1.低氧血症的概念

健康成人在海平面呼吸空气的条件下，PaO_2 可保持在 95 mmHg 以上，PaO_2 正常范围为：13.3–（0.04×年龄）+0.67 kPa 或（100–0.3×年龄+5 mmHg）。PaO_2 低于同龄人正常下限的称为低氧血症。

2.缺氧的危害

（1）对中枢神经系统的影响：脑组织对缺氧极其敏感，耐受性最差，在体温 37℃时循环停止 3~4 min，脑组织就可能遇到不可逆的损害；中度缺氧病人可主诉疲劳，表情忧郁，淡漠，嗜睡等抑制症状，或出现欣快多语，哭笑无常，语无伦次等精神症状；严重者会引起脑水肿，颅内压增高，昏迷，甚至脑细胞死亡。

（2）对心脏的影响：心肌的耗氧量最大，也对缺氧最敏感；中度缺氧可反射性地刺激心脏，心率增快，排血量增加，血压升高；严重缺氧可表现心率减慢，血压下降，排血量减少；极严重者可出现室性心动过速，心室纤颤或心脏停跳。

（3）对呼吸的影响：急性缺氧可刺激主动脉体、颈动脉窦化学感受器，呼吸可加深加快；严重缺氧可抑制呼吸中枢，呼吸减弱甚至停止；缺氧可导致肺水肿，肺动脉高压，右心室肥厚，肺源性心脏病。

（4）对肝、肾功能的影响：急性严重缺氧，可引起肝细胞水肿、变性和坏死，使转氨酶、乳酸脱氢酶升高；慢性严重缺氧，可诱发肝纤维化，使肝脏缩小，肝功能障碍；缺氧使肾血管收缩，肾血容量减少，肾小球滤过率降低，致使尿量减少并可发生氮质血症。

（5）对其他方面的影响：缺氧时细胞内线粒体的氧分压降低，氧化过程发生障碍，无氧糖酵解过程加快，致使大量的乳酸、酮体和无机磷积蓄，引起代谢性酸中毒；缺氧可使体内儿茶酚胺增多，继发醛固酮增多，导致血容量增加。

3.缺氧的临床表现

呼吸急促或呼吸困难、紫绀、心率增快，血压降低，头痛，感觉迟钝，判断力降低，水钠潴留、酸中毒。动脉血气分析及 SpO_2 监测，一般 $PaO_2 < 80$ mmHg 或 $SpO_2 < 90\%$ 提示有缺氧。

4.缺氧程度诊断

轻度：$SaO_2 > 85\%$，PaO_2 50~60 mmHg（无紫绀）；

中度：SaO_2 60%-85%，PaO_2 30~50 mmHg（有紫绀）；

重度：$SaO_2 < 60\%$o，$PaO_2 < 30$ mmHg（严重紫绀）。

5.氧疗的途径

（1）鼻导管：氧流量可调 1~6L/min，FiO_2 21%~50%，其计算公式：FiO_2（%）–21+4×给氧流量（L/min）。特点为操作简便易行，安全、方便、舒适，病人易于接受；缺点为吸入气氧浓度不恒定，易阻塞，对局部有刺激性，氧流量 5 L/min 以上时，干燥的氧气会使鼻黏膜干燥，痰液干燥，氧流量 7 L/min 以上，病人多不能耐受。

（2）简单面罩：氧流量可调 1~6 L/rain，FiO_2 21%~50%，特点为能提供较好的湿化；缺点是影响病人喝水吃饭、咯痰，改变体位易移位或脱落。因其提高氧浓度较高，适用于缺氧严重而无二氧化碳潴留的病人。

（3）附贮袋面罩：可分为部分重复呼吸面罩，氧流量可调 5~10 L/min，FiO_2 35%~90%；无重复呼吸面罩，氧流量可调 4~10 L/min，FiO_2 60%~100%。

（4）venturi 面罩：常用的氧浓度有 24%、26%、28%、30%、35%、40%等，其特点为耗氧量少，不需湿化，吸氧浓度恒定。

（5）T 型管：适用于人工气道病人，提供恒定的，可设置的吸氧浓度，同时供给较多的水汽和水雾，保证吸入气体的湿化。

（6）经气管切开造口管内射流给氧，有利于呼吸道分泌物的排除，保持呼吸道通畅，适用于肺部感染严重，呼吸道分泌物多或黏稠不易排出，或昏迷不能主动排痰的病人。缺点是对病人有创伤，会留下瘢痕。

（7）呼吸机给氧是最有效的氧疗途径或方法，依靠机械的作用，能最大限度地提高 FiO_2，纠正许多特殊类型的缺氧。

（8）氧帐或头罩：一般用于新生儿，大面积烧伤或重症不能合作的病人。但其耗氧量大，价格昂贵。

（9）高压氧疗：其原理为高压氧下随肺泡氧分压增高，动脉血氧分压相应增加，提高循环血液中的氧含量，提高组织内氧的弥散量。维持组织和重要脏器的正常氧供。适用于一氧化碳中毒、有机磷中毒、氰化物中毒、锑剂、安眠药及奎宁等药物中毒。缺点是使用不当可导致氧中毒。

6.氧疗有效的指标：意识转清、紫绀好转、尿量增多、心率减慢、呼吸正常、皮肤变暖。

7.氧疗的副作用——氧中毒

（1）发生机制：吸入气中的氧分压越高，氧的毒性作用越大。肺损害可能与抑制细胞线粒体氧化酶活力后，使肺泡表面活性物质减少，引起肺泡内渗液，小灶性肺不张，肺间质纤维化有关。

（2）临床表现

a.气管、支气管炎：吸入 100%氧 24 h 后出现，症状会有胸骨后疼痛，吸气时加重；刺激性干咳；肺活量显著降低，伴有感觉异常、食欲不振、恶心和头痛等。

b.ARDS：36 h 后出现肺顺应性和弥散功能降低，肺泡动脉血氧分压差增大，体检和胸部 X 线可提示肺间质水肿。

c.支气管—肺发育不良：主要表现于早产儿和婴幼儿。

d."无气"肺不张：吸入 100%氧，肺泡内缺乏惰性气体，造成在部分支气管阻塞情况下，氧迅速地被灌注的血液吸收，导致肺泡萎陷。在吸入气中增加少量氮气（约 5%）即可预防。

（3）治疗和预防

a.至今无有效治疗方法，首要治疗是在维持适当的动脉氧分压（45~50 mmHg）的同时将吸入氧浓度降至最低水平。

b.一般来说，$FiO_2$40%的氧是安全的；40%~60%的FiO_2有引起氧中毒的危险；>60%FiO_2肯定有氧毒性，氧疗应<48 h；100%FiO_2时氧疗应<24 h。

（四）注意事项

1.随时检查病人吸氧浓度有无改变，不可随意调节氧流量来改变氧浓度的大小，避免高浓度氧吸入时间过长，预防氧中毒。

2.注意吸入气的湿化，避免被分泌物堵塞导管造成假性吸氧。

3.每天及时添加及更换湿化瓶内蒸馏水，湿化瓶装置每周定期消毒，预防交叉感染。

4.每天检查吸氧装置，注意防火和安全。

5.重视全面综合治疗。

四、撤离呼吸机技术的应用

（一）目的

1.促进病人呼吸功能的恢复，减少呼吸肌疲劳。

2.避免呼吸机依赖，减少并发症。

（二）用物准备

负压吸引装置、吸痰管、根据撤机方式的不同选择吸氧装置及用具、多功能监护仪。

（三）简要说明

1.撤机的概念

所谓撤离呼吸机（简称撤机）是指逐渐降低机械通气支持水平，逐步恢复病人自主呼吸，最终脱离呼吸机的过程。目前对撤机的理解并不是过去那种严格意义的撤机，即病人完全脱离呼吸机，而是把降低呼吸机支持条件到完全撤机拔管的全部过程理解为撤机，更符合撤机的病理生理过程。理论上可以认为需要呼吸治疗的原发病得到基本控制后，辅助呼吸即可认为是撤机过程，但没有生理或临床指标作为界限。

2.影响病人撤机的因素

（1）呼吸肌做功能力下降

a.呼吸中枢兴奋性降低，即呼吸中枢的传出冲动减少，导致呼吸肌做功能力下降。在撤机困难中，呼吸中枢兴奋性降低是较少见的原因。

b.呼吸肌收缩功能降低即呼吸肌收缩强度和持久力降低，是决定病人能否撤机的主要因素。

（2）呼吸肌负荷增加是导致撤机困难最常见的原因

a.呼吸系统本身因素导致呼吸负荷增加：如肺及胸廓顺应性降低及内源性呼气末正压通气（PEEP）是增加呼吸负荷的常见原因，可明显增加呼吸功。

b.气管插管或气管切开管及连接管的阻力过高：如分泌物黏附或堵塞，插管弯度过大等均明显增加阻力，使呼吸肌需额外克服这部分阻力做功。

c.呼吸机及持续气道正压通气（CPAP）系统的阻力过高：如管理不当引起管道积水、管道扭曲、过滤器堵塞时，阻力明显增加，引起呼吸功增加。

（3）心血管功能状态不良

a.心功能不全和休克时，心输出量降低，使氧输送减少，从而降低呼吸肌的血供和氧供量，导致呼吸肌做功能力下降。

b.另一方面，左心衰竭引起肺水肿，导致肺顺应性降低和气道阻力增加（细支气管水肿或痉挛），使呼吸功明显增加，从而影响撤机。

（4）精神心理因素

精神心理因素对病人撤机和自主呼吸的影响目前尚不清楚。但临床上发现某些长期带呼吸机的 COPD 病人撤机时，如关闭呼吸机，会出现精神紧张、呼吸窘迫，如打开呼吸机接模拟肺，呼吸机的声音或许能使部分病人症状缓解。

3.撤机的临床指标

（1）原发疾病直接引起的呼吸衰竭的病人，撤机的先决条件是致呼吸衰竭的原发疾病得到控制。如果原发疾病处于不稳定期，即使呼吸功能暂时恢复，亦不能撤机。

（2）原发疾病不直接引起呼吸衰竭，机械通气作为辅助支持治疗的病人，即使撤机的呼吸力学指标已达到，亦不宜过早撤机，应结合具体病历，实施撤机。

4.常用于撤机的呼吸力学指标

（1）通气指标

a.潮气量（VT）

潮气量直接反映通气功能，是通气功能衰竭病人撤机首先考虑的指标。理想状态下，潮气量测定应在（PAP 模式下进行（设定 CPAP=0cmH$_2$O、PSV=0 cmH$_2$O），VT 达 5~10 mL/kg。病人应能有效配合测定。如伴有颅内高压、代谢性酸中毒、高热等情况，可产生过度通气，VT 可较基础状态偏大。

b.呼吸频率（f）和浅快呼吸指数（f/VT）

如果不伴有脑干损伤或中枢性呼吸抑制，通气/换气功能不全通常表现为呼吸频率加快，通常大于 30 次/min，撤机前宜控制在 25 次/min。呼吸频率在评价通气功能时尚需考虑到潮气量大小，即浅快呼吸指数（呼吸频率与潮气量的比值），浅快呼吸指数>105 不能撤机，85~105 慎撤机，<85 可撤机。

c.肺活量和最大吸气压力

肺活量>15 mL/kg，最大吸气压力>一 20 cmH$_2$O 这两项指标较前面几项指标预计撤机成功率更高，但达到这些指标要求病人具备较强的通气能力，刻意追求这两项指标，可能使一部分病人丧失撤机良机。尤其对于有胸肺器质性病变者撤机时不必苛求。

d.PaCO$_2$

PaCO$_2$ 是直接反映通气的指标。在无辅助/低辅助状态下，PaCO$_2$<45 mmHg，

如>45 mmHg（COPD除外）需考虑仍有阻塞性或限制性通气功能障碍或呼吸驱动力不足。

（2）换气指标

a.氧合指数（PaO_2/FiO_2）

氧合指数是反映换气功能较直接的指标。氧合指数具体预测撤机成功率文献报道不多，但可动态反映病人换气功能。一般 $FiO_2<0.4$，$PaO_2>60$ mmHg，可考虑撤机，如>80 mmHg 则撤机成功率较高。

b.呼气末正压（PEEP）

PEEP可改善氧合，如病人需较高PEEP维持氧合（PEEP>5 cmH_2O），则不宜撤机。

（3）其他指标

气道闭合压（P0.1）、无效腔/潮气量（VD/VT）、肺内动静脉分流量等。

（四）注意事项

1.成功拔管的必备条件：首先是导致插管和呼吸支持的病因是否去除或基本控制；可脱离呼吸机自主呼吸；具有保护气道，清除气道分泌物的能力。

2.任何方式撤机均应注意病人是否有呼吸窘迫，出现呼吸窘迫应停止撤机或改变撤机方式。呼吸窘迫的表现有：呼吸频速（RR>30~35 次/min）；躁动、出汗、心动过速；急性呼吸性酸中毒或合并 pH<7.25~7.30。

3.不论 T 管撤机，还是辅助呼吸撤机，都应避免气管插管或呼吸机管道阻力过高，使病人额外克服较大的呼吸功。

4.使用 PSV 撤机应注意：降低 PSV 水平，主要应以 RR 为指导，潮气量不应作为主要指导指标。RR 不应大于 30 次/min；如低 PSV 水平（如 0.490~0.981 kPa）能保证充分气体交换，病人也比较舒适，可立即拔管，没有必要将 PSV 降至 0 才拔管。

5.如果病人不能在短时间内脱掉呼吸机，应寻找原因。撤机应在较长时间（几天到几周）逐步进行，而且夜间应提高呼吸条件，让病人充分休息和睡眠。

五、肺部物理治疗技术

（一）目的

1.保持肺泡充气。

2.矫正肺不张。

3.清除痰液。

4.改善通气/血流比例。

5.使骨骼肌方面的功能发挥最大功效。

（二）用物准备

根据具体实施的物理治疗方法准备相应的物品。

（三）简要说明

1.体位法

强调垂直坐位或斜坡卧位非常重要，会显著增加病人的功能残气量，因此，必须认识到垂直坐位的重要性；当单侧肺有疾患时，健侧卧位能改善氧合，有利于分泌物引流及患侧肺复张；双侧肺有疾患时，采取右侧卧位。

2.膈式呼吸

取半卧位或坐位，屈膝双手放于肋缘下，用鼻缓慢深吸气使腹部膨隆，坚持几秒钟，缩唇呼气，将气体排出，可配合双手轻加压。

3.缩唇呼吸

可提高支气管腔内压，防止呼气时小气管过早闭合，从而使呼气通畅。方法为吸气时气体由鼻孔吸入，呼气时将双唇缩拢，如吹口哨状，使气体经过缩窄的双唇间缓慢呼出。

4.深呼吸运动

吸气时气体由鼻孔吸入，将气体深缓吸入肺底部，保持 3 s，缓慢呼气。强调深而慢的呼吸。

5.咳痰运动

6.叩击法

手指合拢，微曲，手掌要窝起，形成碗状，手掌离胸壁不超过 12 cm，依靠腕动的力量在引流部位胸壁上双手轮流有节奏地叩拍，从而使分泌物松动移至较大支气管。

7.振颤法

双手掌交叉重叠，按在胸壁部，配合病人呼气时作振颤、振动加压，利用震动，促进支气管中分泌物的排出。

8.体位引流

通过不断改变病人的体位，利用分泌物的重力作用，将分泌物引流到较大气管，促进痰液的排出，以便达到最佳引流效果。

9.膨肺

气管插管病人可用膨肺技术，最好有两位护士合作进行，一名护士在病人吸气时用简易呼吸器将较大的潮气量进行膨胀肺部，维持数秒后，将呼吸囊迅速放松，达到最高的呼气流速率，放松的同时另一位护士压迫、振颤胸壁，促进痰液排出。但应用此技术应注意防止气压损伤、过量扩张肺单位及减少心输出量及冠状动脉的灌注。

（四）注意事项

1.物理治疗的进行要与护理程序配合。

2.实施过程中要确保血流动力学相对稳定；及时调整呼吸机条件；气管导管固定良好，吸引及时；引流管及导连线连接完好，妥善固定，引流通畅；防止软组织受压等。

3.严密的观察与动态评价至关重要，确保物理治疗的有效性和安全性。

4.动脉血气分析要在物理治疗前或治疗后 30 min 进行。

六、镇静镇痛治疗的护理

（一）目的

控制病人烦躁不安的精神症状，减轻疼痛的不良影响，缓解应激反应，增加人机协调性，让病人耐受有创操作，确保病人安全舒适。

（二）用物准备

镇静或镇痛剂、治疗盘、静脉输注系统、镇静或镇痛量表。

（三）简要说明

1.ICU 病人镇静镇痛治疗的选择标准

（1）Viel 等根据镇静的目的将 ICU 镇静分为两类

a.治疗性镇静：如控制癫痫或惊厥状态，解除破伤风肌强直，降低颅内压。

b.舒适性镇静：如缓解病人焦虑不安、激惹烦躁、疼痛不适情绪，提高机械通气病人的带机顺应性。

（2）Kolonic 从解除病人疼痛入手，将病人分为三类

a.控制通气的病人，采用吗啡静脉或硬膜外给药镇痛。

b.辅助通气/撤机病人，采用曲马多、氯胺酮镇痛。

c.术后自主呼吸病人，采用曲马多、非甾体类镇痛药。

药物剂量依据疼痛的类型、病人年龄、营养状况及既往用药史采用个体化方案。

2.镇静药物的使用（根据美国危重病人持续镇静镇痛临床实践指南，不同的药物适用于不同的临床指征）

（1）小于 24 h 的短时间镇静，采用咪唑安定、异丙酚和阿片类药持续或间断静脉给药。

（2）中期镇静（1~3 天）倾向于选用咪唑安定。

（3）安定起效快，重复给药产生蓄积，消除慢，可用于长期镇静治疗。

（4）氯羟安定是长时间（>48 h）抗焦虑的推荐用药。

（5）80%的 ICU 病人有谵妄，重症病人谵妄状态，氟哌啶醇和氯丙嗪是首选药物。

3.镇痛方法的使用（美国麻省总医院《危重症监测治疗手册》推荐的镇痛方式包括）

（1）药物镇痛治疗：阿片类药物如吗啡、芬太尼、氢吗啡酮、哌替啶，起效迅速，效果好。

（2）病人自控镇痛（PCA 技术）：PCA 泵是程序化给药，设定在一定的间隔时间追加剂量，基础速度连续输入，它使病人自己控制疼痛治疗，血药浓度稳定，病人满意。PCA 技术是术后病人镇痛的理想选择。

（3）硬膜外镇痛：硬膜外给予阿片类或局麻药，镇痛效果好，分为单次、连续和病人自控镇痛。硬膜外镇痛可改善病人术后心血管、肺、胃肠、免疫及凝血功能。

（4）外周神经阻滞，是外科和创伤后控制疼痛的特有方式，当硬膜外给药或胃肠道外给阿片类禁忌或不适时，可选择局麻药行外周神经阻滞。

4.镇静镇痛质量评价

（1）指南指出，应使用评分工具，定期评估疼痛和治疗反应，并完整记录。其中，最简便有效的指标是病人的自我描述，推荐数字等级评分（NRS）作为危重病

人评价疼痛强度的工具，对不能交流的病人，应通过疼痛相关行为（如运动、表情、体位）和生理指标变化（如心率、血压、呼吸频率）的客观观察进行。

（2）指南将镇静评分划分为主观性评分和客观性评分。ICU 的常见镇静目标是病人安静，易唤醒，睡眠觉醒周期正常。机械通气可能需要深镇静，促进人机协调，镇静目标应在治疗开始时确定，并根据病人临床病情变化定期再评价和调整。

5.镇静镇痛治疗的并发症

低血压、心动过缓、呼吸抑制、胃潴留、肠梗阻、便秘、尿潴留、恶心和思维混乱等。大剂量长时间（超过 7 天）的治疗应防止阿片类、安定类和异丙酚的撤药反应，有计划地逐渐减少治疗量，预防撤药综合征。

（四）注意事项

1.镇静水平的观察应每 30~60 min 评估 1 次，并进行药物剂量的相应调整。经常呼唤病人，尽可能保持病人和医护人员之间的思想沟通。需连续数日进行镇静处理的病人，每 24 h 应减浅镇静水平，并经常呼唤病人，至病人正确应答。

2.复发性躁动不安的病人，不能认为均是镇静剂剂量不够所致。应检查静脉通路、呼吸道是否通畅，通气模式是否合适，排除病情变化及其他因素后，常用药物的剂量不能维持病人镇静时，才可考虑增加镇静药物的剂量。

3.目前常用的镇静镇痛药物，对心血管系统有一定的抑制作用，常见的并发症是低血压。所以，在使用初期应密切观察病人的心率、血压变化，并积极处理低血压。

4.密切观察病情变化：镇痛剂的使用，使病人的痛觉下降，掩盖了某些疾病的症状，还可以掩盖某些神经系统的阳性体征。因此，除了观察生命体征之外，还要加强基础疾病病情变化的观察，检查病人的局部和全身情况。

5.深度镇静病人的呼吸道纤毛运动消失，肺的自洁能力降低，肺部分泌物不能排出，从而增加了呼吸道阻塞和肺部感染的机会。因而加强气道护理和消毒隔离，避免医院感染相当重要。

6.保持呼吸机的正常运转，及时处理报警信息，定时监测血气，防止通气过度。持续监测 SpO_2，防止因病人无力表达呼救信号而发生意外。

7.使用镇静剂后病人长时间处于固定体位，应注意肢体位置摆放，防止尺神经及腓总神经损伤或压疮的发生。

8.应采取各种语言和非语言形式安慰和鼓励病人，避免各种心理障碍的发生。

七、呼吸机相关性肺炎的预防

（一）目的

充分评估诱发呼吸机相关性肺炎（VAP）的危险因素，采取积极有效的措施防止或减少 VAP 的发生。

（二）用物准备

根据所采取的预防措施不同，准备不同用物。但各种措施中均包含呼吸机及其管路、气管导管、负压吸引装置、消毒剂及设备等。

（三）简要说明

1.VAP 的概述

VAP 指开始机械通气 48 h 后出现的肺实质感染。是机械通气过程中常见的严重并发症之一。具有高发病率、高病死率、高医疗资源浪费的特点。

2.VAP 的诊断

发热、白细胞增高、脓性气道分泌物，具有以上三项临床表现中的两项加上×线胸片提示有新的浸润性阴影即可诊断 VAP，这个标准敏感性高，但特异性低。将上述 4 条+氧合水平+痰细菌学检查共 6 条，并用临床肺部感染记分方法（Clinical Pulmonary Infection Score，CPIS）进行诊断评估，准确性显著提高。

3.VAP 常见外源性感染因素

（1）人工气道通气时间延长

人工气道通气时间与病原菌的检出率存在正相关关系，通气时间越长，感染率越高。人工气道的建立使气管直接向外界开放，失去了正常情况下呼吸道对病原菌的过滤和非特异性免疫保护作用，病原体可直接进入下呼吸道。由于长时间的机械通气，增加了与受污染的呼吸机或仪器、医务人员的手以及外界空气接触的机会。

（2）医源性因素

呼吸机管路消毒不彻底引起外源性感染。呼吸机管路中积聚的冷凝水是重要的污染源。在接近插管处的冷凝水中平均细菌浓度可高达 $2×105cfu/mL$，当转动病人体位时就会使含菌水直接流入下呼吸道内。其他相关的医疗器具，如气管插管，其材料易于粘附细菌，并被一层生物膜覆盖，难以清除或被抗生素杀灭；另外，供氧湿化瓶中的水、雾化器、复苏囊、吸痰器等都可能成为感染源。

（3）药物的应用

长时间使用广谱抗生素，会使机体的抵抗力下降，导致机体防御屏障人为的破坏而引起感染。应用抗生素和制酸剂，增加了致病菌在病人口咽部或胃内的寄生繁殖；正常人当 pH<2 时，进入胃内的细菌几乎被杀死，而当胃液 pH≥4 时，病原菌能在胃内迅速大量繁殖。临床上为预防机械通气病人应激性溃疡时常应用制酸剂，这是造成致病菌在胃内过度生长的主要原因。

4.VAP 常见内源性感染因素

（1）自身菌群的移位

VAP 病原菌主要来源于自身菌群。菌群移位的最直接原因是误吸，肺部感染的发生率与昏迷的深度成正比，因昏迷越深，气道内的清除功能越低，如咳嗽、吞咽反射抑制，口咽部分泌物不能经口吐出或咽下。当合并抽搐时，呼吸肌痉挛松弛交替造成强有力的深吸气而致误吸。

（2）机体免疫力下降

VAP 病人的 slgA 普遍下降，尤其是年龄≥60 岁、慢性消耗性疾病、危重病人等，合并肺部感染的机会明显增加。

5.加强职工教育及感染调查

高度重视对医护人员的 VAP 相关知识、技能培训是预防 VAP 的关键。同时应加强细菌学监测，人工气道的病人应定期留取痰培养标本送检，但不必对病人及其呼吸治疗设备或配件等带菌状态常规细菌培养检测。

6.阻断病原菌传播的措施

（1）呼吸治疗器材消毒

a.所有要灭菌或消毒的呼吸治疗相关设施均需先彻底清洁。

b.直接或间接接触呼吸道黏膜的物品需灭菌或高水平消毒。

c.用于呼吸道的物品经化学剂消毒后，要用无菌水冲洗。

d.一次性物品不要重复使用，除非有资料表明物品经再处理后对病人无危险，且完整性或功能没有变化和有较好的经济价值。

e.呼吸机内部机械部分，不要常规灭菌或消毒。

f.同一病人使用的呼吸机，呼吸回路，包括接管、呼气活瓣及湿化器，更换时间不要过于频繁，即短于 48 h 的间隔；不同病人之间使用时，需经高水平消毒。

g.呼吸机的集水瓶应放在环路的最低位，冷凝水要定期倒掉，操作时要注意避免引流液流向病人侧，操作后要洗手。

h.湿化器用水要用无菌蒸馏水。

（2）洗手及戴手套

a.凡接触黏膜、呼吸道分泌物及其污染物品后，接触人工气道和正在使用呼吸治疗设施前后均应洗手，紧急或洗手设备使用不便时可使用手消毒剂。

b.处理呼吸道分泌物或其污染的物品时应戴手套。

c.下列情况应更换手套：接触病人之后；接触呼吸道分泌物或其污染物品之后，和接触另一病人、物品或环境表面之前；接触同一病人污染的身体部位与呼吸治疗设备之间。

（3）其他

a.严格控制 ICU 人员数量，保持空气流通或应用空气净化装置。

b.气管切开、更换气管套管等操作应严格无菌操作。

c.避免用大容量雾化器对室内空气进行湿化，除非对其每天进行灭菌或高水平消毒处理，而且湿化液要用无菌蒸馏水。

7.改善宿主易感性的措施

（1）避免使用可抑制呼吸中枢的镇静药、止咳药，对昏迷病人要定期吸引口腔分泌物。

（2）如无反应指征，病人应取 30°~45° 的半卧位减少胃液反流和吸入危险性。

（3）加强肠内营养的输注管理，定期检查胃管放置是否正确和观察肠动力，调整营养液入量和速度，以免反流。

（4）预防应激性溃疡，倡导使用硫糖铝，而避免使用 H2-阻滞剂和抗酸剂。

（5）避免呼吸道局部使用抗生素。

（6）加强声门下分泌物引流，气囊放气或拔管前应吸引和确认气囊上方分泌物已被清除。

（四）注意事项

VAP 的预防关键是医护人员思想上的高度重视，认真执行消毒隔离制度及无菌操作，加强人工气道的管理，树立气管黏膜的保护意识。

八、纤维支气管镜应用的配合

（一）目的

1.有效地清除气道分泌物。

2.精确地采集和留取痰标本。

3.引导气管插管。

4.经纤维支气管镜行支气管肺泡灌洗治疗 VAP。

（二）用物准备

纤维支气管镜及其配件，局部表面麻醉药（1%丁卡因）、带保护套毛刷（留取痰培养）、痰液收集器、酒精灯、无菌纱布、无菌手套、无菌生理盐水、无菌治疗碗、20 mL 注射器、2%力多卡因、负压吸引装置、吸痰瓶（一次性吸痰管、无菌一次性手套以及盛有消毒液的小桶）、治疗车、氧气、急救物品、听诊器。

（三）简要说明

1.器械的准备

（1）应选择直径粗细适宜的纤维支气管镜，对于机械通气的病人，其外径必须小于人工气道内 1.5~2 mm。

（2）检查纤维支气管镜及其配件处于消毒备用状态，仔细检查冷光源的亮度，曝光系数计清晰度。

（3）检查管道是否通畅，连接吸引器并检查吸引装置有无阻塞。

2.病人准备

（1）术前 4~6 h 禁食、禁水。

（2）向病人解释操作目的和简单操作过程以及术后注意事项，以取得病人的配合。

（3）询问病人是否大小便，协助病人排便。

（4）术前清洁病人口腔、鼻腔，取下假牙。

（5）给予心电监护、监测血压，血氧饱和度等指标。

（6）术前确保病人的氧气吸入，使病人体内有一定的氧储备。

3.护士准备

（1）术前必须详细了解病人的病史，了解病人的心电图，近期胸部正侧位片等，对于病人既往存在高反应状态的疾病如喘息性气管炎，应在术前遵医嘱应用氨茶碱及皮质激素。

（2）了解病人的出凝血时间及血小板计数等凝血机制的情况。

（3）整理操作一侧病人的导联线和引流管路等，创造足够的无菌操作空间。

4.麻醉方法

（1）声门以上包括鼻孔，鼻咽喉及咽喉部的麻醉，一般选用 1%丁卡因在病人吸气时，用后头喷雾器喷雾麻醉，为保证麻醉效果，应嘱病人尽可能外伸舌头或垫纱布向外牵拉舌头，每次喷雾 3~4 下，每隔 10~15 min 麻醉一次，约 3~4 次达到满意效果。

（2）声门以下麻醉采用边进镜、边注药的方式进行气管和支气管内麻醉，即一边插入支气管镜，一边将2%利多卡因2~5 mL经支气管镜的注药口注入。

5.术中观察

（1）术中护士应注意监测病人心率、心律、血压、呼吸频率和深度及血氧饱和度的变化，观察病人的面色、指端有无紫绀，有无不适的症状，给病人以安慰，必要时遵医嘱给予少量镇静剂。

（2）大部分病人在术中均有不同程度的缺氧，因此术前10 min和术中应给予100%的纯氧吸入，尽量使血氧饱和度维持在85%以上，以保证安全。

6.术后护理

（1）术后2 h禁食水，防止麻醉尚未恢复导致食物误吸引起窒息。嘱病人吐出唾液和气道内分泌物，必要时给予吸痰。

（2）术后严密监测病人有无病情变化，通气状况有无明显改善。

（3）观察病人有无低氧血症，心律失常、低血压等情况出现，及时发现，及时处理。

（4）观察有无出血表现，大多数病人仅为痰中带血，无需特殊处理，1~3天可自愈；对于中等量以上出血的病人应卧床休息，嘱病人患侧卧位以防止血液流入健侧。

（5）复查床边胸片，加强肺部物理治疗。

7.纤维支气管镜的消毒和管理

（1）纤维支气管镜应当进行高水平消毒。

（2）使用后先用流动水清洗，用2%戊二醛浸泡消毒15~20 min，对于确诊或怀疑有分枝杆菌感染或HIV阳性的病人，支气管镜浸泡的时间应延长至60 min；也可用环氧乙烷灭菌6 h（用800 mg/L环氧乙炔于55~60℃，相对湿度在60%~80%）。

（3）建立仪器使用登记本及纤维支气管镜的细菌培养登记本。

8.纤维支气管镜的保养与维护

（1）应专人负责维护，术者及配合者应了解仪器的性能，避免暴力操作，弯曲部禁止过度弯曲以免使玻璃纤维断裂，镜面出现黑点，缩短其使用的寿命。

（2）清洗和使用过程中，防止纤维支气管镜的终末端与硬物碰撞，导致镜面的损伤。

（3）消毒后应将管腔用吸引器吹干，目镜及物镜处用镜头纸擦拭后盖上目镜盖悬挂在通风干燥清洁的环境保管，避免阳光直射，避免高温。配件如有损坏和老化应及时更换。

（四）注意事项

1.护士在操作中协助术者固定好人工气道，防止人工气道位置的变化。

2.机械通气的病人在纤维支气管镜操作中造成气道狭窄，气道内压升高，气体呼出困难，相当于产生了内源性PEEP，要注意观察PEEP所造成的不良反应，对于应用PEEP的病人，操作时要停止应用或适当降低PEEP水平。

3.应注意无菌操作,对已有肺部感染的病人,最好在炎症控制后再行纤维支气管镜检查。如进行检查在术前术后均应遵医嘱适当应用抗生素。

4.由于气道内吸引的关系,实际潮气量往往要低于呼吸机的设置值,故在纤维支气管镜操作期间要适当增加潮气量。

九、胸腔闭式引流的护理

（一）目的

1.引流胸腔内积气、积液,促进肺扩张排气。

2.调整胸腔内负压,维持纵隔的正常位置。

（二）用物准备

无菌胸闭包、一次性胸腔闭式引流盒、止血钳 2 把、无菌生理盐水、纱布、胶布、治疗盘、带针胸管、负压吸引装置、1%普鲁卡因注射液、无菌手套等。

（三）简要说明

1.概述

胸腔闭式引流是胸外科应用较广的技术,是利用半卧位达到顺位引流及虹吸原理,当肺组织本身扩张及病员有效咳嗽时,利用呼吸时的压力差,使胸部引流通过水封盒排气、排液。适用于创伤性气胸、血胸、急性自发性气胸、急性脓胸需持续排脓者、脓胸伴有支气管胸膜瘘或食道瘘者、胸腔手术后排除胸腔内积液、积气。但应注意结核性脓胸、癌性胸腔积液禁用。

2.胸腔引流穿刺定位

（1）胸腔积液:选叩诊为实音及呼吸音明显减低处,一般在腋后线或至肩胛线第 7~8 肋间部位。现多做 B 型超声检查确定穿刺点及进针深度,并应注意参照 X 线检查结果及查体情况。包裹性积液及少量积液者.则必须于 X 线检查及 B 型超声检查标记定位后立即穿刺或在超声引导下穿刺。

（2）气胸:参照胸部透视或拍片结果,一般选取第 2 肋间锁骨中线交界处为穿刺点。如局部有胸膜粘连或其他情况不宜穿刺者,可选腋前线第 4 肋间穿刺。如为张力性气胸,病情危急无法作 X 线检查时,可按上述部位直接做诊断性穿刺。

（3）穿刺置管应依体征、X 线胸片或超声检查确定,并在胸壁做标记。液体引流一般选在腋中线和腋后线之间的第 6~8 肋间插管。气体引流常选患侧锁骨中线第 2 肋间。

3.胸腔闭式引流护理要点

（1）保持密闭

a.各部衔接要紧密。

b.水封盒液面低于引流管胸腔出口处 60~70 cm,以防液体倒流进入胸膜腔。

（2）保持无菌

a.操作过程中,严格无菌操作和消毒隔离。

b.常规应用抗生素,以防继发感染。

c.水封盒内装无菌盐水。

（3）保持通畅

a.牢固固定引流管，防止脱落。

b.引流管长短要适度，一般为 60~70 cm。过长不易引流，过短易滑脱，质地柔韧。

c.常挤压引流管，保持通畅，初期应每 30~60 min 挤压引流管一次，气胸或张力性气胸的早期症状首先应怀疑引流管被血块堵塞。

d.避免因胶管扭曲、受压而造成阻塞，特别是病人翻身、活动时应避免受压、打折、扭曲、脱出。

e.引流管应妥善固定于床旁，如病人下地活动，水封盒保持在膝关节以下。

（4）严密观察

a.密切观察引流液的性状、颜色、量及气体排出、水柱波动等情况，并详细记录。

b.如有两条引流管，应分别记录。

c.正常引流量：第一个 24 h 内约 500 mL，如每小时持续在 200 mL 以上连续 3 次应做好标记，通知医生。

4.拔管指征

（1）两肺呼吸音清，无漏气。

（2）引流量 24 h 小于 50~100 mL。

（3）胸内积液、积气，但胸引流管已阻塞，经各种处理无法恢复其引流功能。

（4）气胸病人引流侧胸腔肺完全膨胀，呼吸音恢复，夹管 24 h 以上无呼吸急促者。

5.应急处理

（1）引流系统漏气

胸管与水封瓶之间的引流系统应完全密封，以免影响胸腔内压力调解，当引流装置发生漏气时，病人吸气或咳嗽可见到上管或下管均有不等量的气体排出，有时会被误认为是肺泡或支气管残端漏气，但用负压吸引一段时间后，气泡有增无减，遇到此种情况后，应检查引流的系统装置。

（2）引流管堵塞

保持引流管通畅，应经常进行检查。观察水封瓶内水柱的波动，正常时水封瓶水柱液面应随呼吸和咳嗽运动而上下波动，如不波动可反映引流管中有堵塞现象，多数是不完全堵塞，完全堵塞很少见，发生原因多是血凝块或纤维蛋白凝块堵塞引流管所致。出现堵塞后应采取正确有效的挤压方法或用清洗法进行排出，通畅引流。

（3）引流瓶破损

为预防引流瓶破损，应将引流瓶放于床下胸瓶架上，并固定好，如因意外情况引流瓶被打破，须迅速将橡胶管返折捏紧，然后用止血钳夹住引流管，接上新的引流瓶。然后病人取半卧位，指导病人做深呼吸运动及有效的咳嗽，并一边挤压引流管，直至胸腔引流瓶无气泡溢出为止。

（四）注意事项

1.穿刺点应准确，病人体位要正确，穿刺过程中勿变动体位。病人切勿说话、咳嗽或深呼吸。

2.术中注意观察病人情况，如有头晕、心悸、出汗、面色苍白、脉细弱、四肢发冷等"胸膜反应"表现时，应立即停止操作，让病人平卧，监测生命体征，必要时遵医嘱可予0.1%肾上腺素0.5~1 mL皮下注射等相应处理。

3.有严重出血倾向，未经纠正时不宜操作。

4.穿刺部位的胸壁组织有急性化脓性感染时，不宜在该处穿刺，待感染控制后或避开感染部位进行穿刺。

5.水封瓶的长管下端插至水平面下3~4 cm，短管下口则远离水平面。

6.保持引流管通畅，不使受压、扭转。每日记录引流量及其性质和变化。

7.胸腔闭式引流术后，病人宜取半卧位，以利呼吸和引流，鼓励病人进行咳嗽、深呼吸运动，利于积液排出，恢复胸膜腔负压，使肺充分扩张。

8.如为急性脓胸，术中应取分泌物做常规检验、细菌培养及药物敏感试验。

9.定期胸部X线摄片，了解肺膨胀和胸腔积液情况。

10.拔管后要观察病人有否呼吸困难，气胸或皮下气肿，要检查引流口密盖情况，是否继续渗液，伤口渗出及时更换敷料。第三节　神经系统护理技术

十、颅内压监测技术

（一）目的

1.可持续观察颅内压的动态变化，有利于诊断。

2.及时反映颅内压变化，早期给予急救与治疗的干预，防止脑疝发生。

3.有利于及时判断病情，制定与指导治疗措施，为治疗决策提供依据。

4.有助于判断预后。

（二）用物准备

1.有创颅内压监测物品准备：静切（缝合）包、骨钻、腰穿针、导管、无菌试管、无菌手套、注射器、麻醉药、手术应用的各种包、敷料，以及开颅手术的器械、监护仪及插件、传感器或压力套装等物品。

2.无创颅内压监测物品准备：TCD监测仪、脑电图、诱发电位监测仪、计算机测量装置、传感器、监护仪、记录器等物品。

（三）简要说明

1.概述

颅内压（Intracranial Pressure，ICP）是指颅内容物（脑组织、脑脊液、血液）对颅腔壁的压力。ICP的正常范围为0.80~1.6 kPa，2.0 kPa即被认为ICP增高，达到2.67 kPa是临床必须采取降压措施的最高临界，这时脑容量极少的增加即可造成ICP急剧上升。对个别病人来说，容积—压力关系可以有所不同，并取决于脑容量增加的速度和颅内缓冲代偿能力。作为对这种脑顺应性测试的一种方法，可以向蛛网膜下腔内注入或抽出1 mL液体，如ICP变化>0.4 kPa，即表示颅压缓冲机制已经衰竭而必须给予处理。颅内压监测分有创颅内压监测与无创颅内压监测。

2.颅内压监测原理

（1）有创颅内压监测原理

通过颅骨钻孔或开颅手术后，将压力传感器植入颅内，使压力信号转换成电信号，再经电信号处理装置将信号放大后在监护仪显示 ICP 压力数据和波形，并可在记录纸上连续记录，从而及时、动态地观察 ICP 的变化。具体有 5 种方法可以进行有创颅内压监测，其分别是脑室内、蛛网膜下、硬脑膜外、硬脑膜下、脑实质内测压。

（2）无创颅内压监测原理

是通过各种监测仪器来测定颅内压的一种非创伤性的监测方法，包括颅内多普勒、前囟测压法、脑电图、脑诱发电等方法进行监测并记录。由于其创伤性较小、价格低廉、并发症少等特点，较适合颅内脑功能损伤病人的应用。

3.有创颅内压监测项目

（1）脑室内压力监测

a.优点：颅内压监测准确、方法简单易行、便于降低颅内压与留取脑脊液。

b.缺点：置管时间短，一般不超过 1 周、易引起颅内感染、脑组织损伤、颅内出血等并发症。

（2）蛛网膜下压力监测

a.优点：颅内压测定准确，误差小。

b.缺点：传感器置入过程复杂，植入时间短，一般不超过 1 周，易引起颅内感染、出血、阻塞等并发症。

（3）硬脑膜外压力监测

a.优点：侵袭小、不易引起颅内感染，监测时间长、不必担心导管阻塞，监测期间易于管理。

b.缺点：由于硬脑膜的影响有时不够敏感，监测的准确度会受影响，光导纤维价格昂贵。

（4）硬脑膜下压力监测

a.优点：不穿透脑组织，颅内压监测准确。

b.缺点：易感染，栓孔容易堵塞或封闭。

（5）脑实质的压力测定

a.优点：监测准确、操作简便、容易固定。

b.缺点：创伤大，传感器价格昂贵，且要求较高。

5.异常颅内压波形

（1）A 型波为一种平台波形，突然急剧升高，可达 6.67~13.33 kPa，并持续 5~20 min，然后突然下降，A 型波可能与脑血管突然扩张，导致脑容量急剧增加有关，常伴有明显临床症状和体征变化，是颅内严重疾病的表现，预后凶险。

（2）B 型波是颅内压较短时间的增加，常持续半分钟左右，压力波动在 3~7 kPa。提示脑顺应性降低，与呼吸及血压改变有关。

（3）C 波与不稳定的全身动脉压引起的颅内压波动有关。

6.颅内压增高的基本临床特征

（1）头痛

慢性颅内压增高所致头痛多呈周期性和搏动性，常于夜间或清晨时加重，如无其他体征常易误诊为血管性头痛。如在咳嗽、喷嚏、呵欠时加重，说明颅内压增高严重。急性颅内压增高多由于外伤所致颅内血肿、脑挫伤、严重脑水肿等引起脑室系统的急性梗阻，因此其头痛剧烈，而且不能被缓解，常很快发生意识障碍，甚至脑出血。

（2）呕吐

恶心和呕吐常是颅内压增高的征兆，尤其常是慢性颅内压增高唯一的临床征象。伴剧烈头痛的喷射状呕吐则是急性颅内压增高的佐证。

（3）视神经乳头水肿

视神经乳头水肿是诊断颅内压增高的准确依据，但视乳头无水肿却不能否定颅内压增高的诊断。由于急性颅内压增高病情进展迅速，一般很少发生此种情况。反之，慢性颅内压增高则往往有典型的视乳头水肿表现，首先是鼻侧边缘模糊不清、乳头颜色淡红、静脉增粗、搏动消失，继而发展为乳头生理凹陷消失，乳头肿胀隆起，其周围有时可见"火焰性"出血。

（4）意识障碍

它是急性颅内压增高最重要的症状之一，系由中脑与桥脑上部的被盖部受压缺氧或出血，使脑干网状上行激活系统受损所致。慢性颅内压增高不一定有意识障碍，但随着病情进展，可出现情感障碍、兴奋、躁动、失眠、嗜睡等。

（5）脑疝

由于颅内压增高，脑组织在向阻力最小的地方移位时，被挤压入硬膜间隙或颅骨生理孔道中，发生嵌顿，称为脑疝。试验证明：颅内压高达 2.9~4.9 kPa 持续 30 min 就可发生脑疝。脑疝发生后，一方面是被嵌入的脑组织发生继发性病理损害（瘀血、水肿、出血、软化等）；另一方面是损害邻近神经组织，阻碍和破坏脑脊液和血液的循环通路和生理调节，使颅内压更为增高，形成恶性循环，以致危及生命。

临床常见的脑疝有小脑幕裂孔疝和枕骨大孔疝。前者多发生于幕上大脑半球的病变，临床表现为病灶侧瞳孔先缩小后散大、意识障碍、对侧偏瘫和生命体征变化，如心率慢、血压高、呼吸深慢和不规则等；后者主要由于增高的颅内压传导至后颅凹或因后颅凹本身病变而引起。早期临床表现为后枕部疼痛，颈项强直。急性的枕骨大孔疝常表现为突然昏迷、明显的呼吸障碍（呼吸慢、不规则或呼吸骤停），心率加快是其特征，也有心搏随呼吸并停者，而血压增高则不如前者明显。

7.有创 ICP 监测指征

（1）所有开颅术后的病人。

（2）CT 显示有可以暂不必手术的损伤，但 GCS 评分<7 分，该类病人有 50%可发展为颅内高压。

（3）虽然 CT 正常，但 GCS<7 分，并且有下列情况二项以上者：①年龄>40 岁；②收缩压<11.0 kPa；③有异常的肢体姿态，该类病人发展为颅内高压的可能性为

60%。

8.ICP 增高的发展过程

(1) 代偿期：此期颅腔内容物体积或容量的增加未超过其代偿能力，临床上可无症状。其持续时间，取决于病变的性质、部位和发展速度。严重缺氧、缺血、急性颅内血肿等多为数分钟到数小时；而慢性颅内压增加如脑脓肿、肿瘤等可长达数天、数周乃至数月。

(2) 早期：此期颅内容物的体积已超过代偿能力，颅内压在 2.00~3.67 kPa，脑灌注压和脑血流量为平均动脉压和正常脑流量的 2/3，有轻度脑缺血和缺氧的临床表现。此时如及时去除病因，脑功能容易恢复。

(3) 高峰期：病情发展到较严重阶段，颅内压几乎与动脉舒张压相等，脑灌注压和脑血流量仅为平均动脉压和正常脑血流量的 1/2，脑组织有较重的缺血和缺氧表现，并明显地急剧发展。此期如不及时采取有效治疗措施，往往出现脑干功能衰竭。

(4) 晚期：此时颅内压几近平均动脉压，脑组织几乎无血液灌流，脑细胞活动停止、脑细胞生物电停放。临床表现为深昏迷、一切反射均消失、双瞳孔散大、去大脑强直、血压下降、心跳微弱、呼吸不规则甚至停止。此期虽经努力抢救，但预后恶劣。

(四) 注意事项

1.严格执行无菌操作：置入传感器或导管、换药、留取标本时，必须遵守无菌操作原则，防止颅内感染。

2.密切观察颅内压监护仪的动态变化，颅压高时及时遵医嘱给予降颅压药物治疗，颅压低时给予补液，并做好记录。

3.保持管路通畅，并妥善固定，防止受压、折曲。

4.提供安全舒适的环境，操作时动作要轻柔，避免刺激，必要时酌情应用镇静剂。因测压时病人挣扎、躁动、用力咳嗽、憋气等因素都会影响其压力的准确性。

5.拔管时避免感应器断在颅内。

6.注意观察有无并发症的出现：感染、颅内出血、脑脊液漏、导管堵塞、脑实质损伤等并发症。

十一、神经科病人的体位

(一) 目的

1.减轻脑水肿，降低颅内压，防止脑疝的发生。

2.保持呼吸道通畅，减少并发症的发生。

3.保持病人良肢位，促进患侧肢体的康复，改善病人发病的预后。

4.各种不同体位的摆放，促进了神经科不同疾病与症状的缓解与好转，减少了病人疾病的残障率。

(二) 用物准备

可使病人头、脚、躯干分别可以抬起的病床 1 张，垫枕 2~3 个，针对躁动病人准备约束带和大单。

(三) 注意事项

1.术后病人应给予正确卧位, 防止不当而导致并发症的出现, 或出现颅内高压, 引起脑疝的发生。

2.严格正确执行操作时的体位, 防止误伤或引起机体的损伤。

3.脑功能损伤病人, 要求护理过程中给予正确卧位, 防止出现并发症、肢体的挛缩, 促进肢体的康复。

十二、颅内引流管的护理

(一) 目的

1.去除脑室内积血, 减轻脑室系统的梗阻。

2.紧急减压抢救, 防止颅内压增高。

3.可给予局部用药。

4.可给予颅内压监测。

(二) 用物准备

骨钻或骨锥、脑室引流器、缝合包、常规消毒物品、无菌注射器、手套、局麻药及甲紫、一次性弯盘、CT 或 MIR 片、测压管、抢救药品及物品。

(三) 简要说明

1.侧脑室穿刺

侧脑室穿刺常见部位

前角穿刺、后角穿刺、三角区穿刺、经眶穿刺。

2.颅内血肿

常见发生颅内血肿部位

分别为颞部受压与枕部受压。

(四) 注意事项

1.不同的引流方式, 注意引流管与引流瓶 (袋) 的高度, 以免引流不足或过度。

2.保持引流管的通畅, 防止扭曲受压, 保持引流管道的密闭。观察引流液的性质、量、颜色以及病人颅内压的改变情况, 如有异常应立即通知医生。

3.防止感染: 穿刺部位给予定期小换药, 并保证敷料干燥无渗出, 无污染。引流管应每日更换, 更换时应夹闭引流管, 引流装置应注意防止反流, 引流管拔出后, 应注意观察病人的穿刺处有无渗液或漏液, 避免出现逆行感染。

4.防止脱管: 病人烦躁、躁动时给予约束带约束。给予病人翻身、搬运、晨间护理时, 要注意动作轻柔, 应先固定好引流管再给予操作, 防止引流管的脱出。

5.术后的观察: 根据病人不同引流的方式, 密切观察病人病情变化, 如果意识情况恢复或好转, 应注意尽早拔除引流管。如果昏迷程度逐渐加深、加重, 或出现剧烈头痛、颅内压增高、瞳孔的改变, 应立即检查引流管的通畅性, 并通知医生给予及时处理。

6.引流管通畅的观察方法

a.用肉眼观察病人颅内压升高时，可见引流管内有脑脊液流出。

b.压迫病人一侧颈静脉约 10 s，此时脑脊液压力升高，很快可达原有的 1 倍，此时应有脑脊液流出。

c.压迫病人腹部，此时脑脊液压力升高，应有脑脊液流出，但要时间短暂。

7.每日详细记录出入量，尤其脑脊液引流量，24 h 应小于 500 mL。因此注意观察引流管的位置，防止引流压力过低而导致脑脊液大量引出，出现低颅压现象。

十三、亚低温治疗的护理

（一）目的

1.减轻或消除外界不良因素侵袭而引起的各种反应，保护机体免受过多的消耗，防止疾病的发生、发展。

2.对颅脑损伤具有显著的脑保护作用。

3.减少并发症的发生，促进脑功能修复。

（二）用物准备

1.基本设施：亚低温治疗室或 ICU 内，具备净化及制冷系统、吸痰及吸氧设备。

2.人员：专职的医护人员 24 h 实行 ICU 监护。

3.仪器：设有多功能床旁监护仪，包括血压、脉搏、呼吸、心电图、血氧饱和度、颅内压、中心静脉压。具有冷热调节功能的体温控制毯、输液泵、注射泵系统、血气分析仪、呼吸机、抢救车、除颤仪等。

4.药品：卡肌宁、氯丙嗪、生理盐水，或者应用冬眠Ⅰ号（氯丙嗪、异丙嗪、哌替啶），或冬眠Ⅱ号（海德琴、异丙嗪、哌替啶）。

（三）简要说明

1.概述

亚低温治疗对于颅脑损伤的病人应用愈来愈广泛，它是用药物与物理的方法使病人体温降低，以达到治疗的目的。国际上按体温降低的程度一般将体温分为：轻度低温 33~35℃，中度低温 28~32℃，深度低温 17~27℃，轻中度低温被统称为亚低温。

2.亚低温治疗脑损伤的机制

降低脑组织氧耗量，减少脑组织乳酸堆积；保护血脑屏障，减少脑水肿；抑制乙酰胆碱、儿茶酚胺等内源毒性物对脑细胞的损害；减少钙离子的内流，阻断钙对神经元的毒性作用；减少脑细胞结构蛋白的破坏，促进脑细胞结构和功能的修复。

3.亚低温治疗期间神经系统观察要点

亚低温对脑组织无损害，但低温可能掩盖颅内血肿的症状，应特别提高警惕。复温过快、发生肌颤易引起颅内压增高。因此，应注意颅内压的监测，严密观察意识、瞳孔、生命体征的变化，必要时给予脱水和激素治疗。

4.亚低温治疗期间呼吸监测

重点监测呼吸频率及节律，亚低温治疗的病人由于冬眠合剂的影响，中枢神经系统处于抑制状态，因此呼吸频率相对较慢，但节律整齐。若病人呼吸频率太慢或快慢不等，且胸廓呼吸动度明显变小，出现点头样呼吸，应考虑呼吸中枢抑制过度，因此应立即停用冬眠合剂，必要时予呼吸中枢兴奋剂静脉滴入或行机械通气。

5.亚低温治疗期间循环监测

进行亚低温治疗的病人，应严密观察循环系统功能，其中主要有 ECG、血压、脉搏、肢端循环及面色等。正常情况下，若亚低温治疗有效，由于冬眠合剂的抗肾上腺素能作用，病人应表现为微循环改善，肢端温暖，面色红润，血压正常，脉搏整齐有力，心率偏慢。若病人出现面色苍白，肢端发绀，血压下降，心律不齐，说明微循环障碍，冬眠过深及体温太低，应立即停用冬眠药物并给予保暖，纠正水、电解质及酸碱平衡失调，必要时使用血管活性药物改善微循环。

6.亚低温治疗期间体温监测

体温监测是亚低温治疗中的一个重点项目。亚低温治疗是否有效，有否并发症的发生，在一定程度上与体温的控制情况密切相关。一般情况下，应保持病人的肛温在 32~35℃，头部重点降温的病人可维持鼻腔温度在 33~34℃。若病人的体温超过 36℃，亚低温治疗的效果较差，若低于 33℃，易出现呼吸、循环功能异常，体温低于 28℃易出现室颤。对于体温过低的病人，应适当降低冬眠合剂的量，必要时停用并对病人采取加盖被子、温水袋等保暖措施。

7.物理降温的实施

在亚低温治疗中，使用冬眠合剂的时候必须配合物理降温。一般使用降温机或冰袋，应在病人进入冬眠状态，各种反应减弱或消失后开始物理降温，否则在降温过程中病人易出现寒颤反应而引起机体代谢增加。降温速度以 2~4 h 降低 1℃，通常在 4~12 h 即可达到治疗温度。在进行物理降温时，应避免病人冻伤。

8.亚低温治疗期间体位护理

冬眠合剂中的氯丙嗪和度冷丁具有扩张血管降血压作用，因此亚低温治疗中的病人最好平卧位，不能使病人突然坐起、激烈翻动或搬动，否则易出现循环不稳、体位性低血压。

9.复温护理

亚低温治疗结束复温时应先撤去物理降温，让体温自然恢复，同时逐渐降低冬眠合剂的量，最后停用冬眠合剂。切忌突然停用冬眠合剂，以免病情反复。若体温不能自行恢复，可采用加盖被子、温水袋等方法协助复温。复温速度不可过快，应该用 10~12 h 以上时间逐渐完成（0.5℃/2 h）。

（四）注意事项

1.低温治疗法的同时，尽量使室温控制在 25℃以下，减少室内人员的出入。

2.给予亚低温治疗与复温过程中，密切观察生命体征的变化，尤其是呼吸的情况，应用肌松剂的同时，应掌握好呼吸机辅助呼吸。

3.动态观察病人的颅内压的变化与脑氧分压的情况，保障病人的脑供氧与脑灌注。

4.观察、记录降温时间，肌松剂输入的速度及肌肉松弛的程度，根据脑温或肛温随时调节肌松剂的滴速。

5.连续动态心电监测，及时发现和防止心律失常。

6.给予生活护理与翻身时，注意传感器的滑脱，防止影响测温效果。

7.定时监测血气分析、血糖、血电解质，病人血清内如存在冷凝集素，说明低温已产生溶血反映，应立即停止低温疗法。

8.降温期间防止出现肺炎、心律失常、低血压或复温休克、冻伤或压疮等并发症。

9.亚低温治疗的病人对外界的刺激反应差，容易出现各种并发症，因此应做好病人的基础护理，以防止肺部感染、泌尿系统感染及压疮等发生。

10.氯丙嗪易引起便秘，因此应注意观察病人有无腹胀、便秘出现，必要时进行灌肠或使用缓泻剂。

十四、脱水治疗的护理

（一）目的

1.降低各种原因引起的脑水肿、高颅内压，防止脑疝的发生。

2.利尿，减轻病人的水肿，促进过量药物与毒物的排泄。

3.改善脑循环，增加局部脑血流量和脑耗氧量，抗脑水肿。

（二）用物准备

遵医嘱备齐药品、静脉输液和/或肌肉注射用物。

（三）简要说明

1.概述

脱水治疗在神经科用药过程中较常见，因为它可以改善血液的流动性，引起脑组织的脱水而降低颅内压，同时可以使脑灌注压升高，发挥脑保护的作用。因此脱水治疗的护理在临床起到了重要作用。临床中最常应用的脱水治疗药物有高渗性利尿药（20%甘露醇、甘油果糖）和非渗透性利尿剂（速尿）、血清白蛋白、七叶皂甙钠等。脱水的同时必须注意体液的疗法，如果药物无法控制者，可选择脑减压术或脑室引流。

（四）注意事项

脱水药的大量应用可以使病人降低脑水肿与颅内压，同时可出现病人液体量的大量丢失。因此应用脱水药时应注意以下事项：

1.脱水的同时必须注意液体的疗法。正常成人 24 h 液体出入量均为 2500 mL，因此要详细记录出入量，保障病人出入量与热卡的平衡，保障机体营养的需求。

2.注意脱水药的应用会加重机体脱水，因此除药物引起的失水外，还应注意观察以下失水情况。无形失水（呼吸及皮肤蒸发）每日至少失水 850 mL，体温每升高 1℃，增加失水量 3~5 mL/kg，气管切开病人，呼吸失水 1000 mL/24 h，大量出汗湿透衣裤，失水为 1000 mL。因此要注意补水时的量，要满足机体的需求。

3.药物无法控制时，可选择脑减压术与脑室引流（请参见"本节三、颅内引流管的护理"）。

4.各种脱水药物应用时的注意事项

（1）甘露醇

a.应选用粗大的血管，并确保针头在血管内，必要时给予深静脉置管，以免药液外漏，引起组织水肿或皮肤坏死。

b.溶液开启瓶盖后应及时应用，如用一半量时，余液应弃去，不允许下次继续应用。

c.药液应保存在20℃的室温，否则易出现药物结晶的现象。

d.严重脱水、急性肺水肿和急性肾功能衰竭的病人严禁应用，因其可加重病情的变化。

e.65岁以上的老年人，应用时易引起肾功能衰竭，应注意观察病人的尿量、肾功能全项等参值的改变。

f.维持正常血容量，最好能监测中心静脉压，及时补充丢失的液体量。

g.反复大量使用后效果下降，因此对于重型颅脑损伤的病人，最好在颅内压的监测指导下使用。

（2）甘油果糖

a.严重循环功能障碍、尿毒症和糖尿病病人应慎用，因本品含有果糖和氯化钠。

b.输液速度不能过快，并应遵医嘱定时监测血常规、尿常规和肾功能。

（3）速尿

a.禁用于严重肾病伴有氮质血症和无尿、少尿与电解质紊乱的病人。

b.应用过程中主要不良反应为低钾血症，应定时监测。

c.可诱发痛风，可使血糖增高，大量快速应用可出现暂时性视觉障碍。

d.避免与阿司匹林类药物合用，防止出现水杨酸中毒。

e.对于低蛋白血症病人，常用于蛋白输入后常规速尿进行脱水。

（4）白蛋白

a.药品应放置在冰箱冷藏保存，应用时应提前取出，达到室温时方可输入，防止出现不良反应。

b.有心功能不全者，应用时注意用量不宜过大，同时要观察心率、血压、呼吸的变化，防止增加心脏的负荷。

c.血脑屏障严重破坏者，容易出现颅内压增高，因此应严格观察病情变化，意识的状态。

d.静脉输入时的速度应缓慢，不宜过快。

（5）七叶皂甙钠

a.禁止用于动脉、肌肉或皮下注射。

b.宜选用较粗大的血管进行注射，勿使药液外漏，若药液外漏而引起疼痛，应立即热敷，并更换注射部位，防止发生组织坏死。

c.药物输入过程中，因刺激血管会出现疼痛，因此输入速度不宜过慢。

d.偶见皮疹、静脉炎等不良反应，如果出现不适，应立即通知医生，给予及时处理与停药或换药。

e.注意配伍禁忌，严格遵医嘱给药。忌与肾毒性较大的药物合用，不宜与血管刺激性药物同用以免引起注射部位剧痛、静脉炎等。

十五、高压氧疗法的护理

（一）目的

1.提高脑组织与脑脊液中的氧分压。

2.增加氧储备，纠正脑缺氧，减轻脑水肿，降低颅内压。

3.促进觉醒反应和神经功能的恢复。

（二）准备工作

1.设备准备：高压氧治疗仪器主要是加压舱及附属部件。

2.物品的准备：吸痰管、脚踏吸引器、抢救物品等。

3.进舱前的准备：禁止携带易燃、易爆品和各种火源（打火机、火柴、移动电话、BP机、电动玩具、爆竹、汽油等）进舱；要求病人及家属穿戴纯棉织品，防止发生静电火花；勿携带手表、保温杯等物品进舱，防止损坏。

4.病人的准备

a.气管插管与气管切开的病人进舱前应将气囊内气体抽出，再注入等量的水；危重病人应注意进舱前不宜吃的过饱，不食用产气过多的食品和饮料，并排净二便。

b.能够配合的病人练习捏鼻鼓气、咀嚼、吞咽的动作。

（三）简要说明

1.概述

高压氧治疗是让病人在密闭的加压装置中吸入高压力（2~3个大气压）、高浓度的氧，从而达到治疗某些疾病的目的。氧舱内设有治疗舱、手术舱和过渡舱，可以进行手术、治疗、抢救。用压缩净化空气进行加压，病人在舱内戴上密封式呼吸面罩，吸高压纯氧。高压氧疗法常适用于一氧化碳中毒、缺血性脑血管病、脑炎中毒性脑病、神经性耳聋、多发硬化、脊髓及周围神经外伤，老年痴呆等病人。

2.高压氧的禁忌证

（1）绝对禁忌证有多发性肋骨骨折、张力性气胸、严重肺气肿、急性上呼吸道感染未控制者、活动性肺结核已形成空洞、化脓性中耳炎等。

（2）相对禁忌证有急性鼻窦炎、癫痫、高热体温尚未控制、精神失常、肺大泡及肺囊肿等。

3.高压氧的副作用

（1）氧中毒

指高压或常压下，吸入高浓度的氧达一定时程后，氧对机体产生的功能性或器质性损害。氧中毒可分为中枢型、肺型、溶血型和眼型。无论发生哪一型氧中毒，整个机体均同时受害。临床上，在高于0.3 MPa压力下吸氧，常规治疗时随意延长吸氧时间，常压下长时间吸人浓度高于50%的氧是氧中毒的常见原因。

（2）气压伤

常见的有中耳气压伤、副鼻窦气压伤和肺气压伤。另外，减压中气胸病人未及时发现和处理，可使胸腔内气体过度膨胀，肺和心脏受压，纵隔摆动，可致病人突然死亡。

（3）减压病

减压速度过快，幅度过大，使气体在组织中的溶解度降低，在血液和组织中游离出形成气泡，造成血管气栓，组织受压的一种高危情况。但是只要严格按规程操作，可避免发生。

（四）注意事项

1.严格把握操作规程，不得擅自改变治疗方案。

2.注意在高压氧治疗过程中做好在升压、减压过程中的调压动作。

3.危重症者做好呼吸道管理，尤其气管插管与气管切开的病人。

4.在高压氧下应警惕过度供氧致肺泡表面活性物质产生减少，引起肺不张或肺实变，严重影响肺部的气体交换，造成不良后果。因此高压氧治疗阶段，应随时注意肺部情况，必要时胸片复查。根据具体情况，权衡利弊，合理应用高压氧。

第三节　肾内科疾病护理操作流程

一、连续性肾脏替代治疗

（一）目的

1.纠正血液动力学和内环境异常：清除过多的容量负荷、纠正代谢性酸中毒和电解质平衡紊乱。

2.清除细胞因子和炎性介质。

3.改善组织氧代谢。

4.补液方便，便于营养支持。

（二）用物准备

双腔大口径中心静脉导管1套（末端分为2支，一支有蓝色标志是静脉端，另一支有红色标志是动脉端）、肝素帽2个、0.9%生理盐水3000 mL及500 mL各1袋、每2 mL含100 mg的低分子肝素1支、2%普鲁卡因1支、皮肤膜1张、无菌纱10块、胶布1卷、治疗盘等。

（三）简要说明

1.概述

连续性肾脏替代疗法（Continuous Renal Replacement Therapy，CRRT），包括一系列的连续性血液净化疗法，包含血液滤过、血液滤过+透析等技术。CRRT是模拟-肾小球工作方式，在几小时，甚至几天的时间，连续地清除机体多余的水分和毒素，调节酸碱和电解质的平衡，来有效地维持机体内环境的稳定，更符合生理状态，较好地维持血流动力学稳定、容量波动小、溶质清除率高。

2.CRRT的分类

SCUF-缓慢连续超滤；CAVH-连续动静脉血液滤过；CVVH-连续静静脉血液滤过；HVHF-高容量血液滤过；CAVHD-连续动静脉血液透析；CVVHD-连续静

静脉血液透析；CVVHFD-连续静静脉高通量透析；CAVHDF-连续动静脉血液透析滤过；CVVHDF-连续静静脉血液透析滤过。

（1）SCUF

建立动脉—静脉或静脉—静脉通路；通过缓慢对流原理；超滤率<5 mL/min（<3 L/d）；无需置换液；治疗时间少于1天。

（2）CVVH

采用中心静脉留置双腔导管建立通路，应用泵驱动进行体外血液循环，以超滤作用清除过多的水分，以对流原理清除大、中、小分子溶质。滤过器超滤率>10 mL/min（>15 L/d），需要血泵，需要置换液。

（3）CVVHD

为高通透透析膜，超滤率为0，不需置换液，但至少需要一个血泵和一个控制透析液的泵（10~30 mL/min）。

（4）CVVHDF

应用高通透透析/滤过膜，超滤率>10 mL/min（14~24 L/d）。需要血泵（流量一50~150 mL/min），需要置换液泵（10~30 mL/min），需要透析液泵（10~30 mL/min），需要超滤泵。

3.置换液配方

（1）Port配方

第一组：等渗盐水3000 mL+5%葡萄糖1000 m1+10%氯化钙10 mL+50%硫酸镁1.6 mL；

第二组：5%碳酸氢钠250 mL。

两组液体不能混合但可用同一通道同步输入。

（2）林格乳酸盐配方

含钠离子135 mmol/L，乳酸盐25 mmol/L，钙离子0.75~1.5 mmol/L，根据需要补充镁和钾。

（3）Kaplan配方

第一组：等渗盐水1 000 m1+10%氯化钙10 m1；

第二组：0.45%盐水1 000 mL+5%碳酸氢钠50 mL。

两组液体交替输入。

（4）南京军区总医院配方

A组液：NS 4000 mL，5%GS 1 000 mL，10%CaC12 10 mL，50%MgSO$_4$ 1.6mL。

B组液：5%。NaHCO$_3$ 250 mL。

离子浓度：Na$^+$143 mmol/L，Cl$^-$116 mmol/L，HCO$_3^-$334.9 mmol/L，Ca^{2+}2.07 mmol/L，Mg^{2+}1.56 mmol/L，葡萄糖11.8g/L。

4.CRRT的几种常用抗凝技术

5.透析前准备工作

（1）检查透析器与血液管路连接是否正确，是否紧密。

（2）核对各项设定值参数是否准确。

（3）了解病人透析期间病情有无变化，询问睡眠、饮食、大小便情况，观察精神状态及有无水肿。

（4）测量生命体征，包括体温、脉搏、呼吸及血压。

（5）测量体重，根据病人净体重及体重增长情况，设定超滤量。

（6）了解病人有关实验室检查项目结果。

（7）配合动静脉导管穿刺或做好导管维护。

6.透析中对病人观察与监测项目

（1）病人进入透析状态应立即测量并记录血压、脉搏、呼吸 1 次；以后每隔 1 h 测量并记录一次。

（2）透析中应严密观察病人意识状态的改变。

（3）观察动静脉穿刺部位有无肿胀、疼痛、渗血情况。

（4）检查透析血液管路有无扭曲、压迫。

（5）观察透析中有无并发症的发生。

7.透析中透析机监测项目

（1）血液管道监测系统

a.监测静脉压，正常情况下静脉压上下限设定在 0~13.33 kPa（0~100 mmHg）。

b.动脉压力感受器。

c.气泡监测系统。

d.血泵工作状态，正常透析时血流量应为 200~300 mL/min。

e.肝素泵工作状态。

（2）透析监测系统

a.透析液浓度，正常情况下钠离子浓度为 140 mmol/L。

b.透析液温度，透析温度可变范围为 35~40℃，一般设定在 37℃。

c.漏血监测器。

d.透析液负压报警。

e.透析液流量，一般设定范围为 400~600 mL/min。

8.引起静脉压报警的因素

（1）静脉压升高

常见的原因：静脉导管阻塞，有血栓形成；导管头贴靠血管壁；静脉管道弯曲或受压；体外循环静脉端凝血；血压突然升高，血流速度加快；透析液压力降低。

（2）静脉压下降

常见的原因：血压下降；血流速度减慢；血流量不足；动脉管路扭曲或受压；透析器内凝血；导管脱出或血液管路脱节；输入过量的生理盐水，血液被稀释，血流阻力下降；透析液压力升高。

9.动脉压报警的原因

（1）动脉压升高

常见的原因（测量点位于血泵后）：静脉导管阻塞；静脉管路受阻，血流不畅；透析器内凝血。

（2）动脉压下降

常见的原因：血流量不足或血流速度减慢；血泵和管路配合不好，使血液回流；如压力测量点在血泵前，负压值变大（压力下降），说明血流量不足。

10.气泡报警的常见原因

（1）导管的位置不良，血流量不足，使空气进入管路。

（2）血液管路的回路是不封闭的。

（3）从动脉输液端或肝素输入口有空气进入。

11.滤器凝血征象判定

（1）滤液尿素值/血尿素值<0.7（正常1.0），表示滤液与血液溶质不完全平衡，提示滤器内有凝血。

（2）最大超滤<100 ml/h，表示凝血，应更换滤器。

（3）滤器前压力过高，因气管道搏动。

（四）注意事项

1.操作者必须为经严格培训后的护理人员，专人操作管理，熟练掌握CRRT机器的操作使用，及时处理机器报警情况，更换治疗方式及置换液时操作熟练迅速，避免血泵反复停转或由于操作失败致使空气进入管路及滤器，导致凝血的发生。

2.严格无菌操作，配制置换液及更换液体过程中要注意进、出液管口的消毒、保护，避免造成污染。

3.治疗前预冲管路充分，滤过器内不可有空气停留，治疗中动、静脉壶液面尽量上调，减少空腔，可减少凝血机会。

4.由于血液滤过器有一定吸附能力，随着治疗时间的延长，部分中空纤维会发生堵塞，吸附能力及清除率有所下降，影响治疗效果，应在治疗24~48 h更换滤器后继续治疗。

5.严密观察并记录CRT机器的各种监测数值，了解数值变化原因，保证治疗顺利进行。

6.密切观察病人意识、血压、脉搏、体温变化，注意有无低血压、发热、高血压、心律失常，以及液体平衡情况、出血征象，及时发现病情变化，调整治疗方案。

7.观察透析器及管路有无凝血（特别是空气捕集器和血液滤过器是容易发生凝血的场所）、漏血，穿刺部位有无渗血、导管有无脱落。

8.严密观察有无并发症的发生

（1）与导管相关的并发症：穿刺部位出血、血肿；气胸、血气胸；感染。

（2）与滤器、管道相关的并发症：漏血；血栓。

（3）与抗凝有关的并发症：出血；滤器凝血；血小板降低。

（4）全身并发症：血容量不足、低血压；酸碱失衡、电解质紊乱；内分泌系统紊乱。

9.透析结束回血时，用生理盐水回血，禁止打开气泡监测夹子，严防空气进入体内。

10.无肝素透析病人，平均每 20~30 min 用 100~200 mL 生理盐水冲洗管路，观察管路有无凝血现象，如凝血严重，需立即结束透析。

11.在透析过程中，除特殊医疗外，尽量不输血液制品或黏稠度较高的液体，防止阻塞透析器，造成凝血现象。

二、腹膜透析技术

（一）目的

1.清除机体内潴留的代谢废物和过多的水分。

2.补充所必需的物质。

（二）用物准备

腹膜透析液 1 袋、一次性碘伏帽 1 个、管路蓝夹子 2 个、治疗盘、75%酒精、输液架等。

（三）简要说明

1.概述

腹膜是具有透析功能的生物半透膜，不仅具有良好的渗透和扩散作用，还有吸收和分泌功能。成人腹膜面积为 2.0~2.2 m²，较双侧肾脏的肾小球滤过面积（约 1.5 m²）和一般的血液透析膜面积（0.8~1.0 m²）为大。利用腹膜作为透析膜向腹腔内注入透析液，腹膜一侧毛细血管内血浆和另一侧腹腔内透析液借助溶质浓度梯度和渗透梯度，通过弥散对流和超滤的原理，以清除机体内潴留的代谢废物和过多的水分，同时通过透析液补充所必需的物质。不断更换新鲜透析液透析，则可达到清除毒素，脱去多余水分，纠正酸中毒和电解质紊乱的治疗目的。

适用于急、慢性肾功能衰竭、药物中毒、异型输血，游离血红蛋白≥800 mg/L、急性坏死性胰腺炎。应注意腹腔内广泛粘连和纤维化者绝对禁忌；新近接受腹腔手术、腹部有外科引流管、腹腔内存在异常通道、直肠脱垂、子宫脱垂、腹腔内巨大肿瘤或高位肠梗阻、妊娠晚期、严重的呼吸功能不全、腹腔内存在活动感染灶或可能导致感染性腹膜炎的疾病、重度营养不良者相对禁忌。

2.腹膜透析液主要成分

（1）电解质：包括钠、钙、镁、氯离子。

（2）缓冲剂：多为乳酸盐。

（3）渗透剂：绝大多数腹透液中的渗透剂为葡萄糖。

3.腹膜透析常见并发症处理

（1）透析液引流不畅或腹透管堵塞

a.改变体位。

b.排空膀胱。

c.加强肠蠕动，可服导泻剂或灌肠。

d.以 1%肝素盐水或 1 000 U 尿激酶加盐水 30~60 mL 封管。

e.若考虑导管移位则需调整导管位置。

（2）腹痛

a.腹透液适当加温（37~38℃）。

b.变换病人体位。

c.降低腹透液的渗透压。

d.减慢透析液的进出速度。

（3）腹膜透析的排出液异常

a.纤维蛋白块的浮现：这是由于蛋白质在体内凝结造成，可阻塞透析液的管道，导致透析液的排出和灌入困难。

b.排出液呈红色：是由于腹膜内有毛细血管破裂，导致微量血液进入透析液中，应立即连续腹腔冲洗 4~6 次，每次注入 1000~2000 mL。

（4）腹膜炎

a.保留第一袋混浊的透析液并送检。

b.用 1.5%透析液连续冲洗腹腔 4~6 次，每次灌入 1000mL。

c.遵医嘱处理。

（四）注意事项

1.腹膜透析应严格无菌操作，最好在专门房间进行。

2.腹膜透析液悬挂不宜过高，以防压力过大损伤腹膜。

3.灌注时速度应慢，透析液温度适宜。

4.详细记录每一次入液量和出液量及尿量，以观察腹透效果。

5.如发现流出液中浑浊或同时伴有发热、腹痛应急及时与医生联系，留取透析液标本送检，按医嘱进行相应处理。

6.发现引流液中有絮状物或血块阻塞引流不畅时及时汇报医生，遵医嘱给予肝素或尿激酶入腹透液，并保留 2 h。切不可抽吸，以免将大网膜吸入腹透管微孔。

7.观察导管出口处有无感染，如有红、肿、热、分泌物，应及时留取分泌物培养并做药敏试验，及时应用抗生素。

8.排液不畅时，应检查管路有无打折、阻塞、漂浮。

三、尿比重检测

（一）目的

用于衡量肾脏的尿浓缩和稀释功能的重要指标。

（二）用物准备

尿比重计 1 只，比重筒（一般选择 50 mL 小量杯）1 个或比重折射计 1 台。

（三）简要说明

尿比重反映单位容积的尿中溶质的质量，正常人 24 h 总尿比重为 1.015~1.030，单次尿最高与最低尿比重之差应>0.008，而且必须有一次尿比重>1.018。如果病人的尿比重持续在 1.010 左右，称为固定低比重尿，说明肾小管浓缩功能极差。

尿比重既受溶质克分子浓度的影响，又受溶质克分子量的影响。因此，蛋白质、糖、矿物质、造影剂都可使尿比重升高。蛋白对比重影响是 10 g/L 尿可增加比重 0.003，糖对比重影响是 10 g/L 尿可增加比重 0.004。

（四）注意事项

1.比重计必须事先进行严格的挑选。方法是放置在 15℃蒸馏水中应恰好显示出 1.000。

2.比重计应保存在盛水容器里，每次测定前擦干，盛放尿液的器皿必须清洗干净。

3.测尿比重时应避免起泡沫，如产生泡沫可用滤纸吸去。

4.尿中如混有造影剂、静脉输注右旋糖酐、甘露醇等使比重增高。

5.尿量不足时的比重测定

（1）可用蒸馏水稀释后再测定，计算结果时将读数的最末两位数字乘以稀释倍数，例如稀释一倍测得比重为 1.012 则核算比重为 1.024，但稀释倍数不应超过 3 倍，否则误差太大。

（2）应用比重折射计检测，应保证零点的校准及水平目测。

四、尿液 pH 值检测

（一）目的

评价肾小管功能，可粗略反映出代谢性酸碱平衡。

（二）用物准备

广泛 pH 试纸、注射器、清洁容器。

（三）简要说明

尿液 pH 值的正常值为：4.5~8。

（四）注意事项

1.尿液 pH 值受饮食种类、运动、饥饿、服用药物及疾病类型的影响。

2.测定尿酸碱度的标本必需新鲜取样。

3.试纸保存方法：pH 试纸在日光下与空气中及遇酸碱性物质或气体，都能使它变质，失去测定效用，宜在严密干燥处储存，勿使受潮，使用时试纸变色勿用。

4.此方法为简易方法，床旁检测给临床以适当提示作用，如需得到精准数值需准确留取标本送化验室检测。

五、尿道损伤

尿道损伤多发生于男性。男性尿道在解剖上以三角韧带为界，分为前、后两段。前尿道包括球部和悬垂部，后尿道包括前列腺部和膜部。前尿道损伤多发生于球部，后尿道损伤多发生于膜部。

【护理评估】

1.评估外伤史。

（1）尿道膜部外伤：①骨盆骨折。②尖利器物损伤。

（2）尿道球部外伤：①器械检查时不慎受伤。②猛然跌落并骑跨在硬物上。

2.评估症状及体征。

（1）尿道膜部外伤：①尿道出血。②下腹部及会阴疼痛。③排尿困难。④骨盆挤压伤病人，出现尿潴留。⑤直肠指诊可发现前方有柔软的血肿，有压痛。

（2）尿道球部外伤：①局部疼痛及压痛。②尿道流血。③排尿困难或不能排尿。④勉强排尿时可出现阴囊肿胀及疼痛。

3.评估有无排尿困难及尿潴留发生。因尿道损伤后尿道局部水肿、尿道外括约肌痉挛，以及尿道的完整性和连续性被损坏，故可引起排尿困难或尿潴留。

4.注意观察生命体征，评估有无休克表现。

5.评估辅助 X 线检查，注意有无骨盆骨折。

6.评估引流是否有效。

7.评估病人的心理状态，有无恐惧、焦虑等。

【护理问题】

1.组织灌注不足，有休克的危险：与尿道损伤及骨盆骨折出血有关。

2.排尿困难，尿潴留：与尿道完整性破坏、局部水肿有关。

3.感染的危险：与留置导尿、尿外渗有关。

4.后期尿道狭窄的危险。

【护理措施】

1.增加组织灌注量，防止休克发生。

（1）监测生命体征。伤后及术后 2 日内，每隔 1~2 小时测量血压、脉搏、呼吸一次。

（2）注意尿量、尿液的颜色、性质等，并记录。

（3）补充血容量。遵医嘱静脉输血、输液，并保证静脉通路通畅。

（4）若病人可经口进食，则鼓励病人多饮水，并补充热量及蛋白质。

2.解除尿潴留及排尿困难。

（1）嘱病人不可自行排尿。

（2）在严格消毒下，轻缓插入导尿管。如能通过损伤处，则留置持续导尿，作为治疗支架并引流。留置导尿 10~14 天。

（3）如为尿道撕裂伤，不能插入导尿管，可行膀胱穿刺造瘘。2~3 周后若排尿期尿道检查无尿外渗，排尿通畅则可拔除膀胱造瘘管。

（4）如尿道损伤严重或血肿很大，应经会阴手术清除血肿，并行尿道断端吻合，留置尿道支撑导管 2~3 周。膀胱造瘘管在 14 天后拔除。

（5）保持留置导尿管或膀胱造瘘管通畅。引流管不可过长或过短；位置不可高于膀胱水平；避免管道扭曲、折叠。

3.预防感染。

（1）观察体温及白细胞水平，及时发现感染征象。

（2）注意无菌操作。

（3）带有留置导尿管的病人应每日清拭尿道口周围2次。若无膀胱破裂及膀胱穿刺的病人应膀胱冲洗每日一次。

（4）有尿外渗多处切开引流的病人应注意观察渗出情况，注意引流物的量、颜色、性质、气味等。

（5）保护手术切口清洁、干燥，及时更换敷料。

（6）遵医嘱使用抗生素。

4.教育病人应进行尿道扩张。

（1）教育病人在行尿道手术后可能会发生尿道狭窄，应定期检查及行尿道扩张。

（2）尿道扩张时动作应轻柔，注意有无出血及损伤，严格无菌操作防止感染。

六、 膀胱损伤

膀胱排空时深藏于骨盆内。骨盆骨折或坐骨支骨折时，骨片可刺破膀胱，引起腹膜外膀胱破裂，并常伴有尿道损伤。膀胱充盈时可伸展至下腹部，当腹部被打击时，可发生腹膜内膀胱损伤。另外，内窥镜下手术、其他开放性损伤均可能致膀胱损伤。

【护理评估】

（一）主观资料

1.评估有无外伤史及有无相关的手术史，以明确病因。

2.评估病人的疼痛情况。

（1）腹膜内膀胱损伤可引起腹膜刺激征，表现为全腹剧痛。

（2）腹膜外膀胱损伤可有耻骨上疼痛及压痛。

（3）尿外渗及血肿可致下腹部剧痛。

3.评估病人排尿情况。由于膀胱破裂后尿液流入腹腔或膀胱周围，病人有尿意但不能排尿或仅排出少量血尿。

（二）客观资料

1.评估病人的生命体征，注意有无休克表现。

2.评估病人有无腹膜刺激征：腹痛、腹肌紧张、压痛及反跳痛。有无移动性浊音。

3.导尿检查。导尿时膀胱空虚或仅有少量血尿。在无菌操作下注入等渗生理盐水，片刻后抽出，如抽出量少于或多于注入量，提示膀胱破裂。

4.评估辅助检查。

（1）X线平片：注意有无合并骨盆骨折。

（2）从导尿管注入造影剂300mL后拍摄膀胱造影片，排出造影剂后再拍腹部平片，可显示膀胱外的造影剂。

（3）B超可提示腹腔内有大量液体。

（4）腹膜内膀胱损伤时腹腔穿刺可抽出尿液。

【护理问题】

1.知识缺乏：缺乏膀胱损伤治疗知识。

2.组织灌注不足，有休克的危险：与膀胱损伤出血有关。

3.留置导尿管的护理。

4.有感染的危险。

【护理措施】

1.治疗方法的选择

（1）膀胱壁挫伤的病人用抗生素治疗外，一般无需手术。肉眼血尿明显的病人留置导尿引流 5~7 天。

（2）腹膜外膀胱破裂，若裂口小，不必手术，可经尿道引流 10~12 天，并使用抗生素防止感染。

（3）腹膜外膀胱破裂，若裂口大，需手术修补。膀胱造瘘管于术后 10~12 天拔除。

（4）腹膜内膀胱破裂应手术探查。膀胱造瘘管于术后 10~12 天拔除。另外需安置腹腔低位引流管。

2.增加组织灌注量，防止休克发生。

护理同尿道损伤一节。

3.留置导尿管的护理。

（1）保持留置导尿管的通畅。避免导尿管扭曲、折叠，定时挤压，高度不超过膀胱水平。

（2）观察 24 小时引流尿的颜色、量、性状，并记录。

（3）清洁尿道周围，每日 2 次。

（4）鼓励多饮水，增加内冲洗。

（5）10~20 天后拔除导尿管，拔管前应夹闭导尿管，进行膀胱训练。1~2 天后方可拔除导尿管。

（6）拔管后注意观察排尿情况，如有异常可再次放置导尿管。

4.预防感染。

护理同尿道损伤一节。

七、泌尿系统结石

泌尿系统结石是泌尿道最常见的疾病。多发生于青壮年。尿结石由尿液中的物质组成，多难找到肯定原因。临床上最多见的为草酸钙结石，其次为磷酸盐类结石和尿酸结石。前者亦称感染性结石，多因感染尿液碱化所致；后者主要因尿酸增多，在酸性尿中沉淀引起。

肾结石位于肾盏或肾盂中，较小的结石常聚集在肾下盏。输尿管结石绝大多数来自肾脏，常位于肾盏输尿管交界处、输尿管越过髂血管处和输尿管的膀胱壁段这三个狭窄部位。因输尿管下段较上段狭窄，故下段结石多于上段结石。

膀胱结石易发于 10 岁以下男孩或并发于前列腺增生的老年人。

【护理评估】

（一）主观资料

1.症状

（1）评估疼痛的程度与种类：①肾结石：若结石不固定，且阻塞肾盏或输尿管、肾盂连合处，由于实质和被膜扩张而出现肋间钝痛。有时由于肾盂和肾盏平滑肌痉挛及蠕动过度而出现绞痛。②输尿管结石：疼痛为突发性，且数分钟内趋于严重，有两种表现：放射性绞痛或濒死痛，由于肾盏、肾盂和输尿管的平滑肌蠕动过度所致；肋膈角区持续性疼痛，由于阻塞及被膜紧张所致。当结石接近膀胱时，疼痛可扩散至阴囊或出现于会阴。③膀胱结石：剧痛，放射至会阴或阴茎头部。

（2）评估有无血尿：大多数为镜下血尿，有时会出现肉眼血尿。

（3）评估术后有无感染发生：病人会出现发热、寒战、全身不适、脓尿等表现。

（4）评估病人对与肾结石相关知识的了解程度。①评估病人对肾结石有关的进展和复发因素的了解。②评估病人对肾结石的进展与气候或液体摄入之间关系的了解。③评估病人对活动与肾结石的发生之间的关系的了解。

2.病史

（1）饮食习惯：有无高嘌呤、高钙、高草酸盐饮食。

（2）每日液体摄入量。

（3）曾经用过的药物。

（4）有无相关的疾病。

（5）有无家族性结石史。

（6）有无长期卧床史，骨折瘫痪的病人，或其他原因长期卧床的容易形成结石。这与废用性脱钙、高尿钙症以及尿液引流不畅易致感染有关。

（二）客观资料

1.尿液检查：尿常规检查可见红细胞增多，有时可见白细胞及结晶。24小时尿液分析。

2.肾功能：确定肾脏损坏的情况。

3.X线检查：95%的病人可经腹部平片显示结石。

4.B超：平片不显示的结石可依靠B超显示。

5.膀胱镜检：可看到一个或数个结石、阻塞性损伤及继发性膀胱病变。

【护理问题】

1.疼痛：与梗阻存在及结石有关。

2.感染的危险：与结石所致梗阻有关。

3.排尿形态改变：与结石梗阻有关。

4.知识缺乏：缺乏与结石有关的知识。

【护理措施】

1.减轻疼痛。

（1）疼痛时，应减少大幅度活动，鼓励病人卧床休息，安排舒适的体位。

（2）给病人热敷或热水坐浴，以缓解疼痛。

（3）了解并使用既往有效的非药物性缓解疼痛的方法，如：音乐治疗、放松疗法、分散注意力等。

（4）预防性使用镇痛剂及抗痉挛剂。

2.观察排尿形态，促使排尿功能正常。

（1）监测病人的出入量。

（2）监测尿液的量、颜色、气味及浓度。

（3）鼓励病人每日摄入 3000~4000mL 液体。

（4）指导病人采取半坐位姿势，有利于尿液由肾盏经肾盂进入输尿管。

（5）可以下床活动的病人，鼓励其每 2 小时将尿液排空，以防尿潴留。

（6）过滤所有尿液，以监测结石是否排出。

3.避免感染的发生。

（1）监测病人的生命体征。

（2）指导病人有疼痛、发热、寒战等症状时应及时报告医生。

（3）鼓励病人多喝水，以免尿潴留发生感染。

（4）保持一定的活动量，避免长期卧床以免导致高钙血症而增加结石形成的机会，并减少输尿管结石的发生。

（5）若留置导尿，应做尿道护理。

（6）若有手术切口，应严格无菌技术操作，以防伤口感染。

（7）遵医嘱给予抗生素。

4.若行肾切开取石术，应注意以下护理要点：

（1）密切观察出血情况：术后发生的肉眼血尿，多为静脉性出血，常可自行停止。引流管引出的血液，多为肾周分离创面出血，若不严重，常可自行停止，但应保持引流的通畅。

（2）观察有无漏尿：由于肾盂缝合不够严密，可能有不同程度的尿液漏出，只要引流通畅，数日即可自愈。若漏尿在 10 日以上，甚至发生高热，应考虑残余结石引起梗阻。

（3）严密观察体温、血象。若有高热发生，常为外渗尿液引流不畅或残余结石引起。

（4）必要时行 B 超检查。

（5）应用抗生素预防及治疗感染。

5.若行肾部分切除术和肾实质切开取石术，应注意以下护理要点：

（1）预防术后大出血，应注意引流管通畅及引流液颜色深浅，并观察血尿情况。

（2）术后绝对卧床 2 周。

（3）定期测血压、脉搏。

（4）保持大便通畅。必要时遵医嘱应用缓泻剂。

（5）应用抗生素，预防感染。

6.提供饮食指导，依结石的种类调整饮食，可改变尿液的酸碱度。

（1）对于钙结石：给予低嘌呤饮食，尽量少吃肉类、豆类、咖啡、巧克力、酒精等食物。低草酸饮食：避免摄取菠菜、卷心菜、芹菜、番茄、核桃、柑橘类水果等。

（2）对于磷酸钙结石：

①口服维生素 C。

②摄取酸性食物：如蛋、肉、谷类、干梅、葡萄、番茄及玉米等。

（3）磷酸碳镁结石：饮食中限制磷、钙的摄入。

（4）尿酸结石：

①摄取碱性食物：如水果、蔬菜。

②使用低嘌呤饮食。

（5）胱氨酸结石：采用低蛋白饮食。

（6）尽量不服或减少服用与结石形成有关的药物，如：

维生素 C、阿司匹林、磺胺类药物和用于溃疡病的抗酸药物。

【出院指导】

1.告诉病人每天保持 3000~4000mL 的液体入量的重要性。

2.教导病人有关药物治疗及饮食治疗计划的执行方法，以抑制结石复发。指导病人进行活动。术后需有一段时间限制体力活动。

3.告诉病人若有恶心、呕吐、寒战及发热、尿液性状的变化应及时报告。

4.告诉病人需定期追踪检查的重要性。

八、泌尿系统结核

泌尿系统结核是由肺结核原发病灶或肺门淋巴结病灶播散而来，可侵犯一个或多个泌尿器官，而致慢性肉芽肿性感染。

【护理评估】

（一）主观资料

1.性别：以男性居多。

2.年龄：20~40 岁占 60%，50 岁以上的病人发病率也不低。

3.症状：

（1）肾脏及输尿管：①因疾病进行缓慢，病肾通常无明显症状。②膀胱刺激症状。③血尿：有时肉眼血尿为第一个症状。④脓尿：病人都有轻重不一的脓尿，尿液形似洗米水。⑤肾脏结核的全身症状不突出。⑥输尿管有扩张、狭窄、逆流或缺损等现象。

（2）膀胱：①膀胱刺激症状，包括烧灼感、尿频、夜尿、偶尔出现血尿。②在晚期，膀胱容积减小，壁变厚，膀胱刺激症状更剧烈。③可出现耻骨疼痛。

（3）附睾：①肿大的附睾无特殊不适，形成硬结。②干酪样变性形成寒性脓肿，与阴囊粘连，脓肿破溃，成为经久不愈的窦道。③继发感染时，局部红肿疼痛。

（二）客观资料

1.尿液常规检查。

2.纯蛋白衍生物（PPD）试验。

3.X 线检查。

4.静脉肾盂造影。

5.逆行性肾盂造影。

【护理要点】

1.饮食及营养

（1）摄取高热量、高蛋白、高维生素的食物。若已有肾功能衰竭出现时，应限制蛋白质的量。

（2）避免太咸及刺激性食物。

2.抗结核药物治疗，应观察抗结核药物的毒副反应。

（1）链霉素可引起口唇、手足麻木和听神经损害。

（2）异烟肼可使血清转氨酶升高，引起精神兴奋和周围神经炎。可同时服用维生素 B6，防止周围神经炎。

（3）对氨基水杨酸钠对胃肠道有刺激性，进餐时服用可减少刺激。

3.保暖，预防上呼吸道感染，以防病情恶化。

4.工作及活动

（1）避免剧烈活动及整天站立的工作。

（2）每天应有适量的活动。

5.告知病人手术是肾结核总的治疗计划的一部分，说明手术前后药物治疗的重要性。

6.肾切除术后护理主要参见前几章所述。重点观察结核性膀胱炎的转归，如尿频、尿急、尿痛等症状有无改善，每次排尿量等。

九、肾肿瘤

肾肿瘤多为恶性。临床上较常见的肾肿瘤有源于肾实质的肾癌、肾母细胞瘤，以及肾盂、肾盏发生的乳头状肿瘤。肾癌高发年龄为 50~60 岁，男：女为 2：1。常见的症状为血尿、肿块及疼痛三大症状，间歇性无痛性肉眼血尿为最常见的初发症状。肾母细胞瘤时婴幼儿最常见的腹部肿瘤，多数在 5 岁以前发病。肾盂肾盏癌较少见。

【护理措施】

1.减轻焦虑。

（1）鼓励并协助病人表达其焦虑及感受。

（2）用图片辅助介绍，以加强病人及家属对有关手术、步骤及部位等的认识。并给予足够的时间提出问题与之讨论。

（3）事先告诉病人手术后会有切口，应注意清洁，预防感染。

（4）告诉病人一个肾脏切除后，另一个仍能维持两个肾脏的工作，减轻其心理负担。

（5）指导病人有关术后运动、饮食等注意事项。

①饮食：当肠蠕动恢复，无恶心、呕吐等症状时，可改由口进食。

②在手术后数天内，每天液体输入量为 2000~3000mL，以防止造成结石，同时也有助于尿路清洗。

③运动：病人若生命体征平稳，病情许可，在手术 24 小时后，即可离床活动。

2.预防呼吸道感染、伤口感染及其他合并症的发生。

（1）观察病人是否有呼吸困难的症状并听诊呼吸音，鼓励病人深呼吸、咳嗽及翻身。

（2）每 2~4 小时监测生命体征，并注意内出血及电解质紊乱的表现，以预防休克。

（3）严密观察伤口是否有水肿、发红、出血、血肿或伤口裂开的发生。

（4）遵医嘱给予抗生素。

3.提供相关护理的指导。

（1）向病人及家属解释药物服用的方法、剂量及副作用。

（2）向病人及家属解释术后几周内会有伤口疼痛及产生疲劳的现象，属正常反应。

（3）告诉病人不宜剧烈活动，如避免举重物等。

（4）指导病人如有下列情况时，应速与医生联系。

①发热、寒战、血尿及下腹部疼痛，表示有泌尿系统感染。

②在摄入正常液量时，若尿量减少，表示有肾衰竭可能。

③体重减轻、骨痛、意识改变和四肢麻木、软弱，表示可能有肿瘤转移。

（5）提供饮食指导，依个人的具体情况及残存肾脏的功能而定。

（6）定期复查的目的及重要性。

十、膀胱肿瘤

膀胱肿瘤是最常见的泌尿道肿瘤，好发部位是膀胱的侧面及后壁外，男性与女性的患病率之比为 3:1。易发生于 50~70 岁之间。

【护理评估】

（一）主观资料

1.健康史。

（1）年龄：好发于 50~70 岁。

（2）性别：男：女约为 3:1。

2.个人及家庭史。

（1）病人是否从事接触化学物质：化学物质以含有色氨酸代谢产物为主，如：橡胶、皮革、印刷厂的染料。

（2）吸烟：吸烟者比不吸烟者发生膀胱癌的机会高 1.5~3 倍。

（3）饮食：当人体食人含有亚硝酸盐的食物时，会因胃酸的作用而变成亚硝酸，可引发膀胱癌。

3.症状。

（1）肉眼可见的间歇性无痛性血尿。

（2）膀胱刺激反应及排尿困难。

（3）严重者会出现直肠阻塞、骨盆区疼痛及下肢水肿。

（二）客观资料

1.膀胱镜检及活检：可以直接观察肿瘤的部位、形态、数目。

2.排泄性尿路造影。

3.膀胱造影。

4.B超及CT。

【护理问题】

1.疼痛：与手术有关。

2.知识缺乏：与对手术前有关知识及术后相关护理不了解有关。

3.感染的危险：与手术切口有关。

4.自理能力缺陷。

5.焦虑：与身体结构改变有关。

【护理措施】

1.做好术前准备。

（1）向病人说明手术的目的、时间，以减少恐惧不安。

（2）教导病人尿道括约肌收缩的方法：即在排尿过程中，试着停止小便。以便在手术后伤口愈合后施行。

（3）向病人说明保持心理平衡及保持良好睡眠的重要性。

（4）皮肤准备：从乳头开始至大腿中间，包括会阴部。

（5）向病人解释术后会视肿瘤大小及出血情况放置导尿管。并告知病人导尿管可能放置1~5天，到出血停止时为止。也可能行持续性膀胱灌洗，以防血块形成，故病人需卧床24小时。

2.加强导尿管及伤口的护理，以预防感染的发生。

（1）术后密切观察有无发热、咳嗽、咳痰，监测血压、脉搏及尿量的变化。

（2）注意导尿管的通畅，如有阻塞现象及时报告医生。

（3）若须持续性膀胱冲洗，需注意观察是否有阻塞的情形（如膀胱胀及腹部不舒适），并观察冲洗液的流速及颜色。

（4）鼓励病人施行深呼吸及有效咳嗽，用力咳出痰液，以促进肺扩张。

（5）早期下床活动，评估病人对活动的耐受性，逐渐增加活动量。

（6）以无菌技术进行伤口护理，如果敷料湿透应及时更换。

（7）观察是否有感染征象。

（8）遵医嘱给予抗生素。

3.缓解疼痛，增进舒适。

（1）评估疼痛的部位、程度及频率。

（2）观察引起疼痛的原因，如手术后由于血块阻塞尿的流出，常会引起膀胱的疼痛；由于插入的导尿管刺激手术部位引起疼痛，应特别注意导尿管的位置。

（3）遵医嘱给予镇痛剂。

（4）减轻病人焦虑，并取得病人的配合。

4.若行膀胱造瘘，应注意：

（1）保持引流管在合适的位置，妥善固定。因引流管若向外拉，会使引流不畅，若向内推，就会碰到膀胱基底部，引起疼痛。

（2）引流管大多在手术后 4~10 天拔除。

5.出院指导。

（1）向病人说明膀胱癌治疗后的复发性。定期复查可以早期发现复发，及时处理。应在 2~3 年内每 3 个月做一次膀胱镜检。

（2）向病人说明坚持综合治疗的重要性。正确的综合治疗方案应是手术切除肿瘤，再进行化疗或放疗；1~2 月后再辅以免疫治疗，杀灭残存的癌细胞。

（3）告诉病人出院后数周内，可能会有继发性血尿，宜多摄入水分予以冲洗。

（4）指导病人有下列情况时，应速找医生：

①正常摄入液体，但有 6 小时未排尿。

②大量摄入液体后，仍有血尿持续出现。

九、前列腺增生

前列腺增生是老年男性的常见病，大多发生于 50 岁以上的人，80 岁以上的老人有 80%以上的发生率。

前列腺增生的真正原因不明，有人认为阻塞性组织是增生的尿道周围腺体，并向周围压迫前列腺组织。因此，所谓前列腺切除并非切除整个前列腺，是增生的尿道周围组织的切除。

前列腺增生使尿道前列腺段弯曲、伸长，膀胱括约肌扩大，膀胱颈抬高。由于尿流梗塞，膀胱逼尿肌肥厚，黏膜面出现小梁、小室和假性憩室，输尿管间嵴肥厚。慢性尿潴留使输尿管膀胱段失去抗逆流作用，引起肾积水，损害肾功能，也易引起感染和结石。

前列腺增生症状严重程度与增生结节的大小可以不成比例，与增生的部位、是否合并感染和结石有关。

【护理评估】

（一）主观资料

1.评估有无膀胱症状。

（1）排尿困难。

（2）尿线细小无力。

（3）尿频。昼夜都有此现象，尤其夜尿增加。

（4）血尿。可能出于膀胱颈用力，导致静脉扩张破裂所致。

（5）刺激症状。病人在紧张、饮酒过后会使逼尿肌不稳定，引起尿频、尿急、夜尿等。

（6）尿潴留。

（7）耻骨上疼痛和尿急。

2.评估有无尿道感染的病史。

3.评估有无肾脏症状。

（1）肾盂积水。

（2）尿毒症。嗜睡、呕吐、腹泻。

4.评估疼痛的位置、种类及性质。

5.评估术后有无感染发生。

6.评估病人/家属对手术会影响性功能的了解程度，以及对性功能的要求。

7.评估病人/家属的心理状况及对疾病治疗及护理知识的认识。

（二）客观资料

1.腹部中线下方可视诊、触诊或扣诊出一个肿块。

2.直肠指诊可以摸到变大变硬的前列腺。

3.X线检查。

4.膀胱镜检。可以诊断前列腺的大小及阻塞程度。

5.尿流动力学检查。可以检查病人尿流的大小及排尿的力量。

【护理问题】

1.知识缺乏：与对保守治疗及护理的相关知识缺乏有关。

2.疼痛：与膀胱痉挛及手术切口有关。

3.体液不足：与手术后出血有关。

4.知识缺乏：与缺乏家庭治疗及护理知识有关。

5.性功能障碍：与术中损伤阴部神经有关。

【护理措施】

1.若行保守治疗，应注意：

（1）前列腺按摩：每天定时施行，以减轻前列腺充血。但若病人正处于急性尿液感染或有完全尿潴留时，应列为禁忌。

（2）保护膀胱的紧张性，避免受伤害。

①避免短时间内大量快速的饮水。因饮水过量会使膀胱急剧扩张而导致膀胱紧张度的丧失。

②避免饮酒或有利尿作用的饮料，如浓茶、咖啡。因酒精、茶、咖啡都有利尿作用，易造成膀胱容量的增加。

③当有尿意时，应及时小便。

（3）插放留置导尿管：若有急性尿潴留时，可行留置导尿，当前列腺充血改善，膀胱张力恢复正常后应立即拔除。

（4）注意规律的性生活，以减轻前列腺充血。

（5）合理应用抗生素。

2.行前列腺摘除术，术前应注意准备充分。

（1）前列腺增生症的病人60%并发心血管疾病，术前应治疗高血压和心肺疾病、戒烟，以减少肺部并发症。

（2）留置尿管，改善肾脏功能和控制尿路感染，减少尿潴留引起的不适及合并症。

（3）忌饮酒、避免便秘，以免诱发急性尿潴留。

（4）鼓励病人起床活动，改善手术耐受性。

3.行前列腺摘除术，术后护理应注意：

（1）维持充足的体液量。

①监测血压及心率。

②监测有无血尿以及尿中血块的量：病人术后出血，可由血尿的量得知。在有显著血尿时，极易形成血块，潴留于膀胱，使排尿发生困难，常致尿闭，严重时可导致休克。

③严密观察血尿转清的情况。

④确保引流管的通畅，如有小血块，应及时冲洗。

⑤每日监测并记录出入量。

⑥遵医嘱予以静脉补液。

（2）减轻疼痛，增进舒适。

①妥善固定各种引流管，保持尿管通畅，以防发生阻塞出现尿潴留。

②指导病人在咳嗽及活动时按压伤口。

③遵医嘱给予镇痛剂及解痉剂（青光眼及心脏病者禁用）。

④预防便秘：手术后鼓励病人多喝水；手术后3天予以缓泻剂。

（3）预防感染。

①密切观察病人的全身状态，注意有无贫血、低蛋白血症。

②严格外科无菌技术操作。

③手术后早期离床。

④鼓励及帮助病人每1~2小时翻身1次，每30分钟深呼吸及咳嗽1次。

⑤使用留置导尿时，应严格保持无菌并保持引流通畅。

⑥保持伤口部位清洁干燥。

⑦进行尿道口的护理。

⑧遵医嘱应用抗生素o

（4）教导病人有关知识，提高病人的自理能力。

①教导病人进行会阴运动以协助尿道括约肌的功能恢复。a.手术后2~3天即开始指导病人呼吸时收缩腹肌、臀肌、会阴肌肉，每小时20次。b.指导病人收缩肛门括约肌，同时放松身体其他部位的肌肉，直到能控制排尿为止。c.告诉病人尿失禁

可能会持续到术后 1 年。

②告诉病人多摄取水分，以防脱水及减少血块形成。

③鼓励病人下床活动，勿坐太久。因坐太久会使腹内压增高，引起出血。

④出院后 4~6 周内应避免费力的活动，如：用力排便、提重物。

⑤告诉病人有下列情况时应报告医护人员：a.感染体征：发热、异常的切口引流、异常的尿道引流；b.尿道感染的体征：尿液浑浊、恶臭，尿频，血尿；c.不能恢复的尿失禁；d.骨痛：可能是前列腺癌骨转移。

⑥鼓励病人说出内心的不安，并为病人提供心理支持。

（5）为病人提供有关性功能的咨询。

①告诉病人由于手术时切除增生的组织而妨碍到膀胱颈的收缩，使得精液进入膀胱内，产生逆行性射精。

②指导病人观察其尿液有无混浊，混浊表示精液与尿液混合，应报告医生。

③用图表、模型向病人解释神经对阴茎勃起和射精所起的作用，区分其与无生育能力及阳痿的不同。

④指导病人在手术后 6~8 周即可恢复性生活。

十一、精索静脉曲张

精索静脉曲张是指精索蔓状静脉丛伸长、扩张、迂曲，是青壮年的常见病。精索蔓状静脉丛可分为三组：精索组在前，输精管组居中，提睾肌组在后。病变主要在精索组，95%病例发生在左侧。

【护理评估】

（一）主观资料

1.有阴囊酸胀、下坠感和坠痛。

2.疼痛可在站立后加重，平卧休息后减轻，并可向下腹部、腹股沟及腰部放射。

（二）客观资料

1.阴囊部肿大，较对侧拉长。

2.触诊时可扪及曲张的静脉如蚯蚓团。

3.辅助检查，如 B 超、选择性左肾静脉造影。

4.精液检查有无异常是有无手术适应证的主要指标。

【护理问题】

1.知识缺乏：缺乏有关治疗的知识。

2.有血肿的危险。

【护理措施】

（一）治疗的选择

1.症状不明显且有正常生育的，一般不需手术治疗。

2.需手术治疗的病人：

（1）症状明显者。

（2）久婚不育者。

（3）精液异常者。

3.可采用静脉高位结扎，并切除 2~5cm 曲张的静脉。

（二）术后护理

1.术后注意有无阴囊血肿。

2.用兜带将阴囊托起，以利静脉回流。

十二、 鞘膜积液

鞘膜原为腹膜，在胎儿睾丸下降时成为腹膜鞘突，经腹股沟管进入阴囊。在睾丸部位的鞘突腹膜成为囊状，分壁层和脏层。当两层鞘膜之间渗出和吸收失去平衡，鞘膜囊内积聚的液体过多，形成囊性肿物，称为鞘膜积液。鞘膜积液可分为睾丸鞘膜积液、先天型鞘膜积液、精索鞘膜积液和其他类型。

【护理评估】

（一）主观资料

一般无特殊不适，积液较多时可有钝痛及牵扯感。

（二）客观资料

1.阴囊或精索部位可触及囊性肿块，大小可有很大差异，多为卵圆形。

2.肿块透光试验阳性。

3.可行诊断性穿刺。

【护理措施】

1.急性期应卧床休息，抬高阴囊。

2.治疗方法选择：

（1）婴儿鞘膜积液常可自行消退，不必治疗。

（2）成人的小、无症状的鞘膜积液亦可不作治疗。

（3）年老体弱，不能承受手术者，可作姑息性穿刺抽液治疗。

（4）手术治疗为主要治疗方法，常用鞘膜翻转术。

3.手术后护理。

（1）术后抬高阴囊。

（2）注意有无阴囊血肿。

（3）若无出血、渗液，伤口引流物可于术后 1~2 天拔除。

第四节 消化内科护理操作流程

一、三腔二囊管的应用技术

（一）目的

确认为食道、胃底静脉曲张破裂出血病人的压迫止血。

（二）用物准备

1.三腔二囊管、20 mL 及 50 mL 注射器各 1 支、止血钳 2 把、治疗巾、血压计、弯盘 1 个、治疗碗 1 个、液体石蜡、纱布数块、无菌手套、胶布、负压吸引装置。

2.床边牵引装置有 0.5 kg 的沙袋、滑轮牵引固定架、线绳。

（三）简要说明

1.三腔二囊管简介

三腔二囊管内含 3 个腔，中间的管腔通向导管前端，可通过此管腔抽吸或冲洗胃内容物，两侧的管腔一个通向导管前侧的圆形气囊（胃气囊），另一管腔通向导管较后的长形气囊（食管气囊）。在三腔二囊管尖端有一金属标记，必要时可藉 X 线了解三腔二囊管的正确位置。

2.插管前做好充分准备，插管时动作要轻柔，避免损伤食道黏膜，操作要熟练稳、准、迅速，不可误插，以免反复插管而延误抢救时间。插管后可能出现上腹部不适，引起病人烦躁，术前应向病人解释清楚，必要时遵医嘱使用镇静剂，避免躁动时三腔管向外脱出。

3.观察并定时自胃管内抽吸胃内容物鉴定是否出血，同时自胃管进行有关治疗。出血量多者，可取去甲肾上腺素 4~8 mg 加入 3~5 ℃低温盐水 250 mL 中，进行洗胃（老年病人禁用），既可达到止血目的，又可清除积血，减少氨在肠道的吸收，以免血氨增高而诱发肝性脑病。每 2~3 h 检查气囊内压力，压力不足时应及时注气增压。

4.密切观察出血是否停止：若血压、脉搏反复测定均正常，大便颜色转为正常，从胃管内未抽出新鲜血液提示出血停止。若出现下列情况可能继续出血或再出血：反复呕血由咖啡色转为红色，或黑便次数增多，由柏油样便转为红色，周围循环衰竭持续存在，中心静脉压暂时恢复后又下降。一旦发现继续出血时，应立即检查气囊内压力，如有漏气而压力下降时，应补充气体，同时做好输血及抢救准备。

5.常见并发症及预防措施

（1）窒息：三腔二囊管滑脱至后咽部可造成气道梗阻引起窒息。预防方法是避免牵拉过度。如一旦发生，应立即放出囊内气体并将三腔二囊管拔出。床头常规放置剪刀，以备紧急时将三腔二囊管三条管道一并剪断。

（2）食管黏膜严重糜烂：发生在气囊压力较大、大于 40 mmHg 并连续压迫较久时。为此应使食管气囊保持于能止血的最小压力，并每日至少将气囊放气 2 次，每次 20 min。

（3）误吸和肺部感染：为避免此并发症应注意避免口腔中存留的液体或反逆物进入呼吸道，口腔中过多的唾液不要咽下，应随时吐出或用吸引器吸出。

（四）注意事项

1.用前应该检查导管和气囊的质量。橡胶老化或气囊充盈后囊壁不均匀者不宜使用。

2.注意导管的固定，严密观察导管刻度，防止三腔管被牵拉脱出。一般成人置管深度为 55~65 cm，但是进口管上标记的刻度自胃囊部位开始，病人鼻部刻度显示为 40~50 cm。因此，插管前务必检查导管刻度标记，并记录好插管深度。

3.必须先向胃气囊内充气，再向食管囊充气。其充气量太少达不到止血目的；充气量过多，食道易发生压迫性溃疡。气囊每隔 12 h 放气 1 次，同时将三腔管向内送入少许。若出血不止，20 min 后确定两囊的位置仍按上法充气压迫。

4.观察气囊有无漏气，每隔 4 h 测食管气囊压力 1 次（可连接血压计测量），胃气囊只要向外牵拉感到有阻力即可断定无漏气。

5.气囊压迫期间，须密切观察脉搏、呼吸、血压、心率、心律的变化。因食管气囊压力过高或胃气囊向外牵拉过大压迫心脏，可能出现频发早搏，此时应放出囊内气体，将管向胃内送入少许后再充气。胃气囊充气不足或牵引过大，会出现双囊向外滑脱，压迫咽喉，出现呼吸困难甚至窒息，应立即放气处理。

6.压迫期间应强调不允许病人经口咽下任何物质包括唾液，以免误吸引起肺部感染，口内存有过量唾液时应令病人随时吐出或用吸引器吸出。

7.注意病人鼻部压迫疮的发生，固定导管时，应防止压迫鼻黏膜。

8.防止导管扭曲、打折，牵拉装置应保持有效，防止外力作用造成牵拉力度不足。病人翻身等操作应保证不影响牵引效果。

9.一般需压迫 24~72h，但如连续压迫超过 7 天放气后仍出血者应考虑手术治疗。

二、胃黏膜 pH 值监测技术

（一）目的

1.判断复苏和循环治疗是否彻底安全。

2.作为危重病人预后的早期预测指标和指导治疗指标。

3.预测并发症的发生，胃黏膜 pH 值低的病人提示更容易发生脓毒症和多器官衰竭的倾向。

（二）用物准备

胃黏膜 pHi 测压管、生理盐水、注射器、单盘、治疗碗、镊子、治疗巾、纱布、石蜡油、治疗盘、血气针。

（三）简要说明

1.概述

循环病理生理学表明，在循环遭受打击时，最早作出反应，且最晚恢复的是胃肠道的血液灌注，并由于灌注不足而导致局部的组织缺氧和酸中毒。这种变化先于全身的缺氧和酸中毒表现，并以"隐蔽型代偿性休克"（Covert Compensated Shock）的形式独立存在。后者是指一种临床上缺乏血流动力学紊乱、少尿、酸中毒、高乳酸血症等一系列全身低灌注和组织缺氧表现，但确实存在内脏灌注不足的一种综合征。显然，所谓"隐蔽"和"代偿"只是指全身而言，而内脏器官实际已蒙受损害，并有发展为全身脓毒症和器官衰竭的风险。胃黏膜 pH 值（胃黏膜 pHi）测定不仅可反映胃黏膜局部的血流灌注和氧合情况，而且也是全身组织灌注和氧合发生改变的早期敏感指标，故可借以判断病情的严重程度及预后。其正常值为 7.38±0.03，若胃黏膜 pHi<7.32 则表示胃黏膜有酸血症。

2.胃黏膜 pHi 监测的临床意义

胃黏膜 pHi 与氧输送（DO_2）的相关性的监测用于对治疗的指导具有重要意义。维持胃黏膜 pHi 在正常范围是提高 DO_2 的目标。当在 DO_2 提高的过程中胃黏膜 pHi 相应升高，则说明提高 DO_2 可以纠正缺氧，治疗应当继续进行。DO_2 升高的程度应以维持胃黏膜 pHi 在 7.35 以上为原则。如果 DO_2 升高过程中胃黏膜 pHi 出现无规律变化或者持续低于 7.35 时，说明提高 DO_2 不能有效纠正组织缺氧，应及时更改治疗方案。

3.影响胃黏膜 pHi 的因素

（1）反渗：胃黏膜分泌 H^+，与胰腺分泌的 HCO_3^- 反应，可引起胃内 PCO_2 增高，导致胃黏膜 pHi 降低；相反，分泌 H^+ 引起的"碱潮"又可使动脉 HCO_3^- 升高，以上两种情况均不直接反映氧代谢情况。

（2）全身性酸中毒：代谢性或呼吸性酸中毒均可使胃黏膜 pHi 降低，干扰正确反映组织氧代谢状态。

（3）CO_2 排出减少：当组织灌注减少，但又不伴有细胞缺氧时，就不会造成组织 CO_2 蓄积。有关实验表明只有当出现无氧代谢时，CO_2 才产生显著升高。

（4）其他：黏膜内 pH 测量法同样有可能受许多非循环因素的影响。在胃内实施测量，可因胃酸与碱性的反流肠液中和而导致 $PaCO_2$ 测量值升高，因此提议在实施测量前应使用 H_2 受体阻滞剂以减少胃酸分泌，但绝对禁用制酸剂中和胃酸。此外，动物研究发现，在胃肠道缺血十分严重时（如行肠系膜上动脉阻断），间接胃黏膜 pHi 测量会明显高于直接电极法的结果。在这种情况下动脉 HCO_3^- 与胃肠组织内实际的 HCO_3^- 存在较大的差异，因此以动脉血 HCO_3^- 代入公式计算胃黏膜 pHi 会导致结果不准确。

4.影响因素的改良措施

（1）针对反渗：使用 H_2 受体阻断剂或质子泵阻断剂，如甲氰咪胍、雷尼替丁、洛塞克等，可达到抑制胃酸分泌的作用。另外长期禁食的病人胃酸分泌也很少，以上措施可显著减少对临床判读胃黏膜 pHi 的干扰。

（2）针对全身性酸中毒：将胃黏膜 pHi 标准化即胃黏膜 pHi=7.40–Lg（PCO_2/$PaCO_2$），可避免诸如肺通气障碍或肾功能不全等对测定结果的影响。

（四）注意事项

1.对于长期保留胃管的禁食病人，持续测定胃黏膜 pHi 还存在很大困难。另外对于没有禁食水的病人，在测定胃黏膜pHi，应至少禁食水1 h以上，所获得的结果较为理想。若病人有胃积血的现象，则不适宜测定胃黏膜pHi。

2.采用胃管法进行胃黏膜pHi的计算，对于已经出现血液动力学异常和酸碱与电解质平衡紊乱的病人，并无实际临床意义。

3.外伤手术病人由于发病急、术后插管较多，如何及时准确地测定胃黏膜pHi值尚待进一步研究。

4.技术人员、测定设备也可影响胃黏膜pHi的测定结果。通过严格培训的技术人员能更准确地测定胃黏膜pHi，不同型号的血气分析仪对所测定的结果误差有显著性，以上总体失误率可达34%。使用磷酸缓冲液，可以提高测定数据的可靠性，比使用生理盐水更能增加胃黏膜pHi的精确度。

5.对胃黏膜pHi正常下限值的理解对于判定所测定的胃黏膜pHi意义有直接的影响，部分学者采用7.32，也有一些专家采用7.35。事实上，想获得精确的胃黏膜pHi正常下限值是很困难的，在利用胃黏膜pHi判断病人病情时一定要结合当时病人的具体病情。

6.测定胃黏膜pHi时，一定要注意操作过程中避免与空气接触，排气和排液过程应充分利用三通开关，不许将注射器取下。在形成负压后要立即关闭开口，在完成一次检测后，必须保证囊内无气体进入，以便进行后续检测。

7.生理盐水与动脉血气必须同时送检。

三、胃液 pH 值监测

（一）目的

1.了解胃的分泌和运动功能。

2.辅助诊断胃病和其他与胃液成分改变有关的疾病。

3.出血病人，评价用药后反应。

（二）用物准备

广泛pH试纸、注射器、清洁容器。

（三）简要说明

1.胃液pH值正常值应<2。胃液酸度增高多见于十二指肠球部溃疡、胃泌素瘤、幽门梗阻、慢性胆囊炎等。胃液酸度减低常见于胃癌、萎缩性胃炎、继发性缺铁性贫血、口腔化脓感染、胃扩张、甲状腺机能亢进和少数正常人。

2.ICU病人应用H_2受体阻滞剂等可引起胃液pH值升高。

3.出血的病人为保证止血效果，应将胃液pH值恒定调整到≥6的水平，以促进血小板聚集。

（四）注意事项

1.应用试纸监测只能获取非精确数值，因此，应注意描记动态趋势变化，如需获取精确数值应使用pH测试仪测定。

2.比色过程中因操作者因素会产生误差，应尽可能减少此误差，可由两人核对完成。

3.监测时，如胃液不好抽吸，禁用生理盐水冲管，可向胃管内推注少量空气，既促进胃管通畅，又减少稀释胃液影响监测结果。

4.胃内积血可能会影响测试结果。

5.胃内注药、冲洗后应 2 h 以后再监测胃液 pH 值。

四、腹内压监测技术

（一）目的

1.监测腹腔内压力变化。

2.辅助诊断和治疗腹腔室隔综合征，评价治疗效果。

（二）用物准备

Foley 尿管 1 根、生理盐水 100 mL、输液器 2 个或注射器、输液器各 1 个，三通 1 个，测压板、治疗盘。

（三）简要说明

1.腹内压监测的临床意义

腹内压（intra-abdominal pressure，IAP）指腹腔内压力，正常情况下与大气压相等或略高于大气压，任何引起腹腔内容物体积增加的情况都可以增加腹腔内压力。IAP 增高常发生于创伤后或腹部手术后，如腹腔感染、术后腹腔内出血、复杂的腹腔血管手术如肝脏移植、严重的腹腔外伤伴随脏器肿胀、腹腔内或腹膜后血肿形成、使用腹腔内填塞物止血或抗休克裤、腹腔镜操作中腹腔内充气、急性胰腺炎等。IAP 升高达到一定程度后对人体各器官功能产生不良影响，此时称之为腹腔高压症（Intra-Abdominal Hypertension，IAH）。IAH 持续一定时间，可导致多个器官功能不全，甚至衰竭，称之为腹腔室隔综合征（Abdominal Compartment Syndrome，Acs），后者在临床上表现为严重腹胀、通气障碍、难治性高碳酸血症、肾功能障碍等。如果得不到及时处理，病人很快就会死亡。

2.腹内压测定方法

（1）直接测压：置管于腹腔内，然后连接压力传感器或是腹腔镜手术中通过自动气腹机对压力进行连续监测。

（2）间接测压：通过测量下腔静脉压力、胃内压力及膀胱压力间接反应腹腔内压力。其中通过膀胱测压方法简单准确，作为测定腹内压的客观指标已被大家接受，甚至称连续监测膀胱压是早期发现 ACS 的"金标准"。因为当膀胱容量小于 100 mL 时，膀胱仅为一被动储存库，它可以传递腹腔内压力而不附加任何一点来自其自己肌肉的压力，其测量数值比实际腹内压仅低 5 mmHg。

3.腹内压升高导致的病理生理变化

（1）腹壁病理生理变化：腹内压升高可以引起腹壁血流下降，而腹壁血流下降又会导致腹壁组织缺氧，进而会造成切口愈合不良，甚至裂开、切口感染等。

（2）呼吸循环功能的病理生理变化：腹内压升高可以造成膈肌抬高，胸腔压力升高，肺通气量下降，气道压峰值增加，心排出量下降。导致心排出量下降的原因有下腔静脉受压，回心血量减少，胸腔压力升高造成的心充盈压升高，肺顺应性下降等；腹内压升高的病人，可出现肺毛细血管嵌压（PCWP）、中心静脉压、平均毛细血管压升高，心排出量下降、心率增加、代谢性酸中毒等，而解除腹内高压就会有效地缓解这些症状。

（3）肾功能的病理生理变化：腹内压升高可以引起少尿，甚至无尿。一般认为导致少尿的原因不是由于血压下降造成的，而是由于肾或肾静脉受压，肾血流下降，肾血管阻力增加，抗利尿激素分泌增多所致。

（4）脑的病理生理变化：腹内压升高可以引起颅内压升高，脑血灌注压下降。导致这种结果的原因目前还不清楚，有人认为是由于颅内静脉血液回流受阻，脑内血管扩张，心排出量下降所致。颅内压升高，脑血灌注压下降进一步会对神经系统造成损害，在临床上解除腹内高压就可解除神经系统损害。

（5）其他：腹内压升高时，肝动脉、门静脉及肝微循环血流进行性下降。肠系膜动脉血流和肠黏膜血流，以及胃十二指肠、小肠、胰和脾动脉灌注均减少。

（四）注意事项

1.腹腔压力的测定是发现 ACS 的关键，要求护士要准确掌握测量方法，最好由专人动态监测（每日至少两次精确测量）以减少人为的误差，认真做好记录，准确描记变化趋势，及时通知医生协助诊断和治疗。

2.严格无菌操作。测腹压的操作需反复多次将测压装置与尿管连接，无疑增加了感染机会，这就要求护士必须加强无菌概念，认真做好消毒工作，防止交叉感染。

3.配合医生做好液体复苏的护理，合理精确用药，及时调整剂量用法，严格输液管理，详实计算出入平衡，仔细完善监测。

4.确保氧疗的实施，并从病人心肺系统的临床表现和动脉血气监测两方面反复评估。

5.监测病人每小时尿量及尿比重，及时发现病情变化尤为重要。

6.病人随病情发展，可能出现躁动不安及精神障碍，确保病人的安全非常重要。

（姜芹 姜冰青 王秋红 王芬 苗义芹 吕亭亭 徐媛）

第十八章　外科护理技术操作流程

第一节　外科一般护理操作流程

1.术前护理：

（1）了解患者的健康问题：了解体温、脉搏、呼吸、血压和出、凝血时间以及心、肺、肝、肾功能；了解手术部位皮肤有无化脓性病灶；各种化验结果；女性患者月经来潮日期以及患者的情绪等等。

（2）皮肤准备：术前1天患者应沐浴、理发、剃须、剪指甲、更衣，不能自理者由护士协助。按手术部位做好手术野皮肤准备工作。

（3）遵照医嘱验血型、备血，完成常规药物的皮肤敏感试验，如青霉素、普鲁卡因。

（4）肠道准备：肠道手术按医嘱进行肠道准备，一般手术前12小时禁食，术前6小时禁水。

（5）准备术中用物：特殊药品、X线片、CT片、MRI片、胸带、腹带等。

（6）术前指导患者做床上大小便练习、床上翻身练习以及深呼吸、有效咳嗽练习，防止术后并发症。

（7）手术日晨测体温、脉搏、呼吸、血压，取下假牙、眼镜、发夹、饰品、手表及贵重物品交家属或护士长，按医嘱给予术前用药。

（8）整理床单位包括麻醉床、输液架、吸引器、氧疗装置、引流管（袋）以及各种监护设备。

（9）向患者说明本次手术的重要性，手术中、手术后可能出现的情况以及注意事项，取得患者的配合。

2.术后护理：

（1）接受麻醉医师的交班，了解术中情况及术后注意事项，按各种麻醉后常规护理。

（2）正确连接各种输液管、引流导管及氧气管，注意固定，导管保持通畅。

（3）体位：

①全麻术后未清醒的患者给予平卧位，头偏向一侧至清醒。

②硬膜外麻醉术后给予平卧6小时。

（4）保持呼吸道通畅，观察有无呼吸阻塞现象，防止舌后坠、痰痂堵塞气道引起缺氧、窒息。必要时，遵医嘱吸氧。

（5）注意保暖，防止意外损伤。患者若有烦躁不安，应使用约束带或床栏保护，防止坠床。

（6）正确执行术后医嘱。

（7）密切观察生命体征：注意切口情况以及引流液的颜色、性质及量，以便尽早发现出血、消化道瘘等并发症。

（8）饮食：

①局麻或小手术患者术后即可进食。

②全麻患者当日禁食，第2天可进流质。以后视情况逐渐半流质、普食。

③胃肠道手术者.术后24小时~48小时禁食，术后第3日~四日待恢复胃肠蠕动、肛门排气后遵医嘱给少量流质-第5日~6日改半流质.第7日~9日可改软食或普通饮食。

（9）禁食、置胃管，生活不能自理的患者行口腔护理，留置导尿管者行会阴护理，并协助床上翻身、叩背，防止呼吸道、泌尿道、褥疮等并发症的发生。

（10）疼痛的护理：安慰患者，分散患者的注意力；改变体位，促进有效通气。解除腹胀，以缓解疼痛；疼痛剧烈者，术后1天~2天可适量使用镇静、镇痛药物。

（11）活动：鼓励患者床上翻身、抬臀，以促进胃肠道蠕动。如无禁忌，一般术后第1天要求床上活动，以后根据病情逐渐增加活动量。

（12）病情危重者设危重病人记录单，为治疗提供依据。

3.健康指导：根据患者的健康状况，从饮食、活动、病情观察、预防措施、门诊随访等方面给予具体的可操作性的指导，促进患者康复。

第二节 胸外科护理操作流程

一、胸外科一般护理

（一）术前准备

1.按外科手术前护理常规。

2.术前指导及准备：

（1）注意保暖、防止受凉感冒。

（2）病人戒烟、酒2周。

（3）注意口腔卫生，早晚刷牙，并用漱口水漱口。如发现病人有牙周感染或口腔疾病，应及时与医牛取得联系。

（4）术前3天氧气雾化吸入。训练病人有效地咳嗽、排痰、做体位排痰或深呼口及运动等。

（5）痰液送检。咳痰多者，记录每日痰量。

3.给予高蛋白、高热量、高维生素饮食。对浮肿者应给予少盐饮食。对不能进食者，静脉补充液体，以纠正病人的营养，维持水、电解质平衡。

4.督促病人练习在床上使用便器进行大、小便。

5.配合医生做好术前各项检查。

6.术前日的准备。病人洗澡、备皮，晚间灌肠，给催眠药。

7.术日晨保留导尿，给术前用药，备好水封瓶、胸管，胸带及病历。

8.病室中备好急救药品及器械。如吸氧装置、吸引器等。

9.心理护理。耐心向病人讲解手术的必要性和过程。如何配合各项治疗和护理，解除其顾虑，增强战胜疾病的信心。

（二）术后护理

1.按全麻及外科手术后护理常规。

2.接收病人。

（1）安置病人平卧位。

（2）立即给氧，接心电监护仪，必要时吸痰。

（3）检查胸腔引流管及其他管道连接是否正确、通畅。

（4）检查及调整输液的速度。

（5）检查切口的敷料有无渗血、局部有无皮下气肿。

（6）查看病人一般情况.包括神志、意识，皮肤、甲床、黏膜有无紫绀，皮肤弹性及呼吸模式等。

3.严密观察血压、脉搏、呼吸的改变，每15分钟测1次，病情平稳后，可改为1小时~2小时测1次。

4.保持胸腔引流管通畅，防止脱落、扭曲。注意观察引流物的量、性质及负压波动情况。

5.雾化吸入，鼓励并协助病人做深呼口及、咳嗽、排痰，以预防肺部并发症。

6.麻醉清醒及血压平稳后，改半卧位。鼓励早期离床活动，提高心怖功能的代偿能力。

7.拔除胸管后继续观察有无气胸、皮下气肿、胸腔积液及切口渗血、渗液、感染等。

8.伤口疼痛可适当应用镇静止痛药物。

9.鼓励患者做术侧肩关节及手臂的抬举运动。

10.卧床期间做好基础护理，禁食期间加强口腔护理。

11.指导患者合理饮食。早期为清淡、易消化的半流质。

二、胸部损伤护理

胸部损伤是指暴力、跌倒或钝器撞击胸部，引起胸壁或胸膜腔内损伤。分为闭合性和开放性损伤两类。临床以胸痛、呼吸困难、咯血及休克为主要特征。

（一）肋骨骨折

1.首先了解是单根骨折、多发骨折，还是多处开放性骨折，有无休克和肺及胸膜损伤等症状.以便及时采取急救措施。

2.一般单纯性肋骨骨折可用胶布或胸带固定。每日检查固定是否松懈，如有松懈应及时重新包扎。固定 3 周~4 周后除去。

3.多发肋骨骨折胸壁软化时，应予急救。用大棉垫胸外固定浮动胸壁，以减轻反常呼吸，同时保持呼吸道通畅，纠正休克。严重的浮动胸壁者，用牵引或考虑气管切开，辅助呼吸。

4.多处开放性骨折，彻底清创后处理，并给予破伤风抗毒素注射。

5.严密观察呼吸、脉搏、血压。必要时吸氧、补液、输血。

6.生命体征平稳时取半卧位。鼓励并协助病人咳嗽，排痰，早期离床活动。必要时给予超声雾化吸入等。

（二）气胸

1.闭合性气胸：

（1）立即吸氧，做好安置胸腔闭式引流术的准备，必要时开放输液通道，以便输血、补液。

（2）协助医生安置胸腔引流管，置管后按胸腔闭式引流术护理。

（3）严密观察呼吸、脉搏、血压。

（4）加强呼吸道管理，鼓励并协助病人咳嗽，做深呼吸、雾化吸入等。以防肺部并发症。

2.开放性气胸：

（1）立即用凡士林纱布、棉垫封闭伤口，变开放性气胸为闭合性气胸。

（2）按闭合性气胸护理常规。

（3）清创缝合伤口，按医嘱应用破伤风抗毒素及抗生素。

3.张力性气胸：

（1）立即在患侧锁骨中线第二肋间穿刺抽气或行胸腔闭式引流术。密切观察水封瓶水柱波动，有无气体排出。

（2）术后 24 小时~48 小时如仍见大量气体漏出，可考虑开胸探查，视情况做肺叶切除、缝合肺、支气管裂口或支气管吻合术。

（3）严密观察呼吸、脉搏、血压。积极做好抢救准备。

（4）血压平稳后改半卧位，并按医嘱给予抗生素应用。

（5）加强呼吸道管理，预防肺部并发症。

（三）血胸

1.立即吸氧，开放输液通道，做好安置胸腔闭式引流术的准备。

2.协助医生进行胸腔闭式引流术，按胸腔闭式引流术护理。准确记录出血量。

3.密切观察脉搏、呼吸、血压，注意有无休克，征象。

4.密切观察引流液的颜色、量及负压波动等。如系进行性血胸，须及时报告医生，并做好剖胸探查的术前准备。

5.遵照医嘱应用抗生素，并加强呼吸道管理，以预防肺部并发症。

三、食管癌手术护理

食管癌是我国同较常见的一种恶性肿瘤。男性多于女性，比例为 2:1~4:1，其发病部位以食管中段为多见，多数为鳞癌。

病因可能与早期接触或食用亚硝胺类化合物或霉变食物，慢性食管炎症，不良饮食习惯，进食过热、过快、过硬及粗糙食物，嗜烟酒，食物中缺乏维生素 A、B2 微量元素等因素有关。

临床表现早期无明显的症状.偶有吞咽食物哽噎感，停滞或异物感、胸骨后闷胀或针刺疼痛，中晚期主要为进行性吞咽困难，肿瘤侵犯邻近组织和器官可出现相应症状，如声音嘶哑、食管气管瘘、肺部感染等。

（一）术前准备

1.按胸外科一般术前护理常规。

2.营养补充，改善全身状况。根据病人的吞咽程度给予饮食，有贫血、脱水、营养不良者酌情给予输血、补液、静脉高营养等。

3.加强口腔护理，减少术后并发症；对于有明显食管狭窄和炎症的病人，术前口服肠道抗生素，减轻炎症和水肿。

4.消化道准备术前 1 天进少渣饮食，晚 8 时后禁食，并用肥皂水灌肠 1 次。结肠代食管手术准备：手术前 1 天下午 1 时、2 时、3 时、6 时、9 时各服甲硝唑 200mg、庆大霉素 0.5g；下午 4 时后口服 10%甘露醇 1000mL，半小时内服完；术前 3 天进少渣饮食，术前 1 天进流食，晚 8 时后禁食，并行肥皂水清洁灌肠 1 次。

5.手术当日清晨为病人置消毒胃管并保留。

（二）术后护理

1.按胸外科术后护理常规及麻醉后常规护理。

2.术后应重点加强呼吸道护理，协助咳嗽、咳痰，必要时行鼻导管吸痰或气管镜吸痰，清除呼吸道分泌物，促进肺扩张。

3.禁食期间加强口腔护理，保持口腔清洁。

4.胃肠减压护理。保持通畅，注意观察引流液的颜色及量。

5.严密观察切口渗出情况，保持局部清洁，密切注意有无切口感染、裂开及吻合口瘘的征象。

6.术后 3 天~5 天，胸管拔除后，鼓励病人下床运动。

7.饮食护理：

（1）禁食期间给予 TPN、EN 支持.保持输液通畅，观察药物反应。

（2）食管及贲门术后 5 天~7 天。根据胃肠功能的恢复及术中吻合口张力、血供情况而决定进食时间。自少量饮水起，流质、半流质软食，少量多餐。结肠代食管术后进食时间宜适当延迟。

（3）胃代食管术后，加强饮食指导：少量多餐，避免睡前、躺着进食，进食后务必慢走，或端坐半小时，防止返流，裤带不宜系得太紧，进食后避免有低头弯腰的动作。

（4）给予高蛋白、高维生素、低脂、少渣饮食，并观察进食后有无梗阻、疼痛、呕吐、腹泻等情况。若发现症状应暂停饮食。

8.胸腔引流的护理：除按一般胸腔引流护理外，应特别注意胸液的质和量。若术后血清样胸液过多或粉红色中伴有脂肪滴，应警惕乳糜胸可能。

四、肺切除护理

（一）术前准备

1.按胸外科手术前护理常规。

2.用抗感染及支气管扩张药物，并做体位排痰，必要时记录痰量。

3.鼓励病人做深呼吸、有效咳嗽。

4.向病人说明术后正确卧位的必要性和方法。

5.术晨清洁口腔，术前30分钟东莨菪碱0.3mg，杜冷丁50mg，肌肉注射。

（二）术后护理

1.按胸外科术后护理常规。

2.给氧每分钟流量3L~5L，术后第二天改为间歇吸氧或按需要给氧。

3.让患者保持平静，减少躁动，以最大限度减少氧耗。

4.肺切除术后，未清醒时，采取仰卧位。清醒后改半卧位。肺叶切除病人可健侧卧位。全肺切除病人，避免完全侧卧，可采取1/4侧卧位。

5.观察神志、意识、有无发绀、气管移位及呼吸模式。

6.静脉补液的护理：观察出血、失液情况，注意纠正水、电解质平衡。补液速度不宜过快，保持30滴/分左右，限制盐水输入，以免肺水肿发生。

7.胸腔引流的观察：

（1）全肺切除尤其伴有胸膜粘连或胸膜全肺切除的患者，术后应严密观察胸液渗出量及血压变化。

（2）全肺切除术后所置的胸腔引流管一般呈钳闭状态，每1小时~2小时酌情放出适当气体或液体，术后24小时可拔胸管。

（3）由于拔除胸管未作残腔处理，胸腔内有中等量的胸腔积液，起稳定纵隔作用。拔管后应严密观察患者呼吸情况，以防胸腔积液量过多引起纵隔移位。

8.呼吸道护理：术后24小时~48小时内。每隔1小时~2小时协助病人咳嗽，做深呼吸；加强超声雾化吸入，并做健侧的拍背、有效咳嗽，保持健侧呼吸音清晰，应避免剧烈咳嗽。

9.术后早期开始活动手术侧上肢，先练习上举动作，以后可自由活动。

10.术后第一天，可进少量流质，3天后鼓励进软食。

五、肺癌手术护理

肺癌大多发生于支气管黏膜上皮，又称支气管肺癌，发病年龄大多40岁以上。可能与长期大量吸烟及被动吸烟，大气环境污染，长期接触放射线物质及遗传、肺部慢性感染等因素有关。

临床表现与肿瘤的部位、大小，是否压迫、侵犯邻近器官以及有无转移等情况有关。早期多无症状，仅有慢性咳嗽。癌肿较大时造成支气管不同程度的阻塞，表现为胸闷、哮喘、气促、发热、胸痛等。晚期压迫、侵犯邻近器官、组织可出现同侧膈肌麻痹、吞咽困难、声音嘶哑、上腔静脉综合征、持续性剧烈胸痛等症状。

按胸外科疾病手术一般护理常规。

（一）术前护理

1.耐心向患者解释手术的重要性，调整患者的心理状态，使其配合手术治疗。

2.协助各项检查，如心、肺功能、肝肾功能、PT等。

3.术前戒烟2周，注意口腔卫生。

4.教会患者练习有效咳嗽、深呼吸，排痰困难者给予雾化吸入每日2次。持续3日~5日。肺功能低下者给予吸氧30分钟，每日2次，持续3日~5日。

（二）术后护理

1.呼吸道护理：

（1）观察胸廓呼吸运动是否对称、有无呼吸困难。

（2）保持呼吸道通畅。鼓励患者深呼吸、有效咳嗽，协助拍背、排痰，必要时吸痰。

（3）给予雾化吸入，湿化气道，易于分泌物排出。

（4）遵医嘱应用有效抗生素，防止肺部感染。

2.保持胸腔引流管通畅，全肺切除后胸腔引流管应夹管，开放时间视病情而定，一般1小时~2小时开放1次。每次2分钟~5分钟。

3.术后24小时~48小时内适当应用镇痛剂，用药时观察其效果及反应。

4.鼓励患者早期离床活动。活动量应循序渐进。年老体弱、心血管疾病者可适当推迟活动时间。

5.并发症护理：

（1）大出血：观察伤口渗血、胸腔引流液、中心静脉压、血压、脉搏、呼吸、尿量等情况.以了解出血量。术后3小时胸腔引流量大于100mL/小时呈鲜红色，且伴有生命体征变化，应考虑有活动性出血，需立即通知医生。必要时再次手术止血。

（2）张力性气胸：密切观察患者有无胸闷、气促、呼吸困难、气管移位等情况，如有异常及时处理。

（3）肺不张、肺炎：鼓励患者有效咳嗽，协助排痰，必要时行支气管镜吸痰。

（4）心律失常：术后持续心电监护，发现心律失常及时协助处理。

（5）肺水肿：对于年老患者及全肺切除者，应注意单位时间内输液量和速度。

（6）皮下气肿：气体量少时可以自行吸收；气体量多时放置胸腔引流管，并保持引流管通畅，定时挤压，及时调整引流管位置。

（7）胸腔积液：观察呼吸情况，若有呼吸音低、呼吸困难、皮下气肿等应立即取患侧卧位.放置胸腔引流管。

（三）健康教育

1.戒烟，改变不良的生活习惯，改善生活环境和居住条件。

2.保持良好的心态。

3.学会循序渐进的扩胸伸臂运动，增加肺活量。

4.巩固化疗、放疗或免疫治疗，定期复查。

六、纵隔疾病手术护理

（一）术前护理

1.按胸科手术前护理常规。

2.一般手术前不影响饮食。对吞咽困难者，应静脉补液，注意电解质平衡。

3.对咳嗽功能差的病人，应协助咳嗽排痰。

4.胸腺肿瘤伴有重症肌无力的病人，严格记录胆碱能药物的剂量和用法。并观察有无药物过量的症状，如腹部痉挛性疼痛、腹泻，多汗和瞳孔缩小等。

5.严密观察有无呼吸和吞咽功能衰竭等危象症状。

（二）术后护理

1.按胸科手术后护理常规。

2.严密观察呼吸、血压、脉搏，保持胸腔引流管通畅。

3.鼓励病人咳嗽、咳痰，清除呼吸道分泌物。注意伤口渗血及出血情况。

4.巨大后纵隔肿瘤术后，注意有无肢体活动和肢体感觉障碍，观察有无脊髓损伤的体征。

5.胸腺瘤伴重症肌无力术后，保持呼吸道通畅，鼓励咳嗽，帮助咳痰，防止肺不张、肺炎或窒息等并发症。床边备气管切开包及辅助呼吸器等。

6.吞咽困难或摄入不足者，可静脉补液或鼻饲。

7.严格做好消毒隔离工作。

8.便秘者，以轻泻药或开塞露为宜，禁止灌肠。

七、胸腺瘤手术护理

胸腺瘤是纵隔肿瘤的一种，大多位于前纵隔，多为良性，好发年龄 20 岁~50 岁，可能与自身免疫机制改变有关。

临床以胸痛、胸闷及压迫呼吸系统、神经系统、大血管、食管的症状为主要特征，10%~50%伴重症肌无力。

按胸心外科疾病手术一般护理常规。

（一）术前护理

1.了解患者肌无力、眼睑下垂、吞咽困难的症状和程度。

2.遵医嘱口服胆碱能药物，并严密观察用药反应。

3.吞咽乏力者给予静脉营养支持。

4.咳嗽无力者帮助训练有效咳嗽及深呼吸。

5.床边备气管切开包和呼吸机。

6.备皮范围按胸部手术要求。

（二）术后护理

1.血压平稳后取半卧位。

2.注意患者饮食情况，有食物返流可置鼻饲管。

3.保持呼吸道通畅，鼓励患者咳嗽、咳痰，及时清除呼吸道分泌物，气管切开者按气管切开护理常规。

4.病情观察：

（1）观察患者生命体征变化。若出现呼吸困难症状，应立即行气管插管或气管切开，并以呼吸机辅助呼吸。

（2）注意肌无力危象，如手握力、吞咽情况。

（3）巨大后纵隔肿瘤术后，注意有无肢体活动和肢体感觉障碍及脊髓损伤的体征。

（4）观察用药后反应，正确判断用药不足和用药过量的不同表现。避免一切加重神经—肌肉传递障碍的药物，如：地西泮、吗啡、利多卡因等。

5.保持胸腔引流管通畅，观察引流液量、颜色及性质，并记录。

6.保持大便通畅，便秘者给予缓泻剂或开塞露，禁止灌肠。

（三）健康教育

同胸心外科疾病手术一般护理健康教育。

八、心包手术护理

（一）术前护理

1.按胸科手术前护理常规。

2.给予低盐、高热量、高蛋白、高维生素饮食。术前2天改普食，以防术中出现低钠症状。

3.限制病人活动量，嘱多卧床休息，注意观察心率、心律及血压的变化。

4.注意尿量的变化，准确详细记录出入量。如尿少，适当应用利尿剂。同时口服10%氯化钾，以防低钾发生。

5.协助医生抽腹水，以改善呼吸、循环功能。抽水时速度不宜过快，初次放水量不应超过3000mL，以免因大量放水腹内压突然下降而引起内脏血管扩张而致休克。抽水时密切观察病情变化，如有面色苍白、呼吸困难、脉搏细弱、出冷汗等休克征兆，立即停止放腹水，协助医生进行抢救。

6.协助医生测静脉压，以了解右心功能。测压前嘱病人平卧数小时，以防活动后静脉压增高而影响结果。

7.积极控制原发病，结核性心包炎术前至少给予抗结核治疗一个月，化脓性心包炎控制感染后2周方可手术。

（二）术后护理

1.按胸科手术后护理常规。

2.给低盐、高热量、高蛋白、高维生素饮食。

3.严格控制输液量，注意输液速度，每分钟不超过30滴。有心衰的病人，每分钟不超过15滴，以防增加心肺负担。

4.准确记录出入量。尿量多时密切观察有无低钾发生，发现有软弱无力、食欲不振、腹胀等症状时及时汇报医生，并抽血送检查血清钾、钠、氯等。

5.严密监测脉搏、血压、中心静脉压、呼吸及尿量的变化。如发现血压下降、心音低、心悸、气急、心前区疼痛等症状，应及时报告医生，并协助抢救，以防心衰继续发展。

6.因心包剥脱，上、下腔静脉受阻解除，大量静脉血液回流至右心进入肺部，造成肺充血，故需适当应用利尿剂降低前负荷用洋地黄时，应注意监测。

7.观察并记录颈静脉怒张、肝脏大小、腹围、下肢浮肿等情况的变化。

8.术后下床活动不宜过早，可在术后 3 天开始床边活动，术后 2 周仍要限制活动量。

第三节　普外科护理操作流程

一、甲状腺手术护理

（一）术前准备

1.按外科一般术前护理常规。

2.甲状腺功能亢进者术前准备：

（1）口服复方碘化钾溶液，从/滴开始，逐日增加 1 滴至 1/滴。3 次/天；或者 10 滴，3 次/天，连续服 2 周。

（2）心率大于 90 次/分者口服普萘洛尔（心得安）10mg~20mg，每日 3 次，脉搏小于 60 次/分者，停服 1 次。

（3）测定基础代谢率，控制在正常范围。

（4）保护突眼，白天用墨镜，睡时涂眼药膏。

（5）进食高热量、高维生素饮食。

（6）术前禁用阿托品。

3.让患者了解术中体位，并指导患者做颈部固定活动的练习，以适应术后的需要。

4.准备气管切开包、氧气、吸引器。

（二）术后护理

1.按外科一般术后护理常规。

2.颈丛麻醉或全麻清醒后取半卧位，床边备气管切开包。

3.严密观察血压、脉搏、呼吸、体温的变化，观察有无声音嘶哑、呛咳、呼吸困难等症状。

4.手术当日禁食，术后 1 天进温凉流质，避免过热或刺激性食物，防止呛咳。

5.引流管护理：术后切口引流接一次性负压引流器。观察引流液的性质与量。

6.甲亢术后继续服复方碘化钾溶液 7 天，每日 3 次，从 15 滴开始逐日减少 1 滴直至停止。

7.并发症的观察及预防：严密观察病情，防止呼吸困难、窒息、声音嘶哑、失音、音调降低、误咽、甲状腺危象、手足抽搐等并发症。

（三）健康指导

1.练习颈部运动，防止瘢痕挛缩。

2.如有声音嘶哑、音调变低者出院后应继续行理疗、针灸，以促进恢复。

3.指导患者了解甲状腺功能减退的临床表现。门诊随访。

附B：

腹腔镜下甲状腺手术护理常规

随着外科微创技术的进展，腹腔镜下手术越来越被外科医生所广泛使用。腔镜下甲状腺次全切除术是外科微创手术中的一项新技术。与传统的手术方法相比.因切口小、创伤小、切口疼痛较轻、术后不留疤痕、美容效果好，正逐渐得到患者的认可。

（一）手术方法

患者气管插管行全身麻醉，在胸骨切迹的下缘和左右乳头的上缘分别作约10mm（主切口）、5mm及3mm的切口，在主切口注入CO_2气体，置入10mm的腹腔镜，于左右乳头上缘切口分别置入超声刀及操作钳，应用超声刀游离皮下组织，建立手术空间。暴露肿块后切除肿块，将肿块挤至主切口下方取出。经胸骨切迹10mm的切口放入引流管引流1根。切口用小圆针细线缝合1针，用免缝胶带对合皮肤。

（二）术前护理

见甲状腺手术护理。

（三）术后护理

1.吸氧：给予低流量吸氧且保持呼吸道通畅。有条件者，可以使用心电监护仪监测SPO_2，观察呼吸幅度和呼吸频率。有效低流量吸氧4小时~6小时即可恢复术后机体需要。

2.体位：术后患者去枕平卧4小时~6小时至全麻清醒，防止呕吐引起吸入性肺炎。对疑有上胸部皮下积血者，可以采取平卧位，上胸部加压包扎，以便于引流。

3.引流管的护理：引流管接一次性负压引流器，妥善固定，避免折、曲，引流管的长度应不短于25cm，以便于引流管挤压与病人的活动。观察引流物的颜色、性状和量，一般在术后48小时~72小时根据引流情况可以拔管。

4.并发症的观察及护理：

（1）出血：出血多发生术后24小时~48小时。术后应密切观察引流情况、呼吸情况、颈部及上胸部有无皮下积血等。一般皮下引流每小时引流量小于50mL，24小时引流量小于200mL。腔镜下甲状腺术因颈部无切口、引流管位置低。颈部活动影响相对较小，但应告之患者减少颈部活动.咳嗽时可用手掌呈V字形手势保护颈部以防止血管渗血。患者清醒6小时后可进流质饮食.以温热为宜，避免过热、过硬及刺激性食物。术后适当给予止血药物。

（2）喉头水肿及窒息：患者在术后12小时主诉咽喉部疼痛不适，惧咳痰且伴有呼吸加快。可给予低流量吸氧，鼓励病人轻咳排痰，遵医嘱雾化吸入每日3次，可稀释痰液，减轻喉头水肿。窒息可因气管塌陷、血肿压迫、喉返双侧神经损伤以及痰液阻塞等引起，应根据情况对症处理。术后病人床头应常规备气管切开包。

（3）神经损伤：了解喉返或喉上神经有无损伤，术后严密观察有无音调降低、失音、呛咳、误咽等。术后6小时可与患者简短交谈，让患者进温凉流质。如有异常情况，应立即报告医生，对症处理，同时做好患者健康教育和心理护理，以减轻心理负担。

（4）皮下气肿：腔镜下甲状腺手术使用二氧化碳气腔，压力过高可致颈部、胸部皮下气肿。少量气体可吸收，大量皮下气肿可使用抽吸放气，以免影响局部血液循环和组织愈合。

（5）甲状旁腺功能损伤：术中如甲状旁腺被误切、损伤或血液供应不足，皆可引起患者甲状旁腺功能低下出现低血钙，使神经肌肉的应激性增高，常表现为面、手足部麻木、强直，严重者全身抽搐，甚至昏迷。症状多发生在术后1天~3天，在此期间应注意面、口唇周围和手足有无针刺感和麻木。如出现上述症状可使用钙剂对抗。同时限制含磷高的食物。如牛奶、瘦肉、蛋黄等。

（6）甲状腺危象：对原有甲状腺功能亢进者，术后应继续使用碘剂，甲状腺危象多发生在术后12小时~36小时.临床表现为高热、脉速、神志改变及消化道症状。一旦发现有甲状腺危象的表现，应立即报告医生并给予紧急处理.如物理降温、激素和碘剂的使用等。

（7）其他：色素减退，临床评估为术中使用超声刀凝血所致；颈前区皮肤有水泡，考虑可能与颈前皮下游离过浅灼伤皮肤有关，一般可自行恢复。

二、乳腺癌根治术护理

乳癌是指乳腺组织或导管内发生的恶性肿瘤。好发年龄在40岁~60岁。主要与性激素的变化、遗传因素以及乳腺囊性增生病恶变有关。而高脂饮食也是乳腺癌发病的重要因素之一。

临床表现为乳房包块多发生在乳房外上象限，且增长速度较快，皮肤显"橘皮样"改变，破溃时呈菜花状溃疡、恶臭。乳头出现凹陷，乳头溢液，淋巴结肿大，最早发生在同侧腋窝淋巴结，晚期有血行转移。

（一）术前准备

1.按外科术前一般护理常规。

2.心理护理。

3.对于妊娠及哺乳期患者，应终止妊娠及断乳。

4.备皮范围：见"备皮法"，如需植皮，取患侧乳房上的皮肤，应注意乳头及乳晕部的清洁；取患乳对侧大腿皮肤，备皮范围应包括会阴部的阴毛，手、膝关节。

（二）术后护理

1.按外科一般术后护理常规。

2.体位：全麻清醒后半卧位，椎管内麻醉平卧6小时后改半卧位，抬高患侧上肢。

3.切口处用胸带加压包扎，注意患侧上肢皮肤的颜色、温度、脉搏，防止过紧引起肢体供血不良，过松不利皮瓣或皮片与胸壁紧贴愈合。

4.观察患者有无气胸的征兆，以及胸闷、呼吸窘迫等。

5.做好负压引流管的护理，根据患者需要调节负压，妥善固定，引流管长度以患者床上翻身的长度为宜，观察引流液的颜色、性质和量.引流量每小时超过 100mL 提示有活动性出血，应立即报告医生及时处理。引流管一般放置 3 天~5 天，引流液颜色变淡。24 小时随小于 10mL。局部无积血、积液可考虑拔管。

6.上肢的功能锻炼：3 天内患肢制动，3 天~5 天后活动肘部以上，7 天后活动肩部。拆线后加大肩部活动范围，指导患者进行患肢的爬墙运动、梳理头发等以恢复肢体功能。

（三）健康指导

1.指导锻炼.防止瘢痕挛缩。

2.遵医嘱口服他莫昔芬（三苯氧胺）等药物。

3.每月自查健侧乳房，避开月经前期及月经期。方法：坐位或直立位，健侧上肢自然下垂，对侧手平触乳房有无肿块及乳头处有无分泌物，忌刺激及捏乳房。

4.健侧或患侧局部周围有包块者请及时门诊随访。

5.化疗者按化疗期护理。

三、胃、十二指肠疾病手术护理

胃溃疡和十二指肠溃疡是常见的消化道疾病，发病率很高，好发于青壮年。

目前认为主要发病因素是胃酸和胃蛋白酶分泌过多、胃黏膜屏障作用的破坏以及近年发现的幽门螺旋杆菌感染。季节、情绪波动、饮食失调可诱发。胃、十二指肠溃疡经过严格的内科治疗，大多可以基本治愈。仅少数因有严重并发症或经内科治疗无效者，才需外科手术治疗。

临床以慢性过程、周期性发作与节律性疼痛为主要特征。主要并发症为出血、穿孔、幽门梗阻及癌变等。

按外科疾病手术一般护理常规。

（一）术前护理

1.纠正贫血及营养不良.指导合理膳食。

2.观察病情变化，注意有无急性穿孔、出血、幽门梗阻等并发症发生。

3.幽门梗阻者.术前应置胃肠减压管，术前 3 日每晚用 3%高渗盐水洗胃，以减轻胃壁水肿。

4.胃癌波及横结肠时应做肠道准备。选择肠道不易吸收的抗生素口服。

5.术前晚行清洁灌肠。

6.术日晨禁食、水，置胃管及导尿管。

（二）术后护理

1.血压平稳后取半卧位。

2.病情观察。

（1）观察生命体征变化，每半小时测量血压、脉搏、呼吸1次。

（2）观察腹胀及肠蠕动情况，术后24小时~48小时禁食，术后第3日~4日肠蠕动恢复后可拔除胃管，给试饮水及过渡到流质，术后第5日~6日进半流质饮食，术后第7日~9日根据病情进软食。忌进生硬、油炸、刺激性食物。

3.保持各种引流管通畅，妥善固定，防止引流管扭曲、受压及脱落。

4.鼓励早期活动，活动量根据个体差异而定。

5.并发症护理：

（1）胃出血：观察胃管引流情况及血压、脉搏变化。若短期内从胃管内流出大量鲜血、呕血或黑便，持续不止，趋向休克情况，应立即再次行手术止血。

（2）感染：注意切口情况及体温变化。

（3）吻合口梗阻：观察呕吐的性质及量，必要时置胃肠减压管。

（4）倾倒综合征：患者餐后应平卧10分钟~20分钟，少食多餐，控制碳水化合物的摄入，使其逐渐适应，并观察进食有无出现上腹部胀痛、心悸、头晕、出汗、呕吐、腹泻甚至虚脱等症状。

（5）吻合口瘘：注意有无发热及腹膜刺激征，若出现严重腹膜炎，须立即进行手术。

（三）健康教育

1.保持心情舒畅，适当活动，避免劳累及受凉。

2.少食多餐，避免生冷、硬、辛辣等刺激性食物，忌食胀气、油脂及过甜食物，饭后卧床30分钟~1小时以预防倾倒综合征。

3.保持大便通畅。

4.注意有无腹痛、反酸、嗳气、恶心、呕吐、黑便、便血，发现异常及时就诊。

5.定期复查。

四、胆囊摘除、胆总管探查术护理

胆石症是指胆道系统包括胆囊或胆管内发生结石的疾病。胆道感染是属于常见的疾病，按发病部位分为胆囊炎和胆管炎。

主要因素是细菌感染，胆汁淤积，胆汁成分发生变化而形成胆结石。结石形成后可影响胆汁排出，胆汁淤积、细菌繁殖又可加重感染。

临床根据结石大小、存在部位、有无引起梗阻而临床表现不同。胆囊结石常有明显症状，急性发作时出现胆绞痛；肝外胆管结石出现腹痛、寒战、发热和黄疸夏柯三联征；肝内胆管结石以右上腹持续性闷胀，痛伴畏寒、发热、败血症，休克等症状。

（一）术前准备

1.了解病情，做好解释工作，使病人保持良好的心理状态。

2.给予低脂、高蛋白、高维生素饮食，术前禁食、禁水6小时。

3.遵医嘱做好抗炎处理。

4.急性发作期的病情观察：腹痛的性质、范围、部位及程度，有无黄疸等。

（二）术后护理

1.按外科一般术后护理常规。术后 6 小时改半卧位，全麻患者吸氧 4 小时~6 小时。

2.观察生命体征的变化，继续观察患者腹部体征及皮肤、巩膜黄疸情况，防治术后出血及胆管梗阻、胆瘘。

3.有黄疸者，术后继续使用维生素 K，观察鼻腔、口腔、切口及引流管有无出血，全身皮肤瘙痒者可用乙醇棉球轻擦，局部忌抓、忌水烫、忌肥皂擦洗，防止皮肤出血及感染。

4.保持胃管、T 型管、腹腔引流等有效，观察引流液量、色和性质。

5.饮食：恢复胃肠道功能后给予低脂流质，渐给予低脂半流，低脂普食。

6.根据患者个体情况术后第 2 天或第 3 天可协助病人下床，刺激肠道功能恢复。

7.T 管引流 8 天~10 天可拔管，拔管前行试夹管，T 管造影。造影后 T 管开放引流 24 小时。延期拔管、带管出院病人根据相关因素加强健康指导。

（三）健康指导

1.忌进高脂、油腻食物，如感上腹部饱胀、消化不良者，服消炎利胆片、多酶片等。

2.勿暴饮暴食、忌烟酒辛辣等刺激性食物。

3.如大便不成形或腹泻者，注意调整饮食，一般术后 1 个月此症状会慢慢消失。

4.休息 1 个月，一般 3 个月后恢复正常工作。

五、腹腔镜胆囊切除术护理

腹腔镜胆囊切除术（1aparoscoplc cholecystectomy，LC），是在电视腹腔镜引导下，利用专用器械，通过腹壁小戳口在腹腔内施行胆囊切除的微创手术。它具有创伤小、手术操作简单、术后疼痛较轻、恢复较快、住院时间短、瘢痕小等优点。

（一）手术方式

气管插管全麻，分别在患者脐上缘、右肋缘下、锁骨中线位及右腋前线位、上腹正中近剑突处作直径 5mm~10mm 的 4 个切口，经脐旁切口插入气腹针建立气腹，再置入腹腔镜，经另 3 个小孔分别置入带电凝的钳、剪及分离钩，将腹腔镜与电视摄像系统连接，通过监视器荧光屏观察腹腔内情况及胆囊切除的手术操作，最后通过腹部小切口将胆囊拉出体外。

（二）术前护理

1.心理护理：多数患者并不了解 LC 的手术过程，因而心存疑虑，包括对麻醉以及对结石是否能取出的担心。因此术前指导十分必要。应该向患者介绍手术的适应证、手术方式、可能发生的并发症以及注意事项，可让其与病房中腹腔镜术后的患者交流，以消除病人和家属的思想顾虑。

2.术前检查：术前行 B 超检查或 CT 检查，了解胆总管、肝内胆管有无结石、胆管急性炎症或疑有癌变，如有，应避免做 LC。常规检查心电图、胸片以及生化等，了解重要脏器功能情况，了解影响手术的潜在因素，使病人能安全接受手术。

3.术前常规准备：

（1）术区备皮。按上腹部手术范围备皮，因在脐旁置入腹腔镜，故特别注意脐部卫生，以松节油棉签或双氧水棉签清洗脐孔后，再用碘伏棉签擦拭，注意动作轻柔，以免擦破脐孔皮肤。

（2）胃肠道准备。术前1天进易消化的少渣半流，术前禁食6小时，一般不需常规置胃管或灌肠。

（3）术前锻炼。嘱吸烟患者戒烟，练习胸式呼吸及咳嗽、咳痰等动作，讲解床上翻身和下床活动的技巧。

（三）术后护理

1.全麻后常规护理：患者去枕平卧，吸氧4小时~6小时，术后6小时取半卧位。

2.吸氧：术后持续吸氧2L/分~3L/分，可提高氧分压，加速CO_2排除。术后应常规给氧4小时~6小时，且密切观察呼吸情况。

3.生命体征的监测：术后监测P、R、BP，4次~6次，每2小时1次至平稳，对于脉率快、血压下降者，应注意有无腹腔内出血。

4.引流管的观察：LC术后一般不放置引流管，但对于粘连较重者、术中估计有出血、胆漏时需放置引流管。要防止引流管扭曲、堵塞，定时挤压，观察引流液的性质、颜色、量，一般于术后24小时~48小时引流量小于20mL，后可拔除。

5.术后并发症的观察护理：因LC操作的不直接性及其所特有的技术、环节等因素，故存在特殊的并发症。

（1）腹腔内出血：这是LC较为常见的并发症，多为术中钛夹位置不当或脱落，引起胆囊床渗血所致。术后应观察血压情况、敷料颜色以及引流液的颜色与量。对于术后24小时出现血性引流液突然增多（大于200mL），同时伴有脉搏增快、血压下降或敷料渗液较多，应及时通知医生处理，必要时再次手术。

（2）胆道损伤、胆漏：这是最为严重的并发症之一，主要原因是肝外胆管和胆囊管处理不当。主要表现为胆汁性腹膜炎。术后应严密观察有无腹痛、腹胀、腹膜刺激症以及皮肤、巩膜的颜色和引流液的性质。发现异常，及时通知医生，必要时手术处理。

（3）皮下气肿：这是由于术中气腹压力过高或穿刺针未进入腹腔，使CO_2向皮下组织扩散所致。严重者会出现面、颈、胸、腹等处明显肿胀伴呼吸困难、血压升高、心率加快，如有上述情况，应给予低流量吸氧，半卧位，备好吸痰器。

（4）急性水肿性胰腺炎：可能是术前合并胆总管小结石或手术过程中的胆囊内小结石脱落、胆囊切除后胆道动力学改变，使胆汁逆流入胰管所致，一般发生在术后5天~7天，有急性胰腺炎的临床表现，故术后应严密观察腹痛的性质、部位以及辅助检查的结果。可给禁食、胃肠减压、抑酸等内科保守治疗；胆总管小结石可经十二指肠镜取石。

（5）肩部酸痛：肩部酸痛是LC术后轻微的并发症，可能是残留于腹腔的CO_2刺激双侧膈神经终末细枝所致。一般3天可自动缓解。应给患者做好解释工作，也可做适当的按摩和理疗。

（四）健康指导

1.注意劳逸结合

2.低脂饮食

3.门诊随诊

六、原发–l 生肝癌手术护理

原发性肝癌是我国常见的恶性肿瘤之一，分别占男、女性恶性肿瘤的第三、四位。高发于东南沿海地区。可发生于任何年龄组，以 40 岁~49 岁男性多见。

原发性肝癌的病因和发病机制迄今未明，可能与病毒性肝炎、肝硬化、黄曲霉菌、亚硝胺类致癌物、水土等因素密切相关。

临床表现早期缺乏特异性表现，晚期可有局部和全身症状，包括肝区疼痛、肝脏肿大、消化道症状、全身症状、其他症状等，常见并发症有肝性脑病、上消化道出血、癌肿破裂出血及继发性感染等。

（一）术前准备

1.按外科术前护理常规。

2.疼痛护理：遵医嘱给予止痛药或采用镇痛泵镇痛。

3.心理护理：护士应热情、耐心、服务周到，使之树立起战胜疾病的信心；介绍成功病例或请成功者现身说法，消除病人恐惧紧张心理；对行化疗和放疗所致头发脱落者，应做好心理护理，以消除其顾虑。

4.提供适当的营养：采取高蛋白、高热量饮食。对无法经口进食或进食少量者，可考虑使用全胃肠道外的静脉高营养法（TPN）。

5.注意黄疸程度、出血倾向。为防止术中渗血，可肌注维生素 K_3 或维生素 K_1。按医嘱给予白蛋白、血浆、全血和保肝药物。术前给予清洁肠道，以减少血氨来源，避免诱发肝昏迷。

6.做好各项术前准备。

（二）术后护理

1.按外科术后护理常规。

2.密切观察病人的心、肺、肾、肝等主要脏器的功能情况，注意血压、脉搏、呼吸、体温、心电图及生化和尿的颜色、量、比重等的变化。

3.密切观察腹腔引流量及性状：如引流量逐日减少，且无出血及胆汁，引流管一般可在手术后 3 天~5 天内完全拔出；如为开胸手术，在排除胸腔积液和肺不张后，可在术后 2 天~3 天内拔出胸腔引流管；如血性渗液逐日增加，疑有内出血时，应及时向医师报告，必要时行手术探查止血。

4.肝断面出血，按医嘱正确使用止血剂、维生素 K_3 及输入新鲜血液。术后 2 天若血压平稳可给予半卧位，但不宜过早起床活动，避免剧烈咳嗽，防止肝断面出血。

5.肝脏切除术后易引起低血糖，护理的主要措施有：

（1）密切监测血糖及尿糖，必要时 6 小时检查 1 次，严密观察病人有无心悸、乏力、出汗及饥饿等症状。发现问题及时报告医师。

（2）输入葡萄糖时应做到持续均匀输入。防止血糖急剧上升或下降。

6.继续应用抗生素防治肝创面、胸部、腹部及切口感染。术后注意观察病人的体温、脉搏及腹部状况。如手术 3 日后体温持续不降、白细胞升高、腹部胀痛，应考虑为有感染可能。

7.术后 2 周内应补充适当的白蛋白和血浆，以提高机体的抵抗力；广泛肝切除后，可使用要素饮食或静脉营养支持。

8.胆汁瘘是肝脏切除术后常见的并发症。应注意观察腹腔引流液的性质；保持引流管通畅，记录引流液的量及性质；观察有无剧烈腹痛、发热等胆汁漏、胆汁性腹膜炎症状。

9.肝功能衰竭是术后威胁生命的严重并发症。术后早期密切观察病人神志情况如有无嗜睡、烦躁不安等肝昏迷前驱症状；严密观察其血氨的变化，血氨高，可遵医嘱给予生理盐水 100mL 加入食醋 50mL，每日灌肠 1 次~2 次，再按医嘱配合药物治疗；半肝以上切除的病人，需持续吸氧 3 天~4 天，定时检测血氧饱和度，使其维持在 95% 以上，以增加门静脉血氧饱和度。补充血容量以增加门静脉回流，并按医嘱补充葡萄糖、氨基酸、维生素 C 以及白蛋白、血浆等保肝药物，以促进肝细胞代偿和再生能力。避免使用巴比妥类及对肝细胞有害的药物。

七、肝脏移植手术护理

肝移植分为原位肝移植和异位肝移植。原位肝移植是目前治疗终末期肝病最有效的方法，指切除病肝后于原解剖位置植入供肝。异位肝移植是指将供肝植入受体脊柱右侧或右侧盆腔内，而原有病肝不予切除。

按外科疾病手术一般护理常规。

（一）术前护理

1.让患者及家属了解肝移植的必要性，以解除疑虑，树立信心，讲解术前准备及术后配合，以提高移植成功率。

2.给予高碳水化合物、高蛋白、低脂和高维生素饮食，以改善营养状况。

3.术前 3 日肌肉注射维生素 K1，以纠正凝血功能异常。

4.遵医嘱应用免疫抑制剂及抗生素，协助做好各项检查。

5.术前给予眼药水滴眼、制霉菌素溶液漱口，皮肤皱折处用 75% 酒精擦拭。

6.肠道准备：口服肠道不吸收抗生素，术前晚、术日晨用生理盐水清洁灌肠。

（二）术后护理

1.专人护理，严格执行保护性隔离制度。

2.给予高蛋白、高碳水化合物、高维生素、适量脂肪饮食，以利肝功能恢复。

3.病情观察。

（1）监测体温：术后 30 分钟测体温 1 次，体温下降明显或不升予保暖。

（2）监测呼吸：如出现呼吸困难应给予呼吸机辅助呼吸。

（3）监测神志：准确记录其清醒时间，如长时间不清醒，应考虑有无缺血性脑病、脑水肿、肝性脑病等，应及时协助处理。

（4）严密监测心率、血压、中心静脉压等变化。

（5）观察有无黄疸，详细记录黄疸发生的时间和程度。

（6）监测肝功能，及时补充白蛋白、维生素，以纠正凝血机制异常，尽早应用护肝及利胆药物。

4.应用免疫抑制剂，以环胞素 A 为主，服以硫唑嘌呤和甲基强的松龙的三联用药，观察药物的副作用，每日测定环胞素 A 全血低谷浓度，持续至术后 3 个月。

5.保持各种引流管通畅，观察引流液量、颜色及性质，并详细记录每小时出入量（包括尿量、胃液、胆汁及腹腔各种引流液）。

6.并发症护理：

（1）急性排斥反应：观察神志，皮肤、巩膜有无黄染，腹部体征，体温，胆汁量及肝功能情况，出现异常立即遵医嘱给予甲基强的松龙作激素冲击疗法。

（2）血管吻合口破裂：观察生命体征及腹部体征变化，注意切口渗血及腹腔引流液情况。

（3）肝动脉血栓形成：如体温突然升高、肝功能异常、肝脾肿大、腹痛等，一旦发生，及时协助处理，遵医嘱应用低分子右旋糖酐、复方丹参静脉滴入，口服阿司匹林、潘生丁，每周行彩超检查肝动脉血流情况。

（4）感染：严格执行消毒隔离制度，及时应用广谱抗生素及抗病毒药物，并给予 2%碳酸氢钠溶液漱口及制霉菌素涂手足指（趾）甲及皮肤皱折处。

（三）健康指导

1.恢复期，注意体力锻炼，适当户外活动，避免劳累。

2.采用高蛋白、高碳水化合物和低脂饮食，避免生、冷、刺激性食物及饮酒。每周测体重一次。

3.指导患者正确服药，注意观察有无肝肾毒性、血压升高等不良反应。

4.做好出院指导，详细介绍出院后的注意事项。告知患者，定时来院复诊；正确服用免疫抑制剂；尽量避免到公共场所；注意"T"管保护等。

八、急性胰腺炎手术护理

急性胰腺炎分为单纯水肿型和出血坏死型两类，前者多见，经内科治疗后大多数均能痊愈；后者病情严重、凶险，进展快，并发症多，常因并发休克、多脏器功能衰竭而危及生命。

主要病因为胰液排出受阻，过量饮酒，暴饮、暴食，创伤，胰腺缺血及其他因素如代谢紊乱、高脂血症、某些药物所致。

临床以腹痛、恶心、呕吐与腹胀、发热与黄疸、休克、腹膜刺激征、出血征象为主要特征。

（一）术前护理

按外科手术前一般护理常规。

1.禁食，胃肠减压。

2.遵医嘱抑酶、抗感染，纠正水、电解质紊乱。

3.对症处理，促进胃肠道功能的恢复。腹胀者，可使用生大黄导泻。

4.监测血尿淀粉酶、血糖、肝、肾功能及生化指标，监测 SPO_2、尿量、生命体征，了解重要脏器的功能。

5.黄疸者术前常规补充维生素 K，改善凝血功能。

6.手术日晨置胃管及导尿管。

（二）术后护理

1.按外科手术后一般护理常规及麻醉后护理常规。

2.禁食，胃肠减压。

3.半卧位。

4.严密观察体温、脉搏、呼吸、血压、监测血尿淀粉酶、血糖与尿糖，了解重要脏器功能情况，遵医嘱对症治疗。

5.完全胃肠外营养以及肠内营养按有关章节护理常规。

6.各种引流管的护理：

胃管、尿管、腹腔双套管（冲洗引流管）、T 型管的护理参照有关章节。

肠造瘘管、胰引流管的护理：

（1）保持引流管的通畅。

（2）观察引流液的量、颜色、性质，并记录。

（3）更换引流袋及倾倒引流液时需注意无菌操作，防止逆行感染。

（4）空肠造瘘管早期作胃肠减压使用，待恢复肠蠕动后可给予要素饮食，2 周~3 周后恢复饮食可拔除空肠造瘘管。

（5）胰引流管待 2 周后引流液转为无色透明、量逐日渐少、腹部无阳性体征、切口愈合好即可予以拔管。

7.急性出血坏死性胰腺炎术后行腹腔冲洗时，要正确记录冲洗量及引流量，病情较重者记录出入量。

（三）健康指导

1.饮食宜清淡，忌油腻，勿暴饮暴食。

2.忌烟酒等刺激性的食物。

3.积极治疗肠道蛔虫、胆总管结石等病症。

4.遵医嘱服药。

九、腹部损伤护理

腹部损伤是指腹部受到外界各种致伤因素所致的损伤，主要是外界直接暴力作用于腹部引起的腹壁或内脏的损伤；利器或爆震作用于腹部引起的穿透性损伤。

常见的腹部损伤根据腹腔与外界是否相通分为开放性和闭合性损伤，根据损伤的脏器分为实质性脏器损伤（如肝、脾、胰、肾的损伤）和空腔脏器损伤（如胃、肠、膀胱、胆囊的损伤）。

临床以休克、急性腹膜炎及内出血为主要特征。

按外科疾病手术一般护理。

（一）术前护理

1.卧床休息，避免搬动。

2.观察期间应禁食、水，必要时行胃肠减压。

3.禁用镇痛剂，以免掩盖病情；禁止灌肠，以免加重病情。

4.病情观察：

（1）定时测量体温、脉搏、呼吸、血压，注意有无休克发生。

（2）观察腹痛的性质、部位、范围，有无压痛、肌紧张及反跳痛等。

（3）观察有无合并伤及程度和进展情况。

（4）监测各种相关的生化指标，必要时行腹腔穿刺，观察穿刺液的性状。协助诊断。

5.选择有效抗生素，防止腹腔内感染。

6.如需手术治疗，做好术前准备。

（二）术后护理

1.按麻醉后护理常规，血压平稳后取半卧位。

2.禁食、胃肠减压，并观察肠蠕动恢复情况，根据病情逐步恢复饮食。

3.观察生命体征、尿量和中心静脉压，若出现血压下降、高热、少尿、无尿时均应做出相应处理。

4.保持腹腔引流通畅，观察引流液的量、颜色及性质，同时了解腹痛情况及腹部体征的变化。

5.根据病情记录出入量。维持水、电解质及酸碱平衡。

6.鼓励患者早期离床活动。防止术后肠粘连，减轻腹胀，促进肠蠕动的恢复。

（三）健康指导

1.平时多食易消化、营养丰富的食物。

2.保持大便通畅，如有腹痛、腹胀、排气停止，应及时就诊。

3.适当活动，防止术后肠粘连。

十、脾破裂手术护理

（一）术前观察和护理

1.监测生命体征：每15分钟或30分钟测1次P、R、BP，有条件者使用监护仪。

2.患者平卧，休克者按休克体位。

3.保持呼吸道通畅，吸氧。

4.快速建立两组静脉通道：遵医嘱扩容、升压、止血等处理。

5.抽取血标本，进行血交叉试验、凝血试验、血常规测定等。

6.禁食、禁灌肠、禁止热敷。

7.快速完善术前常规准备：药物过敏试验、皮肤准备等。

8.安慰患者，减轻患者恐惧心理。

（二）术后观察和护理

1.根据麻醉种类，按全麻或硬膜外麻醉护理常规。

2.保持呼吸道通畅，吸氧。

3.检测 T、P、R、BP，有条件者使用监护仪，了解 SPO_2 情况。

4.保持腹腔引流管通畅，观察、记录引流液的色、量与性状。一般术后 24 小时后。引流液的色变淡、量减少。

5.术后 48 小时内禁食。待胃肠道功能恢复，肛门通气后，可进少量流质、半流。鼓励患者进食利于机体恢复的高蛋白、高热量、高维生素的饮食。

6.患者卧床休息，术后 72 小时后适当下床活动，预防并发症及促进肠蠕动。

7.预防和及时处理便秘，保持大便通畅，防止有继发性出血。

8.注意口腔、皮肤卫生，观察体温，遵医嘱使用抗生素。避免和预防感染。

9.检测血小板、血象及血红蛋白等情况。

10.出现继发性出血迹象时，立即卧床休息，避免搬动患者，以免加重出血。

十一、门静脉高压症手术护理

正常门静脉压力约为 1.27kPa~2.35kPa（$13cmH_2O$~$24cmH_2O$），当门静脉血流受阻，血液淤滞，压力大于 $24cmH_2O$ 时，称为门静脉高压症。肝门静脉简称门静脉，主干包括 4 个交通支：胃底。食管下段交通支；直肠下端、肛管交通支；前腹壁交通支；腹膜后交通支。约 90% 以上的门静脉高压症由肝硬化引起。

主要临床表现有脾肿大、脾功能亢进，呕血和便血，腹水以及其他症状，如肝肿大、黄疸、蜘蛛痣等。

（一）术前准备

1.按外科术前护理常规。

2.观察出血倾向，防止曲张静脉破裂急性大出血；观察皮肤、牙龈有无出血及黑便等内出血的征兆；尽量避免使用肌肉注射，必须注射时，应尽量使用最小针头。注射后采用压迫法 5 分钟~10 分钟，不能按摩。

3.合并有食管静脉曲张的病人，应特别注意指导病人避免食用粗糙或刺激性的食物，避免用力解便、打喷嚏、抬重物等增加腹内压的运动；观察病人是否有黑便、呕吐现象。及时发现异常，及时处理。必要时做好急症手术准备。

4.合理供给营养。给予高糖、高维生素和高蛋白（肝昏迷病人除外）易消化饮食，总热量一般在 2000 卡~3000 卡。

5.适当补充液体和电解质，严密观察水、电解质紊乱的症状和征象。对腹水和水肿病人，记录出、入量，并依据医嘱限制钠的摄入量。对使用利尿剂的病人，严密观察其水电解质的变化，避免低钾低钠现象。

6.休息与活动。宜卧床休息，适度活动，避免劳累，以免加重肝脏负担。

7.协助病人做好心、肺、肝、肾等重要脏器功能的检查，术前一周起应用维生素 K3。

（二）术后护理

1.按外科术后护理常规。

2.监测呼吸、脉搏、血压，观察面色、肢端毛细血管充盈时间等休克体征，并观察有无胃体出血等症状。

3.发热是术后常见的反应，一般 38℃左右，2 日~3 日后恢复正常，如持续发热在 38.5℃以上，多为并发症所致。如手术切口感染、胸膜炎或肺部感染、深静脉血栓性静脉炎、肝细胞损害等，须加以注意。

4.严防肝昏迷。手术和麻醉均可影响肝脏功能，尤其是分流术后，肝血液动力学改变，肠道所产生的氨等有害物质直接进入体循环。所以要注意有无肝昏迷的征象。如行为改变、嗜睡、冷淡、神志恍惚、瞻望、扑翼样震颤、肝性口臭等。紧急处理的措施有：

（1）限制牛奶、鸡蛋的摄入，采用低蛋白、糖类为主的食物，且应少量多餐。

（2）限制输入水解蛋白、库存血。

（3）减少客人来访，注意安全，定期呼唤并观察意识的改变。

（4）使用缓泻剂灌肠和口服乳果糖以促进氨气排泄，合理使用抗生素，防止感染。

5.门奇静脉断流术后可发生胃瘘，为结扎血管使局部胃壁缺血坏死所致，其表现为膈下引流液量增加，或引流管驱除后有左上腹疼痛、发热、白细胞增高，B 超可协诊。可出现腹水或水肿，严重者可导致切口延迟愈合，感染。

6.补液注意事项：保持输液通畅，按医嘱注意补充葡萄糖、氨基酸、维生素 C 及白蛋白、血浆等保肝药物，维持水电解质平衡。

7.做好病人的生活护理。

（三）健康指导

1.指导病人及家属认识门静脉高压症的症状和严重程度。

2.指导病人合理饮食。饮食要有规律，少量多餐，以糖类食物为主；无渣饮食，避免食用粗糙、坚硬、油炸和辛辣的食物；肝硬化者应根据病人不同病情、病程分别给予高蛋白饮食、低蛋白饮食或限制蛋白饮食。

3.指导病人建立健康的生活习惯。避免劳累和过度活动，保证充分休息；鼓励病人自我照顾；指导病人戒烟酒，认识其必要性；病人不能穿过紧衣服。

4.指导病人或家属学会发现出血先兆和主要护理措施。

十二、结肠、直肠癌根治术护理

（一）术前准备

1.按外科一般术前护理常规。

2.无结肠、直肠梗阻者术前 3 天进少渣半流质，术前 1 天流质，手术日晨前 12 小时禁食。

3.口服肠道抗菌药物，遵医嘱按时正确给药。

4.口服肠道灌洗液清洁肠道。

5.纠正营养状况，监测重要脏器功能。

6.手术日晨置胃管、导尿管。

7.术前心理护理及健康指导。

（二）术后护理

1.按外科术后一般护理常规。

2.按全麻或椎管内麻醉术后常规护理。术后 24 小时如病情稳定，改为半卧位，有利腹腔引流。

3.严密观察生命体征的变化，切口渗出情况，必要时记录出入量。

4.引流管护理：保持腹腔引流管或盆腔引流管、导尿管、胃管的有效引流。

5.会阴部护理：保持会阴部清洁、干燥，及时换药，预防褥疮的发生。

6.饮食：一般术后 3 天~4 天待胃肠道蠕动、恢复肛门排气或结肠造口开放后，给予流质，1 周后进半流质或软食。

7.有人工肛门者，按人工肛门护理常规。

8.化疗者按化疗护理常规。

（三）健康指导

1.指导病人正确进行造口护理

2.指导病人进行适量运动及社交活动。

3.发现人工肛门狭窄或排便困难者及时就医。

4.使用化疗者，定期复查白细胞及血小板计数。

十三、人工肛门护理

1.严密观察造口血液循环、颜色等情况，是否有出血、水肿、回缩、坏死等并发症。

2.观察造口袋内有无气体或粪便排出，了解肠蠕动恢复情况。

3.早期造口周围需用凡士林纱布保护，勤换药，直到周围切口愈合。

4.造口袋内排泄物要及时倾倒或更换造口袋，减少排泄物对造口周围皮肤刺激，周围皮肤用氧化锌外涂。

5.使用造口袋前，应测量造口大小，剪口要比造口大 1~2mm 左右，夹紧开口端。

6.饮食指导：术后由流质——半流一普食，饮食量均衡，避免刺激饮食（如辛辣、咖啡等），禁食坚果类食物（如：花生、杏仁等），少食洋葱、大蒜等易产气食物。进食应有规律，以便养成定时排便的习惯。

7.术后 3 个月内定期进行扩肛，动作轻柔，防止人工肛门狭窄。

8.术后适当活动，但避免超负荷运动，防止过度增加腹压，导致人工肛门结肠黏膜脱出。

9.指导患者及家属进行造口的基本护理和观察，教会其正确使用造口袋。

十四、阑尾切除手术护理

急性阑尾炎是外科最常见的急腹症之一，多发于青壮年，以 20 岁~30 岁为多，男性比女性发病率高。

根据急性阑尾炎发病过程的病理解剖学变化，分为四种类型：急性单纯性阑尾炎；急性化脓性阑尾炎；坏疽性及穿孔性阑尾炎；阑尾周围脓肿。

（一）术前护理

1.按外科手术前一般护理常规。

2.观察腹部症状与体征，防止阑尾穿孔并发腹膜炎。

3.术前6小时禁食禁水，禁服泻药和灌肠。

（二）术后护理

1.按外科手术后一般护理常规。

2.按麻醉后常规护理。

3.观察切口有无渗血渗液，敷料潮湿者及时换药。

4.饮食：手术当日禁食，第2天食流质，禁胀气食物。

5.鼓励早期下床活动，防止肠粘连。

6.鼓励老年患者咳嗽，防止坠积性肺炎。

（三）健康指导

1.慢性阑尾炎手术后更应加强活动，防止肠粘连。

2.术后近期内避免重体力劳动，特别是增加腹压的活动，防止形成切口疝。

十五、腹股沟疝修补术护理

（一）术前准备

1.按外科手术前一般护理常规。

2.术前2周禁止吸烟，有气管炎、支气管炎、慢性咳嗽等及时治疗控制。

3.注意保暖，防止感冒咳嗽。

4.多食粗纤维食物。保持大便通畅。

5.备小沙袋（约500g重）。

（二）术后护理

1.按外科手术后一般常规护理。

2.术后平卧位，膝下垫枕，使髋关节屈曲，减轻疼痛。

3.切口处置小沙袋，压迫24小时后阴囊抬高。

4.保持会阴部清洁干燥，防止切口感染。

5.术后6小时可进流质或半流质，第2天可进普食，多食粗纤维食物。

6.注意保暖，防止受凉引起咳嗽，保持大便通畅，若有便秘用通便药物。

7.术后卧床休息3天，3天后可起床轻度活动，7天后可适当活动。如行无张力疝修补术后第二天可下床活动。

（三）健康指导

1.出院后半年内避免重体力劳动，如提重物、抬重物及持久站立等。

2.多食粗纤维食物，如芹菜、笋等，保持大便通畅。

3.避免受凉感冒，防止咳嗽、打喷嚏致腹压升高导致疝复发。

十六、肠梗阻手术护理

肠梗阻是指任何原因引起的肠内容物通过障碍，统称为肠梗阻，是外科常见的急腹症之一。

按病因分为机械性肠梗阻、动力性肠梗阻和血运性肠梗阻；按肠壁血运有无障碍分为单纯性肠梗阻和绞窄性肠梗阻；按梗阻部位分为高位小肠梗阻、低位小肠梗阻和结肠梗阻。

临床以腹痛、呕吐、腹胀，排气、排便停止为主要特征。

（一）术前准备

1.禁食、胃肠减压，观察引流液的量与性质。

2.建立静脉通道，补液，纠正水、电解质紊乱及酸碱失衡，必要时输血或血浆等，防止休克。

3.病情观察：

（1）观察患者体温、脉搏、呼吸、血压的变化，注意有无休克先兆。

（2）观察腹痛的性质、程度及范围，有无腹膜刺激症状。

（3）观察呕吐物的量、颜色及性质等。

4.遵医嘱应用抗菌素及解痉剂。

5.无休克者取半卧位，以减轻腹痛、腹胀，有利于呼吸及炎性渗液的局限。

6.如需手术治疗，做好术前准备。

（二）术后护理

1.按麻醉后护理常规，血压平稳后取半卧位。

2.禁食、胃肠减压，保持其效能，并观察肠蠕动恢复情况。根据病情进行饮食指导。

3.保持腹腔引流管通畅，注意其引流量、颜色及性质。

4.病情观察：

（1）监测生命体征变化。

（2）观察腹部体征，注意有无腹胀、腹痛、肛门排气等情况。

（3）注意有无肠瘘、腹腔感染等并发症发生。

5.维持水、电解质平衡，应用有效抗生素防止感染。

6.鼓励患者早期下床活动。防止肠粘连。

（三）健康教育

1.给予易消化的饮食，避免暴饮、暴食。

2.避免饭后剧烈活动。

3.养成良好的卫生习惯，保持大便通畅。

4.若有腹痛等不适，及时就诊。

第四节　骨科护理操作流程

一、骨科手术一般护理

（一）术前准备

1.按一般外科护理常规。

2.皮肤准备：将准备范围内皮肤上的汗毛或毛发剃净，再清洗擦干。

（二）术后护理

1.选用硬板床按照一般外科术后护理常规及麻醉后常规护理。

2.卧位：

（1）四肢手术后，抬高患肢，以利于血液回流。

（2）对石膏外固定的肢体摆放，应以舒适、有利于静脉回流、不引起石膏断裂或压迫局部软组织为原则。

3.严密观察患肢血液循环。

4.骨科手术后一般 10 天~14 天拆线。

（三）健康指导

1.指导患者及时恢复功能锻炼，目的是恢复局部肢体功能和全身健康，防止并发症，使手术达到预期效果。

一般术后锻炼可分为 3 期：

（1）初期：术后 1 周~2 周，在医护人员的辅助下活动量由轻到重，幅度由小到大。

（2）中期：从手术切口愈合、拆线到去除牵引或外固定用物一段时间可根据病情需要，在初期锻炼的基础上及时增加运动量、强度、时间。

（3）后期：加强对症锻炼，使肢体功能尽快恢复。

2.鼓励患者早期床上运动，手拉吊环，抬高身体，增加肺活量及促进循环，防止肺不张、肺部感染、下肢深静脉血栓形成。

二、石膏固定护理

（一）一般护理

1.凡行石膏固定患者应进行床头交接班，倾听患者主诉，并观察肢端皮肤颜色、温度、肿胀、感觉及运动情况，遇有血液循环障碍，立即报告医师，并协助处理。

2.石膏未固前需搬运患者时.须用手掌托住石膏，忌用手指捏压，预防变形与折断。寒冷季节，未干固的石膏需覆盖被毯时应用支架托起。

3.石膏包扎不宜过紧，以免产生压迫。将患肢抬高，预防肿胀、出血。寒冷季节更需注意石膏固定部位的保暖，以保障患肢远端的血液循环。观察和判断石膏固定肢体的远端血液、感觉和运动状况。密切注意患肢肿胀程度，皮肤温度、颜色及感觉的改变等。

4.会阴及臀部周围的石膏易受大小便污染，固除保持局部清洁外，该部位石膏开窗大小要适宜。有污染时，及时用软毛巾擦拭干净。换药时，及时清除分泌物，严重污染时，更换石膏。

（二）预防褥疮

经常观察和检查露予石膏外的皮肤，石膏边缘及足跟、肘部等未包石膏的骨突处，每日按摩 2 次以促进血循环，防止褥疮形成。

（三）出血观察

1.石膏内面切口出血时，应观察石膏表面、边缘及床单有无血迹。

2.判断石膏表面血迹是否扩大，若发现石膏表面有血迹渗出，应在血迹边缘用笔画圈标记，并注明日期和时间。如发现血迹边界不断扩大，应报告医师。

（四）功能锻炼。

指导病人加强未固定部位的功能锻炼及固定部位的肌肉等长舒缩活动。定时翻身，患肢置功能位。病情允许时，适度下床活动。

三、牵引术护理

牵引术是利用适当的持续牵引力和对抗牵引力达到整复和维持复位。包括皮牵引和骨牵引。

按骨科一般护理常规

1.做好心理护理，消除恐惧心理。

2.维持有效血液循环。加强肢端血液循环观察，重视病人的主诉；及时检查有无局部包扎过紧、牵引重量过大等所致的血液循环障碍，发现异常，及时汇报处理。同时，严密观察有无血管、神经损伤症状。发现相应临床征象，及时汇报处理。

3.保持有效牵引。皮牵引时，注意防止胶布或绷带松散、脱落。

颅骨牵引时，注意定期拧紧牵引弓的螺母，防止脱落。牵引时，应保持牵引锤悬空，滑车灵活。适当垫高病人的床头、床尾或床的一侧，牵引绳与患肢长轴平行。牵引治疗期间，必须保持正确的体位。明确告之病人及家属，不得擅自改变体位，达到有效牵引。牵引重量不可随意增减。不可随意放松牵引绳。

4.预防并发症。预防褥疮。骨突部位经常按摩，并保持皮肤、床单位清洁、干燥。皮牵引者，及时观察有无胶布过敏现象。预防牵引针、弓滑落。及时观察，发现有牵引针移位，牵引弓螺母松动现象，及时处理。预防牵引针眼感染。钉孔处每日滴75%酒精2次，避免牵引针滑动。预防关节僵直，应鼓励病人进行主动和被动运动，包括肌肉等长收缩、关节活动和按摩等。预防足下垂。下肢牵引时，在膝外侧垫棉垫，防止压迫腓总神经。应用足府托板，置踝关节于功能位，加强足部的主动和被动运动。预防坠积性肺炎，定期翻身、拍背、促进排痰，预防便秘。

（三）健康指导

1.坚持功能锻炼。

2.保持牵引的有效性。

3.做好出院指导。

四、关节镜术护理

（一）术前准备

1.心理护理：向患者解释手术的目的，取得配合。

2.按硬膜外麻醉术前常规护理。

3.根据医嘱备齐各项常规检查报告，如血常规、尿常规、出凝血时间测定、肝肾功能、心电图、患肢的 X 线片。

4.手术野皮肤准备：患侧肢体切口的上、下各 20cm 处。

5.手术前 1 天，根据医嘱做血型测定、备血，完成常规药物的皮肤敏感试验，手术前晚 10 时后禁食，12 时后禁水。

6.手术日晨按医嘱给术前用药。

（二）术后护理

1.腰麻后常规护理。

2.卧位：术后 6 小时平卧位，头侧向一侧。

3.根据医嘱定期观察并记录体温、脉搏、呼吸、血压。

4.患肢抬高约 20°，保持膝关节接近伸直位，减轻肿胀。

5.注意观察切口出血情况，一般切口采用加压包扎的方法。如果切口渗血较多，应及时通知医生更换敷料，并保持床单位的清洁。

6.观察足趾的末梢循环，温度、肤色和运动，防止因包扎过紧引起血液循环障碍。

7.功能锻炼：术后第 1 天开始练习股四头肌等长收缩，促进血液回流，减轻肿胀，为抬腿运动做好准备。术后第 2 天开始做抬腿运动。

8.如果关节腔内积液消退，可做膝关节伸屈练习，过早练习会加重关节腔内积液。

9.应早期下地活动，但不可过早负重。

（三）健康指导

1.膝关节保暖，夜间抬高下肢。

2.按照要求进行下肢的功能锻炼，直到关节的疼痛消失、下肢行走如常。

3.定期随访。

五、手外科一般护理

（一）术前准备

1.心理护理：向患者解释手术的目的、方法和注意事项。了解患者对手术的要求，取得患者密切配合。

2.按臂丛或全麻术前常规护理。

3.根据医嘱备齐各项常规检查报告，如血常规、尿常规、出、凝血时间测定、肝肾功能、B 超、血管造影、肌电图、X 线片等。

4.手术野皮肤准备：原则是超过手术部位上下两个关节以上。

5.手术前 1 天：

（1）根据医嘱做血型测定、备血，完成常规药物的皮肤过敏试验。

（2）手术前晚 10 时后禁食 12 时后禁水。

6.手术日晨按医嘱给术前用药.并将病历及患肢 X 线片带入手术室。

（二）术后护理

1.按臂丛或全麻术后常规护理。

2.体位：平卧位，患肢抬高 20°~30°，以促进血液循环，减轻肢体肿胀。显微外科手术患者需绝对卧床 10 天~14 天。

3.严密观察指端皮肤颜色、温度、肿胀、感觉、运动及切口渗血情况，如有异常情况应及时与医生联系。

4.按医嘱给予抗生素及扩血管药物，并观察药物反应。

5.如用石膏固定或用外固定支架者，按石膏固定或外固定支架常规护理。

6.恢复期必须进行早期功能锻炼，尤其是肌腱损伤者，术后 3 天~4 天后应立即进行伸屈指运动。

（三）健康指导

1.带石膏固定出院者应按期来院拆石膏。

2.带外固定支架出院者，遵医嘱随访，并注意保持钉孔的清洁和干燥。

3.按医嘱定时服药。

4.加强主动和被动运动，并逐渐加大运动幅度和量，直至手的功能恢复为止（肌腱损伤手术后.以主动锻炼为主；周围神经损伤手术后，以被动锻炼为主）。

六、断指（肢）再植术护理

断肢（指）再植是指完全或不完全断离的肢体在光学放大镜的助视下重新接回原位，恢复血液循环，使之成活并恢复一定功能的高精细手术。

常见的致伤原因有切割伤、碾轧伤、挤压伤、撕裂伤及火器伤等。根据损伤程度不同.一般可分为完全性断离，不完全性断离，多发性断离。

临床以低血容量性休克、中毒性休克为主要特征。

（一）现场急救

1.注意伤员的全身情况，如有休克或其他危及生命的合并损伤，应配合医生迅速抢救。

2.做好现场急救处理，止血、包扎。

3.正确保存断离肢体。

（1）离体的肢体应用无菌敷料或清洁布类包裹。

（2）转送时间久或炎热季节，应将离断肢体保存在低温环境中。

（3）保持肢体干燥，切忌使用任何液体浸泡。

4.迅速转送有条件进行肢体再植的医院。

（二）急诊科处理

1.注意患者全身情况，遵医嘱严密观察体温、脉搏、呼吸、血压等。

2.如患者全身情况稳定，遵医嘱摄患肢 X 线片、配血及送必要的化验检查等术前准备工作。

3.连同离断肢体送手术室施行手术。

4.遵医嘱常规 TAT 预防注射。

（三）术后护理

1.病室要求：相对无菌，室温保持 23℃~25℃，湿度 60%为宜。

2.按臂丛或硬膜外麻醉后常规护理。

3.遵医嘱观察再植肢体的皮温、肤色、毛细血管充盈情况。

（1）皮温：正常应与健侧相似或略高 1℃~2℃。

（2）肤色：颜色应与健侧一般红润，皱纹明显，指（趾）腹丰满。

（3）毛细血管充盈时间正常：指压皮肤和甲床后，在 1 秒~2 秒内恢复充盈。

（4）观察伤口渗血情况。

（5）动态观察病情变化且详细记录，及时发现问题。

4.平卧 10 天~14 天。患肢略高于心脏水平。

5.保暖，促进血液循环：术后遵医嘱可用 60W~100W 照明灯照射再植的肢体，灯距约为 30cm~45cm，24 小时持续，一般约需 2 周左右。

6.防止血管痉挛，如有以下情况需及时处理：

（1）疼痛：给予止痛剂，禁用血管收缩剂。

（2）呕吐：镇静止吐。

（3）尿潴留：应及时导尿。

（4）便秘：禁用灌肠，可用开塞露通便，或口服泻药保持大便通畅。

7.术后 2 周~3 周，可做理疗以减轻患肢肿胀。

（四）健康指导

1.患肢保暖。

2.告诉患者术后 2 周~4 周经摄片证实骨折愈合，拔除钢针后，即可行主动或被动锻炼，并教会患者锻炼方法。

3.定期门诊随访，如有特殊情况，随时就诊。

七、游离足趾移植再造手指术护理

（一）术前护理

1.做好心理护理：告知患者手术名称、方法、效果及配合等，取得配合。

2.按医嘱对有脚癣或炎症患者进行处理。

3.术前 1 周训练床上大小便，以防术后大小便困难导致血管痉挛，影响手术成功。

4.术前遵医嘱做好各种检查，并做好配血准备及药物过敏试验。

5.皮肤准备：修剪指（趾）甲，剃去毛发。一般备皮范围上、下超过两个关节。

6.手术日晨测体温、脉搏、呼吸，如有病情变化，如发热、感冒、月经来潮应延期手术。双手缺失患者需留置导尿。

7.进手术室前，按麻醉要求遵医嘱常规给药。

（二）术后护理

1.按全麻护理常规。

2.遵医嘱密切观察再造手指的血循环，一旦发现血管危象，及时通知医生。

3.观察游离移植足趾端渗血情况，如有出血，加压包扎。

4.引起血管痉挛因素是多方面的，如剧烈疼痛、尿潴留、精神紧张、呕吐、大小便困难、经常翻身、身体压于患侧、寒冷刺激等，针对上述各种原因，要及时采取相应措施。

5.再造手指术后2周~4周，遵医嘱可做再造手指主动或被动锻炼。

八、游离皮瓣移植术护理

（一）术前护理

1.心理护理：手术后被动体位时间久，生活绝对不能自理，要有心理准备。

2.协助做好各种检查，肝肾功能、心电图、出凝血时间测定。

3.术前训练床上大小便，以适应术后卧床需要，劝其戒烟。

4.手术野皮肤准备：术前1天备皮，包括受区与供区皮肤。

5.术前1天，遵医嘱做血型测定、备血，完成药物过敏试验。

6.手术日晨按医嘱使用术前用药。

（二）术后护理

1.按硬膜外麻醉或全麻护理常规护理。

2.卧位：平卧14小时左右，患侧抬高，略高于心脏水平。双下肢桥式交叉皮瓣应四周垫稳，搬动时，双下肢同时抬高，防止皮桥血管蒂撕脱。

3.严密观察生命体征，定期记录体温、脉搏、呼吸，必要时吸氧。

儿童游离背阔肌皮瓣禁用呼吸抑制剂，如哌替啶等。

4.局部观察：遵医嘱局部烤灯照射14天左右，方法同上。注意观察皮温、肤色、毛细血管充盈，并与健侧对比。发现皮瓣血循环障碍，及时通知医生。

5.做好裸露部位的保暖，防止感冒及肺部感染发生。

6.预防皮肤感染：背阔肌皮瓣创面大、渗血多，无菌巾直接垫于床上。保持创面清洁及床单干净。

7.按石膏固定护理。

8.正确进行皮温测定，并定时定点与健侧皮温相比较。

九、臂丛神经损伤手术护理

（一）术前准备

1.心理护理：向患者解释手术的目的及手术后功能恢复情况，取得配合。

2.备齐各项常规检查报告，如血常规、出凝血时间、肝肾功能、心电图、X线片。

3.手术前1天，做好药物过敏试验，并做好记录。

4.皮肤准备：认真做好手术野皮肤的清洁，术前可沐浴1次，并修剪指甲，减少术后感染。清洁范围：患手、患肢，如臂丛神经损伤者，增加患侧颈部、胸部、腋下。

5.使患者掌握术后石膏固定的体位及注意事项。

6.手术前日晚10时后禁食，必要时给予镇静药物。

7.手术日晨，按医嘱给予术前用药。

（二）术后护理

1.按臂丛麻醉或全麻术后护理。

2.定时观察、记录体温、脉搏、呼吸、血压，按病情需要，认真做好分级护理。

3.患侧肢体保持功能位，可适当抬高。

4.做好石膏固定护理。注意患肢有无被石膏压迫的症状，如观察指端皮肤颜色、温度、肿胀及感觉运动情况，如果发现异常，及时向医师汇报。

5.臂丛神经损伤者。术后如上臂于内收位，屈肘置于胸前的固定者，应观察石膏是否过紧，影响呼吸。如发现异常，应向医师汇报，以便及早处理。

（三）健康指导

1.经常活动患肢手指，防止关节僵硬。

2.术后应遵照医嘱长期应用神经营养药物，促进神经再生。

3.石膏绷带一般固定 3 周~6 周，去除石膏托或石膏筒后逐步伸直锻炼。

4.在神经再生过程中，可同时进行物理治疗。

十、腰椎间盘突出症手术护理

（一）保守疗法护理

1.按骨科疾病一般护理常规。

2.卧硬板床。急性期严格卧床三周，禁止坐起和下床活动。卧床期间宜在腰部垫小枕，根据病人耐受程度逐日增高至 10cm~15cm。

3.给予局部热敷和按摩。

4.起床时使用腰围，睡倒时脱下，无症状即应除去。

5.加强腰背肌锻炼。

6.恢复期禁止举重和弯腰。

7.向病人讲解发病机理，防止复发。

8.进行牵引治疗的病人，按牵引护理常规。

（二）手术治疗护理

1.术前护理：

（1）按骨科疾病一般护理常规。

（2）卧硬板床。

2.术后护理：

（1）按骨科一般护理常规。

（2）平卧 6 小时后协助病人翻身。

（3）观察伤口渗血情况，若渗出液过多，病人有恶心、呕吐、头痛等症状，须考虑脊膜破裂。如脊髓液外流，应立即处理。

（4）做好病人生活护理。

（5）术后 1 周帮助病人锻炼腰背肌，做背伸活动，并指导病人做直腿抬高活动，避免术后神经根粘连。

十一、骨盆骨折护理

1.按骨科严重创伤护理常规。

2.卧硬板床。

3.观察有无腹胀、腹痛、肛门流血情况。

4.观察有无泌尿系统损伤表现，必要时行导尿术。

5.如有皮下出血和肿胀，应在皮肤上标记其范围，观察出血进展情况。

6.如骨折不移位或移位不显著，可使髋部屈曲，以减少疼痛。

7.骨盆悬吊牵引者，吊带应平坦，完整无褶，以防褥疮。吊带宽度要适宜，不应上下移动。大小便时注意清洁。

8.尿道损伤病人保留导尿应严格无菌操作。观察尿液性质、量及颜色并记录。

9.保持病人大便通畅，多饮水、多食水果、蔬菜，必要时服缓泻剂。

10.为防止骨折移位，勿随意搬动或更换体位。每 1 小时~2 小时用 50%红花酒精按摩尾骶部及其他骨突部位，以防褥疮形成。

11.行牵引的病人，按牵引护理常规。

12.指导病人做股四头肌收缩和踝关节伸屈等被动活动。

十二、全髋和人工股骨头置换术护理

（一）术前准备

1.按骨科手术一般护理常规。

2.按硬膜外麻醉或全麻术前常规护理。

3.备齐各项常规检查报告，如血常规、尿常规、出凝血时间测定、肝肾功能、髋部及胸部 X 线片、心电图等。

4.术前 2 天~3 天开始按医嘱使用抗生素。

5.手术野皮肤准备：上至剑突以下，下至膝关节以上，前面超过腹中线 6cm~7cm，后面超过脊柱 6cm~7cm。

（二）术后护理

1.按硬膜外或全麻术后常规护理。

2.保持患肢外展、中立位，术后 6 周内避免做如内收、屈曲动作，以防髋关节的脱位。

3.密切观察患者体温、脉搏、呼吸、血压等全身情况及局部切口出血情况。

4.切口负压吸引，保持引流管通畅，注意引流液的性质和量。

5.患肢皮肤牵引 2 周~3 周。一般采用皮肤牵引，老年人皮肤易受到胶布粘贴而过敏、破溃，可使用海绵包扎做牵引，牵引重量应小于 2kg。

6.功能锻炼：

（1）术后 6 小时~12 小时后即进行股四头肌锻炼。

（2）牵引拆除后，可将上身抬高 20°~30°，在膝关节下垫软枕 1 只，使膝关节保持微屈状态。同时可以活动踝关节，以防远端关节僵硬。

（3）6 周内忌屈曲、内收及内旋，可在两下肢中间放软枕 1 只，以防止髋关节脱位。

（4）6周~8周后可下床，适当负重。

7.预防并发症及感染：

（1）预防肺炎、肺栓塞及血栓性静脉炎，鼓励患者利用牵引架上拉手抬高身躯，以促进呼吸及血液循环。

（2）经常保持床铺平坦、干燥、清洁、无渣屑，预防褥疮。

（3）预防泌尿系统感染。

8.预防髋关节脱位：术后6周内应嘱患者勿将两腿在膝部交叉放置，3个月内勿坐小矮凳，勿蹲下，勿爬陡坡。

十三、化脓性关节炎手术护理

化脓性关节炎是指化脓性细菌引起的关节内感染，多见于儿童。

常发生在大关节，以膝、髋关节为多。

最常见的致病菌为金黄色葡萄球菌，其次为溶血性链球菌、肺炎球菌等。主要是因关节开放性损伤、急性血源性感染或因关节疼痛封闭治疗时消毒不严而引起。

临床表现为起病急，高热、寒战等急性感染全身表现，关节局部红、肿、热、痛，表浅关节有波动感，活动受限，剧痛；关节多处于屈曲畸形位，久之发生关节挛缩，并发病理性脱位、半脱位。

按骨科疾病手术一般护理常规。

（一）术前护理

1.卧床休息，患肢给予制动，固定于功能位，搬动时动作要轻稳，以免引起疼痛。

2.给予高蛋白、高热量、多维生素、易消化饮食，必要时给予输血、血浆、白蛋白等。

3.密切观察神志、体温、脉搏等变化，注意有无高热、惊厥及转移性脓肿征象。

4.高热者按高热护理常规。

5.必要时协助做脓液培养、血培养、药物敏感试验。

（二）术后护理

1.密切观察患者生命体征变化。

2.局部开窗或钻孔冲洗引流护理。

（1）保持切口引流通畅，引流袋应低于患肢50cm，以防止引流液返流。引流袋每日更换1次。

（2）观察引流液量、颜色及性质，并记录。

（3）注意引流管内有无血凝块、脓液堵塞、管道受压、扭曲、松动及脱落，应及时处理。

（4）及时更换冲洗液及倾倒引流液，严格无菌操作，避免逆行感染。

（5）合理调节滴速，随着冲洗液颜色变淡逐渐减量，直至引流液澄清为止。

3.采用皮牵引或石膏托患者应限制患肢活动以减轻疼痛，防止病理性骨折和关节畸形。

4.应用大剂量抗生素时观察其疗效和不良反应。

5.功能锻炼：

（1）急性炎症期卧床休息，行股四头肌等长收缩、踝关节运动。

（2）急性炎症消退后，关节、骨质未见明显破坏，体温正常2周后可鼓励患者逐渐进行关节伸屈功能锻炼。

（3）必要时辅以理疗。

6.长期卧床者应防止肺部感染、泌尿系统感染及褥疮等并发症发生。

（三）健康教育

1.加强营养，增强抵抗力。

2.指导患者关节功能和肌肉锻炼。

3.定期复查，如有红肿等感染现象，应立即就诊。

十四、单纯性脊柱骨折手术护理

脊柱骨折是骨科常见的损伤，胸腰段骨折发生率最高，尤其为颈椎、腰椎。主要是由于外伤所致，如高处坠落、车祸、躯干部挤压伤等。

临床表现为局部疼痛和压痛。腰椎部肌痉挛，不能站立，翻身困难，腰椎骨折致腹膜后血肿，出现腹胀、肠蠕动减慢等。

按骨科手术一般护理常规。

（一）术前护理

1.平卧硬板床，保持脊柱的稳定性。搬动时保持脊柱水平位，并在一直线上，切忌躯干扭曲。

2.给予高热量、高蛋白、多维生素、富含粗纤维的食物。

3.急性症状未控制时切忌床上活动。胸、腰段脊柱骨折应鼓励患者床上行四肢主动运动。

4.训练床上排便习惯，切忌离床排便。

5.保持皮肤清洁，每2小时翻身1次，防止褥疮发生。

（二）术后护理

1.平卧硬板床，保持脊柱的稳定性，可垫海绵垫、水垫等，床铺要平整、干燥以防褥疮。

2.病情观察：

（1）观察患者生命体征变化及肢体活动度。

（2）注意切口部位渗血、渗液情况.保持引流通畅。

3.保持大便通畅，必要时给予缓泻剂。

4.根据病情鼓励患者行床上腰背肌锻炼，具体为仰卧位（挺胸、背伸）、俯卧位（飞燕点水姿势）。

5.给予心理支持，保持心理健康。

（三）健康教育

1.加强腰背肌锻炼，术后6周可协助患者离床活动。

2.嘱患者勿弯腰，逐渐增加运动量，必要时给予腰围保护。

3.定期复查。

十五、截瘫护理

截瘫是指脊柱的骨折和脱位、骨骼本身的病变、肿瘤等造成的脊髓平面以下的感觉、运动和反射丧失。

临床表现为不同平面节段的脊髓损伤，表现不同临床征象。颈髓损伤表现为四肢瘫；胸髓损伤表现为截瘫；腰髓、脊髓圆锥损伤表现为下肢肌张力增高、腱反射亢进；马尾损伤出现受伤平面以下感觉和运动障碍及膀胱和直肠功能障碍等。

按骨科疾病手术一般护理常规。

（一）一般护理

1.休息：平卧硬板床，保持脊柱的稳定性，翻身时头、颈、胸、腰段脊柱呈一直线，勿扭曲。高位截瘫者，颈部两侧给予沙袋制动。

2.饮食：给予高热量、高蛋白、多维生素、粗纤维饮食，鼓励多饮水。

3.心理护理：了解患者心理变化，有针对性地进行安慰，解除长期卧床、生活不能自理以及担心预后出现的焦虑、压抑的心理。

4.保持皮肤清洁，定时翻身.预防褥疮的发生。

5.保持大便通畅，必要时服缓泻剂或灌肠。

（二）保持呼吸道通畅，预防肺部感染

1.经常变换体位。

2.鼓励咳嗽、咳痰，协助拍背，痰液黏稠不易咳出给予雾化吸入。

3.对高位截瘫者早期行气管切开术者，按气管切开术护理常规。

4.若发生肺部感染，遵医嘱应用抗生素。

（三）长期保留导尿者应预防泌尿系统感染

1.保持尿管、引流袋无菌，必要时膀胱冲洗。

2.训练膀胱收缩功能。

3.导尿管每 2 周更换 1 次。

4.若发生泌尿系统感染，遵医嘱应用抗生素。

（四）正确估计截瘫程度，协助患者进行功能锻炼

1.肢体未瘫痪部位进行主动运动，如利用哑铃或拉弹簧锻炼上肢及胸背部肌肉；仰卧或伏卧位时锻炼腰背肌；借助辅佐工具练习站立和行走。

2.已瘫痪的下肢每日协助做充分伸直和外展，防止关节僵直的被动运动。

（五）行颅骨牵引者，按颅牵引护理常规。

（六）健康教育

1.教会正确搬动方法。

2.制订功能锻炼计划，使残存功能最大限度地发挥，增强日常生活自理能力。

十六、截肢手术护理

截肢是指通过手术切除失去生存能力、生理功能及危及生命的部分或全部肢

体。以挽救患者的生命。

适用于四肢严重毁损伤；肢体广泛挤压伤合并急性肾衰；肢体有严重特异性感染危及生命；冻伤或烧伤而致肢体坏死；血管疾病并发肢体坏死；四肢恶性肿瘤无远处转移；慢性骨髓炎久治不愈，肢体又难以恢复功能；四肢先天性畸形不能手术矫正，严重影响功能。

按骨科疾病手术一般护理常规。

（一）术前护理

1.危重患者应先抢救生命，纠正休克，并监测生命体征变化。

2.向患者及其家属介绍截肢的必要性，消除顾虑，配合手术。

3.患肢制动。

4.严密观察患肢局部皮肤色泽、伤口出血、渗出以及肢端血液循环等情况，及时为医生提供病情变化的动态信息。

（二）术后护理

1.床旁使用护栏，防止患者坠床。

2.病情观察。

（1）观察患者生命体征变化。

（2）观察残端伤口出血情况，若有大出血倾向，立即应用止血带止血，高位截肢发生大出血时应用沙袋压迫止血。

3.保持引流管通畅，观察引流液的量、色和性质。

4.抬高残端，2日后放平肢体。局部弹力绷带加压包扎固定，以防残端关节挛缩。

5.残肢疼痛时，遵医嘱适量应用镇痛剂、镇静剂。

6.残肢反应期后，鼓励患者床上行残肢后伸锻炼，2周后拆线可扶拐下地，并进行残肢肌肉、关节主动性运动，适度撞击、拍打增强皮肤耐受性。为安装假肢做准备。

（三）健康教育

1.术后6个月可装配假肢，教会患者残肢锻炼。

2.培养独立生活能力。

3.定期复查。

十七、先天性髋关节脱位手术护理

先天性髋关节脱位是一种常见的先天性畸形。主要是由于髋臼和股骨头先天发育不良或异常，胎儿在宫内位置不正常以及韧带、关节囊松弛所致，女性多见。

临床表现为会阴部增宽，患侧髋关节活动受限，肢体短缩.臀部、大腿内侧皮肤皱折增多、加深与健侧不对称。股骨大转子上移，牵拉患肢有弹响声或弹响感。

按骨科疾病手术一般护理常规。

（一）术前护理

1.骨牵引、皮牵引者按骨牵引、皮牵引护理常规。

2.备皮，局部有感染灶或破损不可手术。

3.做好各项术前准备。

（二）术后护理

1.按连硬外或全麻后护理常规。

2.病情观察。

（1）密切观察患者生命体征变化，警惕感染征象。

（2）行蛙式支架外固定或使用蛙式、单髋人字形石膏固定。应检查石膏的松紧度，肢体有无受压、卡压，边缘有无刺激及末梢血液循环等情况。

（3）注意石膏内有无出血、石膏表面渗血情况。

3.保持引流管通畅，防止扭曲、受压、松动、脱落等，并观察引流液的量、颜色及性质。

（三）健康教育

1.保持石膏清洁、干燥，防止大小便污染。

2.石膏或支架固定3个月后拆除，鼓励行主动伸屈髋关节锻炼，逐渐离床活动。

3.定期复查。

第五节 神经外科护理操作流程

一、神经外科一般护理

1.按外科一般护理常规。

2.给予高蛋白、高热量、高维生素、易消化饮食，但应限制水及钠盐摄入。不能进食者静脉补液。

3.卧位。颅内压增高清醒者及手术后清醒者取头高位（15°~30°），昏迷者侧卧位，休克者平卧位，躁动者加床档等。

4.有意识不清、走路不稳、视物不清或失明、定向障碍、精神症状、幻觉、复视及癫痫等病史者，应用床档，防止坠床。

5.严密观察意识、瞳孔、血压、脉搏、呼吸及体温变化。

6.加强呼吸道管理，保持呼吸道通畅。

7.严密观察颅内压增高的临床表现。颅内压增高者，静脉输液速度宜慢，每分钟30滴~40滴，使用脱水剂、利尿剂时，速度应快。并注意观察血清钾变化。

8.休克、开放性颅脑损伤，以及脑脊液漏者，如出现有挤压性头痛、坐位或头高位时疼痛加剧、头晕、恶心、呕吐等症状，应警惕低颅压发生需及时处理。

9.严重颅脑损伤，有昏迷高热者，头部置冰帽或冰袋。

10.颅腔引流时，应严格执行无菌操作，并记录引流液的性质及量。

（1）脑室引流应将引流瓶悬挂于床头，距侧脑室的高度为10cm~15cm，绝不可随意放低，以维持正常的颅内压。

（2）脓腔引流瓶应低于脓腔至少 30cm。

（3）硬膜外负压引流，注意保持负压状态。

11.保持大便通畅。

12.配合医生进行各项检查。

13.脑室引流者，搬动前应夹闭引流管，防止在短时间内流出多量脑脊液而出现颅低压症或小脑幕裂孔疝。

14.脑脊液耳、鼻漏者，护理见有关章节。

15.昏迷病人按昏迷护理常规。

16.癫痫者按癫痫护理常规。

17.昏迷、有脊髓压迫症状病人及肢体瘫痪或功能障碍者，应做好预防褥疮护理。

18.恢复期病人，应定时督促并协助做肢体功能锻炼，利于早日康复。

二、抽搐护理

（一）抽搐发作时的护理

1.应有专人护理，做好安全防护，防止病人坠床或摔伤。

2.口腔内放人牙垫，防止舌咬伤。

3.保持呼吸道通畅。防止误吸和舌后坠而引起窒息。及时清除呼吸道分泌物，必要时气管切开。

4.详细记录发作情况及肢体抽搐时间，对连续发作者要记录发作次数。

5.发作时不能强行喂食或用物理方法阻止病人的抽动，预防并发症发生。

6.维持合理的营养供给。持续发作者，给予鼻饲。

7.加强基础护理，保持病人舒适。

（二）抽搐发作停止后的护理

1.尽量让病人安睡以恢复体力。

2.持续发作停止后，应注意有无精神异常情况。

3.做好基础护理，保持病人舒适，预防并发症发生。

4.督促病人按时服用抗癫痫药物，无特殊情况不可减量或停药。

三、呃逆护理

呃逆多见于危重病人，常因脑干、颈髓病变、胃内大量积血等所引起的膈肌痉挛所致，多顽固而持续，常影响呼吸和进食，对病人体力消耗较大，故应密切观察和及时处理。

1.呃逆如系肺部感染或胃出血所致，应及时吸除呼吸道分泌物或胃内容物，以减少对膈肌的刺激。

2.维持合理的营养供给。应安排好进食时机，必要时给予鼻饲并做好护理。

3.呃逆持续时间较长者，病人常有上腹部疼痛（由于膈肌的腹壁肌长时间痉挛所致）可进行腹部按摩或热敷，以减轻病人的痛苦，必要时进行体针或耳针疗法。影响入睡者，可于睡前给予适当的安眠药物。

四、颅内压增高护理

颅内压增高是颅脑外科疾病的共有征象。颅内压是指颅内容物对颅腔所产生的压力，通常用脑脊液的压力来代表。

正常颅内压成人为。$70\sim200mmH_2O$，儿童为 $50\sim100mmH_2O$，颅内压持续地超过 $200mmH_2O$ 时称为颅内压增高。

1.保持病人安静，嘱病人卧床休息，勿随意外出活动。

2.密切观察病人的意识、瞳孔、血压、脉搏、呼吸的变化，每 4 小时测量 1 次并记录。

3.如有阵发性剧烈疼痛，频繁呕吐，往往是脑疝的前驱症状，除加强观察、应用脱水剂外，需通知医师给予处理。禁用杜冷丁、吗啡等麻醉类药物。

4.如有反复呕吐，遵医嘱应用止吐药物，暂禁食。

5.预防便秘，遵医嘱给予病人通便剂。注意不可高位灌肠，以免增加颅内压导致脑疝形成。

第六节　泌尿外科护理操作流程

一、泌尿外科一般护理

1.按外科手术前后护理常规。

2.正确、及时地收集送检新鲜尿液标本及肝。肾功能测定。

3.如需留取 24 小时尿液标本，必要时加入防腐剂。

4.鼓励病人多饮水。肾功能不良、高血压、水肿者应控制水、钠盐、蛋白质摄入量。

5.有尿瘘或尿失禁病人，注意会阴部皮肤清洁干燥，防止发生湿疹，床单保持清洁干燥。

6.注意尿液的颜色、性质及量，如有异常，留取标本，通知医师。

7.保留导尿护理：

（1）引流管长短适宜，用别针固定于床单上，引流袋固定于床旁。

（2）保持引流管通畅。

（3）注意尿的颜色、性质，记录 24 小时尿量。

（4）保持尿道口清洁，每日会阴擦洗 2 次。

（5）严格无菌操作，导尿管每周更换 1 次，如滑出，应及时更换。定时更换尿袋。

二、肾脏损伤护理

肾脏损伤是指外来暴力直接或间接作用于肾区所致，分为开放性损伤、闭合性损伤、医源性损伤。临床以休克、血尿、疼痛以及腰腹部肿块为主要特征。

按泌尿外科疾病手术一般护理常规。

（一）一般护理

1.休息：取平卧位，绝对卧床休息2周~4周，减少搬动。

2.心理护理：消除患者紧张情绪，增加其安全感。

3.注意保暖，防止呼吸道感染。

4.预防便秘，常规使用缓泻剂，防止腹压增加引起继发性大出血。

（二）病情观察

1.观察患者生命体征变化，注意有无出血性休克发生。

2.注意尿液的量、颜色及性质，如尿色加深且腹部包块增大伴血压下降，应积极做好术前准备。

3.观察肾区及腹部体征变化，注意有无腹痛、腹胀等腹膜刺激征。

4.定时测量体温，如体温升高持续不退，警惕肺部及。肾周感染。

（三）健康教育

1.3个月内勿参加重体力劳动。

2.注意血压变化。

三、肾脏手术护理

（一）术前护理

按泌尿及男性生殖系统外科一般护理常规。

（二）术后护理

1.按泌尿及男性生殖系统外科一般护理常规。

2.卧床休息2天~3天后逐步下床活动。对肾修补、肾盂切开的病人，有继发出血可能，应卧床至1周。肾部分切除术患者应卧床2周，取头低脚高位，以防肾下垂。

3.术后24小时禁食。如肠功能恢复良好，可逐步进食，注意少进易胀气食物。如有腹胀，可行肛管排气或按医嘱给药物。

4.观察出血和排尿情况：定时测量生命体征；注意伤口引流物量、性状及有无出血；密切观察，防止肾切除后肾蒂血管结扎线脱落而危及生命；注意尿少或尿闭情况的发生，观察有无血尿。

5.保持各引流管通畅。肾造瘘病人引流不畅需要冲洗时，每次量不超过5mL，压力不可过大，严格无菌操作。拔管前一天，应夹管观察，并做肾盂造影，证实尿路通畅后拔管。造瘘口盖无菌敷料，侧卧位，以防漏尿。

6.肾切除病人，补液速度宜慢，以免增加唯一肾脏的负担。

7.保持切口周围皮肤的清洁干燥，敷料浸湿及时更换。

8.一肾切除的女病人，在病情稳定药物治疗结束后2年内，应避免妊娠。

四、全膀胱切除手术护理

全膀胱切除手术用于多发性膀胱癌浸润者，复发快、每次复发肿瘤时期肿瘤体积大且明显边界者等。手术方式是切除整个膀胱，前列腺、精囊，并清扫盆腔淋巴组织，同时行尿液改道或行回肠代膀胱术。

（一）术前护理

1.按泌尿及男性生殖系统外科疾病一般护理常规。

2.做好心理护理。术前向病人充分说明手术的必要性和自我管理尿液的方法，使其配合手术。

3.给予高热量、高蛋白饮食，以增加机体的抵抗力。

4.术前3天给尿路消毒剂，必要时冲洗膀胱，鼓励病人多饮水，以冲淡尿液。

5.肠管代膀胱者，做好肠道清洁准备。术前3天每晚灌肠1次，术晨清洁灌肠，按医嘱给肠道杀菌剂。

（二）术后护理

1.按泌尿及男性生殖系统外科疾病一般护理常规。

2.标明各种引流导管在体内引流的部位和作用，保持通畅，注意无菌操作.定时更换引流装置。观察各引流液的量和性质，分别记录引流量，并及时倒空。

3.观察腹壁造瘘口肠管的血运，及时更换敷料，保护瘘口周围皮肤。如系肛门排尿者.亦应保护肛周皮肤。

4.直肠代膀胱术后，因肛门括约肌的作用，尿液潴留在直肠内，增加了肠道对尿液电解质的吸收，可造成高氯性酸中毒，故术后定期测血电解质，及时纠正。

5.注意观察术后肠梗阻、肠瘘等并发症。对尿粪合流的病人，注意泌尿系逆行感染的发生。

五、前列腺摘除手术护理

前列腺增生症是以排尿困难为主要特征的老年男性疾病。可能与老年激素代谢异常有关。临床表现为尿频、尿急、进行性排尿困难、急性尿潴留等。

（一）术前护理

1.按泌尿及男性生殖系外科疾病一般护理常规。

2.有尿潴留或并发尿路感染、肾功能不良时，术前应留置导尿1周左右。

3.手术日晨留置导尿，用生理盐水冲洗膀胱至冲出液体澄清后，保留100mL在膀胱内，使之稍充盈，以利于手术操作。冲洗完毕拔出导尿管，清洁阴茎及周围皮肤。

4.加强老年人的安全及心理护理。对合并高血压、心脏病、肺气肿、糖尿病等患者，按内科护理常规。

（二）术后护理

1.按泌尿及男性生殖系外科疾病一般护理常规。

2.立即将耻骨上膀胱造口管及尿道内气囊导尿管连接于密闭式冲洗装置，气囊导尿管的充水管与引流管切勿接错。

3.膀胱冲洗时，冲洗速度应视出血情况而定，出血多加快冲洗速度，出血少则慢，防止导管阻塞。

4.手术后出血可随尿液引出，应严密观察血压、脉搏变化。出血较多时，可按医嘱在冲洗液中加入止血药物，注入后夹管半小时，或用低温冲洗液冲洗，亦可全身应用止血剂。

5.耻骨上膀胱造瘘4日~6日拔管后可有漏液，及时更换敷料，保护好造瘘口周围皮肤，并保持床单干燥。

6.按医嘱给抗生素。定时清洁尿道外口的分泌物，防止感染。

7.术后1周内，禁肛管排气或灌肠，以免损伤前列腺窝引起出血。便秘时可口服缓泻剂。

六、肾盂切开取石术护理

肾结石位于肾盂和肾盏中，较小的结石常聚集在。肾下盏，上尿路（肾输尿管）结石好发于20岁~50岁，常与年龄、性别、职业、社会经济地位、饮食成分和结构、水分摄入量、代谢和遗传等因素有关，它的主要临床表现为疼痛（肾盂内大结石及肾盏结石可无明显临床症状，仅表现为活动后镜下血尿）、血尿、脓尿及无尿。

（一）术前护理

1.按泌尿外科手术前常规护理。

2.若有尿路感染，术前应按医嘱应用抗生素控制感染。

3.术前1小时摄定位片，然后嘱患者卧床。

（二）术后护理

1.按泌尿外科手术后常规护理及麻醉后常规护理。

2.术中肾脏完全游离者，术后应卧床1周~2周。

3.注意观察尿液颜色，有无血尿发生。

4.注意切口渗出情况，术后如有渗尿，应及时更换敷料，以免切口感染。

5.有负压引流管者，应持续负压吸引，并记录引流量，负压袋（或负压瓶）每日更换1次。

6.结石疏松、多发性结石者，术后排尿时用纱布过滤，以了解有无残石排出。

7.术后7天，摄尿路平片，了解有无残留结石或碎片及其部位。

（三）健康指导

鼓励患者多饮水，多运动，多食新鲜蔬菜、水果、酸性食物，以防结石再发。

（姜芹 孙艳侠 张艳华 邵东方 何宜臻）

第十九章　公共卫生

第一节　医疗服务与公共卫生服务

医疗机构是公共卫生服务体系重要的组成部分,也是公共卫生服务的重要环节。随着社会经济的快速发展和广大人民群众健康需求的日益提高,医疗机构在公共卫生工作中的地位也日渐突出,大量的疾病控制和妇女儿童保健等工作需要医疗机构共同合作完成,医疗机构与专业公共卫生机构、医疗服务与公共卫生服务的关系也日益紧密。

一、公共卫生基本知识

(一)公共卫生基本概念

公共卫生内涵随着社会经济的发展和人类对健康认识的加深而不断发展。19 世纪,公共卫生在很大程度上被理解为环境卫生和预防疾病的策略,如疫苗的使用。20 世纪,公共卫生扩大到包括环境卫生、控制疾病、进行个体健康教育、组织医护人员对疾病进行早期诊断和治疗,发展社会体制,保障公民都享有应有的健康权益。目前,学术界通常采用 WHO 的定义:公共卫生是一门通过有组织的社区活动来改善环境、预防疾病、延长生命与促进心理和躯体健康,并能发挥个人更大潜能的科学和艺术。

公共卫生就是组织社会共同努力,改善环境卫生条件,预防控制传染病和其他疾病流行,培养良好卫生习惯和文明生活方式,提供医疗卫生服务,达到预防疾病,促进健康的目的。

(二)公共卫生基本职能

公共卫生的基本职能指的是影响健康的决定因素、预防和控制疾病、预防伤害、保护和促进人群健康、实现健康公平性的一组活动。具体来说,基本职能包括以下服务内容。

(1)疾病预防控制管理。

(2)公共卫生技术服务。

(3)卫生监督执法。

(4)妇女儿童保健。

(5)健康教育与健康促进。

(6)突发性公共卫生事件处理等。

(三)公共卫生基本特点

公共卫生是以促进人群健康为最终目标、以人群为主要研究重点、强调防治结合和

广泛的社会参与、以多学科公共卫生团队为支撑,具有以下基本特点,

1.社会性

公共卫生服务是一项典型的社会公益事业,是人民的基本社会福利之一,因此公共卫生服务不能以营利为目的。

2.公共性

公共卫生服务表现为纯公共产品或准公共产品的供给,具有排他性和消费共享性的特点。

3.健康相关性

公共卫生服务的直接目的是保障公民的健康权益,所采取的措施和方法必须遵循医学科学理论和技术,

4.政府主导性

公共卫生服务的提供是政府公共服务职能的一个重要内容,政府必须承担公共卫生服务的供给责任:统一组织、领导和直接干预,提供必要的公共财政支出。

二、医疗服务与公共卫生服务的关系

(一)医疗机构与公共卫生专业机构

医疗机构和专业公共卫生机构均是依据相关法规设立的具有独立法人代表资格的机构,前者主要依据《医疗机构管理条例》而设立,为当地居民提供临床诊疗服务以及部分公共卫生服务,主要包括临床综合医院和肿瘤、口腔、眼科、传染病、妇产、儿童等专科医院。后者主要依据《中华人民共和国传染病防治法》《精神卫生法《中华人民共和国食品卫生法《职业卫生法》等设立的专业公共卫生机构,主要包括:疾病预防控制中心、卫生监督中心(所)、妇幼保健中心(院)、职业病防治院(中心)、健康教育和健康促进中心(所)、精神卫生中心(所)等。在同一地区医疗机构和专业公共卫生机构均隶属同级卫生行政部门管理。

医疗机构在医院内部为了统筹协调、指导和监督落实院内公共卫生服务工作,预防与控制医院内感染的发生和流行,并联系相关专业公共卫生机构,依据《医疗机构管理条例》的要求,设立了预防保健科(或公共卫生科)和医院感染控制科。在我国绝大部地区医院都设立预防保健科和医院感染控制科。近年来,我国许多地方卫生行政部门为了进一步明确医疗机构公共卫生职能,规定医院统一设置公共卫生科,便于辖区内公共卫生工作的衔接。无论称谓是预防保健科,还是公共卫生科,其基本职责都是统筹协调院内公共卫生服务工作,指导和监督院内各有关科室开展公共卫生服务工作,联系并接受专业公共卫生机构业务技术指导。

公共卫生专业机构是以开展和完成区域内公共卫生服务业务为主的部门,负责区域内公共卫生规划、计划的制订,公共卫生监测,开展专项调查研究,提出并落实预防与控制措施,分析和评估实施效果。

公共卫生专业机构与医疗机构之间是密不可分的合作伙伴关系,在公共卫生服务中,医疗机构离不开公共卫生机构,公共卫生机构也离不开医疗机构,两者间应实行无缝衔接。

(二)公共卫生服务与医疗服务的关系

医疗服务主要是针对个体,为个体提供诊断、治疗、预防保健方面服务。与医疗服务相比,公共卫生服务是针对群体,以人群为主要重点,强调防治结合和广泛的社会参与,以多学科公共卫生团队为支撑。公共卫生服务是一项典型的社会公益事业,不能以营利为目的,表现为纯公共产感染性疾病临床实践品或准公共产品的供给。除了基本医疗服务以外,医疗服务都不能列为公共产品。因此,公共卫生服务的提供是政府公共服务职能的一个重要内容,政府在公共卫生领域的主要职能包括:制定政策法规,制订和实施公共卫生发展规划计划,协调部门的公共卫生职责,执行公共卫生监督执法,组织、领导和协调公共卫生的应急服务。

三、医疗机构在公共卫生工作中的地位和作用

公共卫生工作离不开医疗机构,医疗机构是公共卫生体系不可或缺的重要组成部分,无论是传染病、慢性病、寄生虫病、地方病、职业病、因病死亡,还是突发公共卫生事件、食物中毒的发现都离不开医疗机构,其报告也依赖医疗机构,新生儿预防接种、妇女儿童保健、疾病监测、健康教育与干预,以及实施传染病的预防控制和传染病的救治、慢性病的治疗与控制均在医疗机构内完成。

医疗机构本身是传染病传播的高危场所,也是院内感染发生的高危场所,因而对医院在预防控制传染病的播散和医院内感染的发生提出了更高的要求,医院的规划、设计、布局,空调通风冷暖系统,给排水及污水处理系统,人流和物流系统,传染病门诊、洁净手术室、洗消供应室和ICU室等设置必须充分考虑满足控制传染病播散和院内感染发生的需要。医疗机构的医务工作者应掌握公共卫生基本知识,有承担公共卫生的责任意识,还应按相应法律、法规的要求切实履行其职责,及时、准确地发现报告传染病、精神病、职业病、糖尿病、高血压等疾病,实施重要传染病的监测、控制工作,做好就诊者的健康教育和干预工作。

第二节　医疗机构公共卫生基本职能

医疗机构种类繁多,有综合医院,也有专科医院。医疗机构的级别也不尽相同,有三级甲(乙)医院,也有二级甲(乙)等医院,还有一级医院、门诊等。不同类型的医疗机构所承担的公共卫生职能不尽统一,根据国家有关法律法规以及我国医疗机构开展公共卫生工作的实际,医疗机构的公共卫生基本职能主要包括以下几方面:突发公共卫生事件的报告及应急处理;食物中毒的发现报告与救治;传染病的发现报告及预防控制;预防接种服务;主要慢性病的发现报告与管理;职业病的发现与报告;精神病的发现与报告;医院死亡病例的报告;妇女儿童保健服务;健康教育与健康促进;放射防护和健康监测;医院感染与医疗安全管理。

一、突发公共卫生事件的发现报告及应急处理

突发公共卫生事件发现。无论是重大传染病,还是食物中毒和职业中毒,当患者感到身体不适时,首先就诊地点为医疗机构,医疗机构医生根据诊疗规范、诊断标准和专业知识,进行疑似或明确诊断。

(一)突发公共卫生事件报告

医疗机构发现突发公共卫生事件或疑似突发公共卫生事件,医院应及时启动突发公共卫生事件处置应急程序,逐级汇报。

(二)患者救治或转诊

医疗机构在报告的同时要做好患者救治工作,特殊情况需要转诊者,应做好相应转诊工作。

二、食物中毒发现报告与救治

患者食用了被生物性(如细菌、病毒、生物毒素等)、化学性(如亚硝酸钠等)有毒有害物质污染的食品,出现急性或亚急性中毒症状。

(一)食物中毒的发现

患者到医疗机构就诊,医疗机构医生根据食物史、患者症状,结合相关诊断标准确认食物中毒或疑似食物中毒。

(二)食物中毒的报告

医疗机构发现群体性食物中毒,应及时启动疑似食物中毒事件处置应急程序,逐级汇报,并协助疾病预防控制机构进行事件的调查及确证工作。

(三)食物中毒患者救治

医疗机构在报告的同时做好中毒患者的救治工作。

三、传染病的发现报告及预防控制

传染病的预防控制是医疗机构主要工作内容之一,包括传染病的发现、报告、监测、预防控制、救治及转诊工作。

(一)传染病的发现

医疗机构医师接诊疑似传染病患者,应按《传染病诊断标准》对疑似传染病例进行诊断,必要时请会诊予以明确诊断。

(二)传染病的报告

医疗机构发现疑似或确诊传染病后,要按《中华人民共和国传染病防治法》规定的内容及时限,录入中华人民共和国国家疾病预防控制信息系统进行网络直报。

(三)传染病监测

医疗机构应按公共卫生专业机构要求,开展传染病的监测工作,报送相关监测信息。做好传染病阳性标本留样,传送给疾病预防与控制中心实验室复核。

(四)传染病预防控制

在医疗机构中实施传染病的预防与控制，如预防控制艾滋病乙肝梅毒母婴传播项目,孕产妇进行筛查、随访、治疗,都需在医疗机构内实施。

（五）传染病的救治

传染病治疗和重症传染病的救治都需依赖医疗机构

（六）慢性传染病患者的转诊

有些传染病发现后需转至专门机构进行随访治疗，如疑似麻风患者（临床诊断为主）、疑似肺结核患者(临床诊断和胸片结果为主)医疗机构除报告外,还要转诊至辖区慢性病防治院或传染病医院进行治疗。

四、预防接种服务

预防接种是最有效、最经济的预防控制疾病的措施,预防接种服务主要在社区健康服务中心完成,医疗机构主要承担新生儿疫苗接种,犬伤后狂犬疫苗接种及冷链的管理。

（一）新生儿疫苗接种

孕妇在医院生产后,医院应及时为新生儿免费接种乙肝疫苗、卡介苗,接种时应严格按疫苗接种规范操作。

（二）狂犬疫苗接种

对动物咬伤的就诊者,医疗机构应根据狂犬病暴露预防处置工作规范处理伤口及接种狂犬疫苗,必要时注射狂犬免疫球蛋白。

（三）冷链管理

医疗机构应严格按预防用生物制品保存要求执行存放（在冷藏或冷冻区）、领取、运输等。

五、主要慢性非传染病的发现报告与管理

主要慢性非传染病是指高血压、糖尿病,以及恶性肿瘤、脑卒中和冠心病等,医疗机构承担患者发现、报告、治疗及转诊工作。

（一）患者的发现

医疗机构要积极主动发现高血压、糖尿病患者,落实首诊测血压措施。

（二）病例的报告

医疗机构一旦发现高血压、糖尿病患者,以及恶性肿瘤、脑卒中和冠心病病例,按要求报告给公共卫生专业机构。

（三）患者的治疗

一旦明确诊断,医疗机构应采取合适的措施对患者进行治疗。

（四）患者的转诊

医疗机构待患者病情稳定后转诊至所在的社区健康服务中心,由社区健康服务中心进行随访管理。

六、职业病的发现与报告

医疗机构对有职业接触的疑似职业病的病例,应结合职业接触史和临床表现进行诊断和鉴别诊断,必要时邀请职业病防治机构的专家会诊,一旦发现疑似的职业病,应及时按要求进行报告,必要时转诊至相应的专业机构进行治疗。

七、重症精神病的发现与报告

医疗机构对疑似精神病患者应进行诊断和鉴别诊断,必要时邀请精神病专科医院专家会诊,一旦发现疑似精神病患者,按要求进行报告,必要时转诊至精神病专科医院进行明确诊断和治疗。

八、死亡病例的报告

医疗机构出现死亡病例,应按要求及时、准确填报死亡医学证明,专人定期收集全院死亡医学证明信息,组织病案管理室给予规范编码,录入国家死因登记信息报告系统并网络上传。

九、妇女儿童保健服务

具有相应资质的医疗机构提供孕产妇保健服务和儿童保健服务,并管理出生医学证明和妇幼保健信息。

(一)孕产妇保健

医疗机构为育龄期妇女开展孕前妇女保健检查和咨询,对孕期妇女提供定期产检服务和相关疾病的筛查,以及适宜的生产技术,指导母乳喂养,发现与报告孕产妇死亡情况。

(二)儿童保健

医疗机构提供新生儿疾病筛查、儿童保健服务,发现与报告新生儿和 5 岁以下儿童死亡情况。

(三)出生医学证明管理

专人管理、核发出生医学证明,并及时上报。

(四)妇幼信息管理

医疗机构负责管理妇幼保健信息系统和母子保健手册,准确录入妇幼保健相关内容,按权限完成相应工作,按期完成妇幼保健报表的统计、核实、报送等工作。

十、健康教育与健康促进

医疗机构根据其特殊性提供健康教育宣传、健康处方、健康指导,并带头做好控烟工作。

(一)健康教育

各医疗机构各专业科室应根据自身专业特点,定期制作健康教育宣传栏,宣传相关知识。

(二)健康处方

各专业科室编写本专业诊治疾病的健康处方,对就诊者进行宣传,普及相关专业知识。

(三)健康指导

医务人员适时对患者或家属进行健康指导,住院部医务人员应对患者进行健康教育指导在病历记录。

(四)控制吸烟

禁烟标识张贴、劝止吸烟行动、医院内吸烟现况监测,带头控烟。

十一、放射防护与健康监测

医疗机构为了疾病的诊断和治疗配备了许多带有放射性的装置,如 X 线机、CT 等,因而要加强辐射防护,并做好医护人员和就诊者的保护。

(一)放射防护

对带有放射性的装置,其选址、布局及防护设计要合理,设计方案应报批,竣工后要通过专业部门验收,场所要进行防辐射处理。

(二)放射人员防护

放射工作人员要做好个人防护,上班时佩戴个人放射剂量仪,定期进行健康体检。

(三)患者的防护

医疗机构在给患者进行带有放射线装置检查或治疗时,要做好防护,尤其是敏感部位务必采取有效的防护措施。

十二、医院感染与医疗安全管理

医院内感染控制是医疗机构的重要职责,包括医院感染的报告与处理,医院消毒效果监测,医疗废弃物管理,实验室感染控制,以及感染性职业暴露处置等工作内容。

(一)医院感染的报告与处理

医务人员按《医院感染诊断标准(试行)》发现院内感染个案时,应及时报告。如果发生医院感染暴发,要按医院感染暴发处理程序进行调查、报告,必要时请专业机构协助处理,提出感染控制措施并部署实施。

(二)医院消毒效果监测

医院感染管理部门应定期对消毒剂、消毒产品、医务人员的手、空气、物体表面等进行消毒效果监测,并向当地专业公共卫生机构报告,接受公共卫生机构督导检查。

(三)废弃物管理

医院机构应按《医疗废物管理条例》要求做好医院污水处理,定期监测污水处理后的卫生指标,定期检查医疗废物处理是否规范。如果发生医用废物的流失、泄漏、扩散等意外事故应及时报告并做好相应处理。

(四)实验室感染控制

医疗单位实验室,尤其是感染性实验室要严格按照实验室生物安全要求进行规范操作,做好个人防护、菌种保藏、运输等安全防范工作。

(五)感染性职业暴露处理

医务人员要严格执行各项诊疗操作规范,发生感染性职业暴露要及时报告、评估并给予医学处理,根据职业暴露给别定期随访。

第三节　医疗机构公共卫生职能法律依据

医疗机构承担的公共卫生职责,我国颁布的相关法律法规均有明确规定,包括《传染病防治法从母婴保健法》《突发公共卫生事件应急条例》《职业病防治法》《消毒管理办法》《医院感染管理办法《医疗机构管理条例》《医疗废物管理条例》《执业医师法》《疫苗流通和预防接种管理条例》等。

一、传染病防治法

《中华人民共和国传染病防治法》于 2004 年 8 月 28 日由中华人民共和国第十届全国人民代表大会常务委员会第十一次会议修订通过,以中华人民共和国主席令[2004]第 17 号公布,自 2004 年 12 月 1 日起施行。具体相关条款摘录如下。

第七条:医疗机构承担与医疗救治有关的传染病防治工作和责任区域内的传染病预防工作。城市社区和农村基层医疗机构在疾病预防控制机构的指导下,承担城市社区、农村基层相应的传染病防治工作。

第十条:医疗机构应当定期对其工作人员进行传染病防治知识、技能的培训。

第十二条:在中华人民共和国领域内的一切单位和个人,必须接受疾病预防控制机构、医疗机构有关传染病的调查、检验、采集样本、隔离治疗等预防、控制措施,如实提供有关情况。

第二十一条:医疗机构应当确定专门的部门或者人员,承担传染病疫情报告、本单位的传染病预防、控制以及责任区域内的传染病预防工作;承担医疗活动中与医院感染有关的危险因素监测、安全防护、消毒、隔离和医疗废物处置工作。

第二十二条:疾病预防控制机构、医疗机构的实验室和从事病原微生物实验的单位,应当符合国家规定的条件和技术标准,建立严格的监督管理制度,对传染病病原体样本按照规定的措施实行严格监督管理,严防传染病病原体的实验室感染和病原微生物的扩散。

第二十七条:对被传染病病原体污染的污水、污物、场所和物品,有关单位和个人必须在疾病预防控制机构的指导下或者按照其提出的卫生要求,进行严格消毒处理;拒绝消毒处理的,由当地卫生行政部门或者疾病预防控制机构进行强制消毒处理。

第三十九条:医疗机构发现甲类传染病时,应当及时采取下列措施。

(1)对患者、病原携带者,予以隔离治疗,隔离期限根据医学检查结果确定。

(2)对疑似患者,确诊前在指定场所单独隔离治疗。

(3)对医疗机构内的患者、病原携带者、疑似患者的密切接触者,在指定场所进行医学观察和采取其他必要的预防措施。

医疗机构发现乙类或者丙类传染病患者,应当根据病情采取必要的治疗和控制传播措施。

医疗机构对本单位内被传染病病原体污染的场所、物品以及医疗废物,必须依照法律、法规的规定实施消毒和无害化处置。

第五十一条:医疗机构的基本标准、建筑设计和服务流程,应当符合预防传染病医院感染的要求。

医疗机构应当按照规定对使用的医疗器械进行消毒;对按照规定一次使用的医疗器具,应当在使用后予以销毁。

医疗机构应当按照国务院卫生行政部门规定的传染病诊断标准和治疗要求,采取相应措施,提高传染病医疗救治能力。

第五十二条:医疗机构应当对传染病患者或者疑似传染病患者提供医疗救护、现场救援和接诊治疗,书写病历记录以及其他有关资料,并妥善保管。

医疗机构应当实行传染病预检、分诊制度;对传染病患者、疑似传染病患者,应当引导至相对隔离的分诊点进行初诊。医疗机构不具备相应救治能力的,应当将患者及其病历记录复印件一并转至具备相应救治能力的医疗机构。具体办法由国务院卫生行政部门规定。

第五十四条:县级以上人民政府卫生行政部门在履行监督检查职责时,有权进入被检查单位和传染病疫情发生现场调查取证,查阅或者复制有关的资料和采集样本。被检查单位应当予以配合,不得拒绝、阻挠。

第六十九条:医疗机构违反本法规定,有下列情形之一的,由县级以上人民政府卫生行政部门责令改正,通报批评,给予警告;造成传染病传播、流行或者其他严重后果的,对负有责任的主管人员和其他直接责任人员,依法给予降级、撤职、开除的处分,并可以依法吊销有关责任人员的执业证书;构成犯罪的,依法追究刑事责任。

(1)未按照规定承担本单位的传染病预防、控制工作、医院感染控制任务和责任区域内的传染病预防工作的。

(2)未按照规定报告传染病疫情,或者隐瞒、谎报、缓报传染病疫情的。

(3)发现传染病疫情时,未按照规定对传染病患者、疑似传染病患者提供医疗救护、现场救援、接诊、转诊的,或者拒绝接受转诊的。

(4)未按照规定对本单位内被传染病病原体污染的场所、物品以及医疗废物实施消毒或者无害化处置的。

(5)未按照规定对医疗器械进行消毒,或者对按照规定一次使用的医疗器具未予销毁,再次使用的。

(6)在医疗救治过程申未按照规定保管医学记录资料的。

(7)故意泄露传染病患者、病原携带者、疑似传染病患者、密切接触者涉及个人隐私的有关信息、资料的。

二、母婴保健法

《中华人民共和国母婴保健法》于 1994 年 10 月 27 日第八届全国人民代表大会常务委员会第十次会议通过,以 1994 年 10 月 27 日中华人民共和国主席令第三十三号公布,自 1995 年 6 月 1 日起施行。具体相关条款摘录如下。

第七条:医疗保健机构应当为公民提供婚前保健服务。婚前保健服务包括下列内容。

(1)婚前卫生指导:关于性卫生知识、生育知识和遗传病知识的教育。

(2)婚前卫生咨询:对有关婚配、生育保健等问题提供医学意见。

(3)婚前医学检查:对准备结婚的男女双方可能患影响结婚和生育的疾病进行医学检查。

第十四条:医疗保健机构应当为育龄妇女和孕产妇提供孕产期保健服务。

孕产期保健服务包括下列内容。

(1)母婴保健指导:对孕育健康后代以及严重遗传性疾病和碘缺乏病等地方病的发病原因、治疗和预防方法提供医学意见。

(2)孕妇、产妇保健:为孕妇、产妇提供卫生、营养、心理等方面的咨询和指导以及产前定期检查等医疗保健服务。

(3)胎儿保健:为胎儿生长发育进行监护,提供咨询和医学指导。

(4)新生儿保健:为新生儿生长发育、哺乳和护理提供的医疗保健服务。

第二十三条:医疗保健机构和从事家庭接生的人员按照国务院卫生行政部门的规定,出具统

一制发的新生儿出生医学证明;有产妇和婴儿死亡以及新生儿出生缺陷情况的,应当向卫生行政部门报告。

第三十二条:医疗保健机构依照本法规定开展婚前医学检查、遗传病诊断、产前诊断以及施行结扎手术和终止妊娠手术的,必须符合国务院卫生行政部门规定的条件和技术标准,并经县级以上地方人民政府卫生行政部门许可。严禁采用技术手段对胎儿进行性别鉴定,但医学上确有需要的除外。

第三十三条:从事本法规定的遗传病诊断、产前诊断的人员,必须经过省、自治区、直辖市人民政府卫生行政部门的考核,并取得相应的合格证书。从事本法规定的婚前医学检查、施行结扎手术和终止妊娠手术的人员以及从事家庭接生的人员,必须经过县级以上地方人民政府卫生行政部门的考核,并取得相应的合格证书。

第三十五条:未取得国家颁发的有关合格证书的,有下列行为之一,县级以上地方人民政府卫生行政部门应当予以制止,并可以根据情节给予警告或者处以罚款。

(1)从事婚前医学检查、遗传病诊断、产前诊断或者医学技术鉴定的。

(2)施行终止妊娠手术的。

(3)出具本法规定的有关医学证明的。

上款第(3)项出具的有关医学证明无效。

第三十六条:未取得国家颁发的有关合格证书,施行终止妊娠手术或者采取其他方

法终止妊娠,致人死亡、残疾、丧失或者基本丧失劳动能力的,依照刑法第一百三十四条、第一百三十五条的规定追究刑事责任。

第三十七条:从事母婴保健工作的人员违反本法规定,出具有关虚假医学证明或者进行胎儿性别鉴定的,由医疗保健机构或者卫生行政部门根据情节给予行政处分;情节严重的,依法取消执业资格。

三、突发公共卫生事件应急条例

《突发公共卫生事件应急条例》于2003年5月7日国务院第7次常务会议通过,以中华人民共和国国务院第376号令公布,自公布之日起施行。具体相关条款如下。

第二条:本条例所称突发公共卫生事件(以下简称突发事件),是指突然发生,造成或者可能造成社会公众健康严重损害的重大传染病疫情、群体性不明原因疾病、重大食物和职业中毒以及其他严重影响公众健康的事件。

第五条:突发事件应急工作,应当遵循预防为主、常备不懈的方针,贯彻统一领导、分级负责、反应及时、措施果断、依靠科学、加强合作的原则。

第十一条:全国突发事件应急预案应当包括以下主要内容。

(1)突发事件应急处理指挥部的组成和相关部门的职责。

(2)突发事件的监测与预警。

(3)突发事件信息的收集、分析、报告、通报制度。

(4)突发事件应急处理技术和监测机构及其任务。

(5)突发事件的分级和应急处理工作方案。

(6)突发事件预防、现场控制,应急设施、设备、救治药品和医疗器械以及其他物资和技术的储备与调度。

(7)突发事件应急处理专业队伍的建设和培训。

第十七条:县级以上各级人民政府应当加强急救医疗服务网络的建设,配备相应的医疗救治药物、技术、设备和人员,提高医疗卫生机构应对各类突发事件的救治能力。

第十九条:国家建立突发事件应急报告制度。有下列情形之一的省、自治区、直辖市人民政府应当在接到报告1小时内,向国务院卫生行政主管部门报告。

(1)发生或者可能发生传染病暴发、流行的。

(2)发生或者发现不明原因的群体性疾病的。

(3)发生传染病菌种、毒种丢失的。

(4)发生或者可能发生重大食物和职业中毒事件的。

第二十条:突发事件监测机构、医疗卫生机构和有关单位发现有本条例第十九条规定情形之一的,应当在2小时内向所在地县级人民政府卫生行政主管部门报告;接到报告的卫生行政主管部门应当在2小时内向本级人民政府报告,并同时向上级人民政府卫生行政主管部门和国务院卫生行政主管部门报告。

第二十一条:任何单位和个人对突发事件,不得隐瞒、缓报、谎报或者授意他人隐瞒、缓报、谎报。

第三十一条：应急预案启动后，突发事件发生地的人民政府有关部门，应当根据预案规定的职责要求，服从突发事件应急处理指挥部的统一指挥，立即到达规定岗位，采取有关的控制措施。

医疗卫生机构、监测机构和科学研究机构，应当服从突发事件应急处理指挥部的统一指挥，相互配合、协作，集中力量开展相关的科学研究工作

第三十六条：国务院卫生行政主管部门或者其他有关部门指定的专业技术机构，有权进入突发事件现场进行调查、采样、技术分析和检验，对地方突发事件的应急处理工作进行技术指导，有关单位和个人应当予以配合；任何单位和个人不得以任何理由予以拒绝。

第三十九条：医疗卫生机构应当对因突发事件致病的人员提供医疗救护和现场救援，对就诊患者必须接诊治疗，并书写详细、完整的病历记录；对需要转送的患者，应当按照规定将患者及其病历记录的复印件转送至接诊的或者指定的医疗机构。

医疗卫生机构内应当采取卫生防护措施，防止交叉感染和污染。

医疗卫生机构应当对传染病患者密切接触者采取医学观察措施，传染病患者密切接触者应当予以配合。

医疗机构收治传染病患者、疑似传染病患者，应当依法报告所在地的疾病预防控制机构。接到报告的疾病预防控制机构应当立即对可能受到危害的人员进行调查，根据需要采取必要的控制措施。

第四十二条：有关部门、医疗卫生机构应当对传染病做到早发现、早报告、早隔离、早治疗，切断传播途径，防止扩散。

第四十四条：在突发事件中需要接受隔离治疗、医学观察措施的患者、疑似患者和传染病患者密切接触者在卫生行政主管部门或者有关机构采取医学措施时应当予以配合；拒绝配合的，由公安机关依法协助强制执行。

第四十八条：县级以上各级人民政府卫生行政主管部门和其他有关部门在突发事件调查、控制、医疗救治工作中玩忽职守、失职、渎职的，由本级人民政府或者上级人民政府有关部门责令改正、通报批评、给予警告；对主要负责人、负有责任的主管人员和其他责任人员依法给予降级、撤职的行政处分；造成传染病传播、流行或者对社会公众健康造成其他严重危害后果的，依法给予开除的行政处分；构成犯罪的，依法追究刑事责任。

第五十条：医疗卫生机构有下列行为之一的，由卫生行政主管部门责令改正、通报批评、给予警告；情节严重的，吊销《医疗机构执业许可证》；对主要负责人、负有责任的主管人员和其他直接责任人员依法给予降级或者撤职的纪律处分；造成传染病传播、流行或者对社会公众健康造成其他严重危害后果，构成犯罪的，依法追究刑事责任。

(1)未依照本条例的规定履行报告职责，隐瞒、缓报或者谎报的。

(2)未依照本条例的规定及时采取控制措施的。

(3)未依照本条例的规定履行突发事件监测职责的。

(4)拒绝接诊患者的。

(5)拒不服从突发事件应急处理指挥部调度的。

第五十一条:在突发事件应急处理工作中,有关单位和个人未依照本条例的规定履行报告职责,隐瞒、缓报或者谎报,阻碍突发事件应急处理工作人员执行职务,拒绝国务院卫生行政主管部门或者其他有关部门指定的专业技术机构进入突发事件现场,或者不配合调查、采样、技术分析和检验的,对有关责任人员依法给予行政处分或者纪律处分;触犯《中华人民共和国治安管理处罚条例》,构成违反治安管理行为的,由公安机关依法予以处罚;构成犯罪的,依法追究刑事责任。

四、职业病防治法

《中华人民共和国职业病防治法》由中华人民共和国第九届全国人民代表大会常务委员会第二十四次会议于 2001 年 10 月 27 日通过,以中华人民共和国主席令第 60 号公布,自 2002 年 5 月 1 日起施行。2011 年 12 月 31 日中华人民共和国第十一届全国人民代表大会常务委员会第二十四次会议进行了修改。具体相关内容如下。

第一条:为了预防、控制和消除职业病危害,防治职业病,保护劳动者健康及其相关权益,促进经济发展,根据宪法,制定本法。

第四十三条:用人单位和医疗卫生机构发现职业病患者或者疑似职业病患者时,应当及时向所在地卫生行政部门报告。确诊为职业病的,用人单位还应当向所在地劳动保障行政部门报告。

第四十九条:医疗卫生机构发现疑似职业病患者时,应当告知劳动者本人并及时通知用人单位。

第六十七条:用人单位和医疗卫生机构未按照规定报告职业病、疑似职业病的,由卫生行政部门责令限期改正,给予警告,可以并处一万元以下的罚款;弄虚作假的,并处二万元以上五万元以下的罚款;对直接负责的主管人员和其他直接责任人员,可以依法给予降级或者撤职的处分。

五、医院感染管理办法

《医院感染管理办法》于 2006 年 6 月 15 日经卫生部部务会议讨论通过,以中华人民共和国卫生部令第 48 号发布,自 2006 年 9 月 1 日起施行。具体相关内容如下。

第一条:为加强医院感染管理,有效预防和控制医院感染,提高医疗质量,保证医疗安全,根据《传染病防治法》、《医疗机构管理条例》和《突发公共卫生事件应急条例》等法律、行政法规的规定,制定本办法。

第二条:医院感染管理是各级卫生行政部门、医疗机构及医务人员针对诊疗活动中存在的医院感染、医源性感染及相关的危险因素进行的预防、诊断和控制活动。

第五条:各级各类医疗机构应当建立医院感染管理责任制,制定并落实医院感染管理的规章制度和工作规范,严格执行有关技术操作规范和工作标准,有效预防和控制医院感染,防止传染病病原体、耐药菌、条件致病菌及其他病原微生物的传播。

第七条:医院感染管理委员会由医院感染管理部门、医务部门、护理部门、临床科室、消毒供应室、手术室、临床检验部门、药事管理部门、设备管理部门、后勤管理部门及其他有关部门的主要负责人组成,主任委员由医院院长或者主管医疗工作的副院长担任。

医院感染管理委员会的职责如下。

(1)认真贯彻医院感染管理方面的法律法规及技术规范、标准,制定本医院预防和控制医院感染的规章制度、医院感染诊断标准并监督实施。

(2)根据预防医院感染和卫生学要求,对本医院的建筑设计、重点科室建设的基本标准、基本设施和工作流程进行审查并提出意见。

(3)研究并确定本医院的医院感染管理工作计划,并对计划的实施进行考核和评价。

(4)研究并确定本医院的医院感染重点部门、重点环节、重点流程、危险因素以及采取的干预措施,明确各有关部门、人员在预防和控制医院感染工作中的责任。

(5)研究并制订本医院发生医院感染暴发及出现不明原因传染性疾病或者特殊病原体感染病例等事件时的控制预案。

(6)建立会议制度,定期研究、协调和解决有关医院感染管理方面的问题。

(7)根据本医院病原体特点和耐药现状,配合药事管理委员会提出合理使用抗菌药物的指导意见。

(8)其他有关医院感染管理的重要事宜。

第八条:医院感染管理部门、分管部门及医院感染管理专(兼)职人员具体负责医院感染预防与控制方面的管理和业务工作。主要职责如下。

(1)对有关预防和控制医院感染管理规章制度的落实情况进行检查和指导。

(2)对医院感染及其相关危险因素进行监测、分析和反馈,针对问题提出控制措施并指导实施。

(3)对医院感染发生状况进行调查、统计分析,并向医院感染管理委员会或者医疗机构负责人报告。

(4)对医院的清洁、消毒灭菌与隔离、无菌操作技术、医疗废物管理等工作提供指导。

(5)对传染病的医院感染控制工作提供指导。

(6)对医务人员有关预防医院感染的职业卫生安全防护工作提供指导。

(7)对医院感染暴发事件进行报告和调查分析,提出控制措施并协调、组织有关部门进行处理。

(8)对医务人员进行预防和控制医院感染的培训工作。

(9)参与抗菌药物临床应用的管理工作。

(10)对消毒药械和一次性使用医疗器械、器具的相关证明进行审核。

(11)组织开展医院感染预防与控制方面的科研工作。

(12)完成医院感染管理委员会或者医疗机构负责人交办的其他工作。

第十三条:医疗机构应当制订具体措施,保证医务人员的手卫生、诊疗环境条件、无菌操作技术和职业卫生防护工作符合规定要求,对医院感染的危险因素进行控制。

第十四条:医疗机构应当严格执行隔离技术规范,根据病原体传播途径,采取相应的隔离措施。

第十五条：医疗机构应当制订医务人员职业卫生防护工作的具体措施，提供必要的防护物品，保障医务人员的职业健康。

第十六条：医疗机构应当严格按照《抗菌药物临床应用指导原则》，加强抗菌药物临床使用和耐药菌监测管理。

第十七条：医疗机构应当按照医院感染诊断标准及时诊断医院感染病例，建立有效的医院感染监测制度，分析医院感染的危险因素，并针对导致医院感染的危险因素，实施预防与控制措施。

医疗机构应当及时发现医院感染病例和医院感染的暴发，分析感染源、感染途径，采取有效的处理和控制措施，积极救治患者。

第十八条：医疗机构经调查证实发生以下情形时，应当于 12 小时内向所在地的县级地方人民政府卫生行政部门报告，并同时向所在地疾病预防控制机构报告。所在地的县级地方人民政府卫生行政部门确认后，应当于 24 小时内逐级上报至省级人民政府卫生行政部门。省级人民政府卫生行政部门审核后，应当在 24 小时内上报至卫生部。

(1)5 例以上医院感染暴发。

(2)由于医院感染暴发直接导致患者死亡。

(3)由于医院感染暴发导致 3 人以上人身损害后果。

第十九条：医疗机构发生以下情形时，应当按照《国家突发公共卫生事件相关信息报告管理工作规范(试行)》的要求进行报告。

(1)10 例以上的医院感染暴发事件。

(2)发生特殊病原体或者新发病原体的医院感染。

(3)可能造成重大公共影响或者严重后果的医院感染。

第二十条：医疗机构发生的医院感染属于法定传染病的，应当按照《中华人民共和国传染病防治法》和《国家突发公共卫生事件应急预案》的规定进行报告和处理。

第二十一条：医疗机构发生医院感染暴发时，所在地的疾病预防控制机构应当及时进行流行病学调查，查找感染源、感染途径、感染因素，采取控制措施，防止感染源的传播和感染范围的扩大。

第二十五条：医疗机构应当制订对本机构工作人员的培训计划，对全体工作人员进行医院感染相关法律法规、医院感染管理相关工作规范和标准、专业技术知识的培训。

第二十六条：医院感染专业人员应当具备医院感染预防与控制工作的专业知识，并能够承担医院感染管理和业务技术工作。

第二十七条：医务人员应当掌握与本职工作相关的医院感染预防与控制方面的知识，落实医院感染管理规章制度、工作规范和要求。工勤人员应当掌握有关预防和控制医院感染的基础卫生学和消毒隔离知识，并在工作中正确运用。

第三十三条：医疗机构违反本办法，有下列行为之一的，由县级以上地方人民政府卫生行政部门责令改正，逾期不改的，给予警告并通报批评；情节严重的，对主要负责人和直接责任人给予降级或者撤职的行政处分。

(1)未建立或者未落实医院感染管理的规章制度、工作规范。

(2)未设立医院感染管理部门、分管部门以及指定专(兼)职人员负责医院感染预防与控制工作。

(3)违反对医疗器械、器具的消毒工作技术规范。

(4)违反无菌操作技术规范和隔离技术规范。

(5)未对消毒药械和一次性医疗器械、器具的相关证明进行审核。

(6)未对医务人员职业暴露提供职业卫生防护。

第三十四条:医疗机构违反本办法规定,未采取预防和控制措施或者发生医院感染未及时采感染性疾病临床头践一取控制措施,造成医院感染暴发、传染病传播或者其他严重后果的,对负有责任的主管人员和直接责任人员给予降级、撤职、开除的行政处分;情节严重的,依照《传染病防治法》第六十九条规定,可以依法吊销有关责任人员的执业证书;构成犯罪的,依法追究刑事责任。

第三十五条:医疗机构发生医院感染暴发事件未按本办法规定报告的,由县级以上地方人民政府卫生行政部门通报批评;造成严重后果的,对负有责任的主管人员和其他直接责任人员给予降级、撤职、开除的处分。

六、消毒管理办法

《消毒管理办法》于2001年12月29日部务会通过,以中华人民共和国部长令第27号发布,自2002年7月1日起施行。具体有关内容如下。

第一条:为了加强消毒管理,预防和控制感染性疾病的传播,保障人体健康,根据《中华人民共和国传染病防治法》及其实施办法的有关规定,制定本办法。

第二条:本办法适用于医疗卫生机构、消毒服务机构以及从事消毒产品生产、经营活动的单位和个人.

第四条:医疗卫生机构应当建立消毒管理组织,制定消毒管理制度,执行国家有关规范、标准和规定,定期开展消毒与灭菌效果检测工作。

第五条:医疗卫生机构工作人员应当接受消毒技术培训、掌握消毒知识,并按规定严格执行消毒隔离制度。

第六条:医疗卫生机构使用的进人人体组织或无菌器官的医疗用品必须达到灭菌要求。各种注射、穿刺、采血器具应当一人一用一灭菌。凡接触皮肤、黏膜的器械和用品必须达到消毒要求。

医疗卫生机构使用的一次性使用医疗用品用后应当及时进行无害化处理。

第七条:医疗卫生机构购进消毒产品必须建立并执行进货检查验收制度。

第八条:医疗卫生机构排放废弃的污水、污物应当按照国家有关规定进行无害化处理。运送传染病患者及其污染物品的车辆、工具必须随时进行消毒处理。

第九条:医疗卫生机构发生感染性疾病暴发、流行时,应当及时报告当地卫生行政部门,并采取有效消毒措施。

第十三条：从事致病微生物实验的单位应当执行有关的管理制度、操作规程，对实验的器材、污染物品等按规定进行消毒，防止实验室感染和致病微生物的扩散。

七、医疗机构管理条例

国务院为加强医疗机构的管理颁布了《医疗机构管理条例》，以国务院令第149号公布，自1994年9月1日开始实施。具体有关内容如下。

第二条：本条例适用于从事疾病诊断、治疗活动的医院、卫生院、疗养院、门诊部、诊所、卫生所(室)以及急救站等医疗机构。

第二十五条：医疗机构执业，必须遵守有关法律、法规和医疗技术规范。

第三十五条：医疗机构对传染病、精神病、职业病等患者的特殊诊治和处理，应当按照国家有关法律、法规的规定办理。

第三十八条：医疗机构必须承担相应的预防保健工作，承担县级以上人民政府卫生行政部门委托的支援农村、指导基层医疗卫生工作等任务。

第三十九条：发生重大灾害、事故、疾病流行或者其他意外情况时，医疗机构及其卫生技术人员必须服从县级以上人民政府卫生行政部门的调遣。

八、医疗废物管理条例

《医疗废物管理条例》于2003年6月4日经国务院第十次常务会议通过，并自公布之日起施行。具体相关内容如下。

第一条：为了加强医疗废物的安全管理，防止疾病传播，保护环境，保障人体健康，根据《中华人民共和国传染病防治法》和《中华人民共和国固体废物污染环境防治法》，制定本条例。

第二条：本条例所称医疗废物，是指医疗卫生机构在医疗、预防、保健以及其他相关活动中产生的具有直接或者间接感染性、毒性以及其他危害性的废物。

第三条：本条例适用于医疗废物的收集、运送、贮存、处置以及监督管理等活动。

医疗卫生机构收治的传染病患者或者疑似传染病患者产生的生活垃圾，按照医疗废物进行管理和处置。

医疗卫生机构废弃的麻醉、精神、放射性、毒性等药品及其相关的废物的管理，依照有关法律、行政法规和国家有关规定、标准执行。

第七条：医疗卫生机构应当建立、健全医疗废物管理责任制，其法定代表人为第一责任人，切实履行职责，防止因医疗废物导致传染病传播和环境污染事故。

第八条：医疗卫生机构应当制定与医疗废物安全处置有关的规章制度和在发生意外事故时的应急方案；设置监控部门或者专(兼)职人员，负责检查、督促、落实本单位医疗废物的管理工作，防止违反本条例的行为发生。

第九条：医疗卫生机构应当对本单位从事医疗废物收集、运送、贮存、处置等工作的人员和管理人员，进行相关法律和专业技术、安全防护以及紧急处理等知识的培训。

第十条：医疗卫生机构应当采取有效的职业卫生防护措施，为从事医疗废物收集、运送、贮存、处置等工作的人员和管理人员,配备必要的防护用品,定期进行健康检查;必要时,对有关人员进行免疫接种,防止其受到健康损害。

第十二条:医疗卫生机构应当对医疗废物进行登记,登记内容应当包括医疗废物的来源、种类、重量或者数量、交接时间、处置方法、最终去向以及经办人签名等项目。登记资料至少保存 3 年。

第十三条:医疗卫生机构应当采取有效措施,防止医疗废物流失、泄漏、扩散。

发生医疗废物流失、泄漏、扩散时,医疗卫生机构和医疗废物集中处置单位应当采取减少危害的紧急处理措施,对致患者提供医疗救护和现场救援;同时向所在地的县级人民政府卫生行政主管部门、环境保护行政主管部门报告,并向可能受到危害的单位和居民通报。

第十四条:禁止任何单位和个人转让、买卖医疗废物。

第十六条:医疗卫生机构应当及时收集本单位产生的医疗废物,并按照类别分置于防渗漏、防锐器穿透的专用包装物或者密闭的容器内。医疗废物专用包装物、容器,应当有明显的警示标识和警示说明。

第十七条:医疗卫生机构应当建立医疗废物的暂时贮存设施、设备,不得露天存放医疗废物;医疗废物暂时贮存的时间不得超过 2 天。

医疗废物的暂时贮存设施、设备,应当远离医疗区、食品加工区和人员活动区以及生活垃圾存放场所,并设置明显的警示标识和防渗漏、防鼠、防蚊蝇、防蟑螂、防盗以及预防儿童接触等安全措施。

第十八条:医疗卫生机构应当使用防渗漏、防遗撒的专用运送工具,按照本单位确定的内部医疗废物运送时间、路线,将医疗废物收集、运送至暂时贮存地点。运送工具使用后应当在医疗卫生机构内指定的地点及时消毒和清洁。

第十九条:医疗卫生机构应当根据就近集中处置的原则,及时将医疗废物交由医疗废物集中处置单位处置。

医疗废物中病原体的培养基、标本和菌种、毒种保存液等高危险废物,在交医疗废物集中处置单位处置前应当就地消毒。

第二十条:医疗卫生机构产生的污水、传染病患者或者疑似传染病患者的排泄物,应当按照国家规定严格消毒;达到国家规定的排放标准后,方可排人污水处理系统。

第四十条:发生因医疗废物管理不当导致传染病传播或者环境污染事故,或者有证据证明传染病传播或者环境污染的事故有可能发生时,卫生行政主管部门、环境保护行政主管部门应当采取临时控制措施,疏散人员,控制现场,并根据需要责令暂停导致或者可能导致传染病传播或者环境污染事故的作业。

第四十一条:医疗卫生机构和医疗废物集中处置单位,对有关部门的检查、监测、调查取证,应当予以配合,不得拒绝和阻碍,不得提供虚假材料。

第四十五条:医疗卫生机构、医疗废物集中处置单位违反本条例规定,有下列情形之一的,由县级以上地方人民政府卫生行政主管部门或者环境保护行政主管部门按照各自的职责责令限期改正,给予警告;逾期不改正的,处2000元以上5000元以下的罚款。

(1)未建立、健全医疗废物管理制度,或者未设置监控部门或者专(兼)职人员的。

(2)未对有关人员进行相关法律和专业技术、安全防护以及紧急处理等知识的培训的。

(3)未对从事医疗废物收集、运送、贮存、处置等工作的人员和管理人员采取职业卫生防护措施的。

(4)未对医疗废物进行登记或者未保存登记资料的。

(5)对使用后的医疗废物运送工具或者运送车辆未在指定地点及时进行消毒和清洁的。

(6)未及时收集、运送医疗废物的。

(7)未定期对医疗废物处置设施的环境污染防治和卫生学效果进行检测、评价,或者未将检测、评价效果存档、报告的。

第四十六条:医疗卫生机构、医疗废物集中处置单位违反本条例规定,有下列情形之一的,由县级以上地方人民政府卫生行政主管部门或者环境保护行政主管部门按照各自的职责责令限期改正,给予警告,可以并处5000元以下的罚款;逾期不改正的,处5000元以上3万元以下的罚款。

(1)贮存设施或者设备不符合环境保护、卫生要求的。

(2)未将医疗废物按照类别分置于专用包装物或者容器的。

(3)未使用符合标准的专用车辆运送医疗废物或者使用运送医疗废物的车辆运送其他物品的。

(4)未安装污染物排放在线监控装置或者监控装置未经常处于正常运行状态的。

第四十七条:医疗卫生机构、医疗废物集中处置单位有下列情形之一的,由县级以上地方人民政府卫生行政主管部门或者环境保护行政主管部门按照各自的职责责令限期改正,给予警告,并处5000元以上1万元以下的罚款;逾期不改正的,处1万元以上3万元以下的罚款;造成传染病传播或者环境污染事故的,由原发证部门暂扣或者吊销执业许可证件或经营许可证件;构成犯罪的,依法追究刑事责任。

(1)在运送过程中丢弃医疗废物,在非贮存地点倾倒、堆放医疗废物或者将医疗废物混入其他废物和生活垃圾的。

(2)未执行危险废物转移联单管理制度的

(3)将医疗废物交给未取得经营许可证的单位或者个人收集、运送、贮存、处置的。

(4)对医疗废物的处置不符合国家规定的环境保护、卫生标准、规范的。

(5)未按照本条例的规定对污水、传染病患者或者疑似传染病患者的排泄物,进行严格消毒,或者未达到国家规定的排放标准,排入污水处理系统的。

(6)对收治的传染病患者或者疑似传染病患者产生的生活垃圾,未按照医疗废物进行管理和处置的。

第四十八条:医疗卫生机构违反本条例规定,将未达到国家规定标准的污水、传染病患者或者疑似传染病患者的排泄物排入城市排水管网的,由县级以上地方人民政府建设行政主管部门责令限期改正,给予警告,并处5000元以上1万元以下的罚款;逾期不改正的,处 1 万元以上 3 万元以下的罚款;造成传染病传播或者环境污染事故的,由原发证部门暂扣或者吊销执业许可证件;构成犯罪的,依法追究刑事责任。

九、执业医师法

《中华人民共和国执业医师法》于 1998 年 6 月 26 日第九届全国人民代表大会常务委员会第三次会议通过,以中华人民共和国主席令第 5 号予以公布,自 1999 年 5 月 1 日起施行。具体相关内容如下。

第一条:为了加强医师队伍的建设,提高医师的职业道德和业务素质,保障医师的合法权益,保护人民健康,制定本法。

第二条:依法取得执业医师资格或者执业助理医师资格,经注册在医疗、预防、保健机构中执业的专业医务人员,适用本法。

第三条:医师应当具备良好的职业道德和医疗执业水平,发扬人道主义精神,履行防病治病、救死扶伤、保护人民健康的神圣职责。

第二十二条:医师在执业活动中履行下列义务。

(1)遵守法律、法规,遵守技术操作规范。

(2)树立敬业精神,遵守职业道德,履行医师职责,尽职尽责为患者服务。

(3)关心、爱护、尊重患者,保护患者的隐私。

(4)努力钻研业务,更新知识,提高专业技术水平。

(5)宣传卫生保健知识,对患者进行健康教育。

第二十三条:医师实施医疗、预防、保健措施,签署有关医学证明文件,必须亲自诊查、调查,并按照规定及时填写医学文书,不得隐匿、伪造或者销毁医学文书及有关资料。

第二十四条:对急危患者,医师应当采取紧急措施进行诊治;不得拒绝急救处置。

第二十五条:医师应当使用经国家有关部门批准使用的药品、消毒药剂和医疗器械。

第二十八条:遇有自然灾害、传染病流行、突发重大伤亡事故及其他严重威胁人民生命健康的紧急情况时,医师应当服从县级以上人民政府卫生行政部门的调遣。

第二十九条:医师发生医疗事故或者发现传染病疫情时,应当按照有关规定及时向所在机构或者卫生行政部门报告。

十、疫苗流通和预防接种管理条例

《疫苗流通和预防接种管理条例》于 2005 年 3 月 16 日经国务院第 83 次常务会议通过,以中华人民共和国国务院令第 434 号公布,自 2005 年 6 月 1 日起施行。具体相关条款摘录如下。

第二条:本条例所称疫苗,是指为了预防、控制传染病的发生、流行,用于人体预防接种的疫苗类预防性生物制品。

疫苗分为两类。第一类疫苗,是指政府免费向公民提供,公民应当依照政府的规定受种的疫苗,包括国家免疫规划确定的疫苗,省、自治区、直辖市人民政府在执行国家免疫规划时增加的疫苗,以及县级以上人民政府或者其卫生主管部门组织的应急接种或者群体性预防接种所使用的疫苗;第二类疫苗,是指由公民自费并且自愿受种的其他疫苗。

第三条:接种第一类疫苗由政府承担费用。接种第二类疫苗由受种者或者其监护人承担费用。

第八条:经县级人民政府卫生主管部门依照本条例规定指定的医疗卫生机构(以下称接种单位),承担预防接种工作。县级人民政府卫生主管部门指定接种单位时,应当明确其责任区域。

县级以上人民政府应当对承担预防接种工作并做出显著成绩和贡献的接种单位及其工作人员给予奖励。

第十四条:省级疾病预防控制机构应当做好分发第一类疫苗的组织工作,并按照使用计划将第一类疫苗组织分发到设区的市级疾病预防控制机构或者县级疾病预防控制机构。县级疾病预防控制机构应当按照使用计划将第一类疫苗分发到接种单位和乡级医疗卫生机构。乡级医疗卫生机构应当将第一类疫苗分发到承担预防接种工作的村医疗卫生机构。医疗卫生机构不得向其他单位或者个人分发第一类疫苗;分发第一类疫苗,不得收取任何费用。

传染病暴发、流行时,县级以上地方人民政府或者其卫生主管部门需要采取应急接种措施的,设区的市级以上疾病预防控制机构可以直接向接种单位分发第一类疫苗。

第二十一条:接种单位应当具备下列条件。

(1)具有医疗机构执业许可证。

(2)具有经过县级人民政府卫生主管部门组织的预防接种专业培训并考核合格的执业医师、执业助理医师、护士或者乡村医生。

(3)具有符合疫苗储存、运输管理规范的冷藏设施、设备和冷藏保管制度。

承担预防接种工作的城镇医疗卫生机构,应当设立预防接种门诊。

第二十二条:接种单位应当承担责任区域内的预防接种工作,并接受所在地的县级疾病预防控制机构的技术指导。

第二十三条:接种单位接收第一类疫苗或者购进第二类疫苗,应当建立并保存真实、完整的接收、购进记录。

接种单位应当根据预防接种工作的需要,制订第一类疫苗的需求计划和第二类疫苗的购买计划,并向县级人民政府卫生主管部门和县级疾病预防控制机构报告。

第二十四条:接种单位接种疫苗,应当遵守预防接种工作规范、免疫程序、疫苗使用指导原则和接种方案,并在其接种场所的显著位置公示第一类疫苗的品种和接种方法。

第二十五条:医疗卫生人员在实施接种前,应当告知受种者或者其监护人所接种疫苗的品种、作用、禁忌、不良反应以及注意事项,询问受种者的健康状况以及是否有接种禁忌等情况,并如实记录告知和询问情况。受种者或者其监护人应当了解预防接种的相关知识,并如实提供受种者的健康状况和接种禁忌等情况。

医疗卫生人员应当对符合接种条件的受种者实施接种,并依照国务院卫生主管部门的规定,填写并保存接种记录。

对于因有接种禁忌而不能接种的受种者,医疗卫生人员应当对受种者或者其监护人提出医学建议。

第二十九条:接种单位应当依照国务院卫生主管部门的规定对接种情况进行登记,并向所在地的县级人民政府卫生主管部门和县级疾病预防控制机构报告。接种单位在完成国家免疫规划后剩余第一类疫苗的,应当向原疫苗分发单位报告,并说明理由。

第三十条:接种单位接种第一类疫苗不得收取任何费用。

接种单位接种第二类疫苗可以收取服务费、接种耗材费,具体收费标准由所在地的省、自治区、直辖市人民政府价格主管部门核定。

第四十四条:预防接种异常反应争议发生后,接种单位或者受种方可以请求接种单位所在地的县级人民政府卫生主管部门处理。

因预防接种导致受种者死亡、严重残疾或者群体性疑似预防接种异常反应,接种单位或者受种方请求县级人民政府卫生主管部门处理的,接到处理请求的卫生主管部门应当采取必要的应急处置措施,及时向本级人民政府报告,并移送上一级人民政府卫生主管部门处理。

第五十七条:接种单位有下列情形之一的,由所在地的县级人民政府卫生主管部门责令改正,给予警告;拒不改正的,对主要负责人、直接负责的主管人员依法给予警告、降级的处分.对负有责任的医疗卫生人员责令暂停 3 个月以上 6 个月以下的执业活动。

(1)未依照规定建立并保存真实、完整的疫苗接收或者购进记录的。

(2)未在其接种场所的显著位置公示第一类疫苗的品种和接种方法的。

(3)医疗卫生人员在接种前,未依照本条例规定告知、询问受种者或者其监护人有关情况的。

(4)实施预防接种的医疗卫生人员未依照规定填写并保存接种记录的。

(5)未依照规定对接种疫苗的情况进行登记并报告的。

第四节　突发公共卫生事件应急准备

突发公共卫生事件的发生具有突然性、不确定性和复杂性的特点,容易对社会公众造成严重生命健康伤害和财产损失,危害社会稳定和谐。我们国家十分重视突发公共卫生事件应急处置工作,特别是 2003 年非典疫情发生之后,我国先后出台了一系列法律法规和部门规定,全面加强和大力推进对突发公共卫生事件应急处置工作的领导和管理,有效提升了我国整体的突发公共卫生事件应急处置能力水平。医疗机构在突发公共卫生事件的处置工作中承担着伤病员救治、事件发现与报告和配合调查等职责,因此,医疗机构做好处置突发公共卫生事件的各种准备非常重要,本节重点介绍突发公共卫生事件的分级和医疗机构从应急管理机构和应急队伍、应急预案和制度、信息报告管理、应急物资储备与应急培训演练等方面如何做好突发公共卫生事件应急处置准备。

一、目的

了解突发公共卫生事件的基本概念、事件分级方法,明确医疗机构在应对突发公共卫生事件中的职责和任务,明确医疗机构应为处置突发公共卫生事件做好的各种应急准备,从而提高医疗机构处置各类突发公共卫生事件的应急反应能力和医疗卫生应急救援水平,确保各项医疗卫生应急救援工作能够迅速、高效、有序地进行,最大限度地减少人员伤亡和健康危害,保障人民群众身心健康和生命安全,维护社会稳定。

二、内容与方法

(一)突发公共卫生事件基本知识

1.突发公共卫生事件

是指突然发生,造成或者可能造成社会公众健康严重危害的重大传染病疫情、群体性不明原因疾病、重大食物和职业中毒以及其他严重影响公众健康的事件。

2.突发公共卫生事件分类

不同国家对突发公共卫生事件有不同的分类方法,我国将它分为重大传染病疫情、群体性不明原因疾病、重大食物中毒或职业中毒和其他严重影响公众健康的事件四大类。

(1)重大传染病疫情:包括肺鼠疫、肺炭疽和霍乱的发生或暴发,动物间鼠疫、布氏菌病和炭疽等流行。乙类传染病和丙类传染病暴发或多例死亡,分为以下几种情形:常见的传染病暴发(在局部地区短期内突然发生多例同一种传染病);常见的传染病流行(一个地区某种传染病发病率显著超过该病历年的发病率水平);罕见的传染病或已消灭的传染病再度发生;新发传染病的疑似病例或确诊病例出现。

(2)群体性不明原因疾病:指发生 3 人以上的不明原因疾病。

(3)重大食物中毒或职业中毒:是指一次中毒人数超过 30 人,或发生 1 例以上死亡的饮用水或食物中毒;或者短期内发生 3 人以上或出现 1 例以上死亡的职业中毒。

(4)其他严重影响公众健康的事件:医源性感染暴发;药品或免疫接种引起的群体性反应或死亡事件;严重威胁或危害公众健康的水、环境、食品污染;有毒有害化学品生物毒素等引起的集体性急性中毒事件;放射性、有毒有害化学性物质丢失、泄漏等事件;生物、化学、核辐射等恐怖袭击事件;有潜在威胁的传染病动物宿主、媒介生物发生异常;学生中发生自杀或他杀事件,出现 1 例以上的死亡;突发灾害/伤害事件;上级卫生行政部门临时认定的其他重大公共卫生事件。

(二)医疗卫生救援事件的分级

根据突发公共事件导致人员伤亡和健康危害情况将医疗卫生救援事件分为特别重大(I 级)重大(II 级)、较大(级)和一般(IN 级)四级

1.特别重大事件(I 级)

(1)事件出现特别重大人员伤亡,且危重人员多,或者核事故和突发放射事件、化学品泄漏事故导致大量人员伤亡,事件发生地省级人民政府或有关部门请求国家在医疗卫

生救援工作上给予支持的突发公共事件。

(2)跨省(区、市)的有特别严重人员伤亡的突发公共事件。

(3)国务院及其有关部门确定的其他需要开展医疗卫生救援工作的特别重大突发公共事件。

2.重大事件(I级)

(1)一次事件出现重大人员伤亡,其中,死亡和危重病例超过5例的突发公共事件。

(2)跨市(地)的有严重人员伤亡的突发公共事件。

(3)省级人民政府及其有关部门确定的其他需要开展医疗卫生救援工作的重大突发公共事件。

3.较大事件(级)

(1)一次事件出现较大人员伤亡,其中,死亡和危重病例超过3例的突发公共事件。

(2)市(地)级人民政府及其有关部门确定的其他需要开展医疗卫生救援工作的较大突发公共事件。

4.一般事件(IV级)

(1)一次事件出现一定数量人员伤亡,其中死亡和危重病例超过1例的突发公共事件。

(2)县级人民政府及其有关部门确定的其他需要开展医疗卫生救援工作的一般突发公共事件。

(三)医疗机构的应急准备职责

医疗机构应遵循"平战结合、常备不懈"的原则做好突发公共卫生事件的应急准备工作,确保突发公共卫生事件医疗卫生应急救援工作的顺利开展。

1. 建立健全医疗机构内部应急管理协调机构和应急队伍医疗机构要根据本机构应对突发公共卫生事件的医疗卫生应急救援工作需要设立内部应急管理协调机构,机构的成员应包括最高管理层、相关职能部门负责人、承担具体应急救援任务的专业部门负责人和医疗专家;机构应以文件形式予以任命并明确职能与职责分工。

医疗机构要根据本机构应对突发公共卫生事件的医疗卫生应急救援工作需要设立医疗卫生救援应急队伍,应急队伍应由本机构承担突发公共卫生事件医疗卫生应急救援工作所需的各相关专业人员组成,应急队伍人员组成应相对稳定并以文件形式予以任命,应急队伍要明确职能与职责分工。

2.建立健全医疗机构卫生应急预案体系和各项工作制度

医疗机构要依据《国家突发公共卫生事件应急预案》《国家突发公共卫生事件医疗卫生救援应急预案》和本省本地区相关预案等制订符合本机构需要的突发公共卫生事件医疗卫生救援应急预案,并根据需要不断完善,实行动态管理。医疗机构要建立并实施内部的突发公共卫生事件的医疗救治制度、监测与报告制度、信息管理制度、应急物资储备制度、应急队伍管理制度和应急培训与演练制度等。

3. 建立健全医疗机构突发公共卫生事件信息管理系统医疗机构要建立应用与本机构承担突发公共卫生事件医疗卫生应急救援工作职责相适应的信息管理系统,信息管理系统主要包括突发公共卫生事件报告与管理、传染病报告与管理、食品安全事件报告与管理、职业中毒事件报告与管理以及其他严重影响公众健康事件信息的报告与管理等。当医疗机构接收到超出本机构医疗卫生应急救援职能范围的突发公共卫生事件信息和伤病员时，应及时向卫生行政主管部门报告并按规定向具备资格的医疗机构转诊伤病员。

医疗机构要建立内部以及对外的应急通信联系网络，确保发生突发公共卫生事件后医疗卫生应急救援工作联络通畅。

4. 有效落实突发公共卫生事件医疗卫生应急救援经费保障医疗机构要做好承担突发公共卫生事件医疗卫生应急救援任务所必需的预算并向政府申报专项经费，同时要将各专业机构拨付的专项业务经费实行专项管理；医疗机构对这类经费要做到专款专用，并接受监督审计。

5. 不断完善突发公共卫生事件医疗卫生应急救援物资储备医疗机构按照"分类编配，分级储备，品量齐全，突出功能，实用易带，适宜野外作业"的装备原则，切实做好包括医疗卫生救援药品、快速检测器材和试剂、预防药物、卫生防护用品、医疗器械和设备、通信办公设备、后勤保障装备、健康教育宣传制品等应急物资储备工作。要建立健全应急物资的储备制度以及物资储存、调拨和紧急配送系统。平战结合，确保突发事件医疗救援所需应急物资的及时供应。具体的储备要求按照卫生部《卫生应急物资储备目录》、国家发展改革委《国家医药储备应急预案》和本省本地区的相关规定执行。

6.不断完善突发公共卫生事件医疗卫生应急救援交通运输保障

医疗机构要根据应急救援工作需要配备救护车辆、交通工具和通信设备，并指定专门部门与人员负责这些设备设施的维护保养，确保医疗卫生应急救援工作需要。

7. 做好突发公共卫生事件医疗卫生应急救援技能培训和应急演练医疗机构要按照要求组织相关专业人员参加上级主管部门和公共卫生相关专业机构组织的突发公共卫生事件医疗卫生应急救援技能培训和应急演练工作，同时积极组织开展内部的相关技能培训和应急演练工作；医疗机构每年对所有相关专业人员进行至少一次相关技能培训，每年至少组织开展一次相关应急演练。

8. 积极开展医疗卫生应急救援体系的评估与改进工作医疗机构要建立内部的医疗卫生应急救援能力评估体系，每年对本机构的突发公共卫生事件医疗卫生应急救援能力至少进行一次评估，评估要素必须覆盖本机构涉及医疗卫生应急救援的所有部门和环节，要针对评估中发现的问题加以改进，保障医疗卫生应急救援能力不断提高。

医疗机构要积极配合上级主管部门和各公共卫生专业机构组织开展的医疗门生应急救援能力评估工作。

三、考核与评估

(一)考核方法

由当地卫生行政主管部门组织进行考核，考核形式可以查阅医疗机构相关部门的突发公共卫生事件报告登记情况，了解报告资料的及时性和完整性。同时查看医院急诊科/

门诊记录,查看医疗机构是否存在对突发公共卫生事件的迟、漏报情况。此外,查看医疗机构突发公共卫生事件处置的相关预案、管理制度、应急物资储备情况、应急救援技能培训和演练等资料。

(二)考核指标

(1)医疗机构内部应急管理协调机构和应急队伍组建文件与运做记录。

(2)突发公共卫生事件医疗卫生救援应急预案、管理制度的资料与运做记录。

(3)医疗机构突发公共卫生事件信息管理系统运作情况(是否齐全、运作是否正常、是否存在迟漏报情况)。

(4)医疗机构突发公共卫生事件医疗卫生应急救援经费使用情况,是否做到专款专用。

(5)医疗机构突发公共卫生事件医疗卫生应急救援物资储备情况,是否符合国家、本省、本地区的要求。

(6)医疗机构突发公共卫生事件医疗卫生应急救援交通运输工具情况,是否配备齐全并处于正常运作状态。

(7)医疗机构突发公共卫生事件医疗卫生应急救援技能培训和应急演练情况,要求100%选派人员参加上级主管部门和各公共卫生专业机构组织的相关技能培训和应急演练;每年对所有相关专业人员至少进行一次相关技能培训,每年至少组织开展一次相关应急演练。

(8)医疗机构每年进行的突发公共卫生事件医疗卫生应急救援能力评估,查阅评估方案和评估记录。

第五节　传染病突发事件报告与处置

随着科学技术的快速发展和经济全球化程度的不断提高,越来越多种类的传染病成为威胁公众健康的重大公共卫生的问题。一方面,诸如流行性感冒、手足口病、流行性腮腺炎和水痘等传统传染病的暴发疫情常年发生;另一方面,诸如人感染高致病性禽流感、登革热、基孔肯雅热等新发传染病和输人性传染病疫情也经常走进公众的视野,传染病类突发公共卫生事件的威胁切实存在。自 2003 年起,国家陆续颁布了《突发公共卫生事件应急条例》《国家突发公共卫生事件应急预案》等法律法规和技术规范文件,各级医疗机构除了提供医疗救护和现场救援之外,还要及时向疾病预防控制机构报告突发公共卫生事件的相关信息。本节重点介绍了传染病突发公共卫生事件的分级和上报流程,以及如何配合专业机构做好传染病突发公共卫生事件的调查处置工作。

一、目的

了解传染病突发公共卫生事件的定义、分级标准,及时发现和报告传染病突发公共卫生事件及相关信息;明确各级医疗机构在传染病突发公共卫生事件应急处置中的职

责;规范各级医疗卫

生机构在传染病突发公共卫生事件及相关信息的报告管理和处置流程,协助专业机构做好流行病学调查、样本采集与检测、医学观察和应急预防措施等工作。

二、内容与方法

(一)传染病突发公共卫生事件基本知识

1.传染病突发公共卫生事件

在突发公共卫生事件分类中,重大传染病疫情和新发传染性疾病均属于传染病类突发公共卫生事件,部分群体性不明原因疾病、重大医院感染事件亦有可能属于传染病类突发公共卫生事件范畴。

2.重大传染病疫情

是指某种传染病在短时间内发生、波及范围广泛,出现大量的患者或死亡病例,其发病率远远超过常年的发病率水平。如1988年的上海甲型肝炎暴发和2004年的青海鼠疫疫情等。

3.新发传染性疾病

狭义是指全球首次发现的传染病,广义是指一个国家或地区新发生的、新变异的或新传入的传染病。世界上新发现的传染病中,有半数左右已经在我国出现,新出现的肠道传染病和不明原因疾病对人类健康构成的潜在危险十分严重,处理的难度及复杂程度进一步加大。

(二)传染病突发公共卫生事件分级标准

在《国家突发公共卫生事件应急预案》中规定,根据突发公共卫生事件性质、危害程度、涉及范围,突发公共卫生事件划分为特别重大(I级)、重大(I级)、较大(I级)和一般(IV级)四级。

现将其中传染病类事件标准摘抄如下。

1.特别重大突发公共卫生事件(I级)

有下列情形之一的为特别重大突发公共卫生事件(I级)。

(1)肺鼠疫、肺炭疽在大、中城市发生并有扩散趋势,或肺鼠疫、肺炭疽疫情波及2个以上的省份,并有进一步扩散趋势。

(2)发生传染性非典型肺炎、人感染高致病性禽流感病例,并有扩散趋势。

(3)涉及多个省份的群体性不明原因疾病,并有扩散趋势。

(4)发生新传染病或我国尚未发现的传染病发生或传入,并有扩散趋势,或发现我国已消灭的传染病重新流行。

(5)发生烈性病菌株、毒株、致病因子等丢失事件。

(6)周边以及与我国通航的国家和地区发生特大传染病疫情,并出现输入性病例,严重危及我国公共卫生安全的事件。

2.重大突发公共卫生事件(I级)

有下列情形之一的为重大突发公共卫生事件(I级)。

(1)在一个县(市)行政区域内,一个平均潜伏期内(6天)发生5例以上肺鼠疫、肺炭疽病例;或者相关联的疫情波及2个以上的县(市)。

(2)发生传染性非典型肺炎、人感染高致病性禽流感疑似病例。

(3)腺鼠疫发生流行,在一个市(地)行政区域内,一个平均潜伏期内多点连续发病20例以上,或流行范围波及2个以上市(地)。

(4)霍乱在一个市(地)行政区域内流行,1周内发病30例以上,或波及2个以上市(地),有扩散趋势。

(5)乙类、丙类传染病波及2个以上县(市),1周内发病水平超过前5年同期平均发病水平2倍以上

(6)我国尚未发现的传染病发生或传入,尚未造成扩散。

(7)发生群体性不明原因疾病,扩散到县(市)以外的地区。

(8)发生重大医源性感染事件。

3.较大突发公共卫生事件(级)

有下列情形之一的为较大突发公共卫生事件(Ⅲ级)。

(1)发生肺鼠疫、肺炭疽病例,一个平均潜伏期内病例数未超过5例,流行范围在一个县(市)行政区域以内。

(2)腺鼠疫发生流行,在一个县(市)行政区域内,一个平均潜伏期内连续发病10例以上,或波及2个以上县(市)。

(3)霍乱在一个县(市)行政区域内发生,1周内发病10~29例,或波及2个以上县(市),或市(地)级以上城市的市区首次发生。

(4)一周内在一个县(市)行政区域内,乙、丙类传染病发病水平超过前5年同期平均发病水平1倍以上。

(5)在一个县(市)行政区域内发现群体性不明原因疾病。

(6)预防接种或群体预防性服药出现群体心因性反应或不良反应。

4.一般突发公共卫生事件(V级)

有下列情形之一的为一般突发公共卫生事件(IV级)。

(1)腺鼠疫在一个县(市)行政区域内发生,一个平均潜伏期内病例数未超过10例。

(2)霍乱在一个县(市)行政区域内发生,1周内发病9例以下。

(3)县级以上人民政府卫生行政部门认定的其他一般突发公共卫生事件。

(三)突发公共卫生事件相关信息

1.突发公共卫生事件相关信息

2005年12月,卫生部制定了《国家突发公共卫生事件相关信息报告管理工作规范(试行)》。

突发公共卫生事件相关信息报告范围,包括可能构成或已发生的突发公共卫生事件相关信息,其报告标准不完全等同于《国家突发公共卫生事件应急预案》的判定标准。突发公共卫生事件的确认、分级由卫生行政部门组织实施。

2.突发公共卫生事件相关信息报告标准

现将传染病类突发公共卫生事件相关信息标准摘抄如下。

(1)鼠疫:发现 1 例及以上鼠疫病例。

(2)霍乱:发现 1 例及以上霍乱病例。

(3)传染性非典型肺炎:发现 1 例及以上传染性非典型肺炎病例患者或疑似患者。

(4)人感染高致病性禽流感:发现 1 例及以上人感染高致病性禽流感病例。

(5)炭疽:发生 1 例及以上肺炭疽病例;1 周内,同一学校、幼儿园、自然村寨、社区、建筑工地等集体单位发生 3 例及以上皮肤炭疽或肠炭疽病例;1 例及以上职业性炭疽病例。

(6)甲肝/戊肝;1 周内,同一学校、幼儿园、自然村寨、社区、建筑工地等集体单位发生 5 例及以上甲肝/戊肝病例。

(7)伤寒(副伤寒);1 周内,同一学校、幼儿园、自然村寨、社区、建筑工地等集体单位发生 5 例及以上伤寒(副伤寒)病例,或出现 2 例及以上死亡。

(8)细菌性和阿米巴性痢疾:3 天内,同一学校、幼儿园、自然村寨、社区、建筑工地等集体单位发生 10 例及以上细菌性和阿米巴性痢疾病例,或出现 2 例及以上死亡。

(9)麻疹:1 周内,同一学校、幼儿园、自然村寨、社区、建筑工地等集体单位发生10 例及以上麻疹病例。

(10)风疹:1 周内,同一学校、幼儿园、自然村寨、社区等集体单位发生 10 例及以上风疹病例。

(11)流行性脑脊髓膜炎:3 天内,同一学校、幼儿园、自然村寨、社区、建筑工地等集体单位发生 3 例及以上流脑病例,或有 2 例及以上死亡。

(12)登革热:1 周内,一个县(市、区)发生 5 例及以上登革热病例;首次发现病例。

(13)流行性出血热:1 周内,同一自然村寨、社区、建筑工地、学校等集体单位发生5 例(高发地区 10 例)及以上流行性出血热病例,或死亡 1 例及以上。

(14)钩端螺旋体病:1 周内,同一自然村寨、建筑工地等集体单位发生 5 例及以上钩端螺旋体病病例,或死亡 1 例及以上。

(15)流行性乙型脑炎:1 周内,同一乡镇、街道等发生 5 例及以上乙脑病例,或死亡 1 例及以上。

(16)疟疾:以行政村为单位,1 个月内,发现 5 例(高发地区 10 例)及以上当地感染的病例;在近 3 年内无当地感染病例报告的乡镇,以行政村为单位,1 个月内发现 5 例及以上当地感染的病例;在恶性疟流行地区,以乡(镇)为单位,1 个月内发现 2 例及以上恶性疟死亡病例;在非恶性疟流行地区,出现输入性恶性疟继发感染病例。

(17)血吸虫病:在未控制地区,以行政村为单位,2 周内发生急性血吸虫病病例 10 例及以上;或在同一感染地点 1 周内连续发生急性血吸虫病病例 5 例及以上;在传播控制地区,以行政村为单位,2 周内发生急性血吸虫病 5 例及以上,或在同一感染地点 1 周内连续发生急性血吸虫病病例 3 例及以上;在传播阻断地区或非流行区,发现当地感染的患者、病牛或感染性钉螺。

（18）流感：1周内，在同一学校、幼儿园或其他集体单位发生30例及以上流感样病例、5例及以上因流感样症状住院病例，或发生1例及以上流感样病例死亡。

（19）流行性腮腺炎：1周内，同一学校、幼儿园等集体单位中发生10例及以上流行性腮腺炎病例。

（20）感染性腹泻（除霍乱、痢疾、伤寒和副伤寒以外）：1周内，同一学校、幼儿园、自然村寨、社区、建筑工地等集体单位中发生20例及以上感染性腹泻病例，或死亡1例及以上。

（21）猩红热：1周内，同一学校、幼儿园等集体单位中，发生10例及以上猩红热病例。

（22）水痘：1周内，同一学校、幼儿园等集体单位中，发生10例及以上水痘病例。

（23）输血性乙肝、丙肝、HIV：医疗机构、采供血机构发生3例及以上输血性乙肝、丙肝病例、疑似病例或HIV感染。

（24）新发或再发传染病：发现本县（区）从未发生过的传染病或发生本县近5年从未报告的或国家宣布已消灭的传染病。

（25）不明原因肺炎：发现不明原因肺炎病例。

（四）医疗机构的职责

传染病突发公共卫生事件的应急处置涉及卫生行政部门、疾病预防控制机构、卫生监管机构、医疗机构和涉事相关部门，医疗机构在传染病突发公共卫生事件的应急处置工作中具有以下四方面职责。

（1）对患者提供积极的医疗救护。开展患者接诊、收治和转运工作。

（2）及时将收治患者（包括疑似患者）及事件的相关信息及时向辖区卫生行政部门或疾病预防控制机构报告。

（3）保存好患者的救治资料，协助疾病预防控制机构做好患者生物标本的采集、检测、现场流行病学调查、医学观察和应急预防等工作。

（4）做好医院内现场控制，消毒隔离、个人防护、医务垃圾和污水处理工作。

（五）传染病突发公共卫生事件的发现与报告

（1）病例的诊断与报告：医疗机构首诊医生在诊疗过程中发现传染病患者、疑似患者后，依据各病诊断标准进行诊断，填写《中华人民共和国传染病报告卡》。根据突发公共卫生事件相关信息报告标准，如病例诊断为甲类（如鼠疫、霍乱）或按甲类传染病进行管理的病种（如人感染高致病性禽流感、传染性非典型肺炎、肺鼠疫等）时，应组织院内专家会诊和区级以上专家组会诊，并采样送疾病预防控制机构检测。医疗机构的实验室初筛阳性样本或菌毒株需送疾病预防控制机构复核。根据病例临床表现、流行病学史及实验室检测结果，专家组对病例做出明确诊断，如符合突发公共卫生事件相关信息报告标准，则由医院预防保健科医生向辖区疾病预防控制机构进行电话报告。

（2）当首诊医生短期（一周）内接诊多例有流行病学联系（如同单位、同家庭或具有其他共同暴露史等)、症状类似的传染病病例时,应对照传染病类突发公共卫生事件相关信息报告标准,如疑为突发公共卫生事件相关信息,获得疫情信息的责任报告单位和责任报告人,应当在 2 小时内以电话或传真等方式向属地疾病预防控制机构报告。

(3)属地疾病预防控制机构在接到医疗机构报送的《突发公共卫生事件相关信息报告卡》后,应对信息进行审核,确定真实性,2 小时内进行网络直报,同时以电话或传真等方式报告同级卫生

行政部门。

(4)报告内容:填报人应详细了解事件相关信息,填写《突发公共卫生事件相关信息报告卡》《传染病相关信息表》。

(六)配合专业机构完成事件的应急处置工作

医疗机构在负责涉事病例和事件的诊断和报告、开展临床救治的同时,还应主动配合疾病预防控制机构开展事件的流行病学和卫生学调查、实验室检测样本的采集等工作,落实医院内的各项疾病预防控制措施;并按照可能的病因假设采取针对性的治疗措施,积极抢救危重病例,尽可能减少并发症,降低病死率。

1.隔离治疗患者

根据疾病的分类,按照呼吸道传染病、肠道传染病、虫媒传染病隔离病房要求,对患者进行隔离治疗。重症患者立即就地治疗,症状好转后转送隔离医院。患者在转运中要注意采取有效的

防护措施。治疗前注意采集有关生物标本和环境标本(包括血液、痰液、脑脊液、尿液、粪便、呕吐物、鼻咽拭子、水样、外环境涂抹标本等)。出院标准由卫生行政部门组织流行病学、临床医学、实验室技术等多方面的专家共同制定,患者达到出院标准方可出院。

2.协助做好患者的流行病学调查

对于那些症状较轻,预后较好,传染性不强,或病程较长的传染病,如细菌性痢疾、其他感染性腹泻、流感、手足口病、水痘、流行性腮腺炎、病毒性肝炎等,可酌情实施居家治疗。医疗机构或社康中心医生负责居家患者的随访工作,包括上门探视患者,做相应体格检查或采集样品,或电话询问病情进展等,一旦符合治愈标准应及时通知患者解除居家治疗状态。

3.密切接触者管理

对于某些重大传染病,除对病例采取隔离治疗措施之外,还需查找其处在潜伏期的密切接触者,并对之采取医学观察或检疫、留验等管理措施。社康中心医生负责协助疾病预防控制机构追踪密切接触者,并落实管辖范围内的密切接触者的医学观察工作,包括上门巡查、填写医学观察记录、每日上报医学观察信息等,直至医学观察期满或解除管理措施为止。

4.健康教育

协助专业机构开展健康教育,提高涉事居民自我保护意识,群策群力、群防群控。

5.医源性感染控制与隔离防范

　　建立健全医源性感染控制组织与制度,严格落实消毒隔离制度。除此之外,在诊疗服务中关键在于"坚持标准预防,落实隔离防范",这样才能尽量减少医源性感染的发生。

　　(1)标准预防措施:①接触患者或接触可能污染病原体的物品后及在护理其他患者前,必须洗手。②被病原体污染的物品应采取合适的废弃方式,在去除病原体污染和重新加工前应装入袋内并贴上标签。

　　(2)隔离防范类型:除了标准预防措施外,针对不同的传播方式,应采取相应的隔离防范措施包括以下几点,

　　严格隔离:针对高传染性或高毒力的感染,预防可能通过空气和接触两种方式的传播。除基本要求外,还包括患者应住单间病房,所有进入病房的人要戴口罩、手套,穿工作服。

　　接触隔离:针对传染性较低或感染后症状较轻的疾病,适用于主要通过密切或直接接触方式传播的疾病。除基本要求外,还包括患者需住单间,但感染同一病原体的患者可同住一室。直接接触患者时需戴口罩,可能被污染时应穿工作服,接触传染性物品时应戴手套。

　　呼吸道隔离:预防近距离空气传播传染病,患者需住单间,但感染同一病原体的患者可同住一室。除基本要求外,近距离接触患者时需戴口罩,不必穿工作服、戴手套。

　　结核病隔离(抗酸杆菌阳性隔离,AFB隔离):针对痰涂片阳性或 X 线胸片显示为活动性肺结核患者。具体措施包括患者应住在有特殊通风的单人房间并关门。除基本要求外,进入病房者必须用呼吸器型面罩。穿工作服可防止衣服污染,不必戴手套。肠道防范:适用于直接或间接接触粪便传播的感染。除基本要求外,具体措施还包括:如果患者卫生习惯差时需住单间,不必戴口罩;如可能发生污染,应穿工作服;接触污染物品时应戴手套。

　　引流物/分泌物防范:适用于预防通过直接或间接接触脓性物或集体感染部位的引流液传播的感染。无需住单间,除基本要求外,如可能污染时穿工作服,接触污染物品时应戴手套。

三、考核与评估

　　(一)考核方法

　　由当地卫生行政主管部门组织进行考核,考核形式可以查阅医院相关科室传染病突发公共卫生事件报告登记情况,了解上报资料的及时性和完整性。同时查看医院门诊、住院与实验室相关记录,查看医院传染患者及突发公共卫生事件相关信息是否有漏报。此外,查看医院重大传染病的应急预案、管理制度、应急演练等资料。

　　(二)考核内容及指标

　　1.重大传染病应急预案

　　结合本单位实际情况,制订重大传染病应急预案。

　　2.传染病突发公共卫生事件报告管理

　　传染病突发公共卫生事件相关信息报告率一报告事件数/实际应该上报的事件数。

传染病突发公共卫生事件相关信息及时率一报告及时的事件数/实际应该上报的事件数。

3.传染病相关知识知晓率

临床相关科室及防保科医务人员对传染病突发公共卫生事件的报告和管理知识的掌握情况。

第六节 食物中毒报告与处置

随着国民经济的快速发展,国民生活质量得到不断的提高,人民也要求吃得营养、健康和安全。但近年来发生的食品安全事故却屡见不鲜,为了建立健全应对食品安全事故运行机制,国家于2011年出台了国家食品安全事故应急预案。《食品安全法》也明确指出:事故发生单位和接收患者进行治疗的单位应当及时向事故发生地县级卫生行政部门报告和处置。可见各医疗机构在食品安全事故的处置过程中不但承担着患者的救治工作,还要对发现食源性疾病和食品安全事故(食物中毒)线索,及时报告当地卫生行政部门和疾病预防控制机构。本节重点介绍了食品安全事故的分级、上报流程、患者的处置,以及如何配合疾病预防控制机构做好食品安全事故的调查与处置等工作。

一、目的

了解食品安全事故的主要特征、事故分级,及时发现和报告食品安全事故病例;明确各级医疗机构在应对食品安全事故中的职责和任务;规范各级医疗卫生机构在食品安全事故的信息报告管理及处置流程,更好地协助疾控机构及其他相关部门开展食品安全事故调查和生物标本的采集,协助疾控机构做好食品安全事故的调查取证工作;此外,明确各级医疗机构为应对食品安全事故要加强制度建设、救治队伍的建设、物资的储备等工作。

二、内容与方法

(一)食品安全事故基本知识

1.食品安全事故

指食物中毒、食源性疾病、食品污染等源于食品,对人体健康有危害或者可能有危害的事故。

2.食物中毒

指食用了被有毒有害物质污染的食品或者食用了含有毒有害物质的食品后出现的急性、亚急性疾病。

3.食源性疾病

指食品中致病因素进入人体引起的感染性、中毒性等疾病,广义的食源性疾病概念包括食物中毒,狭义的食源性疾病概念则指食物中毒以外的其他食源性疾病。

4.食品污染

指食品在种植养殖、生产、加工、贮存、运输、销售至消费整个过程中,因任何生物性、化学性、物理性的有害因素污染而产生潜在健康危害的状况。

(二)食品安全事故分级

《国家食品安全事故应急预案》规定食品安全事故根据事故的性质、危害的程度及涉及的范围分四级,即特别重大食品安全事故、重大食品安全事故、较大食品安全事故和一般食品安全事故,事故等级的评估核定,由卫生行政部门会同有关部门依照有关规定进行。同时规定食品安全事故中毒人数达到 30 人及以上时或造成严重影响时,应按照《突发公共卫生事件应急条例》的规定进行处置。深圳市结合食品安全事故调查处理工作实际,一般将食品安全事故分为五级,具体分级如下。

1.特别重大食品安全事故(I 级)

涉及外省或境外和本市,并有以下情形之一的食品安全事故

(1)受污染食品流人 2 个及以上省份或国(境)外(含港澳台地区),造成特别严重健康损害后果的;经评估认为事故危害特别严重的。

(2)经国务院认定的其他 I 级食品安全事故。

2.重大食品安全事故(I 级)

省内发生且涉及本市,并有以下情形之一的食品安全事故。

(1)受污染食品流人 2 个及以上地市,造成或经评估认为可能对社会公众健康产生严重损害的食物中毒或食源性疾病的。

(2)属于国内首次发现的新污染物引起的食源性疾病,造成严重健康损害后果,并有扩散趋势的。

(3)1 起食物中毒事件中毒人数≥100 人并出现死亡病例的;或出现≥10 人死亡病例的。

(4)经省级以上人民政府认定的其他 II 级食品安全事故。

3.较大食品安全事故级

本市发生,并有以下情形之一的食品安全事故。

(1)受污染食品流入 2 个行政区以上,已造成严重健康损害后果的。

(2)1 起食物中毒事件中毒人数≥100 人且未出现死亡病例的;或出现<9 人死亡病例的。

(3)市政府认定的其他级食品安全事故。

4.一般食品安全事故(IV 级)

本市某区发生并仅限于该区,并有以下情形之一的食品安全事故。

(1)食品污染已造成严重健康损害后果的。

(2)1 起食物中毒事件中毒人数 30~99 人,且未出现死亡病例的。

(3)区政府认定的其他 IV 级食品安全事故。

以上四级必须按照突发公共卫生事件的要求进行处置。

5.其他食品安全事故(V级)

木市某区发生并仅限于该区,并有以下情形之一的食品安全事故。

(1)1 起食物中毒事件中毒人数≤29 人,且未出现死亡病例的。

(2)发生在学校或托幼机构,或发生在全国性或区域性重大活动期间,1 起食物中毒事件中毒人数≤4 人,且未出现死亡病例的。

(三)医疗机构单位的职责

食物中毒应急处置涉及卫生行政部门、食品安全监管机构、疾病预防控制机构、医疗机构和其他有关部门,医疗机构在食物中毒的应急处置过程中具有以下四方面职责。

(1)对食物中毒突发事件的患者提供积极的医疗救护。

(2)收治疑似食物中毒患者后应及时向辖区卫生行政部门报告。

(3)做好食物中毒人才和技术的储备,同时要做好食物中毒特效药品的储备。

(4)保存好患者的血清、呕吐物、排泄物等临床标品,协助疾控机构做好患者生物标本的采集和食物中毒的现场调查。

(四)医疗救援应急处置程序

一旦发生疑似食品安全事故,应立即启动医院食品安全事故应急机制,医院相关部门应立即做好应急处理工作。

(1)积极组织抢救治疗患者,尽可能按照就近、相对集中的原则进行处理。如患者发生呕吐,切忌止吐,以便及早排出胃肠道尚未被吸收的毒物。

(2)立即向食品安全监管部门、卫生行政部门报告中毒情况、中毒发生时间、中毒人数、中毒的主要症状等;如果怀疑与投毒有关,应立即向当地公安机关报告。

(3)食品安全事故发生后应保持稳定,食品安全事故性质、等级应由卫生行政部门、食品安全监管机构确认,要严格控制信息发布渠道,规范信息发布,注意工作方式,避免产生不必要的恐慌,维护医院正常工作秩序。

(4)严格保护现场:保管好供应给中毒者的食品,维持好原有的生产状况。对引起中毒的可疑食品、原料及残留食品应立即封存,放入冷藏箱交给疾控机构调查人员。禁止继续食用或擅自销毁。

(5)在卫生部门的专业人员到达后,配合收集可疑食品和中毒者的呕吐物、排泄物、洗胃液等,协助疾控机构开展现场流行病学调查。待现场调查结束后,按照卫生专业人员要求进行现场消毒清洁处理,

(五)食品安全事故报告

《食物中毒事故处置管理办法》第五条规定,接收食物中毒或疑似食物中毒患者进行治疗的单位,应当立即向所在地卫生行政部门报告发生食物中毒的单位、地址、时间及中毒人数等;同时第七条规定,对I~IV级食品安全事故,实施紧急报告制度。

1.上报部门

《食品安全法》第七十一条明确规定:县级以上卫生行政部门为食品安全事故的接报单位。

深圳市由于从 2010 年食品安全监管职能交由市场监督管理局，为规范深圳市食品安全事故的调查处理,落实责任,强化协同,深圳市制定了《深圳市食品安全事故调查处理工作规范》,该规范明确要求医疗机构接诊疑似食品安全事故患者,应立即报告所在地卫生行政部门和市场监督管理部门。

2.上报时限

医疗机构发现疑似食品安全事件,应当在 2 小时内向所在地县(区)级人民政府卫生行政主管部门报告(深圳还需向市场监督管理部门报告)。

3.报告方式

包括口头报告、电话或传真报告、网络报告、书面报告。

4.报告原则

初次报告要快,阶段报告要新,总结报告要全。

5.报告内容

医疗机构接诊疑似食品安全事件的患者,除应立即报告当地卫生行政部门,还要做好上报信息的登记,一般首次报告内容如下。

(1)事件基本信息:包括事件名称、患者基本情况、事件发生地点及场所、共同就餐情况、发病时间。患者的基本情况包括:姓名、联系地址、联系电话等;共同就餐情况包括:可疑进食时间、中毒人数、医院接诊疑似病例人数,危重人数及死亡人数等。

(2)临床表现及体征:有无恶心、呕吐、腹痛、腹泻、发热、大便性状、呼吸困难、发绀及其他症状体征等。

(3)上报相关部门情况:包括上报单位相关信息和接报单位相关信息。其中上报单位信息包括:上报时间、上报电话号码,上报人姓名,上报人通信方式;接报单位信息包括:接报单位名称、对方接报人姓名、接报人通信方式等。

(4)患者治疗情况:包括与疑似食物中毒相关的诊疗措施,即是否开展大便常规、血常规、细菌培养及某些特殊检验。此外,还包括做好患者呕吐物、排泄物、洗胃液和血液的采集和留置情况。

(5)记录人签名及记录时间:此外,根据事件处置情况还有阶段报告和总结报告。阶段报告内容如下:报告事件的发展与变化、处置进程、事件的诊断和原因或可能因素。在阶段性报告中既要报告新发生的情况,同时对初次报告的情况进行补充和修正。总结报告内容有以下几方面:

食物中毒事件结束后,对事件的发生和处理情况进行总结,分析其原因和影响因素,并提出今后对类似事件的防范和处置建议。

(六)标本采集和保存

1.大便样品采集

大便样品对诊断细菌性食物中毒尤为重要,尤其是在无法采集到剩余食品时,主要靠大便样品明确诊断。一般要注意以下几点:①必须用采集管采集腹泻患者的大便或者肛拭子,若患者自行留便可能影响致病菌的检出;②无论中毒患者是否已经服药,均应进行大便采集;③应采集亚重腹泻中毒患者的大便。

2.呕吐物(胃内容物)采集

出现呕吐患者时,应尽量采集患者呕吐物,呕吐物已被处理掉时,涂抹被呕吐物污染的物品。对患者进行洗胃治疗时,应收集洗胃液。

3.血液采集

怀疑感染型细菌性食物中毒时,采集中毒患者急性期(3 天内)和恢复期(2 周左右)静脉血 5mL,至少采集 5 名患者,同时采集正常人静脉血作为对照,观察抗体效价的变化,以便明确致病菌;当疑似化学性食物中毒时,根据情况也应考虑采集血液样品。

4.尿液采集

当怀疑化学性食物中毒时,应采集 5 名以上患者的尿液。

三、考核与评估

(一)考核方法

由当地卫生行政主管部门组织进行考核,考核形式可以查阅医院相关科室食物中毒报告登记情况,了解上报资料的及时性和完整性。同时查看医院急诊科/门诊记录,查看医院食品安全事故是否有漏报。此外,查看医院食品安全事故的相关预案、管理制度、应急演练等资料。

(二)考核内容及指标

1.食品安全事故处置预案

结合本单位实际情况,制订相应食品安全事故应急预案。

2.食品安全事故报告管理

(1)食品安全事故报告率—报告事件数/实际应该上报的事件数。

(2)食品安全事故报告及时率=报告及时的食品安全事故起数/实际应该上报的事件数。

(3)食品安全事故报告完整率=填报合格的食品安全事故上报登记数/实际应该上报的事件数。

3.食品安全事故的处置

(1)对患者呕吐物、洗胃液和腹泻物等临床样品进行留置,且样品留置规范;同时协助疾控机构采样和调查。

(2)按食品安全事故调查处置程序等相关规定开展大便常规、血常规、细菌培养及某些特殊的生化检验如胆碱酯酶和高铁血红蛋白检测等。

4.食品安全事故相关知识知晓率

临床相关科室、防保科及医务科工作人员对食品安全事故的报告和管理基本知识的掌握情况。

第七节　职业中毒报告与处置

随着生产的发展和科学技术的进步,人们接触化学物质的机会和品种日益增加。目前世界市场上可见的化学品多达 200 万种，其中至少有 6 万~7 万种常见于工农业生产和日常生活中。我国现有的 7.4 亿劳动力人口中，30%经常接触有毒有害化学品。因此，在化学品生产、运输和使用过程中发生，突发职业性化学中毒事件潜在威胁逐渐增大，危害日显突出。

医疗卫生机构在应对突发职业中毒事故中承担着重要职责。因此，医疗卫生机构应建立救援队伍，配备急救设备和常规特效解毒药品，定期开展急性职业中毒应急救援的培训和演练，提高应急救治能力。

一、目的

了解职业中毒基本知识，减轻突发职业中毒事故产生的危害，及时抢救患者，减少人员伤亡对已经发生或可能进一步产生严重后果的职业中毒事故及时报告，有效处置，最大限度地保护劳动者的生命安全。

二、内容与方法

(一)基本知识

1.突发职业中毒事故

是指在生产或劳动过程中，从事职业活动的劳动者一次或短时间大量接触外源性化学物质，造成人体或脏器损伤，甚至危及生命而引起的群发性职业中毒事件。

2.急性职业中毒定义

急性职中毒是指在生产过程中，劳动者短时间接触大量外源性化学物，引起机体功能性或器质性损伤，出现临床症状，甚至危及生命的中毒事件。

3.引发急性职业中毒的常见毒物

(1)刺激性气体：是指对眼睛和呼吸道黏膜有刺激性的一类气体的统称，常见的刺激性气体有氯气、光气、氯化氢、氨气、氮氧化物、有机氟化物等。人体接触刺激性气体后可引起流泪、咽痛、咳嗽、气急、烦躁不安等，长时间接触较高浓度或接触极高浓度时，可引起电击样死亡。

(2)窒息性气体：是指能引起机体缺氧的气体，可分为单纯窒息性气体和化学窒息性气体。

单纯窒息性气体是指本身不具毒性，但当其含量较高时，能排挤空气中的氧气，使空气中氧浓度降低，导致机体缺氧，如二氧化碳、甲烷、氮气等；化学性窒息性气体是指进入人体后，使血液的运氧能力或组织利用氧的能力发生障碍，造成组织缺氧的有害气体，如一氧化碳、硫化氢、氰化物等。

(3)重金属：重金属中毒是指相对原子质量大于 65 的重金属元素或其化合物进入机体后，使蛋白质结构发生改变，影响蛋白质功能，引起的中毒。主要包括铅及其化学物、汞及其化合物、砷及其化合物、锰及其化合物、磷及其化合物等。

(4)高分子化合物：高分子化合物本身在正常条件比较稳定，对人体基本无毒，但在加工或使用过程中可释出某些游离单体或添加剂，对人体造成一定危害。如氯乙烯、丙烯腈、氯丁二烯、二异氰酸甲苯酯、环氧氯丙烷、己内酰胺、苯乙烯、丙烯酰胺、乙氰及二甲基甲酰胺等均可引起中毒。

(5)有机溶剂：有机溶剂是在生活和生产中广泛应用的一大类有机化合物,分子量不大,常温下呈液态,该类化学物大多对人体产生神经毒性、血液毒性、肝肾毒性、皮肤黏膜毒性等。常用有机溶剂包括苯及苯系物、正己烷、三氯乙烯、1,2-二氯乙烷、四氯化碳、乙醇等。

(二)工作原则

1.安全第一原则

在处置突发职业中毒事件时,应急救援人员必须坚持"安全第一"的原则,既要保证被救援人员的安全,也要保护自身的生命安全。

2.迅速快捷原则

突发职业中毒事件具有突然、不可预测、变化快等特点,处置不当可能迅速变化,因此在处理过程中应把握时间,应及时和尽可能掌握发生中毒事故的原因、化学物种类、性质、影响范围等情况,以便采取有效的对应措施,做到早了解情况、早做出处置决定、早实施控制措施、早取得防控效果,防止事态蔓延。

3.科学处置原则

在应对突发职业中毒事件时,应针对不同类型的化学品类型,采取有效救援措施,做到忙而不乱,多而有序,急而不躁,稳而不怠。

4.协调一致原则

参加处置急性职业中毒的应急救援人员和队伍应做到分工明确、各司其责、相互配合、高效有序地开展救援工作,迅速控制危害源,及时抢救中毒人员。

(三)突发急性职业中毒事故分级

1.分级

(1)一般事故:发生急性职业病1~9人的,未出现死亡病例。

(2)重大事故:发生急性职业病10~49人或者死亡1~4人,或者发生职业性炭疽1~4人的。

(3)特大事故:发生急性职业病50人及以上或者死亡5人及以上,或者发生职业性炭疽5人及以上的。

2.分级响应

(1)一般事故应急响应:由县、区卫生行政部门立即启动应急预案,组织专业人员进行调查、评估;根据急性职业中毒发生的范围、人数等因素,采取有效防控措施,并按照规定及时向本级政府和上级卫生行政部门报告。

(2)重大事故应急响应:由市卫生行政部门立即组织专家调查确认,并进行综合评估,必要时建议市政府启动突发公共卫生事件应急预案;县、区卫生行政部门在当地政府的领导下,按照上级卫生行政部门的要求,结合实际情况开展防控工作。

(3)特大事故应急响应:在省、市政府职业中毒防控临时指挥部的统一领导和指挥下,建立市卫生局职业中毒控制专业组,按照省政府及省级卫生行政部门的有关要求,科学有序地开展应急处理工作。

医疗卫生机构接诊医生临床诊断怀疑为急性职业病或疑似职业病的,应当立即向患者工作单位及所在地的区疾病预防控制中心电话报告,会商疾病预防控制中心或职业病防治院专家进行会诊。

特大事故和重大事故的报告时限为接到报告后 2 小时。一般事故的报告时限为接到报告后 6 小时。诊断为疑似急性职业病的,应在 6 小时内,由首诊的医疗卫生机构进行网络直报,同时向患者单位所在地区卫生监督所填报疑似职业病报卡。

(四)事故报告形式与内容

1.报告形式

(1)电话报告:出现死亡病例或同时出现 5 例以上中毒患者的急性职业中毒事故应立即以申

话或传真形式报告同级卫生行政部门,同时电话报告所在地卫生监督机构。

(2)初次书面报告:急性职业中毒事故核实无误后,2 小时内从卫生部网络进行网络直报;个案职业中毒或疑似急性职业病应在 6 小时内,由首诊医疗卫生机构进行网络直报,同时填写《职业病报卡》报患者单位所在地卫生监督机构。

(3)进程报告:急性职业中毒重大事故和特大事故应从初次书面报告起,每 24 小时将事故的发展和调查处理工作进程进行一次报告,填写《突发公共卫生事件进程报告记录单》,进行网络直报。

(4)结案报告:在对事故调查处理结束(结案)后 24 小时内,应对本起事故的发生、发展、处置、后果等进行全面汇总和评估,以书面形式向同级卫生行政部门和上级卫生监督部门进行最终报告,填写《突发公共卫生事件结案报告记录单》,进行网络直报。

2.报告内容

(1)事件简要情况(接报时间、发生单位及地址、事件发生经过)。

(2)中毒患者情况(发病时间、接触人数、中毒人数及死亡人数、中毒主要表现及严重程度、患者就诊地点及救治情况)。

(3)可疑毒物情况(毒物名称、种类、数量、存在方式)。

(4)样品采集情况(包括患者的血液和尿液、空气、水源等样品)。

(5)已采取的控制措施(隔离、防护、人员疏散、中毒人员救治等)。

(6)中毒事故结论(包括中毒事件发生单位、中毒人数、毒物种类、名称等)。

(五)突发职业中毒事故处置

1.现场调查

在组织应急医疗救援队伍开展医疗处置同时,应积极配合职业卫生技术人员进行现场医疗救治和现场事故调查,收集相关资料。

2.样品采集

根据事故分析的需要,采集患者生物样品。采集患者生物样品时应根据中毒特征选择生物样品的种类,样品量应满足检测方法的要求。

3.现场快速检测

为及时了解发生急性职业中毒的原因,迅速做出急性职业中毒诊断,应尽可能进行现场快速检验。不能进行现场测定的项目,采样后,应及时送检验中心进行化验分析。

4.现场个体防护

所有中毒现场处置人员应配备适当的个体防护装备。当有害物质达到短时间接触容许浓度(PC-STEL)或最高容许浓度(MAC)以上时,应使用过滤式呼吸防护器;如有害物质环境浓度达到立即威胁生命和健康的浓度(IDLH)或环境浓度无法明确,或者同时存在缺氧(氧浓度≤18%)时,应使用供气式呼吸防护器;同时根据毒物理化性质选择相应的个体防护装备(防护服、防护手套、防护眼镜、防护靴、防护帽等)。

5.医疗救援

本着"先救命后治伤,先救重后救轻"的原则,有效组织,分类救治,快速转运,确保生命。

(六)现场医疗救援遵循的原则

1.迅速脱离现场

迅速将患者移离中毒现场至上风向的空气新鲜场所,安静休息,注意保暖,等待医学救援。

必要时,密切观察 24~72 小时。在发生多人急性中毒时,医务人员根据患者病情迅速将病员检伤分类,做出相应的标志,并根据患者病情分类处理。

2.防止毒物继续吸收

脱去被毒物污染的衣物,用清水及时反复清洗皮肤、眼睛、毛发 15 分钟以上,对于可能经皮肤吸收中毒或引起化学性烧伤的毒物可考虑选择适当中和剂处理。

3.对症支持治疗

保持呼吸道通畅,密切观察患者意识状态、生命体征变化,保护各脏器功能,维持电解质、酸碱平衡,对症支持治疗。

4.应用特效解毒剂

针对不同化学中毒,尽可能早期、足量给予相应特效解毒剂。

三、考核与评价

(一)考核评价方法

突发职业中毒事故报告与处置应纳入医疗机构年度考核内容,通过日常工作与模拟演练的结合,可采用"听、看、查、考、问"方式进行,分项打分,综合评估。

(二)考核评价内容

(1)处置突发职业中毒事故医学救援的应急预案及演练情况。

(2)急救设施的装备与药品贮备情况。

(3)事故报告和处置情况。

第八节　医院放射事故应急处置

放射诊疗设备是疾病诊疗过程中经常使用的检查手段。放射诊疗设备使用的特殊性,决定各医院应有效地防控放射性事故发生,强化放射性事故应急处理责任,最大限度地控制事故危害的措施。

一、目的

为应对医院发生放射事故时能迅速采取有效应急措施,确保有序地开展事故救援工作,最大度地保护工作人员、公众及环境的安全,减少或消除事故造成的影响,维护正常的医疗工作序。

二、内容与方法

(一)基本知识

1.放射事故

指射线装置或其他辐射源失去控制,或因操作失误所致异常照事件。医院放射事故通常分为以下几种。

(1)放射源或放射性同位素在治疗室内丢失。

(2)废放射源在运输过程中丢失

(3)放射性同位素外壳损坏或洒漏导致工作场所放射性同位素污染。

(4)因机械故障卡源,导致放射源辐照完毕后没能回位,导致工作人员或公众受到意外照射。

2.放射事故应急预案

针对可能发生的放射事故,事先在组织、人员、设备、设施、行动步骤等方面制订应急处置方案,预先做出的科学而有效的计划和安排,以控制事故的发展。

3.应急演练

为检验应急预案的有效性、应急准备的完善性、应急响应能力的适应性和应急人员的协同性而进行的一种模拟应急响应的实践活动,根据所涉及的内容和范围不同,可以分为单项演练、综合演练。

(二)放射事故应急预案制订

为规范和强化应对突发放射事故的应急处置能力,最大限度地保障放射工作人员与公众的安全,维护正常放射诊疗秩序,各级医院应根据自身放射诊疗设备状况,制订相应的放射事故应急预案,定期开展应急演练,不断完善预案。做到对放射事故早发现、速报告、快处理,形成快速反应机制。

(三)放射事故报告与处置

1.放射事故分类

按人体受照剂量和部位可分为：一般事故、严重事故和重大事故。

2.放射事故报告

(1)发生或者发现放射事故的单位和个人，必须尽快向卫生行政部门、公安机关报告，最迟不得超过两小时，《放射事故报告卡》由事故单位在二十四小时内报出。造成环境放射性污染的，还应当同时报告当地环境保护部门。

(2)卫生行政部门、公安机关在接到严重事故或者重大事故报告后，应当在二十四小时内逐级上报至卫生部、公安部。

(3)发生人体受超剂量照射事故时，事故单位应当迅速安排受照人员接受医学检查或者在指定的医疗机构救治，同时对危险源采取应急安全处理措施。

(4)发生工作场所放射性同位素污染事故时，事故单位立即撤离有关工作人员，封锁现场；切断一切可能扩大污染范围的环节，迅速开展检测，严防对食物、畜禽及水源的污染。

对可能受放射性核素污染或者放射损伤的人员，立即采取暂时隔离和应急救援措施，在采取有效个人安全防护措施的情况下组织人员彻底清除污染，并根据需要实施其他医学救治及处理措施。

(5)发生放射源丢失、被盗事故时，事故单位应当保护好现场，并配合公安机关、卫生行政部门进行调查、侦破。

(6)卫生行政部门接到事故报告后，应当立即组织有关人员携带检测仪器到事故现场，核实事故情况，估算受照剂量，判定事故类型级别，提出控制措施及救治方案，迅速调查；公安机关接到事故报告后，应当立即派人负责事故现场的勘查、搜集证据、现场保护和立案调查，并采取有效措施控制事故的扩大。

3.放射事故处置

(1)放射性事故应急救援应遵循的原则：及时报告、科学施救、迅速控制、个人防护原则。

(2)应急预案启动条件：①放射源泄漏污染；②放射源丢失；③人员受超剂量照射。

(3)放射事故应急处置要点：①事故发生后，应迅速通知放射工作场所工作人员及公众撤离，并按事故报告程序逐级上报。②立即启动应急预案，控制现场，划定控制区，禁止人员进入，使事故造成的损失降低到最低限度。③开展受照人员的救治和医学观察。④通知专业检测人员现场检测，估算受照人员的受照剂量，评估事故危害，进行现场洗消。⑤如为丢源事故，应立即报告公安、环保等部门，配合追查放射源。⑥组织事故调查，查找事故原因，落实责任追究，制订整改措施和预防措施，防止事故的再发生。

三、考核与评价

(一)考核评价方法

放射事故应急处理内容应纳入医疗机构年度考核内容，通过自查与考核相结合、日常工作与模拟演练相结合、硬件投入与软件建设相结合，可采用"听、看、查、考、问"方式进行，分项打分，综合评估。

(二)考核评价内容

放射事故应急处理主要考核内容包括以下几点。

(1)放射事故应急救援预案编制、宣传、培训。

(2)故射事故应急、演练。

(3)放射事故报告。

(姜芹)